U0145301

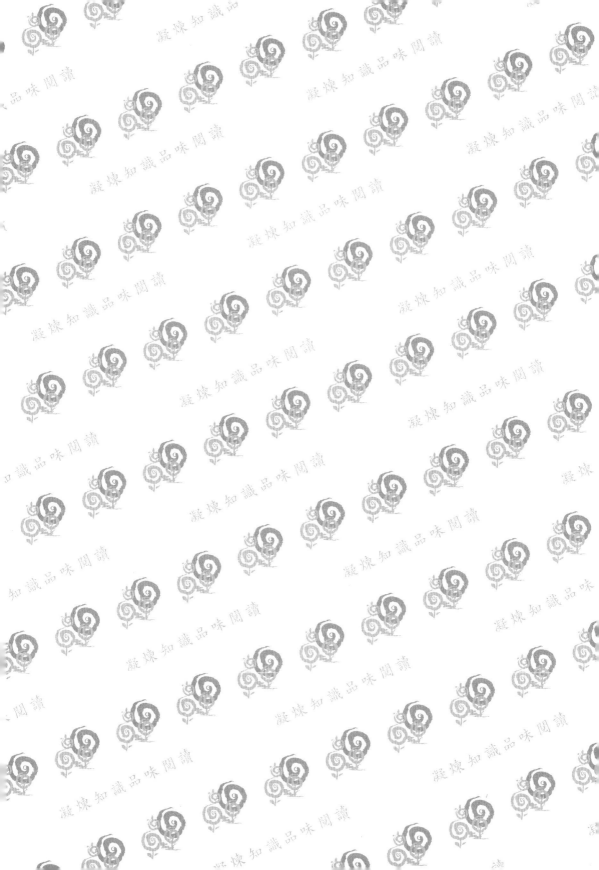

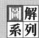

圖解系列

圖解

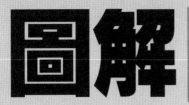

五南圖書出版公司 印行

身體檢查與評估

閱讀文字

理解內容

圖解讓
身體檢查
與評估
更簡單

觀看圖表

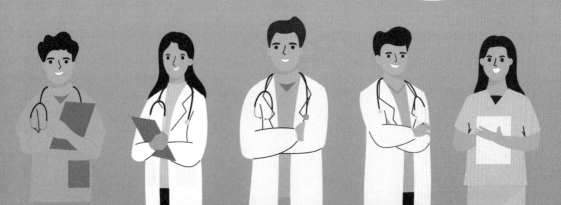

序言

序言

　　身體檢查與評估是研究診斷個人、家庭或社區對現存的或潛在的健康問題或生命過程反應的基本理論、基本技能和臨床思考方式的科學，是護理科系的一門基本的必修課程。其任務是透過教學使學生掌握健康評估的原理和方法，培養學生從護理的角度收集、整合與分析資料，作出護理診斷及培養其監測和判斷病情變化的能力，並爲進一步學習臨床護理的專業課程奠定基礎。

　　身體檢查與評估是護理科系學生在學完基礎醫學的各門課程和護理學導論之後，銜接到學習臨床護理各學科而設立的一門必修課程，是各門臨床課程的橋梁和基礎。身體檢查與評估是一門實務性相當強的學科，其教學方法與基礎課程有很大的不同，需要動手操作的內容較多，除了理論教學和學校內的實務教學之外，還要在醫院中直接面對病人。因此，本書採用啟發式、討論式、研究式、臨床情景模擬教學的教學方法，以充分激勵學生的學習意願，發揮學生的主動性，促進學生的正面思考，激發學生的潛能。因此在學習的過程中有其特殊的要求：

　　1.在學習的過程中始終以整體性護理的理念爲導向，以病人爲導向，關心、愛護和體貼病人，建立良好的護患關係。

　　2.基本概念要清楚，基本知識要牢固，基本技能要熟練。

　　3.能夠獨立做健康史的採集，並能分析、歸納與整合健康的問題。

　　4.能夠正確而熟練地做身體檢查與評估，並了解身體檢查與評估陽性反應結果的意義。

　　5.掌握心電圖的操作，熟悉影像檢查之前的病人準備、檢查結果的臨床意義。

　　6.掌握實驗室檢查的標本採集要求、檢驗結果的正常值及其臨床的意義。

　　7.能夠根據所收集的資料作出初步的護理診斷，寫出完整的護理病歷。

　　8.系統、完整地掌握護理評估的知識和技能，培養對健康問題或疾病產生的反應的邏輯分析和提出護理診斷的能力，爲確立護理目標與制定護理措施提供參考。

　　本書的內容涵蓋：

　　1.問診：問診的目的是在開始身體檢查與評估之前獲得完整的健康史的基本資

料，為了進一步身體評估提供線索，並獲取有助於確立護理診斷的重要依據。其主要內容包括一般資料、主訴、現病史、既往史、家族史、日常生活史、心理社會史和系統回顧八個層面。

2. 常見症狀的評估：症狀是病人健康狀況的主觀資料，是健康史的重要部分。研究症狀的發生、發展和演變以及由此而發生的病人身心的反應，對形成護理診斷，指導臨床護理發揮重要的功能。本章在詳述常見症狀的病因、發病機制、臨床表現和對病人身心影響的基礎上，提出健康評估重點和常用的護理診斷，以使學生養成良好的臨床護理思考習慣。

3. 身體評估：是指評估者運用自己的感官或藉助於聽診器、血壓計、體溫計等輔助性工具對病人做精密地觀察與系統地檢查，發現身體正常或異常徵象的評估方法，是獲得護理診斷依據的重要方式。熟練掌握和運用這些方法，才能使收集的資料更為準確與完整。

4. 心理、社會評估：介紹如何從自我概念、認知水準、情感和情緒、個性、壓力與應對、角色與角色適應、文化以及家庭和環境等層面對病人做整體性的評估，以正確地獲得病人的心理及社會資料。

5. 心電圖：使用心電圖機將心臟的生物電變化，在體表記錄下來所獲得的曲線稱為心電圖。觀察心電曲線的變化規律，判斷其與疾病之間的關係具有重要的臨床意義。此部分內容介紹了心電圖的基本知識、心電圖機的操作方法、正常心電圖和常見異常心電圖的圖形特色及意義。

6. 影像檢查：包括放射性檢查、超音波檢查兩個部分。了解和熟悉影像檢查的基本理論、正常影像、常見的異常影像及其臨床的意義，對做好病人的健康評估有很大的幫助。

7. 實驗室檢查：實驗室檢查與臨床護理具有密切的關係，將其結果作為客觀資料的重要部分之一，可以協助護士觀察、判斷病情，作出護理診斷。護士要熟悉常用實驗室檢查的目的、標本採集要求及結果的臨床意義。

8. 護理診斷：護理診斷是護理評估的最終目的，是本門課程的重要部分之一。護理診斷是將收集的健康史資料、身體評估及其他評估的結果經過分析、歸納、推理所形成，為正確地護理病人提供依據。此部分的內容闡述了護理診斷的發展、定義與架構、護理診斷的分類、陳述方式、合作性問題及護理診斷的確立流程。

9.護理病歷書寫：護理病歷是護理人員對病人護理流程的整體性記錄，是對病人提供護理的重要依據。此部分內容詳細敘述了護理病歷的書寫要求，列舉了在格式上和內容上與臨床一致的護理病歷以供參考，使學生能夠初步掌握護理病歷的書寫方法。

本書突破了以往教材或者專著中插圖大多為人工繪製的缺點，聚焦於護理學專業基礎及專科護理的客製化需求導向，精選了編著者專屬的版權而與本書圖文表密切配合的相關專業照片。

本書的照片精美，圖表清晰，解說明確，完全切合臨床護理的實際需求，能給與護理專業人員相當程度的啟發和協助，既適用於護理學專業教學、實習及技術人員的訓練，也適用於護理學專業評量和相關護理人員資格認證考試之用。

本書針對教學中的重點與內容的疑難之處，充分運用非線性互動式的呈現方式，以圖、文、表並茂的 3D 立體互動式空間，呈現出多樣化與生動活潑的嶄新教學方式，深刻地營造出更易於被學生所接受的教學方式。由於本書的教學內容相當多、臨床操作流程相當富有真實的臨場感、圖片精美、呈現方式富有幽默感而相當地輕鬆愉快、引人入勝，從而能夠有效地提升學生的學習興趣、減輕學生的負擔、有效地縮短了學習的時間並強化了教學的效果。

本書參考了許多專業書籍，對其中的基本概念、基礎知識、重點、疑難之處做了深入淺出的歸納與推理，從而形成了若干的教學專題。整體性教學流程力求內容的主軸相當清晰易懂、前後的連動關係密切整合、內容的層級相當分明並特別突顯出重點與疑難之處。

鑒於編著者編寫的時間相當匆促，疏漏在所難免，尚望親愛的讀者群與海內外先進不吝指正。

序言

第一章　緒論

第二章　健康評估的方法

第三章　常見症狀的評估

第四章　身體的評估

第五章　心理及社會狀況的評估

第六章　心電圖檢查

第七章　影像學檢查

第八章　實驗室檢查

第九章　功能性健康形態評估

第十章　護理診斷

第十一章　護理病歷的書寫

第一章
緒論

本章學習目標
1. 掌握健康評估的概念和內容。
2. 熟悉健康評估的學習方法和要求。
3. 了解健康評估的發展史。

1-1 緒論（一）

一、健康評估（health assessment）

（一）定義（Definition）：是研究（內容）診斷個人、家庭或社區對現存的或潛在的健康問題或生命過程的反應之基本理論、基本技能和臨床思考方法的科學。

（二）重要性（significance）：學習健康評估是臨床護理專業課程教學的起點（starting point），需要經過反覆地實行才能為臨床各科學習打下基礎。終點（end point）為基礎醫學（preclinical medicine）與臨床醫學（clinical medicine），基礎醫學包含人體形態學（human morphology）、生理學（physiology）、微生物學（microbiology）、免疫學（immunology）、病理學（pathology）、藥理學（pharmacology）等。臨床醫學包含內科護理學（internal medicine nursing）、外科護理學（surgery nursing）、婦產科護理學（gynaecology and obstetrics nursing）、兒科護理學（pediatrics nursing）、眼耳鼻咽喉，口腔護理學與精神科護理學。
健康評估（運用健康評估的基本理論、基本技能（問診、體格檢查等）和科學的臨床思想與方法去識別健康問題及人們對它的反應），然後做護理的診斷，再採取護理的措施。

（三）目的（purpose）：
1. 了解個人在健康和生命過程中的經歷，包括健康、疾病和復健（評估）。
2. 尋找促進健康或增進最佳身體功能的有利因素。
3. 識別護理的需求、臨床問題或護理診斷，作為選擇護理干預方案的基礎（診斷）。
4. 評估治療和護理的效果（評估）。

二、健康評估的內容（contents）

（一）症狀的評估：透過評估者與被評估者進行詢問與回答，了解疾病的發生、發展及演變的過程。（問診（interview）/ 病史採集（history taking））

（二）檢體的評估：評估者運用自己的感官（sense organ）或藉助於聽診器（stethoscope）、血壓表（blood pressure gauge）、體溫表（clinical thermometer）等輔助性工具，對被評估者做精密的觀察（observe）與系統檢查（check），找出身體正常或異常徵象的評估方法及做體格檢查（physical examination）。

（三）輔助性檢查（assistant examination）：包括心電圖（electrocardiogram，ECG）、影像檢查（screenage examination）和實驗室檢查（laboratory examination）。

（四）護理病歷書寫：病歷是將問診、身體檢查所獲得的資料經過醫學的思考之後，所形成的書面記錄。它既是護理活動的重要檔案，也是患者病情的法律檔案。其格式和內容有嚴格而具體的要求。

（五）護理診斷的步驟和思考方法：診斷性推理。

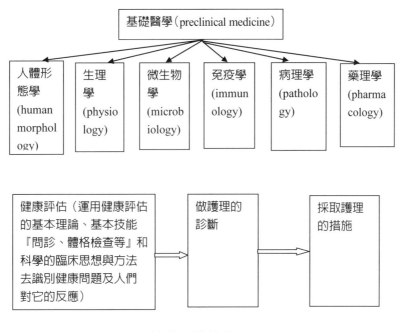

健康評估的步驟

健康評估的內容（contents）

1. 症狀的評估：透過評估者與被評估者進行詢問與回答，了解疾病的發生、發展及演變的過程〔問診（interview）/ 病史採集（history taking）〕。

2. 檢體的評估：評估者運用自己的感官（sense organ）或藉助於聽診器（stethoscope）、血壓表（blood pressure gauge）、體溫表（clinical thermometer）等輔助性工具，對被評估者做精密的觀察（observe）與系統檢查（check），找出身體正常或異常徵象的評估方法及做體格檢查（physical examination）。

3. 輔助性檢查（assistant examination）：包括心電圖（electrocardiogram, ECG）、影像檢查（screenage examination）和實驗室檢查（laboratory examination）。

✚ 知識補充站

臨床醫學（clinical medicine）包括內科護理學（internal medicine nursing）、外科護理學（surgery nursing）、婦產科護理學（gynaecology and obstetrics nursing）、兒科護理學（pediatrics nursing）、眼耳鼻咽喉、口腔護理學及精神科護理學。

1-2 緒論（二）

三、護理實務中的健康評估

（一）南丁格爾（Nightingle）對健康評估的認識：

1. 護理觀察的重要性。
2. 護士需要發展收集資料的技能（交談、觀察、記錄）。
3. 評估需要收集、分析和解釋資料。

（二）護理程序（nursing process）：

1. 1950 年代，由 Lidia Hall 首次提出。
2. 1967 年，Yara 和 Walsh 將護理程序劃分為評估（Assessment）（評估、診斷）、計畫（Planning）、實施（Implementation）、評估（Evaluation）。
3. 在 1967 年，Black 提出：(1) 護理評估的重點在於評估患者的需求（Assessment of client need）。(2) 提議採用 Maslow 等人的需求理論作為評估架構來指導護理評估。(3) 護理評估的原則：(a) 評估是護理程序的第一步（the first step）(b) 評估是一個系統的、有目的之護患互動流程（interactive）(c) 護理評估的重點在於個人的活動能力和日常生活能力（activity of daily living）(d) 評估的流程包括收集資料和臨床判斷（collect data and clinical judgement）（護理評估被進一步分為評估（assessment）和診斷（diagnose）兩個部分）

（三）護理診斷運動：

1. 在 1970 年代早期，護理開始採用另一種方法，以便將護理所特有的內容定義為一個專業。
2. 此種方法的重點不在於發展廣義的護理理論，而在於對護理實務中護理師能夠獨立進行的，無需醫生等其他醫事人員監督和指導，即可對臨床判斷進行定義和分類，以進一步確定護理的獨立性。
3. 其目的是對「病人的護理需求」、「護理問題」或「病人問題」做正式的分類和命名。（護理診斷分類系統）。
4. 結果產生了目前的護理診斷。

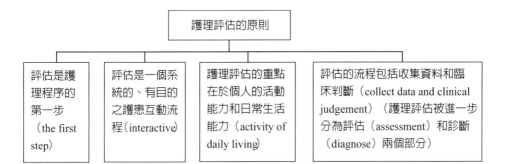

護理診斷運動

1. 在 1970 年代早期，護理開始採用另一種方法，以便將護理所特有的內容定義為一個專業。

2. 此種方法的重點不在於發展廣義的護理理論，而在於對護理實務中護士能夠獨立進行的，無需醫生等其他醫事人員監督和指導，即可對臨床判斷進行定義和分類，以進一步確定護理的獨立性。

3. 其目的是對「病人的護理需求」、「護理問題」或「病人問題」做正式的分類和命名。（護理診斷分類系統）。

4. 結果產生了目前的護理診斷。

➕ 知識補充站

　　健康評估的起源和發展分為南丁格爾時期、家庭和社區獨立工作的護士，美國 1970 年代在護理科中培養健康評估能力、1950 年代，護理程序的提出（Lydia Hall）、1967 年，護理程序的完備發展（Yara，Walsh），以 Maslow 的需求層級理論為評估架構（Black）、1970 年代早期，護理診斷運動及 1987 年，功能性健康型態（Gordon）。

1-3 緒論（三）

（四）功能性健康形態（functional health patterns，FHPs）

　　在 1987 年 Marjory Gordon 發展了功能性健康形態作為護理診斷分類的架構。FHPs 被廣泛用於指導護士系統地收集、分類和組織資料。

　　FHPs 分類模式涉及人類健康和生命流程的 11 個層面：

1. 健康感知和健康維持形態：個人對自身健康水準的認定及其維持健康的行為。2. 營養與代謝形態：包括營養、液體平衡、組織完整性和體溫調節等與新陳代謝和營養流程有關的問題。3. 排泄形態：主要是指排便和排尿的功能和模式。4. 活動與運動形態：個人從事日常生活活動及進行這些活動所需要的能力、耐力和身體調適反應。5. 認知與知覺形態：主要包括感官經歷和認知功能。6. 睡眠與休息形態：個人睡眠、休息和放鬆的模式。7. 自我感知與自我概念形態：個人對自我的態度，涉及其身份、身體形象和對自身的評估。8. 角色與關係形態：個人在生活中的角色及與他人關係的性質。9. 性與生殖形態：包括性別認同、性角色行為、性功能和生育能力。10. 壓力與壓力因應的形態：個人對壓力的感知及其處理方式。11. 價值與信念形態：個人的價值觀和信仰。

四、健康評估的內容 （contents）

（一）問診（interview）：透過評估者與被評估者進行詢問與回答來了解疾病的發生、發展及演變的過程。獲得病人的主觀資料為症狀，症狀是病人主觀的異常感覺或不適的感覺。

（二）體格檢查（physical examination）：評估者透過自己的感官或藉助於聽診器、血壓表、體溫表等輔助性工具對被評估者進行精密的觀察與系統檢查，找出身體正常或異常徵象的評估方法。
　　檢體評估／體徵：1. 體徵（sign）：病人在患病之後身體的體表或內部結構發生可以察覺的改變。2. 運用體格檢查發現的異常徵象。例如皮疹、心臟雜音、肝脾腫大等。

（三）實驗室檢查：實驗室檢查是運用物理、化學、生物學的方法，對病人的血液、體液、分泌物、排泄物、組織標本和細胞取樣等進行檢查，以獲得病人的客觀資料。大部分的標本需要護士來採集。

（四）功能性健康型態評估：1. 涉及與人類生理健康、身體功能、心理健康和社會適應有關的 11 個方面。2. 增強以人為導向的整體護理觀念。

（五）護理診斷的思考。

（六）健康評估記錄／護理病歷書寫：是將問診、身體檢查輔助性檢查所獲得的資料經過醫學的思考之後，所形成的書面記錄。它既是護理活動的重要檔案，也是患者病情的法律檔案。

FHPs 分類模式涉及人類健康和生命流程的 11 個層面

1. 健康感知與健康維持形態	個人對自身健康水準的認定及其維持健康的行為。
2. 營養與代謝形態	包括營養、液體平衡、組織完整性和體溫調節等與新陳代謝和營養流程有關的問題。
3. 排泄形態	主要是指排便和排尿的功能和模式。
4. 活動與運動形態	個人從事日常生活活動及進行這些活動所需要的能力、耐力和身體調適反應。
5. 認知與知覺形態	主要包括感官經歷和認知功能。
6. 睡眠與休息形態	個人睡眠、休息和放鬆的模式。
7. 自我感知與自我概念形態	個人對自我的態度，涉及其身份、身體形象和對自身的評估。
8. 角色與關係形態	個人在生活中的角色及與他人關係的性質。
9. 性與生殖形態	包括性別認同、性角色行為、性功能和生育能力。
10. 壓力與壓力因應的形態	個人對壓力的感知及其處理方式。
11. 價值與信念形態	個人的價值觀和信仰。

第二章
健康評估的方法

本章學習目標

1. 掌握問診的內容、問診方法與技巧。
2. 熟悉特殊情況下的問診。
3. 了解問診的目的。
4. 掌握水腫的定義、臨床表現。
5. 熟悉水腫的發生機制、相關護理診斷。

2-1 概論

　　健康評估（assessment）是一個有計畫、系統地收集評估對象的健康資料，並對資料的價值做判斷的流程。健康資料包括主觀資料和客觀資料。主觀資料的收集主要靠健康史（護理病史）的採集完成，客觀資料的收集主要靠身體評估來完成。健康史的採集是健康評估流程的第一步，是對病人有關目前或過去的健康狀況及生活方式之資料的收集，主要由病人的主訴、家屬的代訴或護士詢問所獲得的主觀資料所構成。健康史資料不僅包括病人的身體健康狀況，還包括其心理、社會健康狀況，它不僅是評估和進一步形成護理診斷的基礎，還爲制定和實施護理計畫提供依據。爲了使所收集的資料具準確化、整體化和客觀化，護士必須掌握相關的健康史採集的方法和技巧，確認護理病史所提供的資訊哪些有助於護士確認病人的需求，從而對病人提供護理。

一、健康資料的來源（source）

　　健康資料的主要來源是病人（patient）本人。病人本人所提供的資料大多很難從其他人員那裡得到，如患病後的感受、對健康的認識及需求、對治療及護理的期望等，這些問題只有病人本人最清楚、最能準確地表述，因此也最爲可靠。

　　除了病人本人之外，護士還可以從其他人員或病人健康記錄中獲得所需的資料。通過這些資料可以進一步證實或充實從病人本人那裡直接得來的資料。這些資料包括：

1. 病人的家庭成員或其他與之關係密切者（family member or relatives）：例如父母、夫妻、兄弟姐妹、朋友、同事、鄰居、老師、保姆等，他們與病人一起生活或工作，對其既往的生活習慣、健康狀況、生活或工作的環境以及對疾病或健康的態度等有較爲整體性的了解，這些資訊對獲得整體性的健康資料、確定護理診斷及制定護理措施等具有重要的參考價值。
2. 目擊者：指目睹病人發病或受傷過程的人員，他們可以提供相關的病因、病人當時的狀況及病情的進展等資料。
3. 其他的衛生保健人員：包括與病人有關的醫護人員、營養師、理療師及護士。可向他們了解病人有關的診療措施、就醫行爲等。
4. 目前或以往的健康記錄或病歷：例如出生記錄、兒童預防接種記錄、健康體檢記錄或病歷記錄等。

二、健康資料的類型

　　健康評估所收集的資料可以是病人或相關人員的描述，也可以是身體評估、實驗室或其他檢查的結果等。臨床上根據收集資料的方法不同，將其分爲主觀資料和客觀資料。

1. 主觀資料：是透過與病人及其相關人員交談獲得的病人身心健康狀況和社會關係狀況的資料。其中病人主觀的異常的不適或感覺稱爲症狀（symptom），例如頭暈、全身乏力、噁心、疼痛等。主觀資料不能被醫護人員直接觀察或檢查。

2.客觀資料：是指經由視、觸、叩、聽、嗅、實驗室或其他檢查等所獲得的病人健康狀況的資料。其中運用身體評估所獲得的陽性反應資料，稱爲體徵，例如黃疸、頸項僵直、心臟雜音等。在多數的情況下，主觀資料與客觀資料是相互支援的。主觀資料可以指導客觀資料的收集，而客觀資料則可進一步證實或補充所獲得的主觀資料。對於一份完整性、整體性的健康評估資料來說，主觀資料和客觀資料同樣重要，因爲兩者都是形成護理診斷的重要依據。

健康資料的來源：其他的人員或記錄

家庭成員或關係密切者 （family member or relatives）	兒童（children）、老人（old man）、昏迷的病人（patient in a coma）。
目擊者（witness）	車禍（road accident）、癲癇（epilepsy）或癔病（hysteria）發作。
衛生保健人員 （health care personnel）	急救人員（emergency care personnel）、家庭醫生（family doctor）、家庭護士（home nurse）。
健康記錄或病歷 （health records or history）	出生記錄、兒童預防接種記錄（vaccination）、健康體檢記錄（health examination）、病歷記錄（medical history）（出院記錄單等）。

健康資料的類型

主觀資料（Subjective Data）	以口頭言辭向評估者與評估對象或其親屬做詢問與回答，即問診（inquiry/interview）所獲得的健康資料。症狀（symptom）：評估對象患病之後對身體生理功能異常的自身體驗或主觀感覺。症狀是主觀資料的重要部分。例如瘙癢、疼痛、全身乏力、噁心、眩暈等。
客觀資料（Objective Data）	是指經過視、觸、叩、聽、嗅（體格檢查（physical examination）），實驗室或儀器檢查（assistant examination）等所獲得的有關評估對象健康狀況的結果。體徵（sign）：評估對象患病之後身體的體表或內部結構發生可以察覺的改變。例如皮疹、心臟雜音、肝脾腫大等。

2-2 健康史的內容及採集方法（一）

一、健康史的內容

健康史是關於病人目前、過去健康狀況及其影響因素的主觀資料。與醫療病史不同醫生關注病人的症狀、體徵及疾病的進展情況等，而護士更要關注病人對其健康狀況以及因之而帶來的生活方式等改變所做出的反應，即健康史的重點集中在疾病症狀或病理改變對病人日常生活的影響以及心理社會反應方面。健康史的內容包括病人的一般性資料、主訴、現病史、以往史、日常生活的形態、家族史、心理社會史和系統回顧八個層面。

（一）一般性資料

一般性資料的內容包括病人的姓名、性別、年齡、職業、民族、籍貫、婚姻狀況、教育程度、宗教信仰、醫療費的支付方式、住址、電話號碼、資料的可靠性及收集資料的時間。這些資料可以為某些健康狀況提供有用的資訊，有助於了解病人對健康的態度及價值觀，為了進一步收集資料提供參考。例如許多問題的發生與年齡、性別、婚姻狀況、職業等有關；不同的民族有不同的飲食習慣、宗教信仰等；病人的教育程度可以幫助我們選擇健康教育方式；醫療費的的支付方式有助於我們了解病人的經濟承受能力，選擇治療和護理措施。

（二）主訴

主訴（chief complaints）是病人感覺最主要、最明顯的症狀或體徵及其持續時間，是病人就診的主要原因。主訴的語句應簡短扼要，有高度概括性。如「發熱、胸痛 3 天」、「咳嗽、咳痰 2 天，喘息 1 天」。在記錄主訴時要使用病人自己的語言，不要使用診斷用語，例如「甲狀腺功能亢進半年」要記錄為「多食、消瘦、多汗半年」。

（三）現病史

現病史是病人患病以來疾病的發生、發展、診斷、治療、護理的整體流程，是健康史的主體部分，在記錄時聚焦於主訴的詳細描述。其內容包括：發病的時間、地點及環境；起病的緩急；主要症狀的部位、性質及持續時間；發病的原因和誘因；疾病的發展和演變；伴隨的症狀；診斷、治療和護理經過；疾病對病人工作和生活的影響等。

（四）以往史

以往史是有關病人過去的健康狀況及患病的經歷，其內容包括：1. 曾經患過的疾病，以往的住院病史；2. 手術及外傷史；3. 預防接種史，包括預防接種的時間、接種的疫苗；4. 過敏史，包括食物、藥物、環境中接觸物質的過敏情況；5. 是否到過疫區，有無性病接觸史及曾經患過性病。

（五）家族史

詢問病人的雙親、兄弟、姐妹及子女的健康及患病情況，有無與其相同的疾病，家族中有無遺傳病。

（六）日常生活形態

包括病人的飲食、排泄、活動與休息狀況及個人的嗜好等。

（七）心理社會史

包括病人的自我概念、認知、情緒、情感、角色適應、壓力適應等。

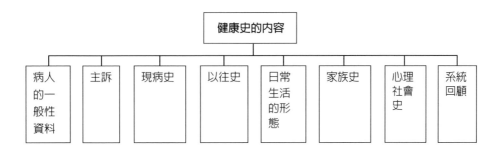

以往史的內容

1. 曾經患過的疾病，以往的住院病史。

2. 手術及外傷史。

3. 預防接種史，包括預防接種的時間、接種的疫苗。

4. 過敏史，包括食物、藥物、環境中接觸物質的過敏情況。

5. 是否到過疫區，有無性病接觸史及曾經患過性病。

✚ 知識補充站

1. **主訴**：主訴（chief complaints）是病人感覺最主要、最明顯的症狀或體徵及其持續時間，是病人就診的主要原因。

2. **現病史**：現病史是病人患病以來疾病的發生、發展、診斷、治療、護理的整體流程，是健康史的主體部分，在記錄時聚焦於主訴的詳細描述。

3. **一般性資料**：一般性資料的內容包括病人的姓名、性別、年齡、職業、民族、籍貫、婚姻狀況、教育程度、宗教信仰、醫療費的支付方式、住址、電話號碼、資料的可靠性及收集資料的時間。

2-3 健康史的內容及採集方法（二）

（八）系統回顧

是透過詢問，系統地了解病人各系統有無健康問題及健康問題特色，整體性地評估病人以往的健康問題及其與本次疾病之間的關係。運用系統回顧可以避免遺漏重要的資訊。護士可以根據需求按照身體各個系統或戈登（Gordon）的功能性健康形態系統來做詢問，從而對病人的健康問題作出判斷。

1.身體各個系統的系統回顧如下：

(1) 一般的狀態：有無不適、疲乏無力、發燒、盜汗，有無體重增加或減輕，睡眠的情況如何等。(2) 皮膚：有無皮膚顏色、溫度、濕度的改變；有無水腫、皮疹、皮膚破潰、感染；毛髮的分布與色澤；指甲的顏色及光澤。(3) 眼：有無畏光、流淚、結膜充血、分泌物增多；有無白內障、青光眼疾患，是否佩戴眼鏡等。(4) 耳：有無耳鳴、眩暈、聽力減退或耳聾；有無耳痛、耳內流膿等；是否使用助聽器。(5) 鼻：有無鼻塞、流涕、出血或過敏；有無嗅覺的改變。(6) 口腔：有無口腔黏膜潰瘍、顏色改變、齒齦腫脹、溢膿或出血；有無齲齒、義齒；有無味覺的改變。(7) 乳房：有無疼痛、異常分泌物、腫塊及病人的自我檢查情況。(8) 呼吸系統：有無咳嗽、咳痰、咯血、胸痛或呼吸困難等；咳嗽發生的時間、頻率、性質、程度、與氣候變化及體位的的關係；痰的顏色、性狀、量和氣味；咯血的顏色及量；胸痛的部位、性質，與咳嗽及體位的關係；呼吸困難發生的時間、性質和程度；繼往有無呼吸系統疾病。(9) 循環系統：有無心悸、心前區疼痛、呼吸困難、暈厥、水腫；心悸發生的時間與誘因、心前區疼痛的部位、性質、程度、持續時間、緩解方式；呼吸困難的程度、有無陣發性呼吸困難、是否伴隨著咳嗽、咯血或咯粉紅色泡沫狀痰；暈厥發生前是否伴有心悸，繼往有無心血管疾病的病史；水腫的部位、與尿量的關係。(10)消化系統：有無噁心、嘔吐、吞咽困難、腹瀉、腹脹、腹痛、便秘、嘔血、黑便、黃疸，上述症狀發生的緩急，與進食的關係等；嘔吐的時間、性質，嘔吐物的量、性質、顏色和氣味；腹瀉、嘔血、黑便的數量、顏色、性狀、次數；腹瀉有無裡急後重，有無脫水的表現；腹痛的部位、性質、程度，有無疼痛的規律性及轉移性疼痛。(11)泌尿系統：有無頻尿、尿急、尿痛、排尿困難、尿滯留、尿失禁、腹痛或水腫；注意尿的顏色、量、性質的變化；過去有無高血壓、糖尿病、過敏性紫癜等疾病的病史；有無長期使用腎毒性藥物史。(12) 血液系統：有無頭暈、眼花、耳鳴、乏力、記憶力下降、皮膚瘀點、瘀斑、黃疸及肝、脾淋巴結腫大；有無輸血或輸血反應史。(13) 內分泌及免疫系統：有無怕熱、多汗、全身乏力、口渴多飲、多食、肥胖或消瘦；有無性格的改變及智力、體格、性器官發育的異常、有無甲狀腺腫大等；以往有無精神創傷、腫瘤、自身免疫性疾病的病史。(14) 神經系統及精神狀態：有無頭痛、頭暈、記憶力減退；有無抽搐、癱瘓；有無睡眠障礙；有無感覺或運動障礙及意識障礙；有無緊張、焦慮、抑鬱等精神狀態的改變。(15) 骨骼及肌肉

　　系統：有無肌肉痙攣、萎縮、疼痛、癱瘓，有無關節脫位、腫脹、畸形、運動障礙，有無骨折、外傷等。

身體各個系統的系統回顧

一般的狀態	有無不適、疲乏無力、發燒、盜汗，有無體重增加或減輕，睡眠的情況如何等。
皮膚	有無皮膚顏色、溫度、濕度的改變，有無水腫、皮疹、皮膚破潰、感染，毛髮的分布與色澤，指甲的顏色及光澤。
眼	有無畏光、流淚、結膜充血、分泌物增多，有無白內障、青光眼疾患，是否佩戴眼鏡等。
耳	有無耳鳴、眩暈、聽力減退或耳聾，有無耳痛、耳內流膿等，是否使用助聽器。
鼻	有無鼻塞、流涕、出血或過敏，有無嗅覺的改變。
口腔	有無口腔黏膜潰瘍、顏色改變、齒齦腫脹、溢膿或出血，有無齲齒、義齒，有無味覺的改變。
乳房	有無疼痛、異常分泌物、腫塊及病人的自我檢查情況。
呼吸系統	有無咳嗽、咳痰、咯血、胸痛或呼吸困難等。
循環系統	有無心悸、心前區疼痛、呼吸困難、暈厥、水腫。
消化系統	有無噁心、嘔吐、吞咽困難、腹瀉、腹脹、腹痛、便秘、嘔血、黑便、黃疸，上述症狀發生的緩急，與進食的關係等
泌尿系統	有無頻尿、尿急、尿痛、排尿困難、尿瀦留、尿失禁、腹痛或水腫。
血液系統	有無頭暈、眼花、耳鳴、乏力、記憶力下降、皮膚瘀點、瘀斑、黃疸及肝、脾淋巴結腫大，有無輸血或輸血反應史。
內分泌及免疫系統	有無怕熱、多汗、全身乏力、口渴多飲、多食、肥胖或消瘦，有無性格的改變及智力、體格、性器官發育的異常，有無甲狀腺腫大等。
神經系統及精神狀態	有無頭痛、頭暈、記憶力減退，有無抽搐、癱瘓，有無睡眠障礙，有無感覺或運動障礙及意識障礙，有無緊張、焦慮、抑鬱等精神狀態的改變。
骨骼及肌肉系統	有無肌肉痙攣、萎縮、疼痛、癱瘓，有無關節脫位、腫脹、畸形、運動障礙，有無骨折、外傷等。

2-3 健康史的內容及採集方法（二）

（八）系統回顧（續）

2.戈登功能性健康形態的系統回顧：

(1) 健康感知與健康管理形態：自覺健康的狀況如何；常常採取哪些措施來保持健康，這些措施對健康有何影響；有無煙、酒及其他嗜好，吸煙及飲酒的數量，有無藥物成癮或藥物依賴，成癮藥物使用的劑量及持續時間；是否經常做乳房的自我檢查；能否服從醫護人員的健康諮詢；是否知道所患疾病的原因、在出現症狀時所採取的措施及其結果。

(2) 營養與代謝形態：食慾如何，日常食物和水分攝取的種類、性質、數量，有無飲食的限制；有無咀嚼或吞咽困難及其程度、原因和進展情況；近期體重變化及其原因；有無皮膚、黏膜損害；牙齒是否正常。

(3) 排泄形態：每天排便與排尿的次數、量、顏色、性狀、氣味，有無異常改變，是否使用藥物；出汗的數量、氣味。

(4) 活動與運動形態：進食、穿衣、洗漱、洗澡、上廁所等日常活動能否自理及自理的水準；日常活動的方式、數量、能力及耐力，有無醫療或疾病的限制，是否藉助於輪椅或義肢等輔助性用具。

(5) 睡眠與休息形態：日常睡眠狀況，有無入睡困難、多夢、早醒、失眠，是否藉助於藥物或其他方式來輔助入睡。

(6) 認知與知覺形態：有無視覺、聽覺、味覺、嗅覺、記憶及思維過程的改變，有無感覺異常，視聽覺是否藉助於輔助性工具；有無疼痛，疼痛的部位、性質、程度、持續時間等。

(7) 自我知覺與自我概念形態：如何看待自己，在多數的情況下自我感覺良好或是不良；有無導致憤怒、煩惱、恐懼、焦慮、憂鬱、絕望等情緒的因素。

(8) 角色與關係形態：就業情況、工作情況、社會交往情況；角色適應情況；獨居或與家人同住；家庭結構與功能；經濟收入能否滿足個人生活所需。

(9) 性與生殖形態：性生活滿意程度，有無改變或障礙；女性月經量、經期、週期、有無月經紊亂、是否懷孕等。

(10) 因應與應激的耐受形態：是否經常感到緊張，使用什麼方法來解決；近期生活中有無重大改變或危機，是否存在壓力及其性質和程度，對壓力的反應如何。

(11) 價值與信念形態：有無宗教信仰等。

戈登功能性健康形態的系統回顧

健康知覺與健康管理形態	自覺健康的狀況如何；常常採取哪些措施來保持健康，這些措施對健康有何影響。
營養與代謝形態	食慾如何，日常食物和水分攝取的種類、性質、數量，有無飲食的限制。
排泄形態	每天排便與排尿的次數、量、顏色、性狀、氣味，有無異常改變，是否使用藥物；出汗的數量、氣味。
活動與運動形態	進食、穿衣、洗漱、洗澡、上廁所等日常活動能否自理及自理的水準。
睡眠與休息形態	日常睡眠狀況，有無入睡困難、多夢、早醒、失眠，是否藉助於藥物或其他方式來輔助入睡。
認知與知覺形態	有無視覺、聽覺、味覺、嗅覺、記憶及思維過程的改變，有無感覺異常，視聽覺是否藉助於輔助性工具；有無疼痛，疼痛的部位、性質、程度、持續時間等。
自我知覺與自我概念形態	如何看待自己，在多數的情況下自我感覺良好或是不良；有無導致憤怒、煩惱、恐懼、焦慮、憂鬱、絕望等情緒的因素。
角色與關係形態	就業情況、工作情況、社會交往情況；角色適應情況；獨居或與家人同住；家庭結構與功能；經濟收入能否滿足個人生活所需。
性與生殖形態	性生活滿意程度，有無改變或障礙；女性月經量、經期、週期、有無月經紊亂、是否懷孕等。
因應與應激的耐受形態	是否經常感到緊張，使用什麼方法來解決；近期生活中有無重大改變或危機，是否存在壓力及其性質和程度，對壓力的反應如何。
價值與信念形態	有無宗教信仰等。

2-4 健康史的採集方法：交談

　　健康史的採集流程是護士與病人及提供健康史資料的相關人員之間複雜的、正式的和有秩序交談過程。採集健康史之目的是在開始身體評估之前獲得完整的健康史的基本資料，為了進一步對身體評估提供線索，作為確立護理診斷提供重要的依據。交談是採集健康史的最重要方式，是確保健康史完整性與準確性的關鍵。為了使交談有效地進行，獲得真實可靠的健康資料及達到預期的目的，必須注意下列的問題：

1. 交談環境：保證交談環境安靜、舒適和私密性，光線、溫度要適宜。

2. 建立與病人的良好關係：護士在交談開始之前，要先向病人作自我介紹，說明交談的目的，並向病人作出病史內容保密的承諾。在整個交談中，護士要對病人的回答表示出感興趣和關心的態度，對病人的陳述要表示了解、認可和同情。在交談的過程中要注意非語言溝通的功能，例如注意使用必要的手勢和良好的體態語言，始終保持與病人的目光接觸等。

3. 交談的技巧：交談一般從主訴開始，有目的、有秩序地進行。(1) 詢問要先選擇一般性易於回答的開放性問題，例如「您什麼原因來看病？」或「您感到哪裡不舒服？」「病了多長時間了？」然後耐心聽病人的敘述。開放性問題的優點是易於回答，容易獲得有價值的資訊。其缺點是病人的回答可能與評估目的無關，占用較多的時間，急症情況下不宜使用。(2) 為了證實或確認病人的敘述，可以使用直接詢問。例如「請告訴我，您頭痛時伴有嘔吐嗎？」直接提問中應避免套問或誘導，例如「您嘔吐是噴射狀的嗎？」「您是不是在下午發燒？」而使用「您嘔吐時是怎樣吐的？」「您一般在什麼時候發燒？」以免病人隨聲附和使材料失真。(3) 在詢問中避免使用有特殊含義的醫學術語，例如「血尿」、「裡急後重」等，以免病人順口稱是，影響健康史的真實性。(4) 當病人不能很好地陳述時，可以提供有多項備選的答案，例如「您的疼痛是鈍痛、銳痛、燒灼痛或別的什麼？」以使病人從中選擇出一個恰當的名詞。在交談中也可以根據需求來提出閉合性的問題，例如「您是否吸煙？」等。(5) 為確保所獲得資料的準確性，在交談中必須對含糊不清、存有疑問或矛盾的內容加以核實。在核實時常用澄清、復述、反問等方法，例如「您說您感到心情不好，請具體說一下是怎樣的情況」（澄清）、「您說你上腹部痛是在饑餓時出現，是這樣嗎？」（復述）、「您說您夜裡睡眠不好？」（反問）。在經過核實之後，對病人所提供的資訊加以分析和推論，並與其交流。(6) 當病人回答不確切時，要耐心地啟發，例如「請再想一想還有什麼，能不能再說得準確些」等，注意要給病人充分的時間來回答。

4. 影響交談的其他因素：(1) 文化的因素：不同文化背景的人在交流的方式及對疾病的反應方面不同，護士必須了解其他文化的信仰和價值觀，熟悉自己與其他文化之間的差異，採取適當的交談方式，以保證交談的有效進行。(2) 年齡的因素：不同年齡的病人，交談的能力不同。成年人有很好的交談能力，而兒童或嬰幼兒則交談能力較差，護士可通過觀察或與家長交談獲取資訊，同時注意讓已具備

交談能力的兒童本人參與交談。老年人可能存在聽力、視力、記憶力等功能的減退，交談時應注意減慢語速、提高音量，採取面對面交流的方式，說話清楚、簡單，問題要限於確實需要的方面。(3) 病情的輕重：在病情許可時，要盡可能以病人為直接交談的對象，在病人住院之後儘早地採集健康史。在病情危重時，在作扼要的詢問和重點檢查之後，要立即實施搶救，詳細健康史稍後補充或從其親屬處獲得。

詢問要先選擇一般性易於回答的開放性問題	例如「您什麼原因來看病？」或「您感到哪裡不舒服？」「病了多長時間了？」然後耐心聽病人的敘述。開放性問題的優點是易於回答，容易獲得有價值的資訊。其缺點是病人的回答可能與評估目的無關，占用較多的時間，急症情況下不宜使用。
為了證實或確認病人敘述，可以使用直接詢問	例如「請告訴我，您頭痛時伴有嘔吐嗎？」直接提問中應避免套問或誘導，例如「您嘔吐是噴射狀的嗎？」「您是不是在下午發燒？」而使用「您嘔吐時是怎樣吐的？」「您一般在什麼時候發燒？」以免病人隨聲附和使材料失真。
在詢問中避免使用有特殊含義的醫學術語	例如「血尿」、「裡急後重」等，以免病人順口稱是，影響健康史的真實性。
當病人不能很好地陳述時，可以提供有多項備選的答案	例如「您的疼痛是鈍痛、銳痛、燒灼痛或別的什麼？」以使病人從中選擇出一個恰當的名詞。在交談中也可以根據需求來提出閉合性的問題，例如「您是否吸煙？」等。
為確保所獲資料的準確性，在交談中必須對含糊不清、存有疑問或矛盾的內容加以核實。	核實時常用澄清、復述、反問等方法，例如「您說您感到心情不好，請具體說一下是怎樣的情況」（澄清）、「您說你上腹部痛是在饑餓時出現，是這樣嗎？」（復述）、「您說您夜裡睡眠不好？」（反問）。在經過核實之後，對病人所提供的資訊加以分析和推論，並與其交流。
當病人回答不確切時，要耐心地啟發	例如「請再想一想還有什麼，能不能再說得準確些」等，注意要給病人充分的時間來回答。

＋ 知識補充站

1. 交談必須注意的問題：(1) 文化的因素；(2) 年齡的因素。
2. 影響交談的其他因素：病情的輕重。

2-5 收集健康資料的方法（一）

收集健康資料的方法很多，其中最常用、最基本的是問診和體格檢查。

一、問診

問診（interview/inquiry）是醫師對病人或有關人員的系統詢問而獲取病史資料的過程，問診是發生在護士和病人之間的有目的、有秩序的的交談過程，又稱爲病史採集（history taking）。

病史的完整性和準確性對疾病的診斷和處理有很大的影響，因此問診是每位醫護人員必須掌握的基本功夫（basic skill）。在某些疾病，或是疾病的早期，身體還只是處於功能或病理生理改變的階段，此時還缺乏器質性或組織、器官形態學方面的改變，而病人卻可以更早地陳述某些特殊的感受，例如頭暈、全身乏力、食欲改變、疼痛、失眠、焦慮等症狀。然而在此階段，體格檢查、實驗室檢查、甚至特殊檢查均無陽性反應的發現，問診所得的資料卻能更早地作爲診斷的依據。實際上，在臨床工作中有相當一部分疾病的診斷僅是通過問診即可以基本確定。例如感冒、心絞痛、消化性潰瘍、癲癇、瘧疾等。相反，忽視問診，病情了解不夠詳細確切，造成臨床工作中的漏診或誤診。

（一）問診的目的

1. 醫療問診著重於了解疾病的發生、發展情況，診治的經過，以往的健康狀況和曾經罹患疾病的情況，以得出醫療的診斷。
2. 護理問診著重於了解患者對其健康狀況以及因之而帶來的生活方式等改變所作出的反應，以得出相關的護理診斷。
3. 獲取健康的觀念、運作的狀況、與治療護理相關的資訊，爲臨床判斷提供依據。
4. 有時，精緻的問診就能提出準確的護理診斷，例如結核病爲體格檢查的重點提供線索。爲護士和病人之間建立治療性的關係提供機會。親善、信任、照顧、關切。

（二）問診的內容

即住院護理病歷首頁所要求的病史內容。問診的內容爲：一般性資料、主訴、現病史、以往史、功能性的健康型態。

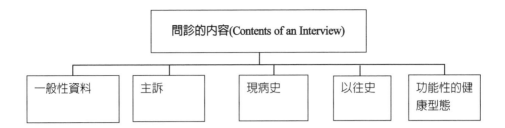

問診的目的

1. 醫療問診著重於了解疾病的發生、發展情況，診治的經過，以往的健康狀況和曾經罹患疾病的情況，以得出醫療的診斷。

2. 護理問診著重於了解患者對其健康狀況以及因之而帶來的生活方式等改變所作出的反應，以得出相關的護理診斷。

3. 獲取健康的觀念、運作的狀況、與治療護理相關的資訊，為臨床判斷提供依據。

4. 有時，精緻的問診就能提出準確的護理診斷，例如結核病為體格檢查的重點提供線索。為護士和病人之間建立治療性的關係提供機會。親善、信任、照顧、關切。

2-6 收集健康資料的方法（二）

（二）問診的內容（續）

1.一般性資料：

(1) 姓名（name）、性別（sex）、年齡（age）、婚姻（marriage）、種族（race）、職業（occupation）、籍貫（出生地）（native place）、住址（工作單位）、教育程度（education）。許多健康問題的發生與性別、年齡、婚姻狀況及職業等有關。例如：內分泌、佝僂病、職業病。

(2) 醫療費用的支付方式（pay form of medical cost）。

(3) 住院日期（date of admission）、記錄日期（date of record）、住院方式（way of admission）、住院醫療診斷（medical diagnose）。

(4) 病史陳述者（describer）及可靠程度（reliable）。

(5) 住院的方式、住院的醫療診斷等、許多健康問題的發生與性別、年齡、婚姻狀況及職業等有關。例如：內分泌、佝僂病、職業病。

(6) 不同的種族往往有不同的飲食、生活習慣和宗教信仰。

(7) 教育程度及職業等可以幫助我們，了解和預測被評估者對其健康狀況變化的反應、選擇適宜的健康教育方式等。

(8) 不同的醫療費支付方式意味著被評估者醫療費用負擔不同，在選擇治療及護理措施時要考慮其經濟承受能力等。

(9) 住院的醫療診斷等。

2.主訴

(1) 主訴的定義：為患者感覺最主要、最明顯的症狀或體徵，或是本次就診的最主要原因。（發燒、咳嗽、右胸痛 3 天）

(2) 陳述的方式：主要的症狀／體徵＋持續的時間（自發生到就診的時間）＜ 20 字，例如「發燒、咳嗽、右胸痛 3 天」，「活動之後心悸氣短 2 年，下肢水腫 2 週有餘」。

(3) 主訴的要求：主訴的表達要簡明扼要，要盡可能地使用患者自己的語言，而不是使用診斷用語。例如「心臟病兩年」→「心悸、氣短兩年」，確切的主訴常常可以初步反映病情的輕重急緩，並提供對某系統疾患的診斷線索。

3.現病史

是病史中的主軸部分，聚焦於主訴詳細描述患者自患病以來健康問題發生、發展、演變和診治的整體流程。其主要的內容（contents）為：(1) 發病的情況、地點、環境與患病的時間（Onset and duration）；(2) 發病的緩急；(3) 病因與誘因（Causes and inducements）；(4) 主要的症狀及其特色（Features of chief symptom）：主要症狀的部位、性質、持續的時間與程度；(5) 病情的發展和演變（Progression）；(6) 伴隨的症狀（Associated symptoms）；(7) 診斷、治療和護理的流程（Previous studies and treatment）。

問診的內容的一般性資料

姓名（name）、性別（sex）、年齡（age）、婚姻（marriage）、種族（race）、職業（occupation）、籍貫（出生地）（native place）、住址（工作單位）、教育程度（education）。

醫療費用的支付方式（pay form of medical cost）。

住院日期（date of admission）、記錄日期（date of record）、住院方式（way of admission）、住院醫療診斷（medical diagnose）。

病史陳述者（describer）及可靠程度（reliable）。

住院的方式、住院的醫療診斷等、許多健康問題的發生與性別、年齡、婚姻狀況及職業等有關，例如內分泌、佝僂病、職業病。

不同的種族往往有不同的飲食、生活習慣和宗教信仰。

教育程度及職業等可以幫助我們了解和預測被評估者對其健康狀況變化的反應、選擇適宜的健康教育方式等。

不同的醫療費支付方式意味著被評估者醫療費用負擔不同，在選擇治療及護理措施時要考慮其經濟承受能力等。

住院的醫療診斷等。

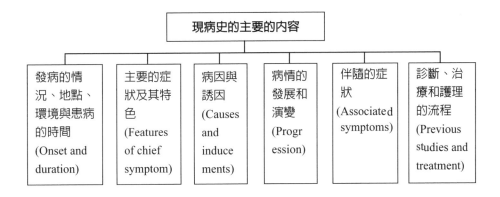

現病史的主要的內容

| 發病的情況、地點、環境與患病的時間 (Onset and duration) | 主要的症狀及其特色 (Features of chief symptom) | 病因與誘因 (Causes and induce ments) | 病情的發展和演變 (Progr ession) | 伴隨的症狀 (Associated symptoms) | 診斷、治療和護理的流程 (Previous studies and treatment) |

✚ 知識補充站

現病史的範例

　　偏癱失語 2 小時的患者急診住院：

　　該患者於今晚 8 點在家打麻將時出現左側肢體癱瘓、失語，10PM 送入醫院急診室。其兒子述患者在打麻將時贏了非常興奮，在大笑時突然出現左側肢體癱瘓、口齒不清倒在地上，當時意識相當清醒，給予平臥位，立即送往醫院。兩小時以來並未給予任何的處置，癱瘓程度及口齒不清有所加重，嘔吐 1 次，頭痛比較重。

2-7 收集健康資料的方法（三）

3.現病史（續）

(1) 發病的情況與患病的時間（Onset and duration）：(a) 發病的緩急程度：腦栓塞、急性心絞痛、急腹症發病急驟（按照數小時、數分鐘來記錄）、肺結核、風濕性心瓣膜病發病緩慢（按照數年、數月、數日來記錄）。(b) 先後出現幾個症狀需要按照時間的順序來記錄，例如「心悸 3 月，勞累後呼吸困難 2 週，下肢水腫 3 天」。

(2) 主要的症狀及其特色（Features of chief symptom）：(a) 主要症狀出現的部位、性質、放射區域、發作頻率、持續時間、嚴重程度、加重或緩解的因素，部位往往可以顯示病變所在的部位。例如上腹部痛多為胃、十二指腸或胰腺的疾病；胸痛大多為肺部或心臟的病變等。(b) 天然／品質：請你描述一下 burning（灼痛），stabbing（刺痛），crushing（壓榨樣痛），throbbing（跳痛）之類的疼痛，或其他的疼痛，其性質如灼痛、絞痛、脹痛、隱痛。(c) 症狀為持續性或陣發性，發作或間歇的時間等。(d) 以消化性潰瘍為例，其主要症狀的特色為：部位通常為上腹部疼痛，會持續數日或數周，在幾年之中可以表現為時而發作時而緩解，有秋末春初加重等特色。（慢性週期性持續性上腹部疼痛）。

(3) 病因與誘因（Causes and inducements）

(a)病因（Causes of illness）：外傷（injury）、中毒（poisoning）、感染（infection）。

(b)誘因（Inducements/precipitating factors）：氣候變化（climatic change）、環境的改變（environment）、情緒（mood）、起居飲食（sitting and food）失調等。

(c)病人對直接或近期的病因容易提出，當病程較長或病因比較複雜時，病人往往難於言明，並可能提出一些似是而非或自以為是的因素，這時醫生要做系統化的歸納，不可以不加分析地記入病史。

(4) 病情的發展演變（Progression）：

(a)主要症狀的發展及有無新的症狀出現。

(b)按時間順序記錄（chronology of the illness）：例如慢性肺結核合併肺氣腫的患者，在衰竭、全身乏力、輕度呼吸困難的基礎，突然感到劇烈的胸痛和嚴重的呼吸困難，要考慮自發性氣胸的可能性。若有心絞痛史的患者，在本次發作疼痛加重而且持續時間較長時，則要考慮到發生心肌梗塞的可能性。若肝硬化患者出現表情、情緒和行為異常等新症狀，可能是發生了早期肝昏迷的症狀。

發病的情況與患病的時間（Onset and duration）

發病的緩急程度	腦栓塞、急性心絞痛、急腹症發病急驟（按照數小時、數分鐘來記錄）、肺結核、風濕性心瓣膜病發病緩慢（按照數年、數月、數日來記錄）。
先後出現幾個症狀需要按照時間的順序來記錄	例如「心悸 3 月，勞累後呼吸困難 2 週，下肢水腫 3 天」。

主要的症狀及其特色（Features of chief symptom）

主要症狀出現的部位、性質、放射區域、發作頻率、持續時間、嚴重程度、加重或緩解的因素，部位往往可以顯示病變所在的部位。例如上腹部痛多為胃、十二指腸或胰腺的疾病；胸痛大多為肺部或心臟的病變等。
天然／品質：請你描述一下 burning（灼痛），stabbing（刺痛），crushing（壓榨樣痛），throbbing（跳痛）之類的疼痛，或其他的疼痛，其性質如灼痛、絞痛、脹痛、隱痛。
症狀為持續性或陣發性，發作或間歇的時間等。
以消化性潰瘍為例，其主要症狀的特色為：部位通常為上腹部疼痛，會持續數日或數周，在幾年之中可以表現為時而發作時而緩解，有秋末春初加重等特色。（慢性週期性持續性上腹部疼痛）。

病情的發展演變

主要症狀的發展及有無新的症狀出現。
按時間順序記錄（chronology of the illness）：例如慢性肺結核合併肺氣腫的患者，在衰竭、全身乏力、輕度呼吸困難的基礎，突然感到劇烈的胸痛和嚴重的呼吸困難，要考慮自發性氣胸的可能性。若有心絞痛史的患者，在本次發作疼痛加重而且持續時間較長時，則要考慮到發生心肌梗塞的可能性。若肝硬化患者出現表情、情緒和行為異常等新症狀，可能是發生了早期肝昏迷的症狀。

2-8 收集健康資料的方法（四）

3.現病史（續）

(5) 伴隨的症狀

與主要症狀同時或隨後出現的其他症狀，這些伴隨症狀常常是鑑別的依據。例如急性上腹痛，原因可以很多，若患者同時伴隨著噁心、嘔吐、發燒，特別是又出現了黃疸和休克，就很容易想到急性胰腺炎的可能性。反之，按照一般的規律在某病症要出現的伴隨症狀但實際上並沒有出現時，也要記述於現病史當中以備做進一步的觀察，因為此種陰性反應表現往往具有重要的鑑別診斷（differential diagnosis）意義。

(6) 診斷、治療和護理經過

診斷名稱（diagnosis name）、治療用藥（medication）、劑量（dosage）、時間（usage）、療效（effects）、副作用（side effect），已採取的護理措施（nursing intervention）及其效果。病人於本次就診前已經接受過其他醫療單位診治時，則要詢問已經執行過什麼診斷措施及獲得什麼結果，但不可以用以往的診斷來代替自己的診斷。若已進行治療則要問明使用過的藥物名稱、劑量、時間和療效，以備作本次制定治療方案時的參考。

4.以往史

(1) 以往的健康狀況（past health status）。

(2) 曾經罹患的疾病（特別是與現病有關的疾病和傳染病史）。

(3) 手術、外傷、意外事故史（operations，injuries，accidents）。

(4) 預防的接種史（vaccinations）。

(5) 過敏史（allergies）：藥物（medications）、食物（foods）及環境的過敏史environmental agents）。過敏原、臨床表現，例如對風濕性心臟病患者要詢問過去是否反覆發生過咽痛、遊走性關節痛等；對肝腫大的病人要了解過去是否有過黃疸；對慢性冠狀動脈粥狀硬化性心臟病和腦血管意外的患者要詢問過去是否有過高血壓病。

以往史

以往的健康狀況	良好、普通、比較差（曾經罹患的疾病（特別是與現病有關的疾病和傳染病史，手術、外傷、意外事故史（Operations，injuries，accidents）
曾經罹患的疾病和傳染病史	無、有
外傷史	無、有
手術史	無、有
預防接種史	無、有
過敏史	無、有（過敏原、臨床表現）

過敏史的分類

以往的健康狀況	良好、普通、較差
曾經罹患的疾病和傳染病史	無、有
外傷史	無、有
手術史	無、有
預防接種史	無、有
過敏史	無、有（過敏原、臨床表現）

✚ 知識補充站

以往史的範例

　　高血壓病 10 年。10 年中間斷使用降壓藥。曾經服用過硝苯地平、卡托普利等，近兩年收縮壓持續在 180mmHg 以上。在上樓梯時會感到心悸、氣短，夜間尿量會增多。並無手術史及藥物過敏史，並未到過疫區，並未罹患過傳染病。

2-9 收集健康資料的方法（五）

5.功能性的健康型態（functional health patterns, FHPs）

在 1987 年 Gordon 提出了帶有明顯護理特徵而被稱為功能性健康形態的收集和組織資料的架構。FHPs 分類模式涉及人類健康和生命流程的 11 個層面：

各種型態主要的問診內容（Gordon's Functional Health Patterns）為：健康知覺與健康管理，個人對自身健康水準的認定及其維持健康的行為。

(1) 營養與代謝：包括營養、液體平衡、組織完整性和體溫調節等與新陳代謝和營養過程有關的問題。(2) 排泄：主要指排便和排尿的功能和模式。(3) 活動與運動：個人從事日常生活活動及進行這些活動所需的能力、耐力和身體調適反應。(4) 認知與知覺（Cognitive/Perceptual）：主要包括感官經歷和認知功能（Sensory perceptual and cognitive pattern）。(5) 睡眠與休息：個人睡眠、休息和放鬆的模式。(6) 自我概念：個人對自我的態度，涉及其身分、身體形象和對自身的評估。(7) 角色與關係（Role/Relationship）：個人在生活中的角色及與他人關係的性質（Role engagements and relationships）。(8) 性與生殖：包括性別認同、性角色行為、性功能和生育能力。(9) 壓力與因應：個人對壓力的知覺及其處理方式。(10) 價值與信念：個人的價值觀和信仰。

（三）問診的技巧

問診的方法與技巧為：(1) 環境安靜，舒適，具有私密性。(2) 自我介紹，說明目的：為了對病人提供整體性的護理，需要收集身體、心理、社會方面的資料，有保密的承諾。(3) 對病人的態度：了解、認同、同情。(4) 注意非語言溝通：目光接觸、點頭、微笑、手勢、觸摸等。(5) 從開放性的問題開始：你什麼原因來看病的？你哪裡不好？病了多長時間了？(6) 聚焦於主訴詢問：例如病人主訴咳嗽、咳痰，要問從什麼時候開始、什麼時間咳嗽，咳什麼樣的痰等。(7) 追溯首發症狀的開始時間：你什麼時候開始咳嗽的？咳痰有幾天了？(8) 可以用直接詢問或選擇性詢問：你腹痛有多久了？鈍痛、銳痛、燒灼痛。(9) 啟發。(10) 引導轉入正題：你說的情況我知道，請再談一談。(11) 避免誘導性的詢問：你是下午發燒嗎？(12) 避免責怪性語言：你怎麼吃這麼髒的東西。(13) 避免使用醫學的術語：血尿、間歇性跛行、裡急後重。(14) 注意核實：澄清（對模糊不清的內容解釋）（壓抑）、複述（重複病人所說的內容）（肝炎）、反問（你夜裡睡眠不好？）、質疑（陳述的情況與所見的不一致）（顧慮）、解析（根據資訊分析和推論）。(15) 結束語（感謝合作，下一步的要求及要做什麼）。

功能性的健康型態

健康知覺與健康管理	遵照醫囑、藥物成癮
營養與代謝	飲食、水、吞咽
排泄	大小便、引流
活動與運動	沐浴、穿衣、走動
睡眠與休息	午睡、輔助睡眠
認知與知覺	疼痛、視力、記憶力
自我概念	對自我的看法與情緒
角色與關係	就業、社交、經濟
性與生殖	性生活、月經、生育
壓力與因應	生活事件、壓力、家庭因應
價值與信念	宗教信仰

特殊情況下的問診

不同的文化背景	中東族群、拉丁美洲、距離與觸摸、目光接觸、表達情感或疼痛的方式、個人資訊表達上的文化差異、語言表達。
認知障礙者	聽力或語言受損者藉助於手勢或語言，認知障礙者詢問家人、目擊者等。
憤怒者	採用平靜、溫和、克制的態度，提問緩慢而清晰，內容限於現病史，病人失控時注意安全。
焦慮者	對問診的目的加以說明，簡單而有條理地詢問，鼓勵患者平靜、緩慢地敘述。
憂鬱者	直接詢問，請告訴我這是什麼時候發生的，避免給患者不實的希望。
兒童與老年人	兒童的病史提供者是其監護人，其觀察能力會直接影響病史的可靠程度。老人要提高音量、減慢語速、簡單清晰地詢問。
病情危重者	重點的詢問和體檢之後立即搶救，之後在補充詳細的問診。
臨終的病人	要事先了解病人是否已被告知自己的病情和預後，當病人需要了解並討論其真實病情時，可以根據病人的實際情況給與回答，回答力求中肯，在必要時要向主管醫生諮詢。

2-10 收集健康資料的方法（六）

（三）問診的技巧（續）

1.組織安排（organization）：

(1) 引言（introduction）：自我介紹（Introduce yourself）、說明身份和任務（Define role and position），例如「我是醫學院的學生，今天來了解您的病史」，「採集有關健康的資訊以便提供整體性的護理」、正確地稱呼病人（Address patient）與簡單的交談，以取得病人的信任。

(2) 問診的主體（the body of the interview）：問診的內容為一般的資料、主訴、現病史、以往史、功能性健康型態。

(3) 結束（the closure）：面談終止（the end of the interview）。
鼓勵病人詢問、病人對疾病的看法、就診的期望等。

(a) 鼓勵病人詢問（encouragement of questions）：讓病人提出並討論任何問題，「我們已談了許多有關你的情況，你還有什麼問題？」、「任何其他問題你都可有隨便談談。」

(b) 詢問病人對自己疾病的看法（Patient's perspective）：病人對病因的信念和關注，直接影響他敘述症狀和對診斷的了解。例如病人的叔父死於胃癌，那他可能將消化性潰瘍視為一種致命性疾病。
病人：「我有胃痛。」詢問者：「對此你有什麼看法呢？」
病人：「我怕是得了癌症。」詢問者：「你為什麼認為得了癌症？」
病人：「因為我叔父一年前死於癌症。」

(c) 關心病人的期望（Patient's expectations）：了解病人就診的確切目的和要求（一張處方，一張恢復工作的證明），「這次看病，你有什麼要求？」（「how can I satisfy you needs？」），請說明下一步的計畫（the future plans）。
在問診結束時，以結束語來表示問診結束。並說明下一步的計畫：
● 詢問者下一步要做的工作（例如會診檢查措施）。
● 病人下一步要做的工作（例如改變飲食、理療等）。
● 下次就診或隨訪計畫（The time of the next communication）。

2.時間的順序（timeline）
是指主訴和現病史中症狀或體徵出現的先後次序。

(1) 根據時間的順序來追溯症狀的演變（症狀開始的確切時間，追蹤自首發至目前的演變過程）可以避免遺漏重要的資料。
詢問者可以用下列的方式來詢問，例如：「…以後怎麼樣？」、「然後又…」，這樣可以了解事件發展的先後順序。

結束：面談終止

鼓勵病人詢問	讓病人提出並討論任何問題，「我們已談了許多有關你的情況，你還有什麼問題？」「任何其他問題你都可有隨便談談。」
詢問病人對自己疾病的看法	病人對病因的信念和關注，直接影響他敘述症狀和對診斷的了解。例如病人的叔父死於胃癌，那他可能將消化性潰瘍視為一種致命性疾病。
關心病人的期望	了解病人就診的確切目的和要求（一張處方，一張恢復工作的證明）。

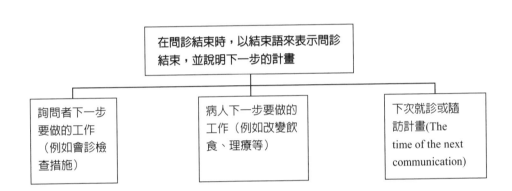

在問診結束時，以結束語來表示問診結束，並說明下一步的計畫

- 詢問者下一步要做的工作（例如會診檢查措施）
- 病人下一步要做的工作（例如改變飲食、理療等）
- 下次就診或隨訪計畫(The time of the next communication)

✚ 知識補充站

根據時間的順序來追溯症狀的演變可以避免遺漏重要的資料

　　例如：一位 56 歲的男性病人，反覆胸骨疼痛已 2 年餘，於 2 小時前再發就診。在兩年前，在病人首次活動之後發生胸痛，於幾分鐘之後消失。在 1 年前，發作更為頻繁，診斷為心絞痛，口服心痛定（10mg）qid 治療一個月之後疼痛消失。病人繼續服用心痛定（10mg）bid 至今。在兩個小時前病人胸骨後疼痛再發，1 小時前病人伴出汗、頭暈、心悸，胸痛放射至左肩部。

2-11 收集健康資料的方法（七）

（三）問診的技巧（續）

3.過渡的語言

是指問診時用於兩個專案之間轉換的語言，是向病人說明即將討論的新話題及其理由。（下面我要問什麼？為什麼我要問？）

例如：「我們一直在談論你今天來看病的目的，現在我想問問你過去的病情，以便了解它與你目前的疾病有何關係。你小時候健康情況如何？」

使用了這種過渡性語言，病人就不會困惑你為什麼要改變話題以及為什麼要詢問這些情況。

4.問題的類型

(1) 一般性問題

常用於問診開始，可以獲得某一方面的大量資料，讓病人像講故事一樣敘述他的病情。例如：「你今天來，有哪裡不舒服？」或者「請告訴我你過去的健康情況吧？」待獲得一些資訊之後，再著重於追問一些重點問題。

(2) 特殊性問題

用於收集一些特定的有關細節。例如「你腹痛多久了？」、「大多在什麼情況下發病？」、「什麼情況下痛就加重？」、「疼痛發作時還有什麼症狀伴隨著？」，提出特殊的問題要求獲得之資訊更有聚焦性。

(3) 選擇性問題

要求病人回答「是」或「不是」，或者對提供的選擇作出回答。例如「你曾有過嚴重的頭痛嗎？」、「從前有過類似的發作嗎？」、「你的疼痛是銳痛還是鈍痛？」、「你腹痛是陣發性的或持續性的？」

(a) 原則（principle）：為了系統有效地獲得準確的資料，詢問者要遵循從一般到特殊的詢問原則。在現病史、過去史等開始詢問時，要避免使用直接或選擇詢問，因為這會限制病人提供資訊的範圍。

過渡的語言	是指問診時用於兩個專案之間轉換的語言，是向病人說明即將討論的新話題及其理由。（下面我要問什麼？為什麼我要問？）
一般性問題	常用於問診開始，可以獲得某一方面的大量資料，讓病人像講故事一樣敘述他的病情。例如：「你今天來，有哪裡不舒服？」或者「請告訴我你過去的健康情況吧？」待獲得一些資訊之後，再著重於追問一些重點問題。
特殊性問題	用於收集一些特定的有關細節。例如「你腹痛多久了？」、「大多在什麼情況下發病？」、「什麼情況下痛就加重？」、「疼痛發作時還有什麼症狀伴隨著？」，提出特殊的問題要求獲得的資訊更有聚焦性。
選擇性問題	要求病人回答「是」或「不是」，或者對提供的選擇作出回答。例如「你曾有過嚴重的頭痛嗎？」「從前有過類似的發作嗎？」「你的疼痛是銳痛還是鈍痛？」「你腹痛是陣發性的或持續性的？」

✚ 知識補充站

選擇性問題的範例

詢問者：「請告訴我你哪裡不舒服？」（一般詢問）
病人：「近 2 周，我的胃一直在痛，就在這兒，在肚臍的上方。」
詢問者：「請告訴我你痛的情況？」（一般詢問）
病人：「哦，太糟了。」
詢問者：「疼痛像什麼樣？」（直接詢問）
病人：「燒灼樣。」
詢問者：「痛在深處還是在表面？」（選擇詢問）
病人：「相當深。」
詢問者：「痛的部位有變動嗎？」（選擇詢問）
病人：「沒有。」

2-12 收集健康資料的方法（八）

4.問題的類型（續）

(4) 避免誘導性詢問、責難性詢問和連續性詢問

(a)誘導性詢問（leading questions）：是一種為病人提供帶傾向性特定答案的詢問方式，問題的措詞已暗示期望的答案。要避免此種詢問，因為病人易於隨聲附和，而不會輕易否定。例如：「你的痛放射至左手，對嗎？」、「你的糞便發黑嗎」、「你是在下午發燒，對嗎？」→「你的糞便是什麼顏色？」、「你一般在什麼時候發燒？」

(b)責難性詢問（why」questions）：常使病人產生防禦的心理。例如：「你為什麼吃那樣髒的食物呢？」

(c)連續性詢問（multiple questions）：是提出一系列問題不容許病人分別回答每一個問題，可能會使病人對要回答的問題混淆不清。例如：「飯後痛得怎麼樣？和飯前不同嗎？是銳痛，還是鈍痛？」

5.重複詢問

醫生要全神貫注地傾聽病人的回答，要注意詢問的系統性、目的性和必要性，不要問了又問，雜亂無章的詢問是漫不經心的表現，這樣會降低病人對醫生的信心和期望。毫無計畫的重複詢問可能會挫傷和諧的護患關係和失去病人的信任。

例如：在收集現病史時已獲悉一個姐姐和兩個兄弟也有類似的頭痛，若再問病人有無兄弟姐妹，則表示詢問者並未注意傾聽。

6.避免醫學的術語

例如隱血（occult blood）、譫妄（delirium）、裡急後重（tenesmus）等，這些醫用術語即使教育程度較高的病人也難免發生錯誤了解，以致於病史資料不確切。由於病人不願承認他不懂術語，使用術語就可能引起誤解。因此，詢問者要對醫學術語作必要的解釋。（濕性咳嗽（moist cough）：有痰的咳嗽）

7.引證核實

為了收集到盡可能準確的病史，詢問者要引證核實病人提供的資訊。若病人提供了特定的診斷和用藥，就要問明診斷是如何作出的及用藥劑量、過敏史。

8.其他

問診的進度（pacing of interview）、歸納結語（summarizing）、儀表舉止（appearance and behavior）等。

引證核實的範例

病人：「5 年前我患了結核病。」
詢問者：「誰做的診斷呢？」
病人：「我的保健醫生，楊醫生。」
詢問者：「曾做過胸部 X 光檢查嗎？」
病人：「做過。」
詢問者：「你經過抗結核治療嗎？」
病人：「是，服藥治療。」
詢問者：「什麼藥物？」

問方法的結語

組織安排，時間順序，巧妙過渡，進度適宜。
正確詢問，耐心傾聽，重複關鍵，小結要領。
語言通俗，核實引證，文明禮貌，儀表端正。
讚揚鼓勵，同情關心，靈活啟發，重點探詢。
注意回饋，誠懇謙虛，鼓勵詢問，結束得體。

✛ 知識補充站

影響交談的其他因素

1. 文化的差異
2. 問診環境
3. 年齡的因素
4. 健康的狀況
5. 病情的輕重

第三章
常見症狀的評估

本章學習目標

1. 掌握發燒的定義、臨床分度、各個臨床的流程與特色。
2. 熟悉發燒的發生機制、各種熱型及臨床意義、相關護理診斷。
3. 了解發燒的病因。
4. 學會發燒的護理評估，並做出護理診斷。
5. 掌握疼痛的臨床表現和問診重點。
6. 熟悉疼痛的相關護理診斷。
7. 了解疼痛的病因、發病機制、分類。
8. 掌握水腫的定義、臨床表現。
9. 熟悉水腫的發生機制、相關護理診斷。
10. 掌握脫水的定義、臨床表現。
11. 熟悉脫水的病因及發生機制、相關護理診斷。
12. 掌握咳嗽與咳痰的臨床表現。
13. 熟悉咳嗽與咳痰的發生機制、相關護理診斷。
14. 了解咳嗽與咳痰的病因。
15. 掌握咯血的臨床表現、相關護理診斷。
16. 熟悉咯血的定義。
17. 了解咯血的病因與發生機制。
18. 掌握發紺的定義、臨床表現。
19. 熟悉發紺的發生機制。
20. 了解發紺的病因。
21. 掌握呼吸困難的定義、臨床表現。
22. 熟悉呼吸困難的發生機制。
23. 了解呼吸困難的病因。
24. 掌握心悸的定義、臨床表現。
25. 熟悉心悸的發生機制。
26. 了解心悸的病因。
27. 掌握噁心與嘔吐的定義、臨床表現。
28. 熟悉的發生機制。
29. 了解噁心與嘔吐的病因。
30. 掌握嘔血與黑便的定義、臨床表現。
31. 熟悉嘔血與黑便的發生機制。
32. 了解嘔血與黑便的病因。
33. 學會嘔血與黑便的護理評估，並做出護理診斷。
34. 掌握便血的定義、臨床表現。
35. 熟悉便血的發生機制。
36. 了解便血的病因。
37. 掌握腹瀉的定義、臨床表現。
38. 熟悉腹瀉的發生機制。
39. 了解腹瀉的病因。
40. 掌握便秘的定義、臨床表現。
41. 熟悉便秘的發生機制。
42. 了解便秘的病因。
43. 掌握黃疸的定義、臨床表現。
44. 熟悉黃疸的發生機制。
45. 了解黃疸的病因。
46. 掌握抽搐與驚厥的定義、臨床表現。
47. 熟悉抽搐與驚厥的發生機制。
48. 了解抽搐與驚厥的病因。
49. 學會抽搐與驚厥的護理評估，並做出護理診斷。
50. 掌握意識障礙的定義、臨床表現。
51. 熟悉意識障礙的發生機制。
52. 了解意識障礙的病因。

3-1 水腫（Edema）（一）

症狀（symptom）是指主觀不適感覺或異常感覺。體徵（sign）是醫護人員透過體格檢查所得到的客觀表現。而廣義上的症狀也包括了體徵。

水腫是指液體在組織間隙過多積聚。水腫可以分布於全身，也可以發生於身體某一個局部。全身性水腫是指液體在組織間隙呈現瀰漫性分布；局部性水腫是指液體積聚在局部組織間隙內；液體在體腔內積聚稱為積液，例如如胸腔積液、腹腔積液及心包積液等。在一般情況下，水腫不包括內臟器官的水腫，例如腦水腫、肺水腫等。

一、水腫的分類

1. 全身性水腫、局部性水腫與積液（心腔、腹腔、關節腔、心包腔）。
2. 隱性水腫：體重增加在 10% 以下，指壓凹陷不明顯。
3. 顯性水腫：體重增加在 10% 以上，指壓凹陷明顯。
4. 不包括內臟器官的局部水腫。

二、發生機制

在正常人體中，組織間液量透過身體內外及血管內外的液體交換維持動態的平衡。影響組織液生成的因素包括毛細管靜水壓、血漿膠體滲透壓、組織壓、組織液的膠體滲透壓等。當上述因素發生障礙時，組織間液的生成大於回收，即發生水腫。產生水腫的主要因素包括：(1) 鈉與水的瀦留，例如繼發性醛固酮增多症等；(2) 毛細管靜水壓會增高，例如右心衰竭等；(3) 毛細管通透性增高，例如急性腎炎等；(4) 血漿膠體滲透壓會降低，如腎病綜合症等；(5) 淋巴回流受阻，例如絲蟲病等。

三、病因及臨床表現

1. 全身性水腫：(1) 心源性水腫：主要見於右心衰竭。水腫特色：首先發生在身體下垂部位，因為體位的不同而異。水腫為對稱性、凹陷性。重者可發生全身性水腫且常伴有胸腔積液、腹腔積液、心包積液等。(2) 腎源性水腫：見於各型的腎炎。水腫特色：疾病早期晨起時眼瞼及顏面水腫，以後發展為全身水腫。常伴隨著尿液常規改變、高血壓、腎功能損害等表現。腎病綜合症的病人水腫顯著，常伴隨著胸腔積液、腹腔積液。(3) 肝源性水腫：見於肝功能失代償期。水腫特色：主要表現為腹水，也可能先出現踝部水腫，逐漸向上蔓延，但是頭面部及上肢常無水腫。(4) 營養不良性水腫：見於慢性消耗性疾病、蛋白質失漏過多等所導致低蛋白血症、維生素 B_1 缺乏。水腫特色：常從足部開始逐漸蔓延至全身。水腫在發生之前常有消瘦、體重減輕等。(5) 其他的原因所導致的全身性水腫：①黏液性水腫：見於甲狀腺功能減退症。水腫特色：為非凹陷性水腫，以眼瞼、口唇、下肢脛前較明顯；②經前期緊張綜合症：出現於月經前 7～14 天。水腫特色：眼瞼、踝部、手部輕度水腫，行經之後會逐漸消退；③藥物性水腫：見於腎上腺糖皮質激素、雄激素、雌激素、胰島素等應用流程中；④特發性水腫：見於女性。水腫特色：水腫與體位有明顯的關係，主要發生在身體下垂部分，於直立或勞累之後出現，在休息之後會減輕或消失。
2. 局部性水腫：分為發炎症性水腫、靜脈阻塞性水腫、淋巴水腫等。與局部靜脈、淋巴回流受阻或毛細管通透性增高有關。見於血栓性靜脈炎、絲蟲病所致橡皮腿、局部發炎症等。

水腫的發生機制

1. 組織液的產生：（毛細血管血壓 + 組織膠體滲透壓）—（血漿膠體滲透壓 + 組織靜水壓）。
2. 鈉水瀦留：例如腎小球病變、繼發性醛固酮增多症等。
3. 毛細管壓增高：例如右心衰等。
4. 毛細管通透性增高：例如局部發炎症、創傷及過敏所導致的血管神經性水腫。
5. 血漿膠體滲透壓降低：例如低蛋白血症等。
6. 淋巴液或靜脈回流受阻：例如絲蟲病或血栓性靜脈炎等。

病因與臨床表現

1. 心源性水腫	右心衰。其特色為上行性。
2. 腎源性水腫	各類的腎炎。其特色為下行性。
3. 肝源性水腫	肝功能失代償期。以腹水為主。
4. 營養不良性水腫	長期營養缺乏、蛋白質失漏過多。由組織疏鬆處開始，低垂部位明顯。
5. 其他	黏液性水腫（非凹陷性。口唇、眼瞼、脛前）、經前期緊張症候群（眼、踝、手輕度水腫）、特發性水腫（女性，下垂部位）、藥物性水腫等（腎上腺皮質激素）。
6. 月經前期緊張症候群	(1) 其特色為月經之前 7～14 天會出現眼瞼、踝部、手部輕度水腫，在月經之後會自動消失；(2) 特發性水腫：原因末明，幾乎只發生於女性，其特色為與體位有明顯的關係，主要在下垂部位，於直立或勞累之後會出現，在休息之後會減輕或消失；(3) 藥物性水腫：見於激素、雄激素、雌激素、胰島素等使用流程中，與水鈉瀦留有關。
7. 局部性水腫	(1)心源性水腫：主要見於右心衰，大多發生在下垂部位。 (2)腎源性水腫：見於各型腎炎，晨起時之顏面，眼瞼水腫。 (3)肝源性水腫：見於肝功能失代償期，腹水（abdominal dropsy）（AF）為主要的表現。 (4)營養不良性水腫：低蛋白血症，從組織疏鬆處開始，以低垂部位較為顯著黏液性水腫；其特色為非凹陷性，以口唇、眼瞼、下肢脛前較為明顯。

✚ 知識補充站

1. 局部性水腫的注意事項
   (1)因為局部靜脈或淋巴回流受阻、毛細管壁通透性增加所導致。
   (2)見於局部發炎症：肢體靜脈血栓形成（thrombosis of vein）、栓塞性靜脈炎（angiitis obliterans）與絲蟲病（filariasis）。
2. 水腫的定義：組織間隙中的液體過多。任何可以偵測的水腫皆是不正常的。

3-2 水腫（**Edema**）（二）

四、護理評估的重點

1. 水腫出現的時間、部位、程度、全身性或局部性。
2. 伴隨的症狀：有無呼吸困難、重度蛋白尿、肝腫大，有無消瘦、體重減輕，以及水腫與月經週期的關係等。
3. 身體的反應：有無飲食、飲水的變化，出入液量是否平衡，有無體重、胸圍、腹圍的改變，水腫部位皮膚有無變化等。
4. 診斷、治療及護理經過：是否用藥及劑量、療效、不良反應；有無飲食、飲水的限制等。

五、常用的護理診斷

1. 體液過多：水腫；與右心衰竭有關；與腎臟疾病所導致的鈉水瀦留有關。
2. 營養失調：低於身體的需求量，與營養不良性水腫有關。
3. 有皮膚完整性受損的危險：與水腫所導致的組織、細胞營養不良有關。
4. 潛在的併發症：急性肺水腫。

六、水腫對身體的影響

1. 體重增加、尿量減少。
2. 心臟的負荷增加，脈搏增快，血壓升高，急性肺水腫。
3. 胸水、腹水導致呼吸困難和運動能力受到限制。

七、水腫問診的重點

1. 與水腫有關的疾病病史或用藥史。
2. 水腫的特色、程度、使其加重或減輕的因素。
3. 每天飲食、飲水、鈉攝取的情況。
4. 體重及尿液量的變化。
5. 對身體的影響：活動受到限制、皮膚破潰。
6. 診治及護理的經過：其重點為有無使用利尿劑，療效及不良反應等。

八、水腫的護理診斷

1. 體液過多：水腫與右心功能不全、水鈉瀦留、低蛋白血症等有關。
2. 皮膚完整性受損／有皮膚完整性受損的危險：與水腫所導致的組織、細胞營養不良有關。
3. 活動無耐力：與胸腹腔積液所導致的呼吸困難有關。
4. 潛在的併發症：急性肺水腫。

心源性水腫：主要見於右心衰，大多發生在下垂部位

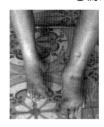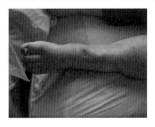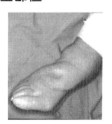

（爲編著者群拍攝，擁有攝影著作權）

腎源性水腫：見於各類的腎炎，晨起時之顏面，眼瞼水腫

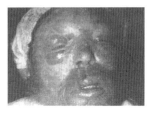

（爲編著者群拍攝，擁有攝影著作權）

肝源性水腫：見於肝功能失代償期，腹水（abdominal dropsy）（AF）
　　　　　　爲主要的表現

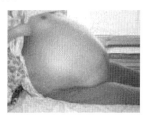

（爲編著者群拍攝，擁有攝影著作權）

營養不良性水腫：低蛋白血症，從組織疏鬆處開始，以低垂部位較爲顯著

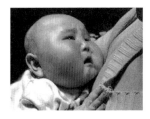

（爲編著者群拍攝，擁有攝影著作權）

3-3 發燒（一）

正常人在體溫調節中樞的調控下，體內產熱和散熱呈現動態的平衡，體溫保持相對恒定。當身體在致熱來源的作用下，或各種原因而引起體溫調節中樞功能紊亂，使產熱增加，散熱減少，體溫升高超過正常的範圍，稱為發燒。

一、正常的體溫

正常體溫一般為 36～37℃，因為測定部位的不同而異。一般口腔溫度（舌下）在 36.3～37.2℃之間，腋窩溫度比口腔溫度低 0.5℃，直腸溫度比口腔溫度高 0.5℃。正常體溫存在個別的差異，而且受到晝夜、年齡、性別、運動及環境等內外因素的影響而略有波動。但是波動範圍不會超過 1℃。

二、發生的機制

1. 致熱源性發燒：致熱源分為外源性和內源性致熱源兩種。外源性致熱源大多為大分子物質，不能透過血 - 腦脊液屏障而直接作用於體溫調節中樞，而是運用啟動血液中的中性粒細胞、嗜酸性粒細胞及單核 - 吞噬細胞系統，使之產生並釋放內源性致熱源。內源性致熱源分子量較小，可以透過血 - 腦脊液屏障並直接作用於體溫調節中樞，使體溫調節中樞發出調節衝動，使散熱減少，產熱增多，從而產熱大於散熱，體溫升高引起發燒。
2. 非致熱源性發燒：常見於體溫調節中樞直接受損，或存在引起產熱過多或散熱減少的疾病，產熱大於散熱會導致發燒。

三、病因

（一）感染性發燒

感染性因素占發燒病因的 50%～60%。各種病原體如病毒、細菌、真菌、支原體、立克次體、螺旋體、寄生蟲等引起的感染，不論是急性或慢性、局部或全身感染，均會引起發燒。

（二）非感染性發燒

非感染性發燒是指非病原體感染所引起的發燒，主要有下列幾方面的原因：

1. 無菌性壞死物質吸收：是由於組織細胞破壞及壞死物質吸收引起發燒，又稱為吸收熱。常見於大面積燒傷、內出血及大手術等所導致的組織損傷；因為血管栓塞或血栓形成所引起的心、肺、脾等內臟梗塞或肢體壞死；因為惡性腫瘤、溶血反應等所引起的組織壞死及破壞。
2. 風濕性疾病：常見於風濕熱、血清病、藥物熱及結締組織病等。
3. 內分泌與代謝疾病：常見於甲狀腺功能亢進及重度脫水等。
4. 皮膚散熱障礙：常見於廣泛性皮膚炎、慢性心力衰竭等所引起的發燒，大多為低燒。
5. 體溫調節中樞功能失常：因為體溫調節中樞直接受損所引起的發燒，又稱為中樞

性發燒。常見於中暑、安眠藥中毒、腦出血及顱腦外傷等。

6. 自主神經功能紊亂：屬於功能性發燒範疇，大多為低燒。常見於原發性低燒、夏季低燒、生理性低燒、感染後低燒等。

正常體溫和生理變異

正常體溫	36°C～37°C。
變異	正常體溫在不同的個體間稍有差異，並受晝夜、年齡、性別、活動程度、藥物、情緒、環境等內外因素的影響而略有波動。但波動範圍不超過1°C。

病因

感染性發燒	各種病原體作用於身體而引起。
非感染性發燒	無菌性壞死物質吸收。 抗原抗體反應。 內分泌與代謝紊亂。 體溫調節中樞失調。 皮膚散熱減少。 自主神經功能紊亂。

發生機制

致熱源性發燒	外源性：微生物病原體及產物。 內源性：IL-1、TNF，干擾素等。
非致熱源性發燒	體溫調節中樞直接受損或產熱多、散熱少。

非感染性發燒

1. 無菌性壞死物質吸收	是由於組織細胞破壞及壞死物質吸收引起發燒，又稱為吸收熱。
2. 風濕性疾病	常見於風濕熱、血清病、藥物熱及結締組織病等。
3. 內分泌與代謝疾病	常見於甲狀腺功能亢進及重度脫水等。
4. 皮膚散熱障礙	常見於廣泛性皮膚炎、慢性心力衰竭等所引起的發燒，大多為低燒。
5. 體溫調節中樞功能失常	因為體溫調節中樞直接受損所引起的發燒，又稱為中樞性發燒。常見於中暑、安眠藥中毒、腦出血及顱腦外傷等。
6. 自主神經功能紊亂	屬於功能性發燒範疇，大多為低燒。常見於原發性低燒、夏季低燒、生理性低燒、感染後低燒等。

3-4 發燒（二）

四、臨床表現

（一）發燒的分度

以口腔溫度爲標準，發燒按照高低分爲：1. 低燒：37.3℃～38℃；2. 中等度熱：38.1℃～39℃；3. 高燒：39.1℃～41℃；4. 超高燒：41℃以上。

（二）發燒的臨床流程及特色

發燒的臨床流程一般經過三個階段：
1. 體溫上升期：該期特色爲產熱大於散熱，體溫升高。臨床表現爲皮膚蒼白、無汗、畏寒或寒顫等，繼而體溫上升。體溫上升有兩種方式：(1) 驟升型：體溫在幾小時之內達到 39℃～40℃或以上，見於瘧疾、大葉性肺炎、敗血症等；(2) 緩升型：體溫會逐漸上升，在數日內達到高峰，見於傷寒、結核病等。
2. 高燒期：該期特色爲產熱和散熱在較高水準保持相對平衡，體溫維持在較高的狀態。臨床表現爲顏面泛紅、皮膚灼熱、呼吸深快，開始出汗並逐漸增多。此期持續數小時、數天或數周，因爲病因的不同而異。
3. 體溫下降期：該期特色爲散熱大於產熱，體溫降至正常。臨床表現爲多汗、皮膚潮濕。體溫下降有兩種方式：(1) 驟降：體溫於數小時內迅速降至正常，見於瘧疾、急性腎盂腎炎、大葉性肺炎等；(2) 漸降：體溫在數天之內會員逐漸降至正常，見於傷寒、風濕熱等。

（三）熱型及臨床意義

熱型是按照發燒時繪製在體溫單上的體溫曲線波動的特色所分的類型。臨床常見的熱型有下列幾種：
1. 稽留熱：體溫維持在 39℃～40℃以上的高水準，達數日或數周，24 小時之內波動範圍不會超過 1℃。常見於傷寒、大葉性肺炎等（下圖一）。
2. 弛張熱：體溫常在 39℃以上，但波動幅度大，24h 小時之內波動範圍超過 2℃，最低體溫仍高於正常水準。常見於敗血症、風濕熱、嚴重化膿性感染等（右圖二）。
3. 間歇熱：體溫驟升至高峰之後持續數小時，又迅速會降至正常水準持續一至數日，如此高燒期與無燒熱期交替反覆出現。常見於瘧疾、急性腎盂腎炎等（右圖三）。
4. 迴歸熱：體溫驟升至 39℃或以上，持續數日之後又驟降至正常水準，如此高燒期與無熱期各持續數日後規律性交替出現。常見於迴歸熱、霍奇金病等（右圖四）。
5. 波狀熱：體溫漸升至 39℃或以上，數日之後會漸漸降至正常水準，持續數日後又逐漸上升，如此反覆出現。常見於布魯桿菌病（右圖五）。
6. 不規則熱：發燒的體溫曲線波動並無一定的規律。常見於結核病、風濕熱、支氣管肺炎、癌性發燒等（右圖六）。

圖一　稽留熱

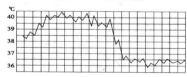

（爲編著者群繪製，擁有圖片著作權）

圖二　弛張熱

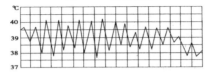

（爲編著者群繪製，擁有圖片著作權）

圖三　間歇熱

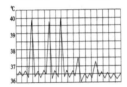

（爲編著者群繪製，擁有圖片著作權）

圖四　迴歸熱

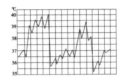

（爲編著者群繪製，擁有圖片著作權）

圖五　波狀熱

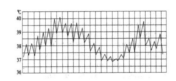

（爲編著者群繪製，擁有圖片著作權）

圖六　不規則熱

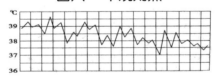

（爲編著者群繪製，擁有圖片著作權）

臨床表現：發燒的分度

低燒	37.3℃～38℃
中等燒	38.1℃～39℃
高燒	39.1℃～41℃
超高燒	＞ 41℃

3-5 發燒（三）

五、護理評估重點

1. 發病的時間、緩急、發燒的程度與發燒型。
2. 發燒流程中的症狀表現。
3. 伴隨的症狀：有無咳嗽、咳痰、胸痛；噁心、嘔吐、腹痛、腹瀉；頻尿、尿急、尿痛、頭痛、意識改變、咳嗽、腹痛、少尿等診斷、治療、護理經過，有無使用藥物、有無物理降溫等。
4. 身體的反應：有無食慾下降、口腔黏膜改變及脫水的症狀，病人的體重、睡眠及精神狀態的改變等。
5. 診斷、治療、護理的經過，有無使用藥物及劑量、有無做物理的降溫等。
6. 誘因：有無受涼、疲勞，有無傳染病接觸史、手術史、流產史、分娩史、服藥史等。
7. 對身體功能的影響：食慾、體重、脫水。
8. 伴隨的症狀，例如頭痛、意識改變、咳嗽、腹痛、少尿等。

六、常用的護理診斷

1. 體溫過高：與病原體感染有關；與體溫調節中樞功能失常有關。
2. 體液不足：與液體量攝取不足有關；與體溫下降期出汗過多有關。
3. 營養失調：低於身體的需求量：與長期發燒代謝率增高及營養攝取不足有關。
4. 口腔黏膜的改變：與發燒所導致的口腔黏膜乾燥有關。
5. 潛在的併發症：驚厥。
6. 潛在的併發症：意識障礙。

病因及發生機制

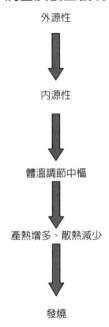

外源性

內源性

體溫調節中樞

產熱增多、散熱減少

發燒

常用的護理診斷

1. 體溫過高	與病原體感染有關；與體溫調節中樞功能失常有關。
2. 體液不足	與液體量攝取不足有關；與體溫下降期出汗過多有關。
3. 營養失調	低於身體的需求量：與長期發燒代謝率增高及營養攝取不足有關。
4. 口腔黏膜的改變	與發燒所導致的口腔黏膜乾燥有關。
5. 潛在的併發症	驚厥。
6. 潛在的併發症	意識障礙。

3-6 咳嗽與咳痰（一）

咳嗽與咳痰是臨床最常見的症狀之一。咳嗽是一種保護性反射動作，透過咳嗽可以有效地排出呼吸道內的分泌物及氣道內異物。但是咳嗽也有不利的一面，頻繁的咳嗽會影響工作和休息，爲病理狀態。咳痰是透過咳嗽的動作將氣管、支氣管的病理性分泌物或肺泡內的滲出液排出口腔的動作。

一、發生機制

1. 咳嗽：咳嗽是由延髓咳嗽中樞受刺激所引起的。來自於耳、鼻、咽、喉、支氣管、胸膜等的刺激，經迷走神經、舌咽神經、三叉神經的感覺纖維傳入延髓咳嗽中樞，再經由喉下神經、膈神經、脊神經分別將衝動傳至咽肌、聲門、膈肌及其他呼吸肌，引起咳嗽的發生。
2. 咳痰：咳痰是一種病態現象。正常支氣管黏膜腺體及杯狀細胞常分泌少量黏液，來保持呼吸道黏膜的濕潤。當咽、喉、氣管、支氣管、肺受到物理性、化學性、生物性或過敏性等因素刺激時，會引起氣道黏膜或肺泡充血、水腫，毛細管通透性的增高，漏出物、滲出物與黏液、組織壞死物等混合形成痰液，隨著咳嗽的動作而排出。

二、病因

1. 呼吸系統疾病：呼吸道各部位受到刺激性氣體、粉塵、異物、發炎症、出血、腫瘤等的刺激，均會引起咳嗽。其中呼吸道感染是引起咳嗽、咳痰的最常見原因。
2. 胸膜疾病：胸膜炎、自發性氣胸、胸腔穿刺等所導致胸膜受到刺激時，會引起咳嗽。
3. 心血管系統疾病：見於二尖瓣狹窄或其他原因所致左心衰竭而引起的肺淤血、肺水腫，或因爲右心及體循環靜脈栓子脫落而引起肺栓塞時，肺泡及支氣管內漏出物、滲出物刺激肺泡壁及支氣管黏膜而引起咳嗽、咳痰。
4. 中樞神經系統因素：中樞神經系統的疾病也會引起咳嗽，例如腦炎、腦膜炎等。另外延髓咳嗽中樞受到大腦皮質的控制，會隨意引起咳嗽或抑制咳嗽反射。

三、臨床表現

咳嗽的病因不同，臨床表現也不同。
1. 咳嗽的性質：(1) 乾性咳嗽：指咳嗽無痰或少痰，見於急性咽喉炎、急性支氣管炎初期、胸膜炎、肺結核等；(2) 濕性咳嗽：指咳嗽伴隨著痰液，見於慢性支氣管炎、支氣管擴張、肺炎、肺膿腫等。
2. 咳嗽的時間與節律：(1) 突發性咳嗽：見於突然吸入刺激性氣體、呼吸道異物、淋巴結或腫瘤壓迫氣管、支氣管分叉處；(2) 發作性咳嗽：見於百日咳、支氣管內膜結核、變異性哮喘等；(3) 長期慢性咳嗽：見於慢性支氣管炎、支氣管擴張症、肺膿腫、肺結核等；(4)咳嗽在晨間起床改變體位時加劇，見於支氣管擴張、肺膿腫等；在夜間平臥時咳嗽會加重，見於左心衰竭、肺結核等。
3. 咳嗽的音色：指咳嗽聲音的特色。(1) 聲音嘶啞的咳嗽：見於聲帶發炎症、腫瘤壓迫喉返神經等；(2) 伴隨著金屬音的咳嗽：見於腫瘤性疾病；(3) 雞鳴狀咳嗽：見於百日咳、會厭或喉部疾患；(4) 咳嗽聲音低微或無力：見於極度衰弱、聲帶麻痺者等。

病因

呼吸系統疾病	氣道的發炎症、異物、腫瘤、出血、刺激性的氣體。
胸膜疾病	胸膜炎、氣胸、胸膜腔穿刺胸膜受到刺激。
心血管疾病	左心衰肺淤血、肺栓塞。
中樞神經系統疾病	腦炎、腦膜炎使大腦皮質或咳嗽中樞受到刺激。
神經精神因素	神經反射性、神經官能症。

發生的機制

咳嗽	是延髓的咳嗽中樞受刺激所引起。刺激來自於呼吸道黏膜、肺泡、胸膜。
咳痰	呼吸道受物理、化學、生物等因素的刺激，毛細血管的通透性增加，腺體分泌增多引起。

咳嗽的性質

乾咳	咳嗽無痰或少痰，見於喉炎、胸膜炎、結核、支氣管炎的早期。
濕咳	咳嗽伴隨著痰液，見於慢支、支擴、肺炎、肺膿腫。

時間和節律

晨咳	支氣管擴張、肺膿腫。
夜間平臥咳嗽	左心衰、肺結核。
驟然出現	刺激性氣體、急性喉炎、呼吸道異物。
慢性咳嗽	慢性呼吸系統疾病。

音色

聲音嘶啞	喉炎
金屬聲	腫瘤

✚ 知識補充站

咳嗽的定義

　　咳嗽是一種保護性反射動作，呼吸道內的的分泌物或進入氣道的異物藉咳嗽反射排除。咳痰是將呼吸道的病理性的分泌物排除口外。

3-7 **咳嗽與咳痰（二）**

三、臨床表現（續）

4. 痰的性狀和數量：(1) 黏液性痰：見於急性支氣管炎、支氣管哮喘、大葉性肺炎早期、慢性支氣管炎、肺結核等；(2) 漿液性痰：見於肺水腫；(3) 膿性痰：見於化膿性細菌性下呼吸道感染；(4) 血性痰：見於支氣管擴張、肺結核、支氣管肺癌等，由於呼吸道黏膜受侵害、損害毛細管或血液滲入肺泡所導致；(5) 靜置之後分層痰（在痰量較多時）：見於支氣管擴張、肺膿腫、支氣管胸膜瘻等，痰靜置上層為泡沫，中層為漿液或漿液膿性，下層為膿塊或壞死物質。

5. 痰的顏色和氣味：(1) 鐵鏽色痰：見於大葉性肺炎；(2) 粉紅色泡沫痰：見於肺水腫；(3) 黃綠色或翠綠色痰：見於銅綠假單胞菌感染；(4) 痰白黏稠且牽拉成絲難以咳出：見於真菌感染；(5) 惡臭痰：見於厭氧菌感染。

四、護理評估重點

1. 咳嗽出現的時間、性質、規律、音色，痰的性狀、數量、顏色、氣味，咳嗽、咳痰與睡眠及體位變化的關係。

2. 伴隨的症狀：有無發燒、胸痛、呼吸困難、咯血、杵狀指等。

3. 身體的反應：有無長期或劇烈咳嗽所導致的頭痛、失眠、精神萎靡、食慾減退、呼吸肌疲勞、體力下降等症狀；是否能有效咳嗽及排痰，有無窒息的發生；當劇烈咳嗽後突然出現胸痛、氣急，需警惕自發性氣胸的可能。

4. 診斷、治療及護理的經過：有無服用止咳祛痰藥物及藥物種類、劑量、療效，有無採取促進排痰的措施及效果。

五、常用護理診斷

1. 清理呼吸道無效：與痰液黏稠有關；與年老體弱、咳嗽無力有關。

2. 活動無耐力：與長期頻繁咳嗽、食慾減退有關。

3. 睡眠形態紊亂：與夜間頻繁咳嗽有關。

4. 潛在併發症：自發性氣胸。

5. 潛在併發症：窒息。

六、咳痰

1. 性質：黏液痰、漿液痰、膿性痰、黏液膿性、血性痰。

2. 顏色：白色、鐵鏽色、黃色、粉紅色、淺綠色。

3. 數量：在量少時為數毫升，見於呼吸道發炎症；在量多時為數百毫升，見於支氣管擴張、肺膿腫。在大量的膿痰靜止之後會出現分層：上層為泡沫、中層為漿液或漿液膿性、底層為膿塊或壞死組織。

4. 氣味：在肺組織壞死或感染時有臭味，在厭氧菌感染時會有惡臭味。

七、對身體的影響

1. 呼吸肌疼痛。

2. 失眠、頭痛、食慾減退。

3. 自發性氣胸或咯血、胸、腹部傷口裂開。

痰的性狀和數量

黏液性痰	見於急性支氣管炎、支氣管哮喘、大葉性肺炎早期、慢性支氣管炎、肺結核等。
漿液性痰	見於肺水腫。
膿性痰	見於化膿性細菌性下呼吸道感染。
血性痰	見於支氣管擴張、肺結核、支氣管肺癌等，由於呼吸道黏膜受侵害、損害毛細管或血液滲入肺泡所導致。
靜置之後分層痰（在痰量較多時）	見於支氣管擴張、肺膿腫、支氣管胸膜　等，痰靜置上層為泡沫，中層為漿液或漿液膿性，下層為膿塊或壞死物質。

痰的顏色和氣味

鐵銹色痰	見於大葉性肺炎。
粉紅色泡沫痰	見於肺水腫。
綠色或翠綠色痰	見於銅綠假單胞菌感染。
痰白黏稠且牽拉成絲難以咳出	見於真菌感染。
惡臭痰	見於厭氧菌感染。

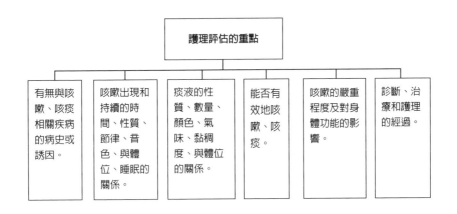

護理評估的重點

| 有無與咳嗽、咳痰相關疾病的病史或誘因。 | 咳嗽出現和持續的時間、性質、節律、音色、與體位、睡眠的關係。 | 痰液的性質、數量、顏色、氣味、黏稠度、與體位的關係。 | 能否有效地咳嗽、咳痰。 | 咳嗽的嚴重程度及對身體功能的影響。 | 診斷、治療和護理的經過。 |

相關的護理診斷

清理呼吸道無效	與痰液黏稠有關、與咳嗽無力有關。
活動無耐力	與長期的咳嗽、營養攝入不足有關。
睡眠形態紊亂	與夜間頻繁咳嗽影響睡眠有關。

3-8 呼吸困難（一）

　　呼吸困難既是症狀，又是體徵。呼吸困難是指病人主觀上感到空氣不足、呼吸費力，客觀上表現爲呼吸用力，並伴隨著呼吸頻率、節律、深度的改變，在嚴重時會出現張口呼吸、鼻翼扇動、端坐呼吸、發紺，甚至輔助呼吸肌也參與呼吸運動。

一、病因

　　1.呼吸系統疾病：包括：(1) 氣道阻塞：見於喉、氣管、支氣管的炎症、水腫、腫瘤、異物引起的狹窄或阻塞，例如支氣管哮喘、慢性阻塞性肺疾病等；(2) 肺部疾病：見於肺炎、肺膿腫、肺淤血、肺水腫等；(3) 胸廓疾病：見於嚴重胸廓畸形、大量胸腔積液、自發性氣胸等；(4) 神經肌肉疾病：見於脊髓灰質炎病變累及頸髓、急性多發性神經根神經炎、重症肌無力累及呼吸肌、藥物所致呼吸肌麻痺等；(5) 膈運動障礙：見於膈麻痺、大量腹腔積液、胃擴張、腹腔巨大腫瘤、妊娠末期等。2. 循環系統疾病：見於各種原因所導致的心力衰竭、心包壓塞、肺栓塞等。3. 中毒：見於糖尿病酮症酸中毒、尿毒症、嗎啡或巴比妥類藥物中毒、有機磷殺蟲藥中毒、亞硝酸鹽中毒、氰化物中毒、一氧化碳中毒等。4. 神經精神疾病：神經因素所導致的呼吸困難見於腦出血、腦外傷、腦腫瘤、腦膿腫、腦及腦膜炎症等；精神因素所導致的呼吸困難見於癔症。5. 血液系統疾病：見於重度貧血、高鐵血紅蛋白血症及硫化血紅蛋白血症等。

二、發生機制及臨床表現

（一）肺源性呼吸困難

　　肺源性呼吸困難是指呼吸系統疾病引起肺通氣、換氣功能障礙，導致缺氧、二氧化碳瀦留所引起的。常見的有三種類型：1. 吸氣性呼吸困難：主要特色：吸氣流程顯著困難，在嚴重時會出現「三凹症」，即吸氣時胸骨上窩、鎖骨上窩、肋間隙明顯凹陷，常伴有乾咳及高調吸氣性喉鳴。見於各種原因所導致的喉部、氣管及大支氣管的狹窄與阻塞。2. 呼氣性呼吸困難的主要特色：呼氣費力、緩慢、呼氣時間明顯延長，會伴隨著哮鳴音。見於支氣管哮喘、慢性支氣管炎（喘息型）、慢性阻塞性肺氣腫等。3. 混合性呼吸困難的主要特色：吸氣與呼氣均感費力，呼吸淺快，常伴有呼吸音減弱或消失及病理性呼吸音。見於重症肺炎、肺結核、瀰漫性肺間質纖維化、大面積肺不張、大面積肺梗塞、大量胸腔積液等。

（二）心源性呼吸困難

　　主要由於左心、右心衰竭所引起，兩者發生機制不同，尤其以左心衰竭所致呼吸困難更爲嚴重。1. 左心衰竭：左心衰竭引起呼吸困難的主要原因是肺淤血、肺泡彈性會降低。其呼吸困難的特色是：呈混合性呼吸困難，活動時出現或加重，在休息之後會減輕或消失；平臥位明顯，坐位時減輕，病情較重時往往被迫採取半坐位或端坐位呼吸。在急性左心衰竭時，常於夜間睡眠中會出現呼吸困難，稱爲夜間陣發性呼吸困難。發作較輕時，數分鐘至數十分鐘之後症狀會逐漸減輕、消失；在發作較重時，會出現氣喘、大汗、端坐呼吸、面色發紺、有哮鳴音，咯粉紅色泡沫狀痰，兩肺底會聞

及濕性囉音，心率加快，會有奔馬律，稱為心源性哮喘。2. 右心衰竭：右心衰竭引起呼吸困難的主要原因是體循環淤血。由於右心房和上腔靜脈壓升高、酸性代謝產物增多，興奮呼吸中樞；或肝淤血腫大、腹腔積液、胸腔積液等，使呼吸運動受限，引起呼吸困難。主要見於慢性肺源性心臟病。

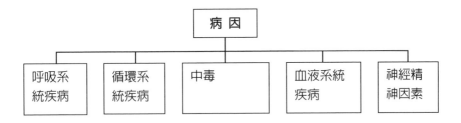

呼吸系統疾病的病因

氣道阻塞	支氣管哮喘、慢性阻塞性肺疾病、各種原因引起的氣管、支氣管狹窄或阻塞。
肺疾病	肺炎、肺膿腫、肺水腫、肺不張、肺癌等。
胸廓疾病	嚴重胸廓畸形、氣胸、大量胸腔積液等。
神經肌肉疾病	脊髓灰質炎累及頸髓、重症肌無力累及呼吸肌、藥物導致呼吸肌麻痺等。
橫膈運動障礙	例如膈麻痺、高度鼓腸、大量腹水、腹腔巨大腫瘤等。

呼吸系統疾病

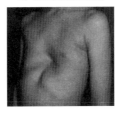

（編著者群拍攝，擁有攝影著作權）

✚ 知識補充站

1. **呼吸困難（Dyspnea）的定義**：是指患者主觀感到空氣不足、呼吸費力，客觀表現為呼吸用力，並伴有呼吸頻率、節律、深淺度的異常。
2. **心血管系統疾病的病因**：心力衰竭、心包填塞與原發性肺動脈高壓等。
3. **中毒的病因**：尿毒癥、糖尿病酮症酸中毒、藥物中毒（嗎啡、巴比妥、有機磷農藥等。）、亞硝酸鹽中毒、CO。
4. **血液系統疾病的病因**：重度貧血、高鐵血紅蛋白血症。
5. **神經精神因素**：腦外傷、腦血管病變、腦腫瘤、腦膜炎、癔病。

3-9 呼吸困難（二）

（三）中毒性呼吸困難

1.代謝性酸中毒：見於尿毒症，在糖尿病酮症酸中毒時，由於血中酸性代謝產物增多，刺激頸動脈竇、主動脈體化學感受器或直接刺激呼吸中樞，引起呼吸困難。表現為深長而規則的呼吸，會伴隨著鼾聲，稱為酸中毒大呼吸。2.急性感染：由於體溫升高、毒性代謝產物刺激呼吸中樞，使得呼吸頻率增快。3.某些藥物中毒：例如嗎啡、巴比妥類藥物、有機磷殺蟲藥中毒時，由於呼吸中樞受到抑制而引起呼吸困難，呼吸淺慢，並伴隨著節律異常。

（四）神經精神性呼吸困難

1.神經性呼吸困難：主要是由於呼吸中樞供血減少或者受到顱內高壓的刺激，使呼吸變為慢而深，常會伴隨著呼吸節律的改變。見於重症顱腦疾病，如腦出血、腦外傷、腦炎、腦膜炎等。2.精神性呼吸困難：主要是由於受到精神、心理因素的影響，呼吸頻率快而表淺，因為過度通氣而發生呼吸性鹼中毒，出現口周、肢體麻木或手足搐搦，在嚴重時，會出現意識障礙。見於癔症，病人會突然出現呼吸困難。

（五）血源性呼吸困難

血源性呼吸困難主要是由於紅血球攜氧量減少，血氧含量下降所致。見於重度貧血、高鐵血紅蛋白血症等，表現為呼吸急促、心率增加。此外，急性大出血或休克時，因為缺血及血壓下降，刺激呼吸中樞會導致呼吸加快。

三、護理評估的重點

1.呼吸困難發生的時間、發作的急緩、與活動及體位的關係。2.呼吸困難發作時的症狀表現。3.伴隨的症狀：有無發燒、胸痛、哮鳴音、咳嗽、咳痰、意識障礙等。4.身體反應：有無對日常生活自理能力的影響及程度。呼吸困難時因能量消耗增加及缺氧，病人活動耐力下降，可以不同程度地影響日常生活活動（右上表）。5.心理反應：呼吸困難與心理反應可以相互作用、相互影響。在呼吸困難嚴重時，不僅會影響病人的正常生活，甚至使其感到死亡的威脅，產生緊張、恐懼、激怒、悲觀等情緒反應；這些不良的情緒反應又可引起呼吸中樞興奮，加重呼吸困難。6.診斷、治療及護理的經過：是否使用氧療及方法、濃度、流量、療效等。7.誘因：有無呼吸困難發生的基礎病因或直接誘因。例如各種原發病，接觸過敏物質，精神心理因素等。

四、常用的護理診斷

1.氣體交換受損：與心肺疾患所導致的肺呼吸面積減少、肺泡彈性降低有關。2.活動無耐力：與呼吸困難導致能量消耗增加及缺氧有關。3.語言溝通障礙：與嚴重喘息有關；與輔助呼吸有關。4.焦慮或恐懼：與呼吸困難所導致的瀕死感有關。

五、對身體的影響

日常生活活動能力受限。1.輕度：輕度以上體力活動受限。可以平地行走，登高及上樓時氣急。2.中度：中度體力活動受限。平地慢行需要中途休息，日常活動需要他人的協助。3.重度：不能從事任何勞力活動。在洗臉、穿衣甚至休息時會出現呼吸困難。

六、問診的重點

1.與呼吸困難相關的病史及誘因；2.呼吸困難的特色、嚴重程度及對日常生活的影

響；3.對人體功能性健康形態的影響：發紺、語言障礙、煩躁不安等；4.診斷、治療的經過：重點有無使用氧療、濃度、流量、療效。

呼吸困難程度與日常生活自理能力的關係

	呼吸困難程度	日常生活自理能力
I 度	日常活動無不適，中、重度體力活動時出現氣促	正常：無氣促
II 度	與同齡健康人平地行走無氣促，登高或上樓時出現氣促	滿意：有輕度氣促 日常生活可自理，不需要幫助或中間停頓
III 度	與同齡健康人以同等速度行走時呼吸困難	尚可：有中度氣促 日常生活雖可自理，但必須停下來喘氣，費時、費力
IV 度	以自己的步速平地行走 100 公尺或數分鐘即有呼吸困難	較差：有顯著呼吸困難 日常生活自理能力下降，需要部分幫助
V 度	洗臉、穿衣，甚至休息時也有呼吸困難	困難：日常生活不能自理，完全需要幫助

臨床嚴重呼吸困難

(1)酸中毒大呼吸（Kussmaul 呼吸）

(2)潮式呼吸（Cheyne-Stokes respiration）

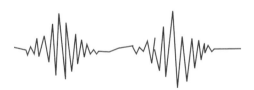

(3) 間停呼吸（Biot 呼吸）

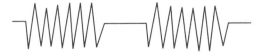

護理診斷

氣體交換受損	與心肺功能不全、肺部感染等引起有效呼吸面積減少、肺彈性減退等有關。
活動無耐力	與能量消耗增加和缺氧有關。
低效率性呼吸形態	與呼吸道梗塞有關、肺淤血。
語言溝通障礙	與嚴重喘息有關。

3-10 心悸

　　心悸是一種自覺心臟跳動的不適感或心慌感。在心悸時心臟搏動會增強，心率可快、可慢，會有心律失常，也可能心率、心律完全正常。

一、發生的機制

　　心悸的發生機制目前尚未完全清楚，一般認為與下列因素有關：1. 與心臟活動過度、期前收縮等所致心率、心排血量改變有關；2. 與心律失常的出現、存在時間的長短有關：突然發生的心律失常，心悸往往較明顯。慢性心律失常，如心房顫動，由於逐漸適應常無明顯的心悸；3. 與精神因素及注意力有關：焦慮、緊張、注意力集中時心悸易於出現。

二、病因與臨床表現

1. 心臟搏動增強：心臟搏動增強所引起的心悸，可以為生理性或病理性。(1) 生理性心悸：常見於①健康人劇烈活動或精神過度緊張時；②大量吸菸、飲酒、飲濃茶或咖啡後；③使用某些藥物，例如腎上腺素、麻黃素、氨茶鹼、阿托品、甲狀腺片等。生理性心悸特色：持續時間較短，會伴隨著胸悶等其他不適，一般並不影響正常的活動。(2) 病理性心悸：常見於①心室肥大：各種原因所導致的心室肥大，使心肌收縮力增強，會引起心悸。例如高血壓性心臟病、主動脈瓣關閉不全、風濕性二尖瓣關閉不全等所導致的左心室肥大，先天性心臟病等所導致的心室增大；②其他引起心排血量增加的疾病：例如甲狀腺功能亢進、貧血、發燒、低血糖症等。病理性心悸特色：持續時間長或反覆發作，常會伴隨著胸悶、氣急、心前區疼痛、暈厥等心臟病表現。

2. 心律失常：常見的類型有 (1) 心動過速：病人感覺心慌，見於各種原因所引起的竇性心動過速、陣發性室上性心動過速、室性心動過速等；(2) 心動過緩：病人感覺心臟搏動強而有力，心前區不適，見於各種原因引起的高度房室傳導阻滯、病態竇房結綜合症、竇性心動過緩等；(3) 心律不齊：病人常有心臟停跳感，見於房性或室性期前收縮、心房顫動等。

3. 心臟神經症：由自主神經功能紊亂所引起，心臟本身並無器質性病變。臨床表現：病人除了心悸之外，常會有心率加快、胸悶、心前區刺痛或隱痛、呼吸不暢等症狀，會伴隨著頭痛、頭昏、易疲勞、失眠、耳鳴、注意力不集中、記憶力減退等神經衰弱表現。大多見於年輕女性，在焦慮、精神緊張、情緒激動等情況更易發生。

三、護理評估的重點

　　1. 在心悸發作時病人的主觀感受、發作的頻率、持續時間及間隔時間。2. 伴隨的症狀：有無心前區疼痛、發燒、暈厥或抽搐、消瘦及出汗、呼吸困難、恐懼等。3. 身體的反應：在發作時有無脈搏、呼吸及血壓的變化，有無睡眠、精神狀態的改變，是否

影響工作、學習、日常生活自理能力等。4. 心理的反應：有無緊張不安、焦慮、恐懼等心理反應及嚴重程度。尤其是神經官能症的病人更應注意評估。5. 診斷、治療及護理的經過：是否用藥及療效，有無電複律及效果，所採用的護理措施。6. 與心悸有關的原發病史及誘發因素。

四、常用護理診斷

1. 活動無耐力：與心悸發作所導致的疲乏無力有關。
2. 焦慮：與預感到個人的健康受到威脅有關。

心臟搏動增強

生理性	劇烈活動、緊張、大量吸煙、刺激性飲料、藥物（麻黃素、氨茶鹼、腎上腺素）。 特色：持續時間短，會有胸悶等不適，不影響正常活動。
病理性	高心病、主 A 瓣關不全、二尖瓣關不全所導致的左室大，先心病心室大，心排血量增加。 特色：持續時間長，常有胸悶、氣急、心前區疼痛、暈厥等心臟病表現。

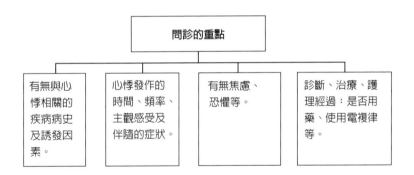

問診的重點

| 有無與心悸相關的疾病病史及誘發因素。 | 心悸發作的時間、頻率、主觀感受及伴隨的症狀。 | 有無焦慮、恐懼等。 | 診斷、治療、護理經過：是否用藥、使用電複律等。 |

✚ 知識補充站

1. **對身體的影響**：影響工作、學習、睡眠、生活，但是一般並無危險性。少數會因為嚴重的心律失常而發生猝死。
2. **心悸（palpitation）的定義**：心悸（palpitation）是自覺心臟跳動的不適感或心慌感。心悸時心臟的搏動可以增強，心率可快可慢，節律規則或不規則。
3. **發生機制**：機制尚未完全明瞭。與心率及心臟的排血量有關。受到心律失常出現及存在的時間、精神因素、注意力的影響。
4. **心律失常**：各種原因引起的心動過速、過緩、心律不整均會引起心悸。
5. **心臟神經官能症**：見於青年女性，與焦慮、緊張及情緒激動有關。
6. **病因及臨床表現**：(1) 心臟搏動增強、(2) 心律失常、(3) 心臟神經官能症。

3-11 噁心與嘔吐（一）

噁心與嘔吐是臨床常見症狀。噁心為上腹部特殊不適、緊迫欲吐的感覺；嘔吐是指胃或部分小腸內容物通過食管逆流，經口腔排出體外的現象。噁心常為嘔吐的前奏，隨之出現嘔吐，但也有僅噁心無嘔吐，或僅嘔吐而無噁心。從某種意義上講，嘔吐是身體的一種保護性防禦反射，可將攝入的有害物質排出體外。

一、病因

引起噁心、嘔吐的原因很多，按照發病機制可以分為下列幾類：

（一）反射性嘔吐

1.消化系統疾病
  (1) 胃腸疾病：例如急慢性胃腸炎、消化性潰瘍、幽門梗塞、急性闌尾炎、腸梗塞等。
  (2) 肝膽胰疾病：例如急性肝炎、肝硬化、急慢性膽囊炎、急性胰腺炎等。
  (3) 腹膜及腸系膜疾病：例如急性腹膜炎等。
2.其他的系統疾病
  (1) 咽部受到刺激：例如吸煙過度、劇烈咳嗽、慢性咽炎等。
  (2) 眼部疾病：例如青光眼、屈光不正等。
  (3) 泌尿與生殖系統疾病：例如尿道結石、急性腎盂腎炎、急性盆腔炎等。
  (4) 心血管系統疾病：例如急性心肌梗塞、心力衰竭等。

（二）中樞性嘔吐

1. 顱內病變：例如各種腦炎、腦膜炎、腦出血、腦栓塞、高血壓腦病、偏頭痛、腦挫裂傷、顱內血腫及腦腫瘤等。
2. 藥物：例如抗生素、洋地黃、抗腫瘤藥物等。
3. 其他：例如尿毒症、糖尿病酮症酸中毒、低鈉血症、低鉀血症、低氯血症、癲癇持續狀態及妊娠等。

（三）前庭功能障礙性嘔吐：見於迷路炎、梅尼埃病、暈動病等。

（四）神經性嘔吐：見於胃腸神經官能症、神經性厭食等。

二、發生的機制

嘔吐是一種複雜的反射動作。整個動作流程可以分為噁心、乾嘔及嘔吐三個階段。嘔吐中樞位於延髓，由兩個功能不同的結構所構成：

1. 神經反射中樞：即嘔吐中樞，位於延髓外側網狀結構的背部，接受來自消化道、大腦皮質、內耳前庭、冠狀動脈及化學感受觸發帶的傳入衝動，直接支配嘔吐動作；
2. 化學感受器觸發帶：位於延髓第四腦室的底面，接受各種外來的化學物質、藥物或內生代謝產物的刺激，發出神經衝動，傳至嘔吐中樞，再引發嘔吐。

噁心與嘔吐

噁心 (nausea)	是上腹部不適、緊迫欲吐的感覺。
嘔吐 (vomiting)	是胃及部分小腸內容物經食管到口腔排出體外的現象。

發生的機制

嘔吐中樞位於延髓	神經反射—嘔吐中樞 化學感受觸發帶
嘔吐的流程分為三個階段	噁心 乾嘔 嘔吐

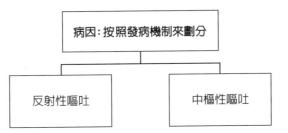

反射性嘔吐

消化系統疾病	胃腸疾病（胃炎、潰瘍、梗阻、闌尾炎）；肝膽胰腺疾病。
前庭功能障礙	迷路炎、美尼爾、暈動病。
其他系統的疾病	咽部受刺激、青光眼、尿路結石、心肌梗塞。刺激來自內臟神經末梢。

中樞性嘔吐

顱內病變	發炎症、腫瘤、腦血管病、外傷。
藥物	洋地黃、抗生素、抗腫瘤藥。
全身疾病	妊娠、尿毒症、電解質紊亂。
中毒因素	CO 中毒、有機磷、老鼠藥。
精神因素	胃腸神經官能症、神經性厭食。刺激來源於中樞神經系統或化學感受器。

3-12 噁心與嘔吐（二）

三、臨床表現

1. 噁心常會伴隨著面色蒼白、流涎、出汗、血壓下降、心動過緩等迷走神經興奮症狀。

2. 嘔吐的特色：不同的病因所致，嘔吐的表現有異：(1) 反射性嘔吐：常會有噁心先兆，胃排空之後仍會乾嘔不止；(2) 中樞性嘔吐：呈現噴射狀，較劇烈，大多無噁心先兆，在吐後不會感到輕鬆，會伴隨著劇烈的頭痛及不同程度的意識障礙；(3) 前庭功能障礙性嘔吐：與頭部位置改變有密切關係，常伴有眩暈、眼球震顫以及噁心、血壓下降、出汗、心悸等自主神經功能失調症狀；(4) 神經性嘔吐：與精神因素有關，大多不伴隨著噁心，於進食之前後即刻發生，表現為多次少量嘔吐。

3. 嘔吐物的性質、氣味：幽門梗塞者嘔吐物常為宿食；含有大量酸性液體者大多有十二指腸潰瘍或胃泌素瘤；低位腸梗塞病人嘔吐物常有糞臭味；不含膽汁提示梗塞平面在十二指腸乳頭以上，含多量膽汁提示在此平面下列；上消化道出血嘔吐物為咖啡渣狀；有機磷中毒常有大蒜味。

四、護理評估的重點

1. 噁心、嘔吐發生的緩急、頻率、特色，注意與返食鑒別。返食是指胃內容物一口一口地返流至口腔，並無噁心及嘔吐的協調動作。

2. 嘔吐物的性質、氣味及數量。

3. 伴隨的症狀；有無腹痛、腹瀉、發燒、頭痛、眩暈、眼球震顫等。

4. 身體的反應：飲食、飲水、體重有無變化。劇烈頻繁的噁心、嘔吐，不僅會給病人帶來不適，還會引起胃、食管黏膜損傷及上消化道出血，並導致脫水、代謝性鹼中毒、低血氯、低血鉀等水電解質及酸鹼平衡紊亂。兒童、老人、病情危重和意識障礙者，易於發生誤吸而導致肺部感染、窒息。

5. 心理的反應：頻繁嘔吐常會使病人產生緊張、焦慮、恐懼等情緒反應。

6. 診斷、治療及護理的經過：是否用藥及療效，是否作過 X 光鋇餐檢查、胃鏡、腹部超音波及血糖、尿素氮等檢查及結果，所採取的措施及效果等。

7. 與嘔吐有關的疾病病史、嘔吐發生的時間及誘發因素。

五、常用的護理診斷

1. 體液不足 / 有體液不足的危險：與頻繁嘔吐所致體液大量失漏有關；與攝取量不足有關。

2. 營養失調：低於身體的需求量（與長期嘔吐有關；與進食不足有關）。

3. 潛在的併發症：窒息。

六、對身體的影響

水、電解質、酸鹼平衡失調、誤吸導致肺部感染和窒息。

臨床表現

噁心	為嘔吐的先兆，有面色蒼白、出汗、流涎、血壓下降、心動過緩表現。常為嘔吐的前驅表現。也可以僅有噁心而無嘔吐，或有嘔吐而無噁心。
嘔吐	反射性嘔吐：先有噁心，胃雖然排空仍然乾嘔不止。 中樞性嘔吐：大多並無噁心的先兆，嘔吐呈現噴射狀，在吐後並不輕鬆。會伴隨著頭痛和意識障礙等。 前庭性嘔吐：與頭的位置改變有關。常會伴隨著眩暈、眼球震顫、噁心、出汗、血壓下降等。 精神性嘔吐：餐後即刻吐，多次少量，不伴隨著噁心。

問診的重點

1. 有無與噁心、嘔吐相關的疾病病史及誘發因素。

2. 嘔吐的量、性質、氣味。
   嘔吐物帶有大蒜味：有機磷中毒者。
   嘔吐物為隔夜宿食者：幽門梗塞。
   嘔吐物多，且有糞臭者：低位腸梗塞。
   育齡婦女停經，且清晨嘔吐者：妊娠反應。
   嘔吐物呈現咖啡色甚至鮮紅色：上消化道出血。

3. 嘔吐發生的時間、頻率、與進食、活動、藥物、情緒的關係。

4. 對身體功能性健康型態的影響。

5. 診斷、治療、護理經過：做了何種檢查、已採取的措施等。

相關的護理診斷

1. 體液不足 / 有體液不足的危險	與胃炎、梗塞、藥物有關。
2. 營養失調	低於身體的需求量，與長期頻繁的嘔吐及攝取不足有關。
3. 潛在的併發症	窒息、肺部感染。

3-13 **嘔血與黑便（一）**

　　嘔血與黑便都是上消化道出血症狀。屈氏韌帶以上的消化器官，包括食管、胃、十二指腸、肝、膽、胰的疾病，或全身性疾病所致急性上消化道出血，血液經口腔嘔出，稱為嘔血；部分血液經腸道排出，因血液在腸道內停留時間長，紅細胞被破壞後，血紅蛋白在腸道內與硫化物結合形成硫化亞鐵，形成黑便。因為黑便附有黏液而發亮，類似柏油，又稱為柏油便。

一、病因

1. 消化系統疾病：(1) 食管疾病：見於食管靜脈曲張破裂、食管炎、食管癌、食管異物、食管外傷、食管賁門黏膜撕裂、食管裂孔疝等。其中因門脈高壓所致食管靜脈曲張破裂為引起大量嘔血最常見的原因。(2) 胃及十二指腸疾病：見於消化性潰瘍、慢性胃炎、急性胃十二指腸黏膜損害（因服用非甾類抗炎藥和應激因素所致）、胃癌（因為癌組織缺血性壞死、糜爛或潰瘍侵蝕血管等而引起出血）。其中最常見為消化性潰瘍，其次是急性胃十二指腸黏膜損害。(3) 肝膽疾病：見於肝硬化門脈高壓（會引起食管下端及胃底靜脈曲張破裂出血）、肝癌、肝膿腫、肝動脈瘤破裂，膽囊或膽道結石、膽道蛔蟲、膽囊癌、膽管癌等所引起的出血。大量血液流入十二指腸而造成嘔血或黑便。(4) 胰腺疾病：見於急性胰腺炎合併膿腫或囊腫、胰腺癌破裂等出血進入十二指腸所導致。

2. 全身性疾病：(1) 血液疾病：見於血小板減少性紫癜、白血病、血友病、再生障礙性貧血、瀰漫性血管內凝血等。(2) 急性傳染病：見於流行性出血燒、鉤端螺旋體病、敗血症等。(3) 其他：例如尿毒症、系統性紅斑狼瘡、呼吸功能衰竭、肺源性心臟病等。在引起嘔血的病因中，以消化性潰瘍最為常見，其次是食管及胃底靜脈曲張破裂出血，再其次為急性胃黏膜病變。

二、臨床表現

1. 嘔血與黑便：嘔血前常有上腹部不適及噁心，隨後嘔出血性胃內容物，繼而排出黑便。通常幽門以上部位出血以嘔血為主，並伴有黑便；幽門下列部位出血，以黑便為主。嘔血一般伴有黑便，而黑便不一定有嘔血。嘔血的顏色：與出血量的多少及血液在胃腸道內停留時間的長短有關。於出血量多、在胃內停留時間短時，血色鮮紅或混有血塊，或為暗紅色；出血量少、在胃內停留時間長時，血紅蛋白與胃酸作用生成正鐵血紅蛋白，使得嘔吐物呈現咖啡色。黑便的顏色：與出血的速度及腸蠕動的快慢有關。黑便在腸道內停留時間較短，呈現紫紅色；在腸道內停留時間較長，呈現黑色。

2. 失血性周圍循環衰竭：為急性失血的後果，其嚴重程度與出血量的多少有關。(1) 出血量為血液容量的 10%～15% 時，病人出現頭暈、畏寒，多無血壓、脈搏的變化；(2) 出血量達到血液容量的 20% 以上時，則有冷汗、四肢濕冷、心悸、脈

搏增快等急性失血症狀；(3) 出血量占血容量的 30% 以上時，則出現脈搏頻率微弱、血壓下降、呼吸急促、休克等急性周圍循環衰竭的表現。

3.血液學的改變：最初並不明顯，但是隨著組織液滲出及輸液等，血液被稀釋，血紅蛋白和紅血球減少，會出現貧血的表現。

三、常用護理診斷

1.周圍組織灌注量改變：與大量嘔血、黑便所導致的血液容量不足有關。
2.活動無耐力：與嘔血、黑便所導致的貧血有關。
3.恐懼：與大量嘔血、黑便有關。
4.潛在的併發症：休克。

嘔血與黑便

嘔血 (hematemesis)	嘔血是指屈氏韌帶以上的消化器官或全身疾病所致急性上消化道出血，血液經口腔嘔出。
黑便 (melena)	部分血液經腸道排出，因血紅蛋白在腸道內與硫化物結合形成硫化亞鐵，形成黑便。由於黑便附有黏液而發亮，類似柏油，又稱為柏油便（tarry stool）。

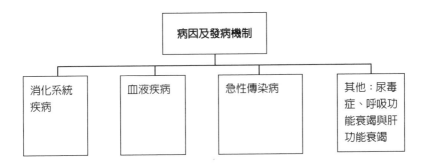

+ 知識補充站

護理評估的重點

1.確定是否為嘔血：與口、鼻、咽部出血及咯血鑑別；排除食物、藥物的影響，因進食大量動物血、肝，或服用鉍劑、鐵劑、炭粉、中藥等可使糞便發黑，但一般無光澤。
2.嘔血、黑便出現的時間、緩急、顏色、性狀、次數，估計出血量（因部分血液滯留在腸道，嘔血量並不能完全代表出血量，應根據全身反應進行估算）。
3.伴隨的症狀：有無寒顫、發燒、上腹痛、肝脾腫大、黃疸、皮膚黏膜出血等。
4.身體的反應：有無周圍循環衰竭的症狀表現，有無血液學方面的改變等。
5.心理的反應：有無緊張不安、焦慮、恐懼等心理反應及嚴重程度。
6.診斷、治療及護理的經過：是否用藥及療效，所採取的護理措施及效果等。
7.與嘔血、黑便有關的疾病病史及誘發因素。

3-14 嘔血與黑便（二）

四、消化系統疾病

消化系統疾病包含食管疾病、胃及十二指腸疾病、肝膽疾病與胰腺疾病。

1. 血液疾病：血小板減少性紫癜、白血病、再生障礙性貧血、血友病、DIC 等。
2. 急性傳染病：流行性出血熱、鉤端螺旋體病等其他：尿毒症、呼吸功能衰竭、肝功能衰竭、敗血症等。在上述的病因中，以消化性潰瘍引起者最為常見，其次是食管或胃底靜脈曲張破裂，再其次為急性胃黏膜病變。

五、臨床表現

1. 嘔血與黑便：(1) 先兆：在嘔血之前大多有上腹部不適及噁心，隨之嘔出血性胃內容物，繼而排出黑便。一般嘔血均會伴隨著黑便，而黑便不一定有嘔血。(2) 部位：幽門以上出血以嘔血為主伴隨著黑便，幽門以下出血以黑便為主。(3) 顏色：嘔吐物顏色呈現鮮紅色、暗紅色、咖啡狀。黑便顏色為紫紅色、黑色。(4) 前驅症狀：上腹部不適與噁心。①顏色：嘔血的顏色取決於出血的部位、速度、多少及血液在胃腸道內停留的時間的長短，為鮮紅色、暗紅色、咖啡狀；②部位：幽門以上的部位出血以嘔血為主，並伴隨著黑便。幽門以下的部位出血，以黑便為主。
2. 失血性周圍循環衰竭：(1) 出血量 10～15%：頭暈、畏寒；(2) 出血量 20%：冷汗、四肢濕冷、心悸、脈搏增快等；(3) 出血量 30% 以上：脈搏頻率微弱、血壓下降、呼吸急促、休克等。
3. 血液系統的改變：貧血。

六、問診的重點

1. 確定是否為嘔血：排除鼻衄、咯血及因為進食大量動物血液、鐵製劑等所導致的嘔吐物呈現咖啡色或黑便。有無與嘔血與黑便相關的疾病病史和用藥史、嘔血與黑便的次數、數量、顏色及性狀可作為估計出血量的參考。(1) 黑便：出血量在 50～70ml 以上；(2) 嘔血：胃內積血在 250～300ml 以上；(3) 血液容量不足：隨著體位的改變而出現頭暈、心悸、冷汗。
2. 嘔血與黑便對人體功能性健康形態的影響：主要為有無緊張、焦慮、恐懼等壓力與壓力應對形態的改變。

七、護理的診斷

1. 組織灌注無效：與上消化道出血所導致的血液容量不足有關。2. 活動無耐力：與嘔血、黑便所導致的貧血有關。3. 恐懼：與大量嘔血、黑便有關。4. 潛在的併發症：休克。5. 有誤吸的危險。6. 便血：(1) 便血：便血（hematochezia）是指消化道出血，

血液自肛門排出；(2) 隱血便：少量的出血不使糞便的顏色改變，必須經過隱血實驗才能確定者。

八、病因

1. 上消化道疾病；2. 下消化道疾病：小腸（結核、傷寒、腫瘤），結腸（痢疾、癌、息肉、潰瘍性結腸炎），直腸肛管（息肉、癌、痔瘡、肛裂）；3. 全身疾病：血液病、流行性出血熱。

消化系統疾病

血液疾病	血小板減少性紫瘢、白血病、再生障礙性貧血、血友病、DIC等。
急性傳染病	流行性出血熱、鉤端螺旋體病等。
其他	尿毒症、呼吸功能衰竭、肝功能衰竭、敗血症等。

嘔血與黑便的臨床表現

先兆	在嘔血之前大多有上腹部不適及噁心，隨之嘔出血性胃內容物，繼而排出黑便。一般嘔血均會伴隨著黑便，而黑便不一定有嘔血。
部位	幽門以上出血以嘔血為主伴隨著黑便，幽門以下出血以黑便為主。
顏色	嘔吐物顏色呈現鮮紅色、暗紅色、咖啡狀。黑便顏色為紫紅色、黑色。
前驅症狀	上腹部不適與噁心。(1) 顏色：嘔血的顏色取決於出血的部位、速度、多少及血液在胃腸道內停留的時間的長短，為鮮紅色、暗紅色、咖啡狀。(2) 部位：幽門以上的部位出血以嘔血為主，並伴隨著黑便。幽門以下的部位出血，以黑便為主。

✚ 知識補充站

1. 臨床表現
   (1) 便血：下消化道出血，鮮紅色、暗紅色。上消化道出血，黑色。
   (2) 全身的表現：急性便血，出現貧血及周圍循環衰竭的表現。長期失血，貧血表現。
2. 問診的重點
   (1) 有無與便血相關的疾病病史及導致黑便的食物、藥物。
   (2) 便血的次數、數量、顏色。
   (3) 對人體功能性健康形態的影響：有無頭暈、全身乏力、焦慮、恐懼等。
   (4) 黑便：是否一定見於上消化道出血？
   (5) 便血：是否一定見於下消化道出血？
3. 相關的護理診斷
   (1) 有體液不足的危險：與便血所導致的周圍循環衰竭有關。
   (2) 活動無耐力：與便血所導致的貧血有關。
   (3) 焦慮：與長期便血病因不明有關。

3-15 黃疸（一）

　　黃疸是由於血清中膽紅素濃度增高，導致皮膚、黏膜和鞏膜發黃的症狀和體徵。正常血清膽紅素最高為 17.1umol/L，超過 34.2umol/L 時出現肉眼可見的黃疸。若膽紅素在 17.1～34.2umol/L，未出現肉眼可見的黃疸時，臨床不易察覺，稱為隱性黃疸。

一、膽紅素的正常代謝

　　體內的膽紅素主要來源於血紅蛋白。血循環中衰老的紅細胞經單核 - 吞噬細胞系統的破壞和分解，所產生的膽紅素占總膽紅素的 80%～85%；另有 15%～20% 膽紅素，來源於骨髓幼稚紅細胞的血紅蛋白和肝內含有亞鐵血紅素的蛋白質。上述形成的膽紅素稱為游離膽紅素或非結合膽紅素。非結合膽紅素為脂溶性，不能從腎小球濾過，尿液中不會出現，當其透過血液循環運輸至肝臟時，被肝細胞攝取，經由葡萄糖醛酸轉移酶的作用，轉化為結合膽紅素。結合膽紅素為水溶性，可以透過腎小球濾過，從尿液中排出。結合膽紅素隨膽汁排入腸道，經腸內細菌的脫氫作用還原為尿膽原，大部分尿膽原在腸道內被氧化為尿膽素從糞便中排出，稱為糞膽素，是構成糞便的主要色素。小部分尿膽原在腸道內被重吸收，經由肝門靜脈回到肝內，回肝的大部分尿膽原再轉變為結合膽紅素，又隨膽汁排入腸道，形成「膽紅素的腸肝循環」；回肝的小部分尿膽原經體循環由腎臟排出體外。在正常的情況下，膽紅素進入與離開血循環保持動態的平衡，故血中膽紅素的濃度保持相對固定。

二、病因、發生機制及臨床表現

　　凡是膽紅素產生過多，肝細胞對膽紅素的攝取、結合、排泄障礙，以及肝內或肝外膽道阻塞等，均會導致血清總膽紅素濃度增高而出現黃疸。在臨床上根據黃疸的發生機制將其分為三種類型，不同類型的黃疸臨床表現也各異。

（一）溶血性黃疸

　　1.病因：凡是能引起溶血的疾病均會產生溶血性黃疸。見於先天性溶血性貧血、後天獲得性溶血性貧血，如遺傳性球形紅細胞增多症、珠蛋白生成障礙性貧血、自身免疫性溶血性貧血、不同血型輸血後的溶血等。2. 發生的機制：由於溶血造成紅血球破壞過多，產生大量的非結合膽紅素，超過肝細胞的攝取、結合和排泄的能力，同時大量紅血球破壞所致貧血、缺氧和紅血球破壞產物的毒性作用，降低了肝細胞對膽紅素代謝的能力，使非結合膽紅素瀦留在血中，超出正常水準而出現黃疸。3. 臨床表現：黃疸一般較輕，皮膚呈現淺檸檬黃色，不伴隨著皮膚瘙癢。在急性溶血時，會有發高燒、寒顫、頭痛及腰背痛、明顯貧血和血紅蛋白尿（尿呈現醬油色），嚴重者會有急性腎功能衰竭。慢性溶血大多為先天性，會有貧血和脾腫大。

（二）肝細胞性黃疸

　　1.病因：見於各種引起肝細胞廣泛損害的疾病，例如病毒性肝炎、肝硬化、中毒性

肝炎、鉤端螺旋體病等。2. 發生的機制：由於肝細胞廣泛受損，使其對膽紅素的攝取、結合及排泄功能降低，導致血中非結合膽紅素增加；未受損的肝細胞雖仍能將非結合膽紅素轉化為結合膽紅素，但因肝細胞腫脹、壞死、小膽管內膽栓形成等原因，使其排泄受阻而返流入血液之中，導致血液之中結合膽紅素也會增加，因而會出現黃疸。3. 臨床表現：皮膚、黏膜淺黃至深金黃色，伴隨著輕度皮膚瘙癢，常會有疲乏、食慾減退、肝區不適或疼痛等症狀，嚴重者會有出血的傾向。

黃疸

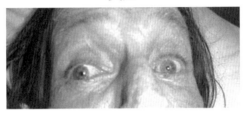

（編著者群拍攝，擁有攝影著作權）

黃疸的定義

膽紅素	1.7～17.1umol/L 為正常
	17.1～34.2 umol/L 為隱性黃疸
	> 34.2 umol/L 為黃疸

病因與發病機制

根據黃疸的發生機制分為	溶血性黃疸 肝細胞性黃疸 膽汁淤積性黃疸
膽紅素的性質劃分	以結合膽紅素升高為主的黃疸（CB） 以非結合膽紅素升高為主的黃疸（CBU）

＋ 知識補充站
1. 黃疸的定義：黃疸（Jaundice）是由於血清中膽紅素濃度增高，使皮膚、黏膜和鞏膜發黃的現象。
2. 溶血性黃疸：紅血球破壞過多、超過肝細胞對膽紅素的代謝能力、血中的 UCB。
3. 肝細胞性黃疸：肝細胞受損，對膽紅素的代謝功能降低、CB 返流入血液之中、血液中的 UCB、CB。

3-16 黃疸（二）

（三）膽汁淤積性黃疸

1. 病因：膽汁淤積分為肝內性和肝外性。肝內性見於肝內泥沙樣結石、毛細膽管型病毒性肝炎、原發性膽汁性肝硬化等；肝外性見於膽總管的結石、狹窄、炎性水腫、腫瘤及膽道蛔蟲等。
2. 發生機制：由於膽道阻塞，使阻塞上方膽管內的壓力升高，膽管擴張，導致小膽管與毛細膽管破裂，膽汁中的膽紅素返流入血，使血中結合膽紅素升高。另外，因肝內原因使膽汁生成、排出障礙也可引起黃疸。
3. 臨床表現；黃疸大多較為嚴重，皮膚呈現暗黃色，完全梗塞者可呈黃綠色或綠褐色，常會有皮膚瘙癢。尿液顏色深如濃茶，糞便顏色變淺，典型者會呈現白陶土色。因脂溶性維生素 K 吸收障礙，常會有出血的傾向。

三、護理評估重點

1. 確定是否為黃疸：注意與食物或藥物所引起的皮膚黃染區別，胡蘿蔔素、阿的平所導致的黃疸常見於鞏膜與手掌。
2. 評估黃疸發病的急緩，皮膚、鞏膜、糞便、尿的顏色，有無皮膚瘙癢及嚴重程度。一般黃疸越深病情越重；梗塞越完全，瘙癢越嚴重，糞便顏色越淺；黃疸伴皮膚瘙癢者，常提示黃疸程度較深，瘙癢減輕則提示病情在好轉，黃疸在消退。
3. 伴隨的症狀：有無發燒、腹痛、肝腫大、膽囊腫大、脾腫大、腹水等。
4. 身體的反應：有無因皮膚瘙癢所引起的皮膚抓傷、睡眠與精神狀態的改變等。
5. 心理的反應：有無緊張不安、焦慮、恐懼、自卑等心理反應及嚴重程度。
6. 有無與黃疸有關的疾病病史及誘發因素。

四、常用的護理診斷

1. 有皮膚完整性受損的危險：與皮膚瘙癢有關。
2. 睡眠形態紊亂：與皮膚瘙癢嚴重有關。
3. 焦慮：與嚴重皮膚黃染有關；與皮膚瘙癢嚴重有關；與創傷性病因學檢查有關。
4. 自我形象紊亂：與黃疸所導致的外在形象改變有關。

小博士解說

問診重點
1. 確定有無黃疸。
2. 黃疸的原因和誘因。
3. 黃疸的程度：皮膚顏色、尿色、糞便顏色，皮膚瘙癢。
4. 黃疸對人體功能性健康形態的影響。

膽汁淤積性黃疸

黃疸

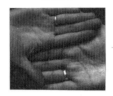

（編著者群拍攝，擁有攝影著作權）

問診的重點

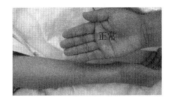

（編著者群拍攝，擁有攝影著作權）

臨床表現

表現＼類型	溶血性黃疸	肝細胞性黃疸	膽汁淤積性黃疸
黃疸的程度	較輕、皮膚淺檸檬黃	皮膚淺黃至深金黃	皮膚暗黃色、黃綠、綠褐色、褐色
其他的表現	急性溶血表現、貧血、血紅蛋白尿（醬油色）、慢性溶血貧血、脾大	全身乏力、食慾減退、肝區不適、出血	尿色呈現濃茶，糞便呈現白陶土色、皮膚瘙癢、心動過緩、出血

3-17 驚厥

驚厥（convulsion）是指全身或局部骨骼肌群發生不自主的僵直性或陣攣性抽搐，引起關節運動和僵直，常為全身性、對稱性，可以伴隨著或不伴隨著有意識障礙。

一、病因

（一）腦部疾病：1.顱內感染：各種病毒、細菌、黴菌等病原體感染引起的腦炎、腦膜炎、腦膿腫。2.腦外傷：例如產傷、急性顱腦外傷、顱內血腫、外傷後瘢痕。3.血管疾病：腦出血、腦栓塞、腦血栓形成、高血壓腦病、蛛網膜下腔出血。4.腦腫瘤；顱內原發性腫瘤（腦膜瘤、膠質瘤等）、腦轉移瘤。5.寄生蟲病：腦型瘧疾、腦血吸蟲病、腦包蟲病、腦囊蟲病。6.其他：先天性腦發育障礙、膽紅素腦病。

（二）全身性疾病：1.感染：例如中毒性細菌性痢疾、鏈球菌敗血症、狂犬病、破傷風、大葉性肺炎、小兒高燒驚厥。2.心血管疾病：高血壓腦病、Adams－Stokes綜合症。3.中毒：內源性中毒如尿毒癥、肝性腦病；外源性中毒如酒精、苯、鉛、砷、汞、農藥、藥物中毒。4.內分泌與代謝障礙：例如低血糖、低鈣血症、低鎂血症、糖尿病酮症酸中毒。5.其他：例如日射病、溺水、觸電。

（三）神經官能症：例如癔症性驚厥。

二、發生機制

驚厥的發生機制尚未完全明確，目前認為可能與運動神經元的異常放電有關。這種病理性放電主要是神經元的膜電位不穩定所引起。引起大腦神經細胞異常放電的因素有1.低氧血症；2.酸鹼平衡失調；3.腦血流量改變；4.代謝紊亂；5.腫瘤或炎症損傷腦神經細胞膜；6.遺傳因素。

三、臨床表現

1.全身性抽搐：以全身骨骼肌痙攣為主要的表現。典型者會表現為癲癇大發作，病人突然意識模糊或喪失，全身肌肉僵直，繼而四肢肌群發生陣攣性抽搐，呼吸暫停，嚴重者大小便失禁，發紺。每次發作持續數秒鐘或數分鐘之後自行停止，也可反復發作或呈持續狀態。在發作時會有瞳孔放大、對光反射遲鈍或消失、病理反射陽性等體徵。在發作停止之後不久意識會恢復。2.局限性抽搐：以身體某一個局部肌肉收縮為主要表現，大多見於口角、眼瞼、手、足等。驚厥伴隨著發燒常顯示為感染性疾病，大多見於小兒的急性感染；伴隨著血壓增高顯示高血壓腦病、腎炎、子癇等；伴隨著腦膜刺激症常會所顯示腦炎、腦膜炎、蛛網膜下腔出血；伴隨著意識障礙常顯示癲癇大發作、嚴重的顱腦疾病。

四、護理評估重點

1.驚厥發作時的情況：發病的時間、發作時的表現、發作的頻率、持續時間、間隔時間，在發作之前有無先兆，例如煩躁不安、口角抽搐、肢體發緊等。2.伴隨的症

狀：有無發高燒、頭痛、意識障礙等。3.身體的反應：注意有無外傷、窒息、大小便失禁等。4.心理的反應：有無緊張、焦慮等心理反應及程度。5.診斷、治療及護理的經過：是否使用鎮靜劑及其名稱、劑量和效果。6.有無與驚厥相關的疾病史，誘發及加重驚厥的因素，有無癲癇病家族史。

五、常用的護理診斷

1.有窒息的危險：與驚厥發作所致誤吸或舌後墜阻塞呼吸道有關。2.有外傷的危險：與驚厥發作所致舌咬傷或跌倒有關。3.急性意識障礙：與驚厥發作有關。4.個人／家庭因應無效：與無能力處理突發驚厥有關。

抽搐與驚厥

抽搐 (tic)	全身或局部骨骼肌非自主的抽動或強烈收縮，產生關節運動和僵直。
驚厥 (convulsion)	當肌肉僵直性和陣攣性收縮時稱驚厥。驚厥的抽搐常為全身性、對稱性，伴隨著或不伴隨著意識喪失。

抽搐　　　　　　　　　　**驚厥**

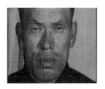

（編著者群拍攝，擁有攝影著作權）

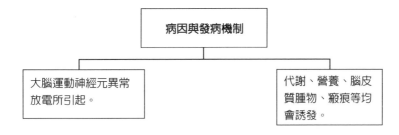

問診的重點

1、相關病史與誘發因素。
2、發作的嚴重程度、頻率、持續和間隔時間、意識狀態、有無意外發生。
3、伴隨的症狀：血壓高、腦膜刺激症、劇烈頭痛等。
4、對人體功能性健康形態的影響：二便失禁、家庭因應無效等壓力方面的問題。

3-18 意識障礙（一）

意識障礙（disturbance of consciousness）是指人對周圍環境及自身狀態的識別和覺察能力出現障礙。大多由於高級神經中樞功能活動受損所引起，可以表現爲嗜睡、意識模糊、昏睡、昏迷。

一、病因

1. 顱腦疾患：(1) 顱內感染：各種腦炎、腦膜腦炎、腦膜炎、腦膿腫。(2) 腦血管病變：腦出血、腦血栓形成、腦栓塞、蛛網膜下腔出血、高血壓腦病。(3) 顱腦損傷：腦震盪、顱底骨折、腦挫裂傷、顱內血腫。(4) 顱內占位性病變：腦腫瘤。(5) 感染中毒性腦病：敗血症、中毒性肺炎、中毒性痢疾。(6) 癲癇。
2. 內分泌與代謝障礙：例如尿毒症、肺性腦病、肝性腦病、低血糖昏迷、糖尿病酮症酸中毒、甲狀腺危象。
3. 心血管系統疾病：例如 Adams—Stokes 綜合症、嚴重休克。
4. 外源性中毒：例如安眠藥、有機磷農藥、一氧化碳、酒精等中毒。
5. 其他：體溫調節中樞紊亂，例如中暑、發高燒或體溫過低、觸電、溺水。

二、發生機制

由於腦缺血、缺氧、葡萄糖供給不足、酶代謝異常等因素引起腦細胞代謝紊亂，使網狀結構功能損害和腦細胞的功能異常，從而導致意識障礙的發生。

三、臨床表現

意識障礙會有下列不同程度的表現：

（一）嗜睡：嗜睡是最輕的意識障礙，是一種病理性倦睡。病人呈持續的睡眠狀態，但是會被輕微的刺激或語言所喚醒，並能正確回答問話和做出各種反應。當刺激去除後很快又再次入睡。

（二）意識模糊：意識模糊是較嗜睡程度深的一種意識障礙。病人能保持簡單的精神活動，但是對時間、地點、人物的定向能力發生障礙，會出現幻覺、錯覺、煩躁不安、譫語或精神錯亂。

（三）昏睡：病人處於病理性沉睡狀態，不易喚醒，需要使用強度的刺激（例如壓迫眶上神經、用力搖動身體）才能喚醒，回答問題含糊不清，或答非所問，停止刺激很快又入睡。

（四）昏迷：爲最嚴重的意識障礙，依據其程度又分爲下列三種：

1. 淺度昏迷：意識大部分喪失，無自主運動，對周圍事物及聲、光等刺激全無反應，但對強烈的疼痛刺激（例如壓迫眶上神經）會出現痛苦表情、肢體退縮的防禦反應。角膜反射、吞咽反射、咳嗽反射、瞳孔對光的反射存在，呼吸、脈搏、血壓一般並無明顯的變化，大小便會有瀦留或失禁。

2. 中度昏迷：病人對周圍事物以及各種刺激全無反應，但對於強烈刺激可出現防禦反應。病人的角膜反射及瞳孔對光反射遲鈍，眼球並無轉動，呼吸、脈搏、血壓可有改變。

3. 深度昏迷：病人意識完全喪失，全身肌肉鬆弛，對各種刺激甚至是強刺激全無反應。角膜反射、瞳孔對光的反射均會消失。呼吸不規則，血壓會下降，大小便失禁。

此外，還有一種以興奮性增高爲主的高級神經中樞急性活動失調狀態，稱爲譫妄。在臨床上會表現爲意識模糊、定向力喪失、感覺錯亂、躁動不安。常見於急性感染的發燒期，也可以見於某些藥物中毒（例如顛茄類藥物中毒）、代謝障礙（例如肝性腦病）、循環障礙和中樞神經疾患等。

病因

1. 感染性因素	顱內感染：各種腦炎、腦膜炎、腦型瘧疾等。 全身嚴重感染：敗血症、傷寒、中毒性肺炎、中毒性菌痢等。
2. 非感染性因素	顱腦疾病：腦血管疾病、腫瘤、外傷、癲癇。 內分泌與代謝障礙：甲狀腺危象、心血管疾病中毒。 物理性及缺氧性損害：例如觸電、溺水、中暑等。

臨床表現

1. 嗜睡（somnolence）是程度最輕的意識障礙。患者處於持續睡眠狀態，可被喚醒，醒後能正確回答問話，刺激停止後很快又入睡。

2. 意識模糊（confusion）患者能保持簡單的精神活動，但思維、語言不連貫，有時間、地點、人物定向障礙。

3. 昏睡（stupor）患者處於熟睡狀態，不易喚醒，雖在強烈刺激下可被喚醒，但很快入睡，醒時答話含糊或答非所問。

4. 昏迷：為最嚴重的意識障礙。

5. 譫妄（delirium）為一種以興奮性增高為主的高級神經中樞急性功能失調狀態。表現為意識模糊、定向力喪失、感覺錯亂（幻覺、錯覺）、躁動不安、言語雜亂等。

✚ 知識補充站

1. 意識障礙（conscious disturbance）：是指人體對周圍環境及自身狀態的識別和察覺能力障礙的一種精神狀態。

2. 發生機制：當腦缺血、缺氧、葡萄糖供給不足、酶代謝異常等因素會引起腦細胞代謝紊亂，從而導致大腦皮質或腦幹網狀結構的損害，從而發生意識障礙。

3-19 意識障礙（二）

四、併發症

肺部及尿路感染、口腔炎、結膜炎、角膜潰瘍、壓瘡與營養不良等。

五、護理評估重點

1. 意識障礙的情況：詢問意識障礙發生的時間、流程、發病急緩、持續時間、表現等。
2. 確定意識障礙的程度：可以根據患者的語言反應、對答是否切題、對疼痛刺激的反應、肢體活動、瞳孔大小及對光反射、角膜反射等加以判斷。
3. 隨著症狀和體徵：注意詢問有無發燒、頭痛、噁心、嘔吐、肢體癱瘓等症狀；注意觀察有無瞳孔放大或縮小、血壓增高或降低、腦膜刺激症等體徵。
4. 身體的反應：有無水、電解質紊亂及營養障礙的表現，有無壓瘡、運動障礙的表現。
5. 診斷、治療及護理的經過：例如使用降壓藥、降血糖藥的名稱、劑量、用藥之後的效果。
6. 有無與意識障礙有關的疾病病史及誘發因素：注意詢問有無外傷、用藥史、飲酒史，有無接觸煤氣；誘因如精神過度緊張或情緒激動、感染、上消化道出血、大量使用利尿劑等。

六、常用護理診斷

1. 急性意識障礙：與腦出血有關；與糖尿病酮症酸中毒有關；與肝性腦病有關等。
2. 清理呼吸道無效：與意識障礙所導致的咳嗽反射減弱或消失有關。
3. 有誤吸的危險：與意識喪失導致咳嗽和吞咽反射減弱或消失有關。
4. 有外傷的危險：與意識障礙有關。
5. 有營養失調的危險：與意識障礙不能正常進食有關。
6. 有皮膚完整性受損的危險：與意識障礙、長期臥床和／或排泄物刺激有關。
7. 有感染的危險：與意識障礙所致咳嗽與吞咽反射減弱或消失有關；與留置導尿管有關。
8. 潛在的併發症：窒息、電解質紊亂等。

七、問診的重點

1. 無與意識障礙相關的疾病病史或誘因
2. 意識障礙的程度：交談、刺激、GCS 評分
3. 意識障礙的行程
4. 生命體徵及瞳孔的變化
5. 意識障礙對人體功能性健康形態的影響

問診的重點

睜眼反應
　　正常睜眼　　　　　　　　　　　　　　　　　4
　　呼叫睜眼　　　　　　　　　　　　　　　　　3
　　刺激睜眼　　　　　　　　　　　　　　　　　2
　　任何刺激無睜眼　　　　　　　　　　　　　　1
運動反應
　　可以按照指令來動作　　　　　　　　　　　　6
　　對疼痛刺激能定位　　　　　　　　　　　　　5
　　疼痛刺激有肢體退縮反應　　　　　　　　　　4
　　疼痛刺激肢體過屈　　　　　　　　　　　　　3
　　疼痛刺激肢體過伸　　　　　　　　　　　　　2
　　疼痛刺激無反應　　　　　　　　　　　　　　1
語言反應
　　能準確回答時間、地點、人物　　　　　　　　5
　　能說話，不能能準確回答時間、地點、人物　　4
　　用字不當，但字義可辨　　　　　　　　　　　3
　　言語模糊不清，但字義可辨　　　　　　　　　2
　　任何刺激無語言反應　　　　　　　　　　　　1

相關的護理診斷

1. 急性意識障礙	與腦出血、肝性腦病等有關。
2. 清理呼吸道無效	與意識障礙所致咳嗽、吞咽反射減弱或消失有關。
3. 有誤吸的危險	意識障礙所致咳嗽、吞咽反射減弱或消失有關。
4. 口腔黏膜的改變	意識障礙所導致的吞咽反射減弱或消失有關。

3-20 咯血（一）

喉及喉下列呼吸道任何部位的出血，經由口而咯出，稱為咯血。包括大量咯血、血痰、痰中帶血等。咯血須與口腔、鼻腔、咽部出血及上消化道出血所引起的嘔血進行鑑別。

一、病因與發生機制

咯血的病因複雜，其涉及面相當廣泛，主要見於呼吸系統疾病和心血管疾病。

（一）呼吸系統疾病

1. 支氣管疾病：常見於支氣管擴張症、支氣管內膜結核、支氣管肺癌、慢性支氣管炎等。其發生機制是：由於發炎症、腫瘤、結石等因素，使得支氣管黏膜的毛細管通透性增高或黏膜下血管破裂所引起。2. 肺部疾病：常見於肺結核、支氣管肺癌、肺炎、肺膿腫等。其中肺結核在國內仍是引起咯血的首要原因。其發生的機制包括：(1) 由於病變使毛細管通透性增高，血液滲出，出現痰中帶血或小血塊；(2) 例如病變波及小血管使管壁破裂，出現中等量咯血；(3) 例如空洞壁小動脈瘤破裂，或繼發的結核性支氣管擴張形成的動靜脈　破裂，則會出現大量咯血，大咯血會危及生命。

（二）心血管疾病：常見於二尖瓣狹窄、先天性心臟病所致肺動脈高壓等。發生機制為：小量咯血或痰中帶血是肺淤血導致肺泡壁或支氣管黏膜毛細管破裂所導致；例如支氣管黏膜下層的支氣管靜脈曲張破裂，則呈現為大咯血；在出現急性肺水腫時，會呈現咯漿液性粉紅色泡沫狀血痰。

（三）全身性疾病：1. 血液病：見於白血病、血小板減少性紫癜、血友病、再生障礙性貧血等。2. 急性傳染病：見於流行性出血燒、肺出血型鉤端螺旋體病等。3. 風濕性疾病：見於白塞病、系統性紅斑狼瘡、結節性多動脈炎等。4. 其他：例如子宮內膜異位症、各種原因所導致的 DIC。

二、臨床表現

1. 咯血量：咯血量的差異很大，隨著咯血量的大小、持續時間長短的不同，臨床表現也不同。一般每日咯血量在 100ml 以內為小量，100ml～500ml 為中等量，500ml 以上或一次咯血 300ml～500ml 為大量。少量咯血表現為痰中帶血；中等量以上咯血咯出的血大多為鮮紅色，伴隨著泡沫或泡沫痰，呈現鹼性，咯血之前病人會先有喉癢、胸悶、咳嗽等先兆的症狀；在大量咯血時血液會從病人口、鼻湧出，常會伴隨著嗆咳、出冷汗、脈速、呼吸急促淺表，顏面蒼白、緊張不安和恐懼感。

2. 顏色和性狀：肺結核、支氣管擴張症、肺膿腫、支氣管結核，所咯血的顏色鮮紅；典型的大葉性肺炎咯鐵銹色血痰；克雷白桿菌性肺炎咯磚紅色膠凍狀血痰；二尖瓣狹窄咯血為暗紅色；肺水腫咯漿液性粉紅色泡沫痰；肺梗塞咯黏稠暗紅色血痰。

3. 併發症：在大量咯血時，由於失血或血液滯留在支氣管，極易產生各種併發症。

例如：(1) 窒息：在大咯血流程中會突然減少或中止咯血，出現氣促、胸悶、煩躁不安或緊張、驚恐、大汗淋漓、顏面青紫，嚴重者意識障礙。窒息是咯血直接致死的重要原因；(2) 肺不張：咯血後病人會出現呼吸困難、胸悶、氣急、發紺、呼吸音減弱或消失。會因爲血塊堵塞支氣管所導致；(3) 繼發感染：咯血後病人發燒、體溫持續不退、咳嗽加劇，伴隨著肺部乾、濕囉音；(4) 失血性休克：大咯血之後病人會出現脈搏增快、血壓下降、四肢濕冷、煩躁不安、少尿等。

呼吸系統疾病

1. 支氣管疾病	常見於支氣管擴張症、支氣管內膜結核、支氣管肺癌、慢性支氣管炎等。其發生機制是：由於發炎症、腫瘤、結石等因素，使得支氣管黏膜的毛細管通透性增高或黏膜下血管破裂所引起。
2. 肺部疾病	常見於肺結核、支氣管肺癌、肺炎、肺膿腫等。其中肺結核在國內仍是引起咯血的首要原因。

肺部疾病的發生機制

1. 由於病變使毛細管通透性增高，血液滲出，出現痰中帶血或小血塊。
2. 例如病變波及小血管使管壁破裂，出現中等量咯血。
3. 例如空洞壁小動脈瘤破裂，或繼發的結核性支氣管擴張形成的動靜脈　破裂，則會出現大量咯血，大咯血會危及生命。

全身性疾病

1. 血液病	見於白血病、血小板減少性紫癜、血友病、再生障礙性貧血等。
2. 急性傳染病	見於流行性出血燒、肺出血型鉤端螺旋體病等。
3. 風濕性疾病	見白塞病、系統性紅斑狼瘡、結節性多動脈炎等。
4. 其他	例如子宮內膜異位症、各種原因所導致的 DIC。

併發症的範例

1. 窒息	在大咯血流程中突然減少或中止咯血，出現氣促、胸悶、煩躁不安或緊張、驚恐、大汗淋漓、顏面青紫，嚴重者意識障礙。窒息是咯血直接致死的重要原因。
2. 肺不張	咯血後病人會出現呼吸困難、胸悶、氣急、發紺、呼吸音減弱或消失。會因為血塊堵塞支氣管所導致。
3. 繼發感染	咯血後病人發燒、體溫持續不退、咳嗽加劇，伴肺部乾、濕囉音。
4. 失血性休克	大咯血之後病人會出現脈搏增快、血壓下降、四肢濕冷、煩躁不安、少尿等。

3-21 咯血（二）

三、護理評估的重點

1. 確定是否爲咯血：咯血必須與口腔、鼻腔及上消化道的出血相互鑒別。(1) 鼻咽部、口腔出血一般出血量較少。鼻出血常自鼻孔流出，會在鼻中隔前下方發現出血灶；鼻腔後部出血，血液自後鼻孔沿軟齶及咽後壁下流，病人常會有咽部異物感；(2) 嘔血可以根據病史、體徵及其他檢查來做鑒別（右上表）。
2. 咯血量及血液的顏色、性狀：咯血量的多少與疾病的嚴重程度不完全一致，一次大量咯血，會窒息致死；小量間斷咯血，不會造成嚴重的後果，但可能是嚴重疾病的早期信號，也要引起高度的重視。
3. 伴隨的症狀：有無發燒、胸痛、嗆咳、膿痰、皮膚黏膜出血、杵狀指等。
4. 身體的反應：評估病人的身體反應，特別是大咯血者要及時發現併發症的發生。
5. 心理的反應：咯血無論量多量少，病人均會產生不同程度的恐懼、焦慮。
6. 與咯血有關的原發病表現及誘發因素。

四、常用的護理診斷

1. 有窒息的危險：與急性大咯血所導致的血液滯留在呼吸道有關；與意識障礙有關。
2. 有感染的危險：與血液滯留在支氣管有關。
3. 焦慮：與咯血不止有關；與咯血的原因不明確有關。
4. 潛在的併發症：低血液容量性休克。

咯血與嘔血的鑒別

	咯血	嘔血
病因	肺結核、支氣管擴張、支氣管肺癌、肺炎、肺膿腫、心臟病	消化性潰瘍、肝硬化、急性胃黏膜病變、膽道疾病、胃癌
出血前的症狀	喉部癢感、胸悶、咳嗽等	上腹部不適、噁心、嘔吐
出血方式	咯出	嘔出、會呈現噴射狀
血色	鮮紅	暗紅色或棕色，偶有鮮紅色
混合物	痰、泡沫	食物殘渣、胃液
酸鹼反應	鹼性	酸性
黑便	沒有，除非咽下血液較多	有，在嘔血停止之後仍會持續數日
出血之後痰的性狀	痰中帶血，常持會續數日	無痰

護理評估的重點

1. 確定是否為咯血	咯血必須與口腔、鼻腔及上消化道的出血相互鑑別。鼻咽部、口腔出血一般出血量較少。鼻出血常自鼻孔流出，會在鼻中隔前下方發現出血灶；鼻腔後部出血，血液自後鼻孔沿軟齶及咽後壁下流，病人常會有咽部異物感。
2. 咯血量及血液的顏色、性狀	咯血量的多少與疾病的嚴重程度不完全一致，一次大量咯血，會窒息致死；小量間斷咯血，不會造成嚴重的後果，但可能是嚴重疾病的早期信號，也要引起高度的重視。
3. 伴隨的症狀	有無發燒、胸痛、嗆咳、膿痰、皮膚黏膜出血、杵狀指等。
4. 身體的反應	評估病人的身體反應，特別是大咯血者要及時發現併發症的發生。
5. 心理的反應	咯血無論量多量少，病人均會產生不同程度的恐懼、焦慮。
6. 與咯血有關的原發病表現及誘發因素。	

常用的護理診斷

1. 有窒息的危險	與急性大咯血所導致的血液滯留在呼吸道有關；與意識障礙有關。
2. 有感染的危險	與血液滯留在支氣管有關。
3. 焦慮	與咯血不止有關；與咯血的原因不明確有關。
4. 潛在的併發症	低血液容量性休克。

3-22 發紺（一）

　　發紺是指血液中還原血紅蛋白增多，使皮膚、黏膜呈青紫色的現象。在皮膚較薄、色素較少及毛細血管豐富的末梢部位，發紺表現較爲明顯，易於觀察，例如口唇、鼻尖、頰部、指（趾）、甲床等。

一、發生機制

　　發紺是由於血液中還原血紅蛋白的絕對量增加所導致。任何原因所導致血液中血紅蛋白氧和不全，毛細管內還原血紅蛋白的絕對含量超過 50g/L，皮膚黏膜均會出現發紺。但是臨床所見發紺，有時不一定能確切反映動脈血氧下降情況，例如嚴重貧血的病人，即使氧和血紅蛋白都處於還原狀態，也不足以引起發紺。此外，血液中高鐵血紅蛋白達 30g/L，或硫化血紅蛋白達 5g/L，也可引起發紺，但臨床較少見。

二、病因與臨床表現

　　根據不同病因，發紺的臨床表現也不同，現在分述如下：

（一）血液中還原血紅蛋白增加

1. 中心性發紺：是由於心、肺疾病導致動脈血氧飽和度降低而引起的發紺。表現爲：全身性發紺，除了四肢和面頰之外，也會涉及到舌、口腔黏膜及軀幹皮膚，發紺部位皮膚溫暖。嚴重者常會伴隨著呼吸困難。
   (1) 肺性發紺：見於各種嚴重的呼吸系統疾病，例如肺炎、阻塞性肺氣腫、肺間質纖維化、肺水腫、肺淤血、急性呼吸窘迫綜合症等。由於呼吸系統疾病導致呼吸功能衰竭，使肺泡通氣、換氣功能及瀰散功能障礙，血液氧和不全，血液中還原血紅蛋白增多所引起。
   (2) 心性發紺：見於法洛（Fallot）四聯症等發紺型先天性心臟病。由於異常通道分流，部分靜脈血未經肺內氧和即進入體循環動脈血中，使還原血紅蛋白增多，若分流量超過心排出量的 1/3 時，即會引起發紺。
2. 周圍性發紺：由於周圍循環血流障礙所致。呈現爲：發紺常出現在肢體的末端與下垂部位，例如肢端、耳垂、鼻尖等；發紺部位皮膚冰冷，在給予按摩或加溫之後，使皮膚溫暖，發紺會減輕或消退。
   (1) 淤血性周圍性發紺：見於右心衰竭、大量心包積液、縮窄性心包炎、血栓性靜脈炎、下肢靜脈曲張等。由於體循環淤血、周圍血流緩慢，氧在組織中消耗過多，使還原血紅蛋白增多所導致。
   (2) 缺血性周圍性發紺：見於嚴重休克、血栓閉塞性脈管炎、雷諾病等。由於心排血量銳減，周圍血管收縮，有效循環血量不足，組織缺血、缺氧所導致。
3. 混合性發紺：中心性發紺與周圍性發紺並存，見於心力衰竭等。由於肺淤血導致肺內氧和不足，以及周圍循環血流緩慢，血液在周圍毛細管內耗氧過多所引起。

（二）血液中存在異常的血紅蛋白衍生物

由於血紅蛋白結構異常，使部分血紅蛋白喪失攜氧能力所導致。即使有明顯的發紺，也不伴隨著呼吸困難。1. 高鐵血紅蛋白血症：由於服用某些藥物或化學製劑，例如亞硝酸鹽、硝基苯及苯胺、磺胺類等中毒，造成血紅蛋白分子的二價鐵被三價鐵所取代，致使失去與氧結合的能力，使血中高鐵血紅蛋白增高，即會出現發紺。呈現為：發紺出現急驟，病情危重，抽出的靜脈血呈深棕色，暴露於空氣中也不能轉變爲鮮紅色；氧療不能改善發紺，例如靜脈注射亞甲藍溶液或大劑量維生素 C，會使青紫消退。

血液中還原血紅蛋白增加

中心性發紺	是由於心、肺疾病導致動脈血氧飽和度降低而引起的發紺。表現為：全身性發紺，除了四肢和面頰之外，也會涉及到舌、口腔黏膜及軀幹皮膚，發紺部位皮膚溫暖。嚴重者常會伴隨著呼吸困難。
周圍性發紺	由於周圍循環血流障礙所致。呈現為：發紺常出現在肢體的末端與下垂部位，例如肢端、耳垂、鼻尖等；發紺部位皮膚冰冷，在給予按摩或加溫之後，使皮膚溫暖，發紺會減輕或消退。
混合性發紺	中心性發紺與周圍性發紺並存，見於心力衰竭等。由於肺淤血導致肺內氧和不足，以及周圍循環血流緩慢，血液在周圍毛細管內耗氧過多所引起。

中心性發紺

肺性發紺	見於各種嚴重的呼吸系統疾病，例如肺炎、阻塞性肺氣腫、肺間質纖維化、肺水腫、肺淤血、急性呼吸窘迫綜合症等。由於呼吸系統疾病導致呼吸功能衰竭，使肺泡通氣、換氣功能及瀰散功能障礙，血液氧和不全，血液中還原血紅蛋白增多所引起。
心性發紺	見於法洛（Fallot）四聯症等發紺型先天性心臟病。由於異常通道分流，部分靜脈血末經肺內氧和即進入體循環動脈血中，使還原血紅蛋白增多，若分流量超過心排出量的 1/3 時，即會引起發紺。

周圍性發紺

淤血性周圍性發紺	見於右心衰竭、大量心包積液、縮窄性心包炎、血栓性靜脈炎、下肢靜脈曲張等。由於體循環淤血、周圍血流緩慢，氧在組織中消耗過多，使還原血紅蛋白增多所導致。
缺血性周圍性發紺	見於嚴重休克、血栓閉塞性脈管炎、雷諾病等。由於心排血量銳減，周圍血管收縮，有效循環血量不足，組織缺血、缺氧所導致。

3-23 發紺（二）

（二）血液中存在異常的血紅蛋白衍生物（續）

2.硫化血紅蛋白血症：在高鐵血紅蛋白血症的基礎上，病人同時有便秘或服用硫化物藥物者，會在腸內形成大量硫化氫，與血紅蛋白作用，生成硫化血紅蛋白血症。硫化血紅蛋白一旦形成，不論在體內或體外，均不能恢復為正常血紅蛋白。呈現為：病人血液呈藍褐色，發紺持續時間較長，可以達到數月或更長的時間，分光鏡檢查可以證實硫化血紅蛋白的存在。

三、護理評估的重點

1. 發紺的特色：評估發紺出現的時間、急緩、部位、皮膚的溫度、按摩或加溫之後發紺是否消失等，以區分中心性發紺、周圍性發紺。
2. 發紺的嚴重程度：發紺的嚴重程度取決於動脈血氧飽和度及動脈血氧分壓，也受到毛細管狀態、皮膚厚度及皮膚著色情況的影響。例如受燒或二氧化碳含量增加，毛細管擴張，發紺相當明顯；在休克時，血管會收縮，發紺表現較輕，容易被忽視。皮膚較薄、色素較少的部位，發紺容易顯露；皮膚較厚，有色素沉著時，容易誤診。
3. 伴隨的症狀：有無呼吸困難、意識障礙、咳嗽、咳痰、胸痛、氣促、頭暈、頭痛、杵狀指、蹲踞等。
4. 心理的反應：有無緊張不安、焦慮、恐懼等心理反應及嚴重程度。
5. 診斷、治療及護理的經過：是否使用藥物及劑量，是否使用氧療及方法、濃度、流量、療效等。
6. 與發紺有關的疾病病史與誘發因素。

四、常用的護理診斷

1. 活動無耐力：與心肺功能不全致血氧飽和度降低有關。
2. 氣體交換受損：與心肺功能不全所導致的肺淤血有關。
3. 低效率性呼吸型態：與呼吸系統疾病所導致的肺泡通氣、換氣、瀰散功能障礙有關。
4. 焦慮：與缺氧所導致的呼吸困難有關。

血液中存在異常的血紅蛋白衍生物

高鐵血紅蛋白血症	由於服用某些藥物或化學製劑，如亞硝酸鹽、硝基苯及苯胺、磺胺類等中毒，造成血紅蛋白分子的二價鐵被三價鐵所取代，致使失去與氧結合的能力，使血中高鐵血紅蛋白增高，即會出現發紺。呈現為：發紺出現急驟，病情危重，抽出的靜脈血呈深棕色，暴露於空氣中也不能轉變為鮮紅色；氧療不能改善發紺，例如靜脈注射亞甲藍溶液或大劑量維生素 C，會使青紫消退。
硫化血紅蛋白血症	在高鐵血紅蛋白血症的基礎上，病人同時有便秘或服用硫化物藥物者，會在腸內形成大量硫化氫，與血紅蛋白作用，生成硫化血紅蛋白血症。硫化血紅蛋白一旦形成，不論在體內或體外，均不能恢復為正常血紅蛋白呈現為：病人血液呈藍褐色，發紺持續時間較長，可以達到數月或更長的時間，分光鏡檢查可以證實硫化血紅蛋白的存在。

常用的護理診斷

活動無耐力	與心肺功能不全致血氧飽和度降低有關。
氣體交換受損	與心肺功能不全所導致的肺淤血有關。
低效率性呼吸型態	與呼吸系統疾病所導致的肺泡通氣、換氣、瀰散功能障礙有關。
焦慮	與缺氧所導致的呼吸困難有關。

3-24 腹瀉（一）

　　腹瀉是指排便次數增多，糞質稀薄，水分增加，或含有未消化的食物、黏液、膿血等。根據病程，可以將腹瀉分爲急性與慢性兩種，超過 2 個月者爲慢性腹瀉。

一、發生的機制

　　腹瀉的發生機制較爲複雜，各種原因引起胃腸分泌增加、吸收障礙或腸蠕動亢進等，均可導致腹瀉。腹瀉病例多由非單一因素引起，可能涉及多種原因，從病理生理角度可以歸納爲下列幾個層面：

1. 分泌性腹瀉：由於胃腸黏膜分泌過多液體所導致。常見於霍亂弧菌外毒素引起的大量水狀腹瀉、沙門氏菌屬感染等，細菌毒素刺激腸黏膜細胞內的腺苷環化酶，促使細胞內環磷酸腺苷含量增加，引起大量水和電解質分泌到腸腔，導致腹瀉發生。某些胃腸道內分泌腫瘤（例如胃泌素瘤）所導致的腹瀉也屬於分泌性腹瀉。
2. 滲透性腹瀉：由於腸腔內容物滲透壓增高，阻礙腸內水及電解質的吸收所導致。見於乳糖酶缺乏（乳糖不能水解而形成腸內高度滲透）、口服硫酸鎂、甘露醇等所導致的腹瀉。
3. 滲出性腹瀉：由於黏膜發炎症、潰瘍或腫瘤浸潤，使病變處血管通透性增加，血漿、黏液、膿血滲出所導致。見於各種腸道發炎症、腫瘤等疾病。
4. 動力性腹瀉：由於腸蠕動亢進，使得腸內食糜停留時間過短，未被充分吸收所導致。見於腸炎、胃腸功能紊亂、甲狀腺功能亢進等。
5. 吸收不良性腹瀉：由於腸黏膜吸收面積減少或吸收障礙所導致。見於小腸大部分切除、吸收不良綜合症等。

二、病因

1. 急性腹瀉
   (1) 腸道疾病：見於腸炎（由病毒、細菌、黴菌、原蟲、蠕蟲等感染所引起）、急性出血壞死性腸炎、Crohn 病、潰瘍性結腸炎急性發作等。
   (2) 急性中毒：見於進食毒蕈、河豚、魚膽，服用砷、磷、鉛、汞等化學物質等。
   (3) 全身性感染：見於敗血症、傷寒或副傷寒等。
   (4) 其他：見於變態反應性腸炎、過敏性紫癜、服用某些藥物等。
2. 慢性腹瀉
   (1) 消化系統疾病：見於慢性萎縮性胃炎、胃大部切除後胃酸缺乏；腸結核、慢性細菌性痢疾、慢性阿米巴痢疾、血吸蟲病、鉤蟲病；Crohn 病、潰瘍性結腸炎、吸收不良綜合症、結腸惡性腫瘤；肝硬化、慢性膽囊炎、膽石症；慢性胰腺炎、胰腺癌等。
   (2) 全身性疾病：例如甲狀腺功能亢進、腎上腺皮質功能減退、系統性紅斑狼瘡、尿毒症、神經功能性腹瀉等。
   (3) 藥物的副作用：例如利血平、甲狀腺素、洋地黃、某些抗腫瘤藥物、抗生素等。

三、臨床表現

1. 發病與病程：急性腹瀉發病較急，病程較短，每天排便次數會多達 10 次以上，糞便量較多；慢性腹瀉發病緩慢，病程較長，大多每天排便數次。

2. 糞便的量及性狀：由於病因及發病機制不同，各類的腹瀉臨床表現如下：

  (1) 分泌性腹瀉：大多為水狀便，排便量每天大於 1000ml，糞便無膿血及黏液，與進食無關，伴隨著或不伴隨著腹痛。

發生的機制

分泌性腹瀉	由於胃腸黏膜分泌過多液體所導致。常見於霍亂弧菌外毒素引起的大量水狀腹瀉、沙門氏菌屬感染等，細菌毒素刺激腸黏膜細胞內的腺苷環化酶，促使細胞內環磷酸腺苷含量增加，引起大量水和電解質分泌到腸腔，導致腹瀉發生。某些胃腸道內分泌腫瘤（例如胃泌素瘤）所導致的腹瀉也屬於分泌性腹瀉。
滲透性腹瀉	由於腸腔內容物滲透壓增高，阻礙腸內水及電解質的吸收所導致。見於乳糖酶缺乏（乳糖不能水解而形成腸內高度滲透）、口服硫酸鎂、甘露醇等所導致的腹瀉。
滲出性腹瀉	由於黏膜發炎症、潰瘍或腫瘤浸潤，使病變處血管通透性增加，血漿、黏液、膿血滲出所導致。見於各種腸道發炎症、腫瘤等疾病。
動力性腹瀉	由於腸蠕動亢進，使得腸內食糜停留時間過短，未被充分吸收所導致。見於腸炎、胃腸功能紊亂、甲狀腺功能亢進等。
吸收不良性腹瀉	由於腸黏膜吸收面積減少或吸收障礙所導致。見於小腸大部分切除、吸收不良綜合症等。

急性腹瀉的病因

腸道疾病	見於腸炎（由病毒、細菌、黴菌、原蟲、蠕蟲等感染所引起）、急性出血壞死性腸炎、Crohn 病、潰瘍性結腸炎急性發作等。
急性中毒	見於進食毒蕈、河豚、魚膽，服用砷、磷、鉛、汞等化學物質等。
全身性感染	見於敗血症、傷寒或副傷寒等。
其他	見於變態反應性腸炎、過敏性紫癜、服用某些藥物等。

慢性腹瀉的病因

消化系統疾病	見於慢性萎縮性胃炎、胃大部切除後胃酸缺乏；腸結核、慢性細菌性痢疾、慢性阿米巴痢疾、血吸蟲病、鉤蟲病；Crohn 病、潰瘍性結腸炎、吸收不良綜合症、結腸惡性腫瘤；肝硬化、慢性膽囊炎、膽石症；慢性胰腺炎、胰腺癌等。
全身性疾病	例如甲狀腺功能亢進、腎上腺皮質功能減退、系統性紅斑狼瘡、尿毒症、神經功能性腹瀉等。
藥物的副作用	例如利血平、甲狀腺素、洋地黃、某些抗腫瘤藥物、抗生素等。

3-25 腹瀉（二）

三、臨床表現（續）

(2) 滲出性腹瀉：排便量明顯少於分泌性腹瀉，糞便中會有膿血或黏液，且大多伴隨著腹痛、發燒。

(3) 滲透性腹瀉：糞便中常有未消化食物及泡沫，惡臭，大多不伴隨著腹痛，在禁食之後 24～48 小時腹瀉會有所緩解。

(4) 動力性腹瀉：糞便較稀，並無膿血及黏液，大多不伴隨著腹痛。

(5) 腸吸收不良綜合症：在糞便之中含有大量脂肪、泡沫，數量多而臭。

四、護理評估重點

1. 腹瀉發病的緩急、病程長短，腹瀉次數、糞便量、顏色、性狀、氣味。

2. 伴隨的症狀：有無發燒、腹痛、裡急後重、貧血、關節腫痛、營養不良、水腫等。

3. 身體的反應：急性嚴重腹瀉，因為短時間失漏大量的水分及電解質，會引起脫水、電解質紊亂、代謝性酸中毒；長期慢性腹瀉，會導致營養不良、維生素缺乏、體重下降，甚至營養不良性水腫；長期頻繁排便，由於糞便刺激，會使肛門周圍皮膚糜爛、破損。

4. 心理的反應：有無緊張不安、焦慮、恐懼等心理反應及嚴重程度。長期腹瀉會干擾病人休息、睡眠等正常的生活，影響學習及工作。

5. 診斷、治療及護理的經過：是否用藥以及療效如何，已採取的護理措施及效果等。

6. 有無與腹瀉有關的疾病病史，有無使腹瀉加重或緩解的因素。

五、常用的護理診斷

1. 腹瀉：與腸道感染有關；與小腸大部分切除有關；與胃腸功能紊亂有關。

2. 體液不足／有體液不足的危險：與急性嚴重腹瀉導致短時間體液失漏過多有關。

3. 營養失調：低於身體的需求量（與長期慢性腹瀉有關）。

4. 有皮膚完整性受損的危險：與長期頻繁地排便有關。

5. 焦慮：與長期慢性腹瀉遷延不癒有關。

臨床表現

發病與病程	急性腹瀉發病較急，病程較短，每天排便次數會多達 10 次以上，糞便量較多；慢性腹瀉發病緩慢，病程較長，大多每天排便數次。
糞便的量及性狀：由於病因及發病機制不同，各類的腹瀉臨床表現如下：	1. 分泌性腹瀉：大多為水狀便，排便量每天大於 1000ml，糞便無膿血及黏液，與進食無關，伴隨著或不伴隨著腹痛。 2. 滲出性腹瀉：排便量明顯少於分泌性腹瀉，糞便中會有膿血或黏液，而且大多伴隨著腹痛、發燒。 3. 滲透性腹瀉：糞便中常有未消化食物及泡沫，惡臭，大多不伴隨著腹痛，在禁食之後 24～48 小時腹瀉會有所緩解。 4. 動力性腹瀉：糞便較稀，並無膿血及黏液，大多不伴隨著腹痛。 5. 腸吸收不良綜合症：在糞便之中含有大量脂肪、泡沫，數量多而臭。

常用的護理診斷

腹瀉	與腸道感染有關；與小腸大部分切除有關；與胃腸功能紊亂有關。
體液不足 / 有體液不足的危險	與急性嚴重腹瀉導致短時間體液失漏過多有關。
營養失調	低於身體的需求量（與長期慢性腹瀉有關）。
有皮膚完整性受損的危險	與長期頻繁地排便有關。
焦慮	與長期慢性腹瀉遷延不癒有關。

3-26 便秘

便秘是指排便次數減少，7 天之內少於 2～3 次，糞便乾結，會伴隨著排便困難。

一、**發生的機制**：便秘的發生與糞團的形成、便意的產生、排便動作等密切相關，任何的部位存在缺陷均會引起便秘。1. 糞便的形成：食物在消化道經過消化、吸收之後，剩餘的食糜殘渣從小腸運至結腸，在結腸內大部分水分及電解質被吸收，在降結腸形成糞便。2. 排便的流程：儲存的糞團被降結腸和 B 型結腸推送至直腸，使直腸膨脹產生機械性刺激，引起便意和排便反射，透過直腸平滑肌的收縮，肛門內、外括約肌的鬆弛，腹肌與膈肌的收縮，腹壓增高，最後將糞便排出體外。3. 便秘發生的常見因素：(1) 食物攝取量過少或食物中纖維素及水分含量不足，不足以引起正常的腸蠕動；(2) 各種原因導致腸道內肌肉張力減低及蠕動減弱；(3) 腸蠕動受到阻礙而導致腸內容物滯留而不能下排；(4) 排便反射減弱或消失；(5) 參與排便的肌肉痙攣或收縮力減弱等。

二、**病因**：1. 原發性便秘：(1) 食物攝取量過少或食物中缺乏纖維素，對結腸運動的刺激減少所導致。(2) 由於工作緊張、環境改變、精神因素等使排便習慣經常受到干擾或抑制，直腸對糞便的敏感性逐漸下降而導致便秘。(3) 結腸運動功能障礙，見於年老體弱、活動過少、腸痙攣所導致的便秘。(4) 腹肌及盆腔肌張力不足，缺乏排便推動力所導致的便秘，見於多次妊娠。(5) 由於結腸冗長，食糜殘渣中水分被過多地吸收所導致。(6) 藥物的影響：長期濫用瀉藥（對藥物產生依賴，停用即出現排便困難）以及使用鎮靜止痛藥、抗憂鬱藥、麻醉藥、抗膽鹼能藥、鈣通道阻滯劑、神經阻滯劑或含鈣、鋁的制酸劑等使腸肌鬆弛導致便秘。2. 繼發性便秘：(1) 見於結腸良性或惡性腫瘤、腸梗塞、腸黏連、Crohn 病等。(2) 腸管受腹腔或盆腔內腫瘤的壓迫，例如子宮肌瘤。(3) 直腸或肛門病變（因為排便疼痛而造成懼怕排便，或引起肛門括約肌痙攣所導致），例如痔瘡、肛裂、肛瘻、肛周膿腫等。(4) 全身性疾病引起腸肌鬆弛，排便無力，見於甲狀腺功能低落、糖尿病、尿毒症等。

三、**臨床表現**：1. 排便障礙：呈現為 (1) 自然排便次數減少，糞便量少；(2) 排出困難：糞便乾硬或不乾硬，但是難以排出。2. 便秘所導致的其他表現：糞塊長時間在腸道內停留，會引起腹脹、下腹部疼痛；長時間在直腸停留，會有下墜感及排便不盡感，或因為直腸、肛門過度充血致痔瘡；糞便過於堅硬，會因為用力排便出現肛周疼痛，加重痔瘡或導致肛裂，使大便帶血或便血。

四、**護理評估的重點**：1. 排便的頻率、是否費力，糞便的量、性狀，以往的排便習慣。2. 發病的急緩、病程長短。3. 病人的年齡、職業、生活習慣、進食習慣及食物中纖維素的含量等。4. 伴隨的症狀：有無噁心、嘔吐、腹脹、痙攣性腹痛、便秘與腹瀉交替出現等。5. 身體的反應：有無腹脹、下腹痛、肛周疼痛、大便帶血或血便、肛周皮膚糜爛，有無頭暈、頭痛、食慾不振、疲乏等。6. 心理的反應：有無緊張、煩躁、焦慮等心理反應及嚴重程度。

7. 診斷、治療及護理的經過：是否採取促進排便的措施及效果等。

8. 有無與便秘相關的疾病病史，誘發或加重便秘的因素。

五、常用的護理診斷

　1. 便秘：與食物攝取量過少或食物中缺乏纖維素有關；與活動過少有關；與長期臥床有關。2. 疼痛：與糞便過於堅硬，必須用力排便有關。3. 知識缺乏：缺乏有關促進排便及預防便秘方面的知識。

臨床表現

排便障礙	呈現為 (1) 自然排便次數減少，糞便量少；(2) 排出困難：糞便乾硬或不乾硬，但是難以排出。
便秘所導致的其他表現	糞塊長時間在腸道內停留，會引起腹脹、下腹部疼痛；長時間在直腸停留，會有下墜感及排便不盡感，或因為直腸、肛門過度充血致痔瘡；糞便過於堅硬，會因為用力排便出現肛周疼痛，加重痔瘡或導致肛裂，使大便帶血或便血。

護理評估的重點

1. 排便的頻率、是否費力，糞便的量、性狀，以往的排便習慣。

2. 發病的急緩、病程長短。

3. 病人的年齡、職業、生活習慣、進食習慣及食物中纖維素的含量等。

4. 伴隨的症狀：有無噁心、嘔吐、腹脹、痙攣性腹痛、便秘與腹瀉交替出現等。

5. 身體的反應：有無腹脹、下腹痛、肛周疼痛、大便帶血或血便、肛周皮膚糜爛，有無頭暈、頭痛、食慾不振、疲乏等。

6. 心理的反應：有無緊張、煩躁、焦慮等心理反應及嚴重程度。

7. 診斷、治療及護理的經過：是否採取促進排便的措施及效果等。

8. 有無與便秘相關的疾病病史，誘發或加重便秘的因素。

常用的護理診斷

便秘	與食物攝取量過少或食物中缺乏纖維素有關；與活動過少有關；與長期臥床有關。
疼痛	與糞便過於堅硬，必須用力排便有關。
知識缺乏	缺乏有關促進排便及預防便秘方面的知識。

3-27 便血

便血是指消化道出血，血液自肛門排出。表現爲全血便或糞便帶血。便血的顏色會呈現鮮紅、暗紅或黑色，少量出血糞便顏色並不會改變，必須經過隱血實驗才能確定，稱爲隱血便。

一、病因

1. 上消化道疾病：與嘔血與黑便的病因相同，視出血量與速度的不同，可以爲便血或黑便。
2. 下消化道疾病
   (1) 小腸疾病：見於腸結核、腸傷寒、急性出血性壞死性腸炎、小腸腫瘤等。
   (2) 結腸疾病：見於急性細菌性痢疾、阿米巴痢疾、血吸蟲病、潰瘍性結腸炎、結腸癌、結腸息肉等。
   (3) 直腸肛管疾病：見於直腸肛管損傷、直腸息肉、直腸癌、痔、肛裂、肛瘻等。
3. 全身性疾病：見於白血病、血小板減少性紫癜、血友病、維生素 C 及維生素 K 缺乏症、肝臟疾病、流行性出血燒、敗血症等。

二、臨床表現

1. 便血：便血表現會因爲病因、出血部位、出血量以及在腸道內停留時間的不同而異。上消化道或小腸出血，若在腸道內停留時間較長，呈現黑色便。下消化道出血，例如出血量多呈鮮紅色，若停留時間較長，則可以爲暗紅色，糞便可以全爲血液或與糞便混合。血色鮮紅黏附於糞便表面或於便後有鮮血滴出或噴出，爲直腸或肛管疾病所導致，例如痔、肛裂、直腸腫瘤等所引起的出血。急性出血性壞死性腸炎會排出洗肉水狀血便，並伴隨著特殊的腥臭味。急性細菌性痢疾大多爲黏液血便或膿血便。阿米巴痢疾大多爲暗紅色果醬狀膿血便。
2. 失血：短時間大量失血，會出現急性失血性貧血及周圍循環衰竭的表現，但是在臨床上較爲少見。若出血速度緩慢，出血量較少，則會表現爲持續或間斷性的肉眼可見的少量便血，而無明顯的全身症狀。若長期慢性失血，會出現全身乏力、頭暈、失眠等貧血症狀。

三、護理評估的重點

1. 確定是否爲便血：進食動物血液、肉類、肝等食物，或服用鉍劑、鐵劑、炭粉、中藥等藥物，會出現黑便，但是一般呈現灰黑色無光澤，隱血實驗陰性反應。
2. 便血出現的急緩、次數、數量、顏色、性狀，並整合全身的情況來估計失血量的多少。
3. 伴隨的症狀：有無腹痛、裡急後重、腹部腫塊、發燒、全身出血的傾向等。
4. 身體的反應：有無全身乏力、頭暈、失眠等貧血症狀，有無周圍循環衰竭的表現。

5.心理的反應：有無緊張不安、焦慮、恐懼等心理反應及嚴重程度。

6.診斷、治療及護理的經過：有無採取治療或護理措施及效果等。

7.有無與便血有關的疾病病史及誘發因素。

四、常用的護理診斷

1.活動無耐力：與短時間大量失血所致貧血有關；與長期慢性失血所導致的貧血有關。2.有體液不足的危險：與短時間大量便血所導致血液容量降低有關。3.焦慮：與長期便血而病因不明有關。

病因

上消化道疾病	與嘔血與黑便的病因相同，視出血量與速度的不同，可以為便血或黑便。
下消化道疾病	(1)小腸疾病：見於腸結核、腸傷寒、急性出血性壞死性腸炎、小腸腫瘤等。 (2)結腸疾病：見於急性細菌性痢疾、阿米巴痢疾、血吸蟲病、潰瘍性結腸炎、結腸癌、結腸息肉等。 (3)直腸肛管疾病：見於直腸肛管損傷、直腸息肉、直腸癌、痔、肛裂、肛瘻等。
全身性疾病	見於白血病、血小板減少性紫癜、血友病、維生素 C 及維生素 K 缺乏症、肝臟疾病、流行性出血燒、敗血症等。

護理評估的重點

確定是否為便血	進食動物血液、肉類、肝等食物，或服用鉍劑、鐵劑、炭粉、中藥等藥物，會出現黑便，但是一般呈現灰黑色而無光澤，隱血實驗呈現陰性反應。
便血出現的急緩、次數、數量、顏色、性狀，並整合全身的情況來估計失血量的多少。	
伴隨的症狀	有無腹痛、裡急後重、腹部腫塊、發燒、全身出血的傾向等。
身體的反應	有無全身乏力、頭暈、失眠等貧血症狀，有無周圍循環衰竭的表現。
心理的反應	有無緊張不安、焦慮、恐懼等心理反應及嚴重程度。
診斷、治療及護理的經過	有無採取治療或護理措施及效果等。
有無與便血有關的疾病病史及誘發因素。	

第四章
身體的評估

本章學習目標

1. 掌握視診、觸診、叩診、聽診和嗅診的檢查方法。
2. 熟悉各種叩診音的特色、嗅診異常氣味的臨床意義。
3. 熟悉體型、異常營養狀態的類型、常見的典型面容、常見的體位、典型的步態異常的評估。
4. 了解性別、年齡、生命特徵、發育與體型、營養狀態、意識狀態等的評估。
5. 熟悉顏色、皮疹、壓瘡、皮下出血、蜘蛛痣、水腫等的檢查。
6. 了解濕度、溫度、彈性等的檢查。
7. 熟悉淋巴結腫大的臨床意義。
8. 了解淺表淋巴結的分布。
9. 熟悉眼、耳、鼻、口、頸部血管、甲狀腺、氣管的檢查。
10. 了解頭部、眼底的檢查。
11. 熟悉頸部血管、甲狀腺、氣管的檢查。
12. 了解頸部的外形與運動
13. 掌握肺部的叩診、聽診，心臟的叩診、聽診。
14. 熟悉肺和胸膜、心臟的視診和觸診。
15. 了解胸部的體表標誌，胸壁、胸廓與乳房的檢查。
16. 熟悉脈搏、血壓、周圍血管征的檢查。
17. 掌握腹部的叩診和觸診。
18. 熟悉腹部的視診、聽診。
19. 了解腹部的體表標誌、分區。
20. 了解肛門與直腸、男性生殖器的檢查。
21. 熟悉脊柱彎曲度、活動度、觸診與叩診的檢查方法及四肢與關節形態的檢查。
22. 了解四肢與關節運動的檢查。
23. 掌握神經反射的檢查。
24. 熟悉腦神經、運動功能、感覺功能、Lasegue 症的檢查。
25. 了解自主神經功能的檢查。

4-1 身體評估的方法及注意事項（一）

　　身體評估是評估者運用自己的感官或藉助於聽診器、叩診錘、血壓計、體溫計等簡單的輔助性工具對評估對象做精密地觀察和系統地檢查，以了解其身體狀況的一組最基本的檢查方法。身體評估的基本方法包括視診、觸診、叩診、聽診和嗅診。要熟練掌握和運用這些方法，必須反覆地練習和實行，並與基礎醫學知識和其他相關的知識相互整合，才能使收集的資料更為精確和更有價值。在身體評估時要注意：

1. 評估者要舉止端莊、態度和藹、操作輕柔。要向評估對象說明評估的目的，以取得其合作。
2. 評估的環境應具有私密性，光線柔和，室溫適宜、安靜舒適。
3. 評估要精密、準確、整體性，重點突顯出來，操作標準化。
4. 評估要依據一定的順序來進行，由頭到腳，由前到後，左右對比，以避免不必要的重複或遺漏。
5. 要根據病情變化來隨時複查，以及時發現新的體徵，不斷補充和修正評估結果，調整和改善護理措施。

一、視診

　　視診（inspection）是使用視覺觀察來評估對象全身及局部狀態的評估方法，是身體評估的第一步。全身一般性狀態及全身和局部的外部表現均可以透過視診觀察到。全身一般狀態如年齡、性別、發育、營養、面容、表情、體位、步態等，局部的狀態，例如皮膚、黏膜、舌苔、頭顱大小、胸廓、腹形、骨骼、關節外形等均可以透過視診來做評估。

　　視診時光線要柔和、無色。評估對象要充分地暴露被檢查的部位，在必要時顯露對側的相應部位，以資對比。

　　視診可以透過評估者的眼睛直接進行觀察，也可以利用某些儀器來進行觀察，例如眼底、鼓膜、胃腸道黏膜等分別需要藉助於眼底鏡、耳鏡、內鏡來協助檢查。

　　視診方法簡便易行，適用範圍廣泛，可以提供重要的評估資料，但是必具有豐富的醫學知識和臨床經驗，並透過深入與精密的觀察，才能發現有重要意義的臨床徵象。

二、觸診

　　觸診（palpation）是透過手的觸覺來感知評估對象身體某個部位元有無異常的評估方法。透過觸診可以明確視診所不能明確的異常徵象，例如皮膚溫度和濕度、震顫、波動感、摩擦感以及腫塊的部位、大小、輪廓、移動度、硬度、壓痛等。手的不同部位對觸覺的敏感度不同，其中以指腹和掌指關節的掌面皮膚最為敏感，在觸診時大多使用這兩個部位。手背對於溫度較為敏感。觸診適用於全身各個部位的檢查，在腹部評估中尤為重要。

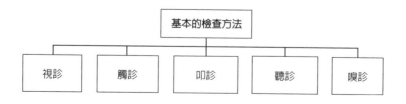

體格檢查 (physical examination)

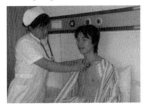

(編著者群拍攝，擁有攝影著作權)

體格檢查的注意事項

1. 環境安靜、舒適、具有私密性，光線充足（最好是自然光）。

2. 儀錶整潔端莊，在檢查之前要洗手。

3. 若患者為臥位，檢查者應立於其右側，右手檢查。

4. 按照一定的順序來檢查。

5. 手腦並用。

6. 動作輕柔、準確、標準化，內容完整有重點，態度和藹。

7. 隨時複查，補充、修正檢查結果，改善護理診斷和護理措施。

視診 (inspection)

1. 是評估者用視覺觀察被評估者全身及局部狀態的評估方法。

2. 全身的一般性狀態、局部狀態均經過視診來做評估。

3. 視診可以透過評估者的眼睛來直接觀察，但是對於某些特殊的部位，則需要藉助於儀器，例如眼底鏡、耳鏡等的協助。

觸診

1. 護士透過手與被檢查者體表接觸之後的感覺，或觀察其反應以發現身體有無異常的檢查方法。

2. 觸覺以指腹（觸覺）和掌指關節掌面（震動覺）最為敏感，溫度以手背較為敏感。

3. 適用範圍廣泛，遍及全身，以腹部檢查最為常用。

✛ 知識補充站

體格檢查的目的

　　檢查者運用自己的感官或借助檢查器具來了解患者健康狀況的一組最基本的檢查方法。支持和驗證有臨床意義的症狀，發現患者存在的體徵和對治療、護理的反應，為護理診斷提供依據。

4-2 **身體評估的方法及注意事項（二）**

二、觸診（續）

（一）觸診的方法

由於觸診目的不同而施加的壓力輕重不同，據此可分為淺部觸診和深部觸診。

1. 淺部觸診：將手輕輕放在被檢查部位，利用掌指關節和腕關節的協同動作，輕柔地進行滑動觸摸。觸診的深度為 1～2 公分，主要用於評估淺表器官或腫塊等的狀態，例如淺部的動脈、靜脈、神經、精索等。淺部觸診一般並不會引起評估對象的痛苦。

2. 深部觸診：使用單手或雙手重疊，由淺入深，逐步施加壓力，以達深部（右圖一）。深部觸診可以觸及的深度常在 2 公分以上，有時可以達到 4～5 公分，主要用於察覺腹部病變或器官的情況。根據檢查目的和方法的不同，可以分為：深部滑行觸診法、雙手觸診法和深壓觸診法。

    (1) 深部滑行觸診法：在檢查時要囑咐評估對象微張口呼吸，使腹壁放鬆，以併攏的第二、三、四指末端逐漸觸向腹腔的器官或腫塊，並在其上作上、下、左、右滑動觸摸。

    (2) 雙手觸診法：將左手置於被檢查器官或腫塊後面，並將被檢查部位推向右手方向，使左手既發揮固定的作用，又將被檢查的器官或腫塊推向更接近體表的部位以利於右手觸診，大多用於肝、脾、腎及腹部腫物的觸診。

    (3) 深壓觸診法：以拇指或中間併攏的 2～3 個手指逐漸深壓，以探測腹腔深在病變的部位或確定腹腔壓痛點，例如闌尾壓痛點、膽囊壓痛點等。在檢查反跳痛時，則是在深壓的基礎上迅速將手抬起，詢問評估對象有無疼痛加劇或觀察面部是否出現痛苦的表情。

（二）觸診的注意事項

1. 在觸診之前要向評估對象解釋觸診的目的及可能造成的不適，以免引起不必要的緊張或害怕。

2. 評估者與評估對象均應採取舒適的體位。例如在檢查腹部時，評估者應立於評估對象的右側，面對評估的對象，評估的對象採取仰臥位，雙手置於身體兩側，雙腿稍屈，以使腹肌放鬆；在檢查肝、脾或腎臟時可以採取側臥位。

3. 觸診的手要溫暖、乾燥，在觸診時應從健側開始，漸及疑有病變處。深部觸診要由淺入深，並指導評估對象做好配合的動作。

4. 在檢查下腹部時，要囑咐評估對象排空膀胱，有時必須排除糞便。

三、叩診

叩診（percussion）是透過手指叩擊或手掌拍擊被檢查部位體表，使之震動而產生音響，根據所感到的震動和所聽到的音響特點判別被檢查部位器官狀態的評估方法。叩診多用於確定被檢查部位組織或器官的位置、大小、形狀及密度，例如確定肺下界、心界的大小、腹水的有無及量、子宮及膀胱有無脹大等。

深部觸診示意圖

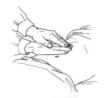

（為編著者群自繪之圖形，擁有圖片著作權）

觸診的方法

淺部觸診（light palpation）	體表潛在病變（A、V、N、精索），深度為 1 公分
深部觸診（deep palpation）	腹腔器官的大小及腹部腫塊，深度為 4-5 公分。 1. 深部滑行觸診法 2. 雙手觸診法 3. 深壓觸診法（壓痛、反跳痛）

觸診的方法

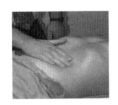 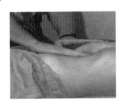

（編著者群拍攝，擁有攝影著作權）

✚ 知識補充站

叩診

　　使用手指叩擊或手掌拍擊被檢查者體表，使之震動而產生音響，根據聽到的震動和音響特色來判斷器官有無異常的檢查方法；分辨被檢查器官的位置、大小、形狀及密度。叩診的方法有間接叩診法、直接叩診法。

4-3 身體評估的方法及注意事項（三）

三、叩診（續）

（一）叩診方法

由於叩診的目的不同，應採取不同的叩診手法，常用的叩診方法有下列兩種：

1. 間接叩診法：是臨床運用最多的叩診方法，常用於胸部及腹部的檢查。叩診時評估者以左手中指第二指節緊貼叩診部位，其他手指稍抬起，勿與體表接觸。右手自然彎曲，以中指指端垂直叩擊左手中指第二指節前端。叩診時應以腕關節的活動帶動叩指，避免肘關節及肩關節參加活動。叩擊力量要均勻，叩擊動作要靈活、短促、富有彈性。叩擊後立即抬起，每次連續叩 2～3 下，在不明確時可以再叩 2～3 下。

2. 直接叩診法：主要適用於胸部或腹部病變範圍較大時的叩診，例如胸膜黏連增厚、大量胸腔積液或腹水等。直接叩診法是評估者用右手中間 3 個手指掌面直接拍擊被檢查的部位，藉著拍擊的反響和指下的震動感來判斷病變情況的方法。用拳或叩診錘直接叩擊被檢查部位，觀察有無疼痛反應也屬於直接叩診。

（二）叩診音

由於被叩診部位的組織、器官的密度、彈性、含氣量及其與體表的距離不同，叩擊時產生的音響強弱、音調高低及持續時間也不相同。據此，臨床上將叩診音分為清音、濁音、實音、鼓音和過清音五種。

1. 清音：是一種音調較低，音響較強，震動持續時間較長的叩診音。為正常肺部的叩診音。

2. 濁音：與清音相比，是一種音調較高，強度較弱，震動持續時間較短的叩診音。正常情況下，產生於被氣器官邊緣覆蓋的實質器官，例如被肺邊緣覆蓋的心臟左緣或肝上部。病理狀態下，可見於肺部炎症所致的肺組織含氣量減少時，例如肺炎、肺不張。

3. 實音：是一種音調更高、強度更弱、震動持續時間更短的叩診音。正常情況下，在叩擊未被含氣組織覆蓋的實質器官時產生，例如心臟無肺組織遮蓋的區域、肝、脾等。在病理的狀態下，可以見於大量胸腔積液或肺實變等。

4. 鼓音：是一種較清音的音響更強，震動持續時間較長的叩診音。在叩擊含有大量氣體的空腔器官時產生，例如正常的胃泡區、腹部。在病理的狀態下，可以見於肺內空洞、氣胸或氣腹等。

5. 過清音：是一種介於鼓音與清音之間的叩診音，與清音相比音調較低，音響較強。在臨床上主要見於肺組織含氣量增多、彈性減弱時，例行如肺氣腫。

（三）叩診注意事項

1. 保持周圍環境安靜，以免噪音干擾對叩診音的辨別。

2. 充分地暴露被檢查的部位，放鬆肌肉，並注意對稱部位的比較。

3. 根據叩診部位的不同，選擇叩診方法和體位。例如叩診胸部可以採取坐位或臥位，叩診腹部則常採取仰臥位。

4. 在叩診時，除了注意辨別叩診音的變化之外，還要注意指下震動感的差異。

小博士解說

叩診音為被叩擊部位組織密度、彈性、含氣量、與體表的距離不同，音響不同。叩診音分為清音（resonance）、濁音（dullness）、實音（flatness）、鼓音（tympany）與過清音（hyperresonance）五種。

幾種叩診音比較

	性質	正常分布區	病理情況
實音	音調較濁音高，音響較濁音弱，音時較濁音短	心臟和肝臟等實質性器官	肺實變、大量胸水、實質性腫塊
濁音	音調較高，音響較弱，音時較短	心臟和肝臟相對濁音區	肺炎、肺不張、肺水腫、胸膜一般增厚
清音	音調較低，音響較強，音時較長	正常的肺組織	
過清音	音調、音響、音時介於清音與鼓音之間		肺氣腫
鼓音	音調較清音低，音響較清音強，音時較清音長	胃泡區、腹部等含空氣較多的空腔器官	氣胸、氣腹、肺空洞

叩診工具

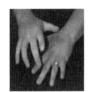
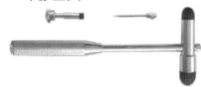

（編著者群拍攝，擁有攝影著作權）

直接叩診法

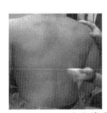
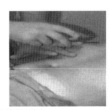

（編著者群拍攝，擁有攝影著作權）

✚ 知識補充站

1. 間接叩診法：護士以左手中指第二指節緊貼叩診部位，其他手指稍抬起，勿與體表接觸。右手自然彎曲，以中指指端叩擊左手中指第二指節前端。叩擊方向與叩診部位的體表垂直，叩擊力量要適宜。叩擊動作要靈活、短促，富有彈性。在叩擊之後要立即抬起，每次連續 2～3 下，不明確時可再叩 2～3 下。應以腕關節與掌指關節的活動為主，避免肘關節及肩關節參加活動。
2. 直接叩診法：使用右手中間三指掌直接拍擊或用拳、叩診錘直接叩擊被檢查的部位。主要用於面積廣泛的病變：大量胸水或腹水。

4-4 **身體評估的方法及注意事項（四）**

四、聽診

聽診（auscultation）是用耳直接聽取或藉助於聽診器聽取身體各部發出的聲音來做評估的方法。廣義的聽診包括聽評估對象發出的語音、咳嗽、呃逆、噯氣、呼吸、腸鳴、關節活動音、呻吟、呼叫等任何聲音，這些聲音均可為評估提供有價值的線索。狹義的聽診則指藉助於聽診器或直接使用耳朵經評估對象體表聽取體內或有關部位所發出的聲音。聽診是身體評估方法中的難處與重點。

聽診器由耳件、體件及軟管 3 部分所組成。體件常用的有膜型和鐘型兩種。膜型體件適於聽取高調聲音，鐘型體件適用於聽取低調聲音。

（一）聽診方法

根據使用聽診器與否可將聽診方法分為直接聽診法和間接聽診法。

1. 直接聽診法：為用耳直接貼附在評估對象體表進行聽診的方法。因為此法聽得的體內聲音相當微弱，對病變的定位也不準確，目前僅在某些特殊或緊急情況下使用。

2. 間接聽診法：是使用聽診器來做聽診的方法。此法相當方便，可以在任何體位時使用，並能夠減少外界雜音的干擾，對聽診部位的聲音有相當程度的放大作用。間接聽診法使用的範圍相當廣泛，除了可以用於心臟、肺部、腹部聽診之外，還可以聽取血管音、皮下氣腫音、關節活動音、骨摩擦音等。

（二）聽診的注意事項

1. 環境要安靜、溫暖、避風，以免外界聲音的干擾及在寒冷時，肌束震顫會產生附加音，而影響聽診的效果。2. 在聽診之前應檢查聽診器耳件方向是否正確，軟管及硬管管腔是否暢通。3. 根據病情採取適當體位，使得肌肉放鬆。4. 在放置聽診器的體件時，要緊貼被檢查的部位，避免與皮膚摩擦而產生附加音。5. 在聽診時，注意力要集中，在聽呼吸音時要排除心音的干擾，在聽心音時要排除呼吸音的干擾。

五、嗅診

嗅診（smelling）是使用嗅覺來辨別發自於評估對象的各種氣味的一種評估方法。這些氣味大多來自皮膚、黏膜、呼吸道、胃腸道、嘔吐物、分泌物、排泄物、膿液或血液等。在嗅診時，評估者用手將發自於評估對象的氣味輕輕扇向自己的鼻部，仔細辨別氣味的特點和性質，以為臨床護理提供有價值的線索。

1. 汗液味：正常汗液無強烈的刺激性氣味。酸性汗液味見於長期服用水楊酸等解熱鎮痛藥者；狐臭味見於腋臭者；腳臭味見於腳癬伴隨著感染者。2. 痰液味：正常痰液無特殊氣味。痰呈現血腥味見於大量咯血者，痰惡臭見於厭氧菌感染。3. 嘔吐物：單純胃內容物略帶酸味。嘔吐物呈現酸臭味顯示食物在胃內滯留時間過久，見於幽門梗塞；嘔吐物呈現糞臭味見於下消化道梗塞。4. 呼氣味：濃烈的酒味見於酒後；大蒜味見於有機磷中毒；爛蘋果味見於糖尿病酮症酸中毒；氨味見於尿毒症；肝臭味見於肝昏迷。5. 膿液味：有惡臭者顯示有氣性壞疽的可能性。6. 糞便味：糞便帶有腐敗性臭味見於消化不良；腥臭味見於細菌性痢疾。7. 尿液味：尿液帶有濃烈的氨味見於膀胱炎，因為尿液在膀胱內被細菌發酵所導致。

聽診的方法與聽診的注意事項

方法	直接聽診及間接聽診：心肺、關節活動音、骨摩擦音。
聽診的注意事項	1. 環境安靜、溫暖、避風。 2. 適當體位、充分暴露。 3. 檢查之前聽診器的正確使用。 4. 在檢查時聽診器要緊貼被檢查部位、避免摩擦。 5. 集中注意力。

聽診工具

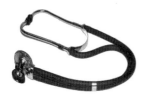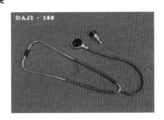

（編著者群拍攝，擁有攝影著作權）

聽診

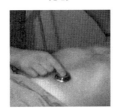

（編著者群拍攝，擁有攝影著作權）

嗅診常見的異常氣味及臨床意義

1、汗液味	酸性──發熱性疾病；狐臭；腳臭
2、呼氣味	刺激性大蒜味──有機磷中毒；爛蘋果味──糖尿病酮症酸中毒；氨味──尿毒症；腥臭味──肝昏迷
3、嘔吐物	酸臭味──幽門梗塞；糞臭味──腸梗塞
4、痰液味	血腥味──大咯血；惡臭味──厭氧菌感染
5、膿液味	惡臭味──氣性壞疽等厭氧菌感染
6、糞便味	腐敗味──消化不良；腥臭味──痢疾
7、尿液味	氨味──膀胱炎

4-4 一般性狀態評估（一）

　　一般性狀態的評估，又稱為一般性檢查，其檢查方法主要是透過視診對評估對象全身情況做一般性的評估，在必要時輔以觸診等檢查方法。

　　一般狀態評估的內容包括：年齡、性別、體溫、呼吸、脈搏、血壓、面容與表情、發育、營養、體型、體位、姿勢、步態、意識狀態、淋巴結等。

一、年齡

　　年齡是人的生命過程中各個年齡期的的第一指標。人的生長、發育和衰老隨年齡的增長而變化。通常透過問診來了解評估對象的年齡，但是在某些特殊情況下，例如意識障礙、瀕死或故意隱瞞真實年齡者，則需要透過詢問知情者來了解其年齡。年齡的觀察是以皮膚的光澤與彈性、肌肉的豐滿度與張力、毛髮的顏色與分布、面部有無皺紋及其深淺、頸部皮膚有無鬆弛下垂和牙齒的狀態等來判斷。但人的外觀受多種因素影響，因此，透過觀察外觀也只能粗略地判斷一個人的年齡。

　　年齡與疾病的發生和預後都有相當程度的關係，例如佝僂病、麻疹、百日咳等多見於兒童；結核病、風濕熱等多見於青少年；動脈粥狀硬化、惡性腫瘤等大多見於中老年。在一般的情況下，青年人病後較易於恢復，老年人則預後較差。

二、性別

　　性別根據性徵特點一般不難辨別，但是某些特殊的病人，例如真、假兩性畸形，其性別辨認會有困難，需要做專科檢查和細胞染色體核型分析來確定。在評估中要注意性別與疾病的關係，某些疾病會使性發育和體徵發生改變，例如性染色體的數目和結構異常會導致兩性畸形，腎上腺皮質增生或腫瘤會引起女病人男性化和少數男病人女性化等；有些疾病的發病率與性別有關，例如甲狀腺疾病和系統性紅斑狼瘡大多見於女性，胃癌和食管癌大多見於男性，A 型血友病大多見於男性。

三、生命的體徵

　　生命的體徵（vital sign）是評估生命活動存在與品質的重要徵象。其內容包括體溫、呼吸、脈搏、血壓，是身體評估必須檢查的項目之一。

（一）體溫

　　1.體溫的測量與正常值：測量體溫通常使用的方法有三種，可以根據評估對象的實際情況，選擇不同的體溫測量方法。(1) 腋測法：擦乾腋下汗水，將體溫計水銀頭放在腋窩深處，囑咐評估對象用上臂將體溫計夾緊，在放置 10 分鐘之後拿出，觀察數值，正常值為 36～37℃。(2) 口測法：將消毒過的體溫計置於舌下，緊閉口唇，不用口腔呼吸，以免冷空氣進入口腔影響口腔內的溫度，在放置 5 分鐘之後拿出，觀察數值，正常值為 36.3～37.2℃。(3) 肛測法：讓評估對象採取側臥位，將肛門體溫計頭

塗以潤滑劑，緩緩插入肛門，插入深度到體溫計長度的一半爲止，在放置 5 分鐘之後拿出，觀察數值，正常值爲 36.5～37.7℃。

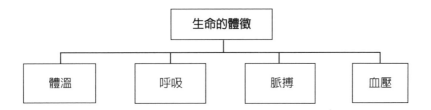

測量體溫的方法

(1) 腋測法	擦乾腋下汗水，將體溫計水銀頭放在腋窩深處，囑咐評估對象用上臂將體溫計夾緊，在放置 10 分鐘之後拿出，觀察數值，正常值爲 36～37℃。
(2) 口測法	將消毒過的體溫計置於舌下，緊閉口唇，不用口腔呼吸，以免冷空氣進入口腔影響口腔內的溫度，在放置 5 分鐘之後拿出，觀察數值，正常值爲 36.3～37.2℃。
(3) 肛測法	讓評估對象採取側臥位，將肛門體溫計頭塗以潤滑劑，緩緩插入肛門，插入深度到體溫計長度的一半爲止，在放置 5 分鐘之後拿出，觀察數值，正常值爲 36.5～37.7℃。

✛ 知識補充站

1. 年齡（age）：判斷年齡一般是以皮膚、肌肉、毛髮、皺紋、牙齒等爲依據。某些疾病的發生和預後與疾病有關。

2. 性別（sex）
   (1) 某些疾病所導致的性徵改變。
   (2) 性染色體異常對性徵的影響。
   (3) 性別與某些疾病的發生率有關。

4-5 一般性狀態評估（二）

（一）體溫（續）

1. 在一般的情況下，肛溫較口溫高 0.3～0.5℃。口溫較腋溫高 0.2～0.3℃。體溫檢測以腋測法較安全、方便，不易發生交叉感染，臨床的應用相當廣泛；口測法溫度雖然較為可靠，但是對嬰幼兒及意識障礙者，不能使用；肛測法大多用於小兒及意識障礙病人。

2. 體溫的記錄方法：將體溫測量結果記錄於體溫記錄單相應的座標點上，將各點以直線相連，即成為體溫曲線。

3. 在體溫測量中常見誤差的原因：臨床上有時見到體溫測量結果與病人病情不符時，要重測，並分析引起誤差的原因。常見的原因如下：

   (1) 測量前未將體溫計的水銀柱甩到 36℃ 以下，致使體溫計沒有上升到實際高度。

   (2) 消瘦、病情急重或意識障礙的病人不能將體溫計夾緊，致使體溫計沒有上升到實際的高度。

   (3) 體溫計附近有影響局部體溫的冷熱物體，例如冰袋、熱水袋等。

   (4) 在測量之前若以熱水漱口或以濕毛巾擦拭腋窩，亦可以使測量結果高於評估對象的實際體溫。

（二）呼吸

觀察記錄每分鐘呼吸頻率、節律及深度變化，有助於了解病情。正常成人在靜息狀態下，呼吸節律規則，深淺適度；頻率為 16～20 次／分鐘，呼吸與脈搏之比為 1：4。嬰幼兒比成人稍快。

（三）脈搏

脈搏：即脈率，檢查時記錄每分鐘脈搏的次數及節律。脈率會因為年齡、性別、體力活動和精神情緒因素而有一定範圍的變動。正常成人在安靜狀態下的脈率為 60～100 次／分鐘，平均 72 次／分鐘；兒童較快，平均大約 90 次／分鐘，嬰幼兒會達到 130 次／分鐘；老年人偏慢；女性較男性為快；日間較快，夜間睡眠時較慢；在餐後、活動後或情緒激動時會增快。在病理的情況下，脈率會增快或減慢。

（四）血壓

動脈血壓，簡稱為血壓（blood pressure, BP），是重要的生命體徵之一，是健康評估的必檢項目。1. 血壓的測量：目前廣泛採用的血壓測量方法為袖帶加壓法，即間接測量法，又稱為 Korotkoff 聽音法。此法採用血壓計測量。血壓計有汞柱式、彈簧式和電子血壓計，其中汞柱式血壓計較為準確、可靠，最為常用。(1) 測量的方法：評估對象安靜休息 5～10 分鐘，採取仰臥位或坐位，全身放鬆，被測的上肢裸露，自然伸直並向外延伸，血壓計零點、肘窩處肱動脈、右心房三者要在同一個水準線上，袖帶的氣囊部分對準肱動脈，緊貼皮膚縛於上臂，袖帶下緣應在肘窩橫紋上方 2～3

公分處。將聽診器體件置於肘窩處肱動脈上。然後，向袖帶的氣囊內充氣，同時注視血壓計的汞柱高度，待肱動脈搏動消失，繼續充氣使汞柱升高 2.6～4.0KPa（20～30mmHg），隨後以恒定速度緩慢放氣，持續注視汞柱的下降。當聽到第一次聲響時的汞柱數值為收縮壓，隨著汞柱下降，聲音逐漸增強，然後聲音突然變小而低沉，最後聲音會消失，聲音消失時的汞柱數值為舒張壓。收縮壓與舒張壓之差為脈壓。

在體溫測量之中常見誤差的原因

1. 測量前未將體溫計的水銀柱甩到 36℃以下，致使體溫計沒有上升到實際高度。

2. 消瘦、病情急重或意識障礙的病人不能將體溫計夾緊，致使體溫計沒有上升到實際的高度。

3. 體溫計附近有影響局部體溫的冷熱物體，例如冰袋、熱水袋等。

4. 在測量之前若以熱水漱口或以濕毛巾擦拭腋窩，亦可以使測量結果高於評估對象的實際體溫。

✚ 知識補充站

1. **血壓的測量**：目前廣泛採用的血壓測量方法為袖帶加壓法，即間接測量法，又稱 Korotkoff 聽音法。此法採用血壓計測量。血壓計有汞柱式、彈簧式和電子血壓計，其中汞柱式血壓計較為準確、可靠，最為常用。

2. **呼吸**：觀察記錄每分鐘呼吸頻率、節律及深度變化，有助於了解病情。正常成人在靜息狀態下，呼吸節律規則，深淺適度；頻率為 16～20 次／分鐘，呼吸與脈搏之比為 1：4。嬰幼兒比成人稍微快一些。

3. **脈搏**：脈搏：即脈率，檢查時記錄每分鐘脈搏的次數及節律。脈率會因為年齡、性別、體力活動和精神情緒因素而有一定範圍的變動。正常成人在安靜狀態下的脈率為 60～100 次／分鐘，平均 72 次／分鐘；兒童較快，平均大約 90 次／分鐘，嬰幼兒會達到 130 次／分鐘；老年人偏慢；女性較男性為快；日間較快，夜間睡眠時較慢；在餐後、活動後或情緒激動時會增快。在病理的情況下，脈率會增快或減慢。

4. **血壓**：動脈血壓，簡稱為血壓（blood pressure, BP），是重要的生命體徵之一，是健康評估的必檢項目。

4-6 一般性狀態評估（三）

（四）血壓（續）

(2) 血壓的記錄方法：血壓的計量單位為 kPa（千帕）或 mmHg（毫米汞柱），二者的換算公式為：1.33kPa=10mmHg，即 1.0 kPa =7.52mmHg。血壓記錄以「收縮壓 / 舒張壓 kPa（或 mmHg）」來表示，例如 18.6/12kPa（140/90 mmHg）。

2.注意事項

(1) 測壓條件：①測壓前，評估對象停止吸煙或飲用咖啡；②核對血壓計，使汞柱頂端位於零點；③測壓時血壓計不能傾斜，汞柱保持垂直；④袖帶與被測肢體間不應隔有衣物，袖帶上方衣服不能過緊；⑤聽診器體件不可塞在袖帶下麵。

(2) 正確使用袖帶：袖帶的寬度會影響血壓的測量結果；袖帶的寬度為所測肢體周徑的 40% 為宜，袖帶過寬測出的血壓偏低，過窄則血壓偏高。臨床使用的標準普通成人袖帶寬度為 12 公分，兒童為 9 公分（肥胖、過瘦、幼兒另有規定）。

(3) 正確地操作：在測量血壓時，向袖帶內充氣的速度要快，使汞柱迅速達到預計高度，放氣的速度應緩慢均恒，使汞柱以 2～3 公分 / 秒的速度下降。如需重測血壓，要將袖帶內氣體放盡並等待 30 秒以上再重新測量。

(4) 聽診間歇：在第一音響之後出現的無音階段，即聽診間歇（auscultatory gap）。聽診間歇會導致血壓測量的錯誤，如果將間歇的起始音誤為舒張壓，則明顯高估舒張壓；如果將間歇期後的動脈音誤為收縮壓，則明顯低估收縮壓。為避免此類錯誤，要整合動脈觸診確定收縮壓；在確定舒張壓時，如果發現舒張壓異常高或與收縮壓差距過小，則要在血管音消失之後，繼續向下測量一段時間。

四、發育與體型（Development and habitus）

（一）發育

發育（development）是否正常，通常以年齡與智力、體格成長狀態（例如身高、體重及第二性徵）之間的關係來判斷。發育正常時，年齡與智力、體格成長狀態之間的關係是均衡的。正常的發育與種族遺傳、內分泌、營養代謝、生活條件、體育訓練等內外因素有密切的關係。一般判斷成人發育正常的指標是：胸圍等於身高的一半；兩上肢展開的長度大約等於身高；坐高等於下肢長度。正常成人身高與體重之間的關係可以按照下列的簡易公式來推算：

1. 身高（公分）-105 = 體重（kg）

2. 女性按照上式所得再減 2～3kg

發育異常與內分泌的關係最為密切，若在發育成熟之前，腺垂體功能亢進，生長激素分泌過多，則異常高大，稱為巨人症；腺垂體功能減退，體格異常矮小，稱為垂體

性侏儒症。例如小兒患甲狀腺功能低落，則體格矮小，智力低落，稱爲呆小症。例如結核、腫瘤破壞性腺功能導致第二性徵的改變，會表現爲男性「閹人症」，女性男性化。

（二）體型

體型（habitus）是身體各部發育的外觀表現，包括骨骼、肌肉的生長與脂肪的分布狀態等。臨床上將成人的體型分爲：

1. 正力型（均稱型）身體的各部分勻稱適中，符合正常成人的發育標準。
2. 無力型（瘦長型）身高肌瘦，頸細長，肩窄下垂，胸廓扁平，腹上角小於90度。

發育與體型

發育	以年齡、智力和體格之間的關係來判斷。發育正常的指標兩上肢、胸圍、坐高。
體型	體型是身體發育的外觀表現。

無力型（瘦長型）　　正力型（均稱型）　　超力型（矮胖型）
（asthenic type）　　（ortho-sthenic type）　　（sthenic type）

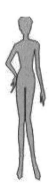 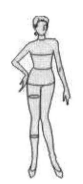 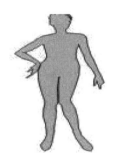

（爲編著者群自繪之圖形，擁有圖片著作權）

臨床上的病態發育和內分泌的關係最爲密切

矮小體型	成年男性身高低於 145 公分，女性低於 135 公分，見於侏儒、呆小症、性早熟。
高大體型	巨人症、肢端肥大症。

4-7 一般性狀態評估（四）

（二）體型（續）

3.超力型（矮胖型）身短粗壯，頸粗短，肩寬平，胸圍增大，腹上角大於 90 度。

不同的體型不僅在外形上各不相同，而且在生理和病理上也各具特點。例如無力型者血壓往往偏低，消化吸收能力較差，易於罹患內臟下垂、肺結核等病；超力型者血壓有偏高傾向，消化吸收能力較強，易於發生肥胖症、膽石症、動脈硬化等疾病。

五、營養狀態

營養的狀態（state of nutrition）可以根據皮膚、毛髮的光澤度、皮下脂肪厚薄、肌肉豐滿程度等綜合判斷。最簡便而迅速的方法是查看皮下脂肪充實的程度。判斷脂肪充實程度最方便、最適宜的部位是前臂屈側或上臂背側下的 1/3。營養與飲食、消化、吸收及代謝有關，也受心理、社會、環境等因素的影響。營養狀態的好壞，通常可作為評估健康或疾病程度的標準之一。

（一）營養狀態的評估

1.透過與評估對象交談了解每日的飲食情況、活動量、心理及精神、社會等因素。
2.測量一定時間內的體重增減情況。理想體重（kg）=[身高（公分）-100]×0.9（男性）；[身高（公分）-100]×0.85（女性）。在標準體重 ±10% 範圍內為正常。
3.測量皮下脂肪厚度可以作為評估營養狀態的參考，常用測量的部位如下：
    (1) 肱三頭肌皮脂厚度測量：評估對象手臂放鬆下垂，掌心對著大腿側面，評估者站在評估對象背面，以拇指與示指在肩峰和鷹嘴的中點捏起皮脂，捏時兩指間的距離為 3 公分，用皮脂卡測量，重複 2 次取其平均值。標準厚度男性為 12.5mm，女性為 16.5mm。
    (2) 肩胛骨下皮脂厚度測量：評估對象取坐位或俯臥位，手臂及肩部放鬆，評估者以拇指與示指捏起肩胛下方皮脂。測量方法及標準厚度同前。
    (3) 臍旁皮脂厚度測量：在腹部鎖骨中線平臍的部位測量。方法及標準厚度同前。

（二）營養狀態分級

營養狀況臨床上習慣用良好、中等、不良三個等級來描述。
1.良好：皮膚紅潤、彈性良好，皮下脂肪豐滿，指甲、毛髮潤澤，肌肉結實。
2.不良：皮膚萎黃、乾燥、彈性減低，皮下脂肪菲薄，指甲粗糙無光澤，毛髮稀疏易於脫落，肌肉鬆弛無力。
3.中等：介於兩者之間。

（三）常見的營養異常

1.營養不良：分為下列兩種
    (1) 長期攝食不足：例如食管、胃腸道、肝、膽、胰腺的慢性病變，攝食及消化障礙；嚴重的胃神經官能症引起的噁心、嘔吐導致的攝食障礙；消化液或酶

的生成減少引起的消化與吸收障礙。

(2) 消耗增多：惡性腫瘤、活動性結核病、代謝性疾病、內分泌疾病等，均會引起消耗過多而導致營養不良。長期消耗增多，體重較標準體重下降 10% 以上者稱為消瘦，極度消瘦稱為惡病質。

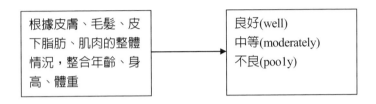

營養狀態的評估

標準體重 Kg= 身高 (cm)-105
BMI= 體重 / 身高的平方

皮褶厚度的測量（skinfold measurement）

皮褶厚度的測量為肱三頭肌、肩胛骨下與臍旁

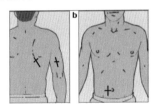

（為編著者群自繪之圖形，擁有圖片著作權）

➕ 知識補充站

營養不良（undernutrition）

體重減輕至低於正常的 10% 時稱為消瘦，極度消瘦者稱惡病質（cachexy）。

4-8 一般性狀態評估（五）

（三）常見的營養異常（續）

2. 肥胖：肥胖是體內脂肪過多積聚的表現。超過標準體重 20% 以上者為肥胖。肥胖的主要原因是攝食過多，攝取量超過消耗量，過剩的營養物質轉化為脂肪積存於體內所致。此外，遺傳、生活方式、內分泌、運動以及精神因素等對肥胖也有所影響。肥胖一般可以分為單純性肥胖和繼發性肥胖。(1) 單純性肥胖：全身脂肪分布均勻，一般並無異常的表現，常有相當程序的遺傳傾向。(2) 繼發性肥胖：大多由某些內分泌疾病所引起。例如下丘腦病變所致的肥胖性生殖無能綜合徵（Frohlich 症候群），女性表現為生殖器發育障礙、閉經；男性則表現為女性體型。腎上腺皮質功能亢進症（Cushing 症候群），表現為向心性肥胖，以面部（滿月臉）、肩背部（水牛肩）、腰腹部為主，而四肢不明顯。胰島細胞瘤、功能性低血糖症等均可導致繼發性肥胖。

六、意識狀態

意識（consciousness）是大腦高級神經中樞功能活動的綜合表現，即對環境的知覺狀態。正常人意識清晰。凡是能夠影響大腦功能活動的疾病均會引起不同程度的意識障礙。意識障礙可以分為嗜睡、意識模糊、昏睡、昏迷等。

臨床上檢查意識狀態的方法常用問診，透過與評估對象的對話了解其思維、反應、情感活動、定向力（即對時間、人物、地點的分析能力），必要時還要做痛覺試驗、角膜反射、瞳孔對光反射等檢查，以判定其意識狀態。

七、面容與表情

健康人的表情自如，雙目有神。在患病之後，常會出現痛苦、憂慮或疲憊的面容（facial features）與表情（expression）。某些疾病出現特殊的面容與表情，對診斷頗有幫助。

在病理的情況下，常見的面容表現如下：

1. 急性病容：表現為面色泛紅、興奮不安，表情痛苦，會伴隨著鼻翼扇動，口唇皰疹等。常見於急性發熱性疾病，例如肺炎球菌性肺炎、瘧疾、流行性腦脊髓膜炎等。

2. 慢性病容：面色灰暗或蒼白，面容憔悴，雙目無神。見於慢性消耗性疾病，如惡性腫瘤、肝硬化、嚴重結核病等。

3. 貧血面容：面色蒼白，唇舌色淡，表情疲憊。見於各種原因所導致的貧血。

4. 甲狀腺功能亢進面容：眼裂增大，眼球突出，瞬目減少，興奮不安，煩躁易怒或驚愕表情（右圖一）。見於甲狀腺功能亢進。

5. 二尖瓣面容：面色晦暗，雙頰紫紅，口唇紫紺（右圖二）。見於風濕性心臟病二尖瓣狹窄。

6. 肢端肥大症面容：頭大面長，下頜增大並向前突出，眉弓及兩顴隆起，耳鼻增大，唇舌肥厚（下圖三）。見於肢端肥大症。

7. 滿月面容：面如滿月，皮膚發紅，常有痤瘡，女性會有小鬍鬚（下圖四）。見於腎上腺皮質功能亢進症及長期使用糖皮質激素的病人。

圖一　甲狀腺功能亢進面容

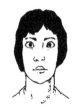

（為編著者群自繪之圖形，擁有圖片著作權）

圖二　二尖瓣面容

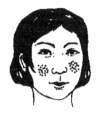

（為編著者群自繪之圖形，擁有圖片著作權）

圖三　肢端肥大症面容

（為編著者群自繪之圖形，擁有圖片著作權）

圖四　滿月面容

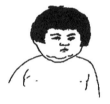

（為編著者群自繪之圖形，擁有圖片著作權）

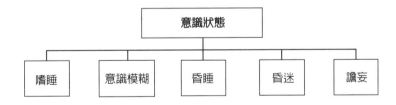

4-9 一般性狀態評估（六）

七、面容與表情（續）

8. 黏液性水腫面容：顏面浮腫蒼白，瞼厚面寬，目光呆滯，反應遲鈍，表情冷漠，眉毛、頭髮稀疏（右圖五）。見於甲狀腺功能減退症。

9. 苦笑面容：在發作時牙關緊閉，面肌痙攣，呈苦笑狀。見於破傷風。

10. 脫水面容：表現面頰瘦削，面容蒼白或晦暗，表情冷漠，目光晦暗，眼球凹陷，鼻骨峭聳，皮膚乾燥鬆弛。見於嚴重休克、脫水等。

11. 病危面容（critical facies）：面部瘦削，面色鉛灰或蒼白，目光暗淡，表情冷漠，眼眶凹陷，鼻骨峭聳。見於大出血、嚴重休克、脫水。

八、體位

體位（position）是指評估對象身體所處的狀態。體位對某些疾病的診斷具有相當程度的意義。常見的體位如下：1. 自主體位：身體活動自如，不受到限制，見於正常人或患一般輕病或疾病早期。2. 被動體位：病人不能自己調整或變換身體的位置，見於癱瘓、極度衰弱或意識喪失的病人。3. 強迫體位：為了減輕疾病的痛苦，病人常被迫採取的體位。臨床常見的強迫體位有下列幾種：(1) 強迫仰臥位：為減輕腹肌緊張而仰臥，且雙腿常屈曲。見於急性腹膜炎等。(2) 強迫俯臥位：病人俯臥以減輕脊背肌肉的緊張。常見於脊柱疾病。(3) 強迫側臥位：病人患側臥位，以減輕疼痛，並有利於健側代償呼吸。見於一側胸膜炎和大量胸腔積液。強迫側臥位可以限制患側胸廓的活動，有利於健側的代償呼吸 (4) 強迫坐位（端坐呼吸）：病人坐於床邊，兩手置於膝蓋或扶持床邊，以使橫隔肌下降，增加肺容量，減少下肢回心血量，減輕心臟負擔或改善肺功能。見於有嚴重呼吸困難的心臟病或肺疾病。(5) 強迫蹲位：病人在步行或其他活動的過程中，由於感到呼吸困難和心悸而採取蹲踞體位或膝胸位以緩解症狀。見於紫紺型先天性心臟病。(6) 輾轉體位：病人腹痛時，輾轉反側，坐臥不安。見於膽石症、膽道蛔蟲症、腸絞痛等。(7) 角弓反張位：病人頸及背部肌肉僵直，頭部極度後仰，屈背挺胸呈現弓形。見於破傷風及腦膜炎。

九、步態

步態（gait）即走路時所表現的姿態。健康人步態穩健，當患某些疾病時，可以使步態發生改變，並且有相當程度的特徵性。常見的異常步態如下：1. 蹣跚步態：在行走時身體左右搖擺（稱為鴨步），見於佝僂病、進行性肌營養不良或雙側先天性髖關節脫位等。2. 醉酒步態：行走時軀幹重心不穩，步態紊亂，似醉酒狀，見於酒精中毒、巴比妥中毒或小腦疾患。3. 偏癱步態：由於癱瘓側肢體肌張力增高，在行走時，患側上肢屈曲、內收及旋前，下肢伸直、外旋、足蹠屈，步行時下肢向下劃圓圈（右圖六）。見於腦血栓及腦出血後遺症引起的偏癱。4. 共濟失調步態：起步時一腳高抬，驟然垂落，且雙目向下注視，兩腳間距增寬，以防身體傾斜。閉目時則不能保持

平衡。見於次急性脊髓聯合變性。5.慌張步態：由於肌張力增高，在起步之後小步急速趨行，身體前傾，有難以止步之勢。見於震顫性麻痺。6.跨閾步態：由於踝部肌腱、肌肉弛緩，患足下垂，在行走時必須高抬下肢才能起步。見於腓總神經麻痺。7.剪刀式步態：在兩下肢痙攣性癱瘓病人步行時，由於兩下肢肌張力增高，故移步時下肢內收過度，兩腿前後互相交叉呈剪刀狀。見於腦性癱瘓與截癱病人。8.間歇性跛行：在步行中，因為下肢酸痛乏力，被迫停止行進，休息片刻才能繼續走動，見於高血壓與動脈硬化。

圖五　黏液性水腫面容

（為編著者群自繪之圖形，擁有圖片著作權）

圖六　偏癱的步態

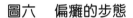
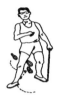

（為編著者群自繪之圖形，擁有圖片著作權）

體位（position）：體位是指患者身體在臥位時所處的狀態。

1. 自動體位（active position）	活動自如，不受限制。正常人、輕病或疾病早期。
2. 被動體位（passive position）	不能自己隨意調整或變換肢體的位置。見於極度衰弱或意識喪失的病人。
3. 強迫體位（compulsive position）	為了減輕疾病的痛苦，被迫採取某種體位。

角弓反張位

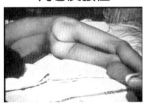

（編著者群拍攝，擁有攝影著作權）

強迫仰臥位

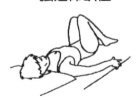

（為編著者群自繪之圖形，擁有圖片著作權）

步態

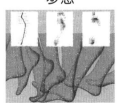

（為編著者群自繪之圖形，擁有圖片著作權）

剪刀式步態

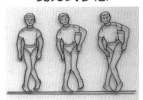

（為編著者群自繪之圖形，擁有圖片著作權）

4-10 皮膚、淺表淋巴結的評估（一）

一、皮膚

皮膚的評估包括對皮膚及其附屬物（汗腺、毛髮）以及可見黏膜的檢查，主要透過視診對皮膚黏膜進行全面的檢查，在必要時可以整合觸診。因此，要在良好的自然光線下進行，強光、暗光、燈光均會影響檢查結果。

皮膚的異常改變不僅可見於皮膚本身的病變，還可由多種內臟及全身性疾病引起。一般的檢查項目如下：

（一）顏色

皮膚顏色與種族有關。還與毛細管的分布、血管的充盈度、色素量、皮下脂肪的厚薄等因素有關。臨床常見的皮膚顏色改變如下：

1. 蒼白：皮膚黏膜蒼白可以由貧血、末梢毛細管痙攣或充盈不足所引起，例如寒冷、驚恐、休克等。四肢末端的局限性蒼白常由於局部動脈痙攣或阻塞，例如雷諾病、血栓閉塞性脈管炎等。

2. 發紅：皮膚發紅是由於毛細管擴張充血、血流加速及紅細胞增多所導致。在生理情況下，見於運動、飲酒、日曬或情緒激動等；在病理情況下，見於發熱性疾病（肺炎球菌性肺炎、猩紅熱）以及某些中毒（例如阿托品、一氧化碳中毒）。皮膚持久性發紅可以見於庫欣（Cushing）症候群及真性紅血球增多症。

3. 發紺：皮膚黏膜呈現紫蘭色，主要為單位容積內還原血紅蛋白量增多所引起，肢端、口唇等末梢最為明顯。

4. 黃染：見於膽紅素代謝紊亂，導致血液中膽紅素濃度超過 17.1μmol/L，使皮膚黏膜呈現黃染的現象。輕者見於鞏膜、軟齶，重者見於皮膚。

5. 色素沉著：由於表皮基底層的黑色素增多，導致部分或全身皮膚色澤加深，稱為色素沉著。正常人身體的外露部位以及乳頭、腋窩、外生殖器、關節、肛門周圍等處色素較深，如果這些部位的色素明顯加深，或其他部位出現色素沉著，則具有臨床意義。明顯的色素沉著常見於慢性腎上腺皮質功能減退症（Addison病）、肝硬化、肝癌晚期以及長期使用某些藥物（例如砷劑）等。妊娠婦女面部、額部可出現棕褐色對稱性色素斑片，稱為妊娠斑。老年人全身或面部也可出現散在的色素斑片，稱為老年斑。

6. 色素脫失（melanin loss）：皮膚喪失原有的色素，形成脫色斑片稱為色素脫失。色素脫失是由於酪氨酸酶缺乏導致體內的酪氨酸不能轉化為多巴胺而形成黑色素。常見的有白癜風、白斑和白化症。

   (1) 白癜風（vitiligo）：為形狀不一、大小不等、進展緩慢、逐漸擴大的色素脫失斑片，沒有自覺症狀，也不引起生理功能改變。

   (2) 白斑（leukoplakia）：色素脫失斑片多為圓形或橢圓形，面積一般不大，常發生在口腔黏膜和女性外陰部，有可能發生癌變。

   (3) 白化症（albinismus）：由於先天性酪氨酸酶合成障礙，引起全身皮膚和毛髮色素脫失，為遺傳性疾病。

（二）溫度（warmth）

評估者以指背觸摸評估對象皮膚溫度。全身皮膚發燒見於發高燒、甲狀腺功能亢進；發涼見於休克、甲狀腺功能減退等。局部皮膚發燒見於癰腫、丹毒等發炎症。肢端發冷可以見於雷諾病。

皮膚的顏色

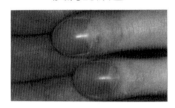

（編著者群拍攝，擁有攝影著作權）

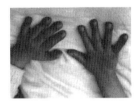
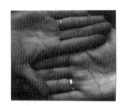
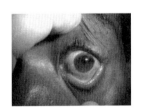
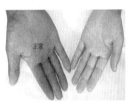

（編著者群拍攝，擁有攝影著作權）

色素沉著

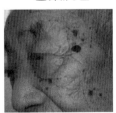

（編著者群拍攝，擁有攝影著作權）

色素脫失

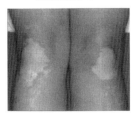

（編著者群拍攝，擁有攝影著作權）

4-11 皮膚、淺表淋巴結的評估（二）

（三）濕度

皮膚的濕度（moisture）與出汗有關，出汗較多者皮膚比較濕潤，出汗較少者比較乾燥。正常人在氣溫高、濕度大的環境裡出汗增多是生理的調節反應。在病理的情況下，出汗會增多、減少或無汗。出汗增多見於風濕病、甲狀腺功能亢進和布氏桿菌病等；睡眠中出汗爲盜汗，是結核病的重要症象；手腳皮膚發涼而大汗淋漓，稱爲冷汗，見於休克和虛脫；皮膚乾燥無汗見於維生素 A 缺乏、甲狀腺功能減退、尿毒癥、脫水、硬皮病等。

（四）彈性

皮膚彈性（elasticity）與年齡、營養狀態、皮下脂肪及組織間隙所含的液體量有關。兒童與青年皮膚緊張富有彈性；老年人皮膚組織萎縮，皮下脂肪減少，彈性減退。檢查方法是：以左手握住評估對象右腕，將其上臂輕度外展，右手拇指與示指捏起其上臂內側上 3～4 公分處皮膚，片刻後鬆手，正常人皺褶迅速平復稱爲皮膚彈性良好；彈性減弱時皺褶平復緩慢，見於長期消耗性疾病或嚴重脫水的病人。

（五）皮疹

皮疹（skin eruption）會見於多種疾病，例如傳染病、皮膚病、藥物過敏等。疾病不同，皮疹的形態特色各不相同，在檢查時要仔細地觀察其出現的部位、形態、大小、顏色、分布，了解出疹的順序、持續及消退的時間、有無痛癢和脫屑等情況，觸摸皮疹平坦或隆起，壓之是否褪色等。

常見的皮疹類型：1. 斑疹：局部的皮膚發紅，一般不隆起皮膚。見於斑疹傷寒、風濕性多形性紅斑、丹毒等。2. 丘疹：高出皮膚，表面可以扁平、尖頂或凹陷。見於藥物疹、麻疹、猩紅熱、濕疹等。3. 斑丘疹：在丘疹周圍有皮膚發紅的底盤，稱爲斑丘疹。見於藥物疹、風疹、猩紅熱。4. 玫瑰疹：一般直徑爲 2～3mm，鮮紅色圓形斑疹，因爲病灶周圍的血管擴張所導致，手指按壓可以褪色，鬆開再現，大多出現於胸腹部，是對傷寒或副傷寒具有診斷意義的特徵性皮疹。5. 蕁麻疹：又稱爲風團，爲稍隆起皮面蒼白色或紅色的局限性水腫，大小不等，形態各異。常見於各種食物或藥物過敏。

（六）出血

皮膚與黏膜下出血會呈現各種表現：直徑不超過 2mm 爲出血點；直徑在 3～5mm 之間爲紫癜；直徑 5mm 以上爲瘀斑。片狀出血並伴隨著皮膚隆起者爲血腫。小的出血點要與紅色皮疹或小紅痣相鑒別，皮疹在加壓時會褪色，出血點於加壓時不褪色，小紅痣則表面光亮，高出皮面。皮膚及黏膜出血常見於血液系統疾病、重症感染、某些血管損害的疾病以及工業毒物或藥物中毒等。

（七）蜘蛛痣與肝掌

蜘蛛痣（spider angioma）是皮膚小動脈末端分支擴張所形成的血管痣，形似蜘蛛，

故稱為蜘蛛痣（見下圖）。出現的部位多在上腔靜脈分布的區域內，例如面、頸、手背、上臂、前臂、前胸和肩部等處，大小不等，直徑可由 1 毫米至數毫米。檢查時用鈍針或火柴杆頭壓迫蜘蛛痣的中心，其輻射狀小血管網褪色，在去除壓力之後又會出現。其發生原因一般認為與體內雌激素增高有關，常見於慢性肝炎或肝硬化。某些人出現一兩個不一定具有臨床的意義，健康婦女在妊娠期間也會出現。慢性肝病病人手掌大、小魚際處常會發紅，在加壓之後會褪色，稱為肝掌，其發生及臨床的意義與蜘蛛痣相同。

蜘蛛痣

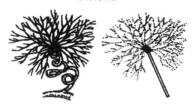

（為編著者群自繪之圖形，擁有圖片著作權）

濕度（moisture）

出汗過多	風濕、結核。
盜汗（night sweat）	夜間睡後出汗。結核病（tuberculosis）。
冷汗（cold sweat）	手腳皮膚發涼而大汗淋漓。休克（shock），虛脫（collapse）。
無汗	皮膚異常乾燥。維生素 A 缺乏，黏液性水腫。

彈性

檢查的部位	手背或上臂內側皮膚。
減弱見於	消化性疾病、營養不良與脫水。

皮下出血

瘀點	＜ 2mm
紫癜	3～5mm
瘀斑	＞ 5mm
血腫	片狀出血伴隨著皮膚隆起

4-12 皮膚、淺表淋巴結的評估（三）

（八）壓瘡

壓瘡又稱為壓力性潰瘍，為局部組織長期受壓，持續性缺血、缺氧、營養不良所引起的皮膚損害。易於發生於枕部、耳廓、肩胛部、脊柱、肘部、髖部、骶尾部、膝關節內外側、內外踝、足跟等身體受壓較大的骨突部位。

壓瘡分為下列 4 期：

1. 淤血紅腫期：此期皮膚紅腫，有觸痛。
2. 發炎性浸潤期：紅腫擴大、變硬，表面由紅轉紫，並有水皰形成。
3. 淺表潰瘍期：水泡逐漸擴大、潰破、繼發感染。
4. 壞死潰瘍期：壞死組織侵入真皮下層和肌肉層，感染向深部擴展，可破壞深筋膜，繼而破壞骨膜及骨質。

（九）水腫

過多的液體瀦留在組織間隙稱為水腫（edema）。根據水腫的範圍及其特色，將水腫分為下列 3 種。

1. 輕度水腫：僅見於皮下組織疏鬆處與下垂部位，例如眼瞼、踝部、脛前以及臥位時的腰骶部等，在指壓之後凹痕會較淺，平復較快。
2. 中度水腫：全身水腫，指壓後凹痕明顯，平復緩慢。
3. 重度水腫：全身組織嚴重水腫，低垂部位皮膚繃緊而光亮，甚至有液體滲出，同時會伴隨著漿膜腔積液。

二、淺表淋巴結評估

淋巴結分布全身，體格檢查時只能查到接近體表部位的淋巴結。正常淋巴結體積很小，直徑多不超過 0.5 公分，質地柔軟，表面光滑，單一散布，觸無壓痛，其與相鄰的組織並無黏連，一般不易觸及。

（一）淋巴結分布

淺表淋巴結會呈現群組的分布，一個群組的淋巴結收集一定區域內的淋巴液，局部發炎症或腫瘤往往會引起相應區域的淋巴結腫大。

例如耳後、乳突淋巴結收集頭皮範圍內的淋巴液；頜下淋巴結收集口腔、牙齦、頰黏膜等處的淋巴液；頦下淋巴結收集頦下三角區內組織、唇、舌部的淋巴液；頸深淋巴結上群收集鼻咽部淋巴液，下群收集咽喉、氣管、甲狀腺等處的淋巴液；左側鎖骨上淋巴結收集食管、胃等器官的淋巴液，右側收集氣管、胸膜和肺的淋巴液；腋窩淋巴結收集乳房、前後胸壁及臂部淋巴液；腹股溝淋巴結收集會陰部及下肢的淋巴液。

（二）檢查的方法

檢查淋巴結時主要採用觸診。評估對象採取坐位或臥位，受檢部位充分暴露及放鬆，評估者站在其對面，四指併攏，放在檢查部位，由淺入深滑動觸摸。檢查必須按

照順序進行，以免遺漏。一般的順序為：耳前、耳後、乳突區、枕骨下區、頷下、頦下、頸前三角、頸後三角、鎖骨上窩、腋窩、滑車上、腹股溝、膕窩等。

壓瘡（pressure sore）

局部組織長期受壓→缺血、缺氧→皮膚損害
分期：1、淤血紅腫期 2、炎性浸潤期 3、淺表潰瘍期 4、壞死潰瘍期

淺表淋巴結

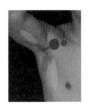 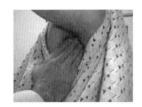

（編著者群拍攝，擁有攝影著作權）（為編著者群自繪之圖形，擁有圖片著作權）

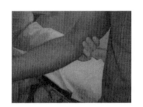 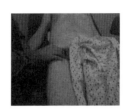 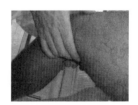

（編著者群拍攝，擁有攝影著作權）

➕ **知識補充站**

1. **水腫（edema）**：皮下組織的細胞內及組織間隙液體瀦留過多所導致，分類分為凹陷性、非凹陷性，程度分為輕、中、重等三度。
2. **淺表淋巴結**：檢查方法：食、中、環三指併攏、由淺入深滑動觸診，淋巴結觸診的原則是使該處皮膚與肌肉盡量鬆弛，以便於檢查。

4-13 皮膚、淺表淋巴結的評估（四）

（二）檢查的方法（續）

在檢查頸部淋巴結時，可以站在評估對象背後，讓其頭稍低，或偏向檢查側，以便使皮膚或肌肉放鬆，用手指緊貼檢查部位，由淺入深進行滑動觸診。檢查鎖骨上窩淋巴結時，讓評估對象採取坐位或臥位，頭部稍向前屈，用雙手做觸診，左手觸診右側，右手觸診左側，由淺部逐漸觸摸至鎖骨後深部。在檢查腋窩時，醫生面對評估的對象，先左側後右側。

左手握住評估對象左腕向外上屈肘外展抬高約 45°，右手指併攏，掌面貼近胸壁向上逐漸達腋窩頂部。檢查右滑車上淋巴結時，使用右手握住評估對象的右手腕，抬至胸前，左手掌向上，小指抵在肱骨內上踝，無名指、中指、食指併攏在肱二頭肌與肱三頭肌溝中縱向、橫向滑動觸摸。

在淋巴結腫大時，要注意部位、大小、數目、硬度、壓痛、活動度、有無黏連、局部皮膚有無紅腫、瘢痕、管等。並同時要注意尋找引起淋巴結腫大的原發病灶。

（三）腫大淋巴結的臨床意義

1. 局部淋巴結腫大
   (1) 非特異性淋巴結炎：相應部位的某些急、慢性發炎症，如化膿性扁桃體炎、牙齦炎引起頸部淋巴結腫大，初起時柔軟，有壓痛，表面光滑，腫大到一定程度即停止。慢性期較硬，但仍會縮小或消退。
   (2) 淋巴結結核：腫大的淋巴結大多發生於頸部血管周圍，呈現多發性，質地稍硬，大小不等，會互相黏連，或與周圍組織黏連，若發生乾酪性壞死，則會觸到波動。在晚期破潰之後會形成 管，經久不癒。在癒合之後會形成瘢痕。
   (3) 惡性腫瘤淋巴結轉移：轉移淋巴結質地堅硬或有橡皮狀感，與周圍組織黏連，不易推動，一般並無壓痛。胸部腫瘤，例如肺癌會向右側鎖骨上窩或腋部淋巴結群轉移；胃癌、食管癌大多向左側鎖骨上淋巴結群轉移，此處為胸導管進頸靜脈的入口，此種腫大的淋巴結稱魏爾嘯（Virchow）淋巴結，是胃癌、食管癌轉移的指標。
2. 全身性淋巴結腫大：腫大淋巴結的部位會遍及全身，大小不等，並無黏連。會見於淋巴瘤、急性、慢性白血病等。

淋巴結腫大的臨床意義

1. 局部腫大	大多見於非特異性炎症、淋巴結結核、惡性腫瘤淋巴結轉移
2. 全身腫大	大多見於造血系統疾病

淋巴結腫大的臨床意義

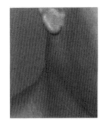

1. 局部腫大

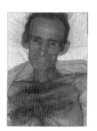

2. 全身腫大

（編著者群拍攝，擁有攝影著作權）

局部淋巴結腫大

1. 非特異性淋巴結炎	相應部位的某些急、慢性發炎症，如化膿性扁桃體炎、牙齦炎引起頸部淋巴結腫大，初起時柔軟，有壓痛，表面光滑，腫大到一定程度即停止。慢性期較硬，但仍會縮小或消退。
2. 淋巴結結核	腫大的淋巴結多發生於頸部血管周圍，呈現多發性，質地稍硬，大小不等，會互相黏連，或與周圍組織黏連，若發生乾酪性壞死，則會觸到波動。在晚期破潰之後會形成　管，經久不癒。在癒合之後會形成瘢痕。
3. 惡性腫瘤淋巴結轉移	轉移淋巴結質地堅硬或有橡皮狀感，與周圍組織黏連，不易推動，一般並無壓痛。胸部腫瘤，例如肺癌會向右側鎖骨上窩或腋部淋巴結群轉移；胃癌、食管癌大多向左側鎖骨上淋巴結群轉移，此處為胸導管進頸靜脈的入口，此種腫大的淋巴結稱魏爾嘯（Virchow）淋巴結，是胃癌、食管癌轉移的指標。

✚ 知識補充站：

全身性淋巴結腫大

　腫大淋巴結的部位會遍及全身，大小不等，並無黏連。會見於淋巴瘤、急性、慢性白血病等。

4-14 頭部、面部和頸部評估（一）

　　頭部及面部器官的檢查主要靠視診，在必要時要配合觸診。在檢查時評估對象宜採取坐位，頭部高度低於評估者的頭部，或與評估者的頭部平行。在做五官檢查時環境要安靜，不會受到干擾，在可以調節光線的房間進行。要按照一定的順序從外向內做檢查。

一、頭部

1. 頭髮：注意頭髮的顏色、密度、分布、質地，有無脫髮，注意有無頭蝨。頭皮脂溢性皮炎、發癬、甲狀腺功能減退、傷寒等會導致頭髮脫落；在腫瘤放射治療和化學治療之後也會引起脫髮，在停止治療之後頭髮會逐漸長出來。

2. 頭皮：觀察有無頭皮屑、頭癬、發炎症、外傷或瘢痕等。

3. 頭顱：注意頭顱的大小、外形及有無異常運動。頭顱大小以頭圍來衡量，測量時以軟尺自眉間開始到顱後透過枕骨粗隆繞頭一周。成人頭圍平均≥ 53 公分。頭顱大小異常及畸形常見有下列幾種：(1) 小顱：因為囟門過早閉合而引起，常伴隨著智力障礙；(2) 巨顱：表現為頭顱大，顏面很小，頭皮靜脈充盈，雙目下視（落日眼），常見於腦積水；(3) 方顱：頭頂平坦呈方形，多見於佝僂病；(4) 尖顱：由於失狀縫和冠狀縫過早閉合所導致，常見於先天性尖顱並指畸形。

　　頭部運動受限見於頸椎病；頭部不隨意顫動見於帕金森病；與頸動脈搏動一致的點頭運動稱繆塞症（Musset sign），見於重度主動脈瓣關閉不全。

二、面部

1. 眼眉：正常人眼眉的顏色與頭髮相類似，內側與中部較為濃密，外側較為稀疏。若外側眉毛過分稀疏或脫落，見於黏液性水腫、麻瘋病、腺垂體功能低落。若有鱗屑，見於脂溢性皮炎。

2. 眼瞼：(1) 眼瞼水腫：因眼瞼組織疏鬆，輕度水腫即會在眼瞼表現出來，因此某些疾病引起體液瀦留時，首先會出現眼瞼水腫。臨床常見於腎炎、貧血、營養不良、血管神經性水腫等。(2) 眼瞼閉合障礙：雙側眼瞼閉合障礙見於甲狀腺功能亢進引起的突眼；單側眼瞼閉合障礙見於面神經麻痺及球後腫瘤。(3) 眼瞼下垂：雙側眼瞼下垂見於重症肌無力；單側眼瞼下垂顯示動眼神經麻痺；一側上眼瞼下垂，眼球下陷，瞳孔縮小及同側面部無汗稱霍納症候群（Honer syndrome），為該側頸交感神經麻痺所致。(4) 麥粒腫與霰粒腫：麥粒腫是瞼板腺化膿性發炎症引起的眼瞼邊緣顆粒狀突起，並有膿液排出。霰粒腫是瞼板腺囊腫，囊腫在眼瞼表面可見到凸起，大小不一，邊界清，活動度好，觸之硬而無痛。

3. 結膜：在檢查時需要將眼瞼外翻，充分暴露瞼結膜及穹隆部結膜。在檢查上眼瞼結膜時，要囑咐評估對象向下看，用食指和拇指捏起上瞼中部邊緣，輕輕向前下方牽拉，同時食指輕向下壓，配合拇指將瞼緣向上撚轉，即會使上眼瞼外翻。檢查下眼瞼結膜時，囑咐評估的對象向上看，使用拇指將下眼瞼向下翻開，暴露下眼瞼結膜。結膜蒼白見於貧血；充血見於結膜炎；出血見於次急性感染性心內膜炎、敗血症；顆粒與濾泡見於沙眼。

4. 鞏膜：鞏膜為不透明瓷白色。在黃疸時鞏膜會出現黃染。

頭部、面部與頸部

頭部	頭髮、頭皮、頭顱
面部	眼、耳、鼻、口
頸部	外形與運動、血管、甲狀腺、氣管

眼睛的測驗

1. 眼眉：眉毛外 1/3 過於稀疏（黏液性水腫、麻瘋）

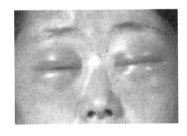

（編著者群拍攝，擁有攝影著作權）

2. 眼瞼（eye lids）：瞼內翻（entropion）（砂眼，trachoma）

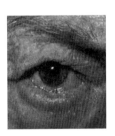

（編著者群拍攝，擁有攝影著作權）

3. 結膜（conjunctiva）：瞼結膜、穹隆部結膜、球結膜

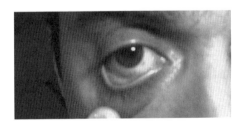

結膜（conjunctiva）的顯著性

結膜炎、角膜炎	結膜充血
沙眼	顆粒與濾泡
貧血	結膜蒼白
黃疸	結膜黃染
SLE	散在出血點

4-15 頭部、面部和頸部評估（二）

二、面部（續）

5. 角膜：使用筆形手電筒由角膜斜方照射來進行視診，觀察角膜的光澤、透明度、有無白斑、雲翳、潰瘍、軟化及新生血管。發生在瞳孔部位的白斑和雲翳會影響視力；角膜乾燥、無光、軟化見於維生素 A 缺乏；角膜周圍血管增生見於嚴重沙眼；角膜邊緣出現灰白色混濁環，是類脂質沉著的結果，多見於老年人，又稱爲老年環；角膜邊緣出現棕褐色環稱凱 - 佛（Kayser-Fleischer）環，爲銅代謝障礙所致，見於肝豆狀核變性。

6. 虹膜：正常的虹膜呈現正圓形，紋理呈放射狀排列。虹膜發炎症或水腫時紋理模糊。在虹膜黏連、外傷或先天性缺損時，會出現形態異常。

7. 眼球：(1) 眼球突出與下陷：雙側眼球下陷見於嚴重脫水；單側眼球下陷見於霍納症候群。雙側眼球突出見於甲狀腺功能亢進；單側眼球突出多見於局部發炎症或眶內占位性病變。(2) 眼球運動：評估者將食指置於評估對象眼前 30～40 公分遠處，囑咐其頭部固定，眼球會隨著評估者手指所指示方向向左一左上一左下一右一右上一右下 6 個方向的運動，觀察眼球有無斜視、複視或震顫。當動眼神經、滑車神經、展神經麻痺時，出現眼球運動障礙伴複視。支配眼肌運動的神經麻痺所導致的斜視，稱麻痺性斜視，大多見於顱內發炎症、腫瘤、腦血管病變。眼球震顫是指眼球有節律的快速往返運動，運動方向以水準方向多見，垂直和旋轉方向少見。引起眼球震顫的原因很多，自發的眼球震顫見於耳源性眩暈、小腦疾患。

8. 瞳孔：瞳孔爲急重症病人的重要監測項目，可以顯示中樞神經的一般功能狀況。在檢查時要注意瞳孔大小、形狀，雙側是否等大、同圓，對光反射是否敏捷、遲鈍或消失，集合反射是否存在。(1) 瞳孔大小和形狀：正常人兩側瞳孔等大，呈現圓形，直徑 3～4mm。瞳孔縮小見於嗎啡、氯丙嗪等藥物過量或有機磷、毒蕈中毒；瞳孔擴大見於阿托品、可卡因等藥物反應；雙側瞳孔大小不等，顯示顱內病變，例如腦外傷、腦腫瘤、腦疝等。(2) 瞳孔對光的反射：在檢查時光源從側方照入瞳孔，觀察瞳孔的收縮情況。正常人瞳孔在經過光照射之後會立即縮小，移開光源之後瞳孔會迅速復原，稱爲直接對光反射。當光源照射一側瞳孔時，對側瞳孔也會立即縮小，稱爲間接對光反射（檢查時用一手擋住光源，以免對側瞳孔受光線的直接照射）。瞳孔對光反射遲鈍或消失，見於昏迷病人；兩側瞳孔放大並伴隨著對光反射消失見於瀕死狀態的病人。(3) 集合反射（調節與會聚反射）：囑評估對象注視 1 公尺之外評估者的手指，然後將手指逐漸移近眼球約 10 公分處，正常人瞳孔縮小（調節反射），同時雙側眼球向內聚合（會聚反射）。甲狀腺功能亢進時集合反射減弱；動眼神經功能受損時，集合反射消失。

9. 視力：視力檢查包括遠視力和近視力。檢查遠視力用遠距離視力表，在距視力表 5m 處能看清「1.0」行視標者爲正常視力。若視力達不到正常，需透過凹透鏡可矯正者爲近視，透過凸透鏡可矯正者爲遠視。檢查近視力用近視力表，在距近視力表 33 公分處能看清「1.0」行視標者爲正常近視力。隨年齡增長，晶狀體彈性逐漸降低，造成近視力減低者稱老視。

10. 眼底檢查：必需在暗室或光線暗處用眼底鏡來做觀察。在檢查時要注意觀察視網膜、視神經盤、視神經乳頭、黃斑、視網膜血管。視神經乳頭水腫見於顱內壓增高。視網膜上有點、片狀出血，或有軟性或硬性滲出物見於原發性高血壓、糖尿病、慢性腎炎及白血病等。

4. 虹膜、眼球（eyeball）

(1) 眼球突出（exophthalmos）：甲狀腺功能亢進與局部炎症或眶內占位性病變

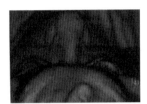

（編著者群拍攝，擁有攝影著作權）

(2) 眼球下陷（enophthalmos）：嚴重脫水與 Horner 症候群

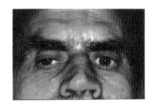

（編著者群拍攝，擁有攝影著作權）

5. 眼球運動障礙伴複視：眼球震顫見於耳，源性眩暈、小腦疾患

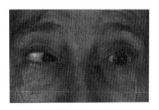

（編著者群拍攝，擁有攝影著作權）

瞳孔的顯著性

瞳孔縮小	虹膜發炎症、中毒（有機磷農藥、毒蕈中毒）與藥物（嗎啡、氯丙嗪）。
瞳孔擴大	外傷、視神經萎縮與藥物（阿托品、可卡因）。
瞳孔大小不等	顯示顱內病變，例如腦外傷、腦腫瘤、腦疝等。
瞳孔對光反射減弱或消失	見於昏迷的病人。

4-16 頭部、面部和頸部評估（三）

（二）耳

1. 外耳和乳突：注意外耳有無畸形及分泌物，乳突有無壓痛。外耳道有黃色液體流出並有癢痛者爲外耳道炎；外耳道內有局限性紅、腫、疼痛，並有耳廓牽拉痛爲癤腫；外耳道如有膿性分泌物爲中耳炎；有血液或腦脊液流出，顯示顱底骨折。化膿性中耳炎引流不暢時，可蔓延至乳突引起乳突炎，此時乳突有明顯壓痛，嚴重時可繼發耳源性腦膜炎。痛風病人可在耳廓上觸及痛性小而硬的白色結節，爲尿酸鈉沉積所致，稱痛風結節。

2. 聽力：聽力檢查方法有粗略法和精確法兩種。(1) 粗略法：在靜室內評估對象坐於椅上，用手指堵塞非受檢耳，評估者立於背後手持嘀噠表或用撚指聲從 1 公尺以外逐漸移向耳部，直至聽到爲止。大約在 1 公尺處聽到嘀噠聲或撚指聲爲聽力正常。(2) 精確法：使用規定頻率的音叉或電測聽器設備所進行的測試，對確診有重要的價值。聽力減退見於外耳道耵聹或異物、局部或全身動脈硬化、聽神經損害等。

（三）鼻

在檢查時要注意鼻部皮膚顏色、外形、鼻道是否暢通，有無鼻翼扇動，有無膿、血性分泌物，鼻竇有無壓痛。

1. 鼻的外形：鼻尖和鼻翼皮膚發紅，伴隨著毛細管擴張和組織肥厚稱爲酒渣鼻。鼻樑部皮膚出現紅色水腫斑塊，並向兩側面頰部延伸，呈現蝶狀，見於系統性紅斑狼瘡。鼻腔部分或完全阻塞，外鼻變形，鼻寬而平，稱爲蛙狀鼻，見於鼻息肉。鼻樑塌陷稱爲馬鞍鼻，見於鼻骨骨折或先天性梅毒。

2. 暢通性：壓住一側鼻孔，讓評估對象閉口使用另一鼻孔呼吸，正常人空氣流通無阻。呼吸不暢見於鼻中隔重度偏曲、鼻息肉、鼻炎及鼻黏膜腫脹。

3. 鼻翼扇動（nasal ale flap）：在吸氣時鼻孔會開大，在呼氣時會回縮，稱爲鼻翼扇動。見於高度呼吸困難者，例如支氣管哮喘或心源性哮喘發作及小兒肺炎等。

4. 鼻腔分泌物：在鼻腔黏膜受到刺激時，會導致分泌物增多。分泌物清稀無色爲卡他性發炎症，黏稠發黃的膿性分泌物爲鼻或鼻竇化膿性發炎症。

5. 鼻出血：大多爲單側，常見於外傷、鼻腔感染、局部血管損傷、鼻腔腫瘤等。雙側出血大多見於全身性疾病，例如高血壓、出血性疾病、某些發燒性傳染病，例如流行性出血熱、傷寒等。

6. 鼻竇：鼻竇包括上頜竇、額竇、篩竇、蝶竇共四對。各對鼻竇口均與鼻腔相通，引流不暢時，易於發生鼻竇炎。在檢查上頜竇時，雙手拇指置於鼻側左右顴部向後按壓，其餘四指固定在兩側耳後。在檢查額竇時，評估者雙手拇指置於左右眶上緣內側，用力向後向上按壓，其餘四指固定在頭顱顳側作爲支點。檢查篩竇時，雙側拇指分置於鼻根部與眼內眥之間向後按壓，其餘四指固定在兩側耳後。也可用中指指腹在額或上頜竇區叩擊。若評估對象有壓痛或叩擊痛，則顯示爲鼻竇炎。因爲蝶竇的解剖位置較深，不能在體表做檢查。

（四）口

　　口的檢查包括口唇、口腔內器官及組織、口腔氣味等。在檢查時從外向內順序如下：口唇、口腔黏膜、牙齒和牙齦、舌、口咽、口腔氣味、腮腺等。1. 口唇：在視診時要注意口唇的顏色，有無皰疹、腫塊、口角糜爛或歪斜。口唇蒼白見於貧血、虛脫、主動脈瓣關閉不全；口唇發紺見於心肺功能不全；口唇呈現櫻桃紅色見於一氧化碳中毒。急性發燒性疾病者常有口唇皰疹（為發生在口唇黏膜與皮膚交界處的成簇小水皰，會伴隨著癢痛感，1 周左右結痂，為單純皰疹病毒感染所導致）。口唇肥厚見於黏液性水腫、肢端肥大症等。口角糜爛見於核黃素缺乏。口角歪斜見於面神經麻痺或腦血管意外。

耳

1. 外耳和乳突	注意外耳有無畸形及分泌物，乳突有無壓痛。
2. 聽力	聽力檢查方法有粗略法和精確法兩種。

鼻

1. 鼻的外形	鼻尖和鼻翼皮膚發紅，伴隨著毛細管擴張和組織肥厚稱為酒渣鼻。
2. 暢通性	壓住一側鼻孔，讓評估對象閉口使用另一鼻孔呼吸，正常人空氣流通無阻。
3. 鼻翼扇動（nasal ale flap）	在吸氣時鼻孔會開大，在呼氣時會回縮，稱為鼻翼扇動。
4. 鼻腔分泌物	在鼻腔黏膜受到刺激時，會導致分泌物增多。
5. 鼻出血	大多為單側，常見於外傷、鼻腔感染、局部血管損傷、鼻腔腫瘤等。
6. 鼻竇	鼻竇包括上頜竇、額竇、篩竇、蝶竇共四對。

口的特色

1. 口唇	顏色、乾燥、皰疹、糜爛、口角歪斜。
2. 口腔黏膜	色素沉著、麻疹黏膜斑、黏膜斑疹、灰白色物。
3. 牙齒及牙齦	在視診時要注意牙齒的顏色、形狀、數目、序列、有無齲病、缺齒、殘根或義齒。有牙齒疾患時要按照 129 頁之表一表格的的格式來標好部位。
4. 舌	讓評估對象將舌伸出，舌尖翹起，左右側移，以觀察舌質、舌苔及舌的運動情況。
5. 咽部及扁桃體	評估對象坐於椅上，頭稍後仰，張口發「啊」音。
6. 口腔的氣味	健康人口腔無異味，在局部或全身疾病時，口腔會出現特殊的氣味。
7. 腮腺	在正常時腮腺腺體會薄軟，不能觸及其輪廓。

4-17 頭部、面部和頸部評估（四）

（四）口（續）

2. 口腔黏膜：在檢查時評估者使用壓舌板來撐開評估對象的口腔，使用手電筒照明，觀察口腔黏膜。要注意口腔黏膜的顏色，有無出血點、潰瘍及眞菌感染。正常口腔黏膜平滑、濕潤呈粉紅色。黏膜蒼白見於貧血，有藍黑色斑片狀色素沉著見於腎上腺皮質功能減退。黏膜瘀點、瘀斑、血皰見於損傷、感染、維生素C缺乏及血小板減少症。若在相當於第二磨牙的頰黏膜處出現帽頭針大小的白色斑點，爲麻疹黏膜斑，是麻疹的早期症象。黏膜潰瘍見於口炎。黏膜上有白色或白色乳凝塊樣物，見於白色念珠菌感染。

3. 牙齒及牙齦：在視診時要注意牙齒的顏色、形狀、數目、序列、有無齲病、缺齒、殘根或義齒。有牙齒疾患時要按照右頁表格的的格式來標好部位。

   正常的牙齒呈現瓷白色。黃褐色牙齒常見於飲水中含氟量過高。若中切牙切緣凹陷呈現月牙狀且齒縫增寬，稱爲哈金森齒（Hutchinson），是先天性梅毒的重要體症之一。單純齒縫增寬見於肢端肥大症。

   正常的牙齦呈現粉紅色。牙齦的遊離緣出現藍黑色鉛線爲慢性鉛中毒的表現，牙齦紅腫、齦乳頭變鈍、在刷牙時易出血見於慢性牙齦炎。

4. 舌：讓評估對象將舌伸出，舌尖翹起，左右側移，以觀察舌質、舌苔及舌的運動情況。正常人舌質淡紅，表面濕潤，覆有薄白苔，伸舌居中，活動自如無顫動。舌面乾燥，舌體縮小見於嚴重脫水、使用阿托品或放射線治療等。舌乳頭萎縮，舌面呈現光滑的粉紅色或紅色，見於貧血或營養不良。舌呈現紫色見於心肺功能不全。舌呈現鮮紅色，舌乳頭腫脹、凸起，見於猩紅熱或長期發燒性疾病。伸舌時有細震顫，見於甲狀腺功能亢進，伸舌偏斜見於舌下神經麻痺。

5. 咽部及扁桃體：評估對象坐於椅上，頭稍後仰，張口發「啊」音。評估者用壓舌板將舌前2/3處與後1/3處的交界處迅速下壓，此時軟齶上抬，在照明的配合下即可看到軟齶、齶垂、舌齶弓、咽齶弓、扁桃體、咽後壁等。注意其顏色、對稱性，有無充血、腫脹、分泌物及扁桃體的大小。在急性咽炎時，咽部會充血、紅腫、分泌物會增多。在慢性咽炎時，咽黏膜表面會粗糙，可以見到呈現簇狀增生的淋巴濾泡。在急性扁桃體炎時，扁桃體會腫大、充血，表面有黃白色的分泌物，易於拭去，此會與咽白喉鑒別。扁桃體腫大分爲三種：扁桃體未超出咽齶弓爲I度腫大，超出咽齶弓爲II度腫大，達到或超出咽後壁正中線爲III度腫大。

6. 口腔的氣味：健康人口腔無異味，在局部或全身疾病時，口腔會出現特殊的氣味。牙齦炎、牙周炎、齲齒、消化不良會導致口臭。其他疾病所導致口腔特殊氣味有：尿毒症者有尿味；糖尿病酮症酸中毒者有爛蘋果味；肝壞死者有肝臭味；有機磷農藥中毒有大蒜味。

7. 腮腺：在正常時腮腺腺體會薄軟，不能觸及其輪廓。在急性腮腺炎時，腮腺會腫大，視診可見以耳垂爲中心的隆起，有壓痛，腮腺導管口會紅腫。在腮腺混合瘤時，腮腺質韌呈現結節狀，邊界相當清楚，可以移動。惡性腫瘤時質硬，固定，會伴隨著面癱。

三、頸部

頸部部檢查方法主要是視診和觸診，有時需要聽診。診室環境要安靜，光線充足。評估對象宜採取坐位，也可以採取半坐位或臥位。在檢查時要鬆解頸部衣扣，充分地暴露頸部和肩部。

表一　牙齒及牙齦

上

右 1	8	7	6	5	4	3	2	1	2	3	4	5	6	7	8

左

	8	7	6	5	4	3	2	1	2	3	4	5	6	7	8

1

下

- 1.中切牙；2.側切牙；3.尖牙；4.第一前磨牙；5.第二前磨牙；6.第一磨牙；7.第二磨牙；8.第三磨牙。
- 有牙齒疾患時要按照上表的的格式來標好部位。

口的分類

牙齒	
牙齦	水腫、出血、鉛線
舌	舌質、舌苔、運動

口腔的腮腺

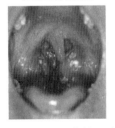

（編著者群拍攝，擁有攝影著作權）

頸部血管：頸靜脈怒張與頸動脈搏動

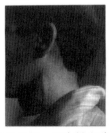

（編著者群拍攝，擁有攝影著作權）

4-18 頭部、面部和頸部評估（五）

三、頸部（續）

（一）頸部外形與活動：正常人坐位或立位時頸部兩側對稱，活動自如。頸部向一側偏斜稱爲斜頸，見於外傷、瘢痕收縮、先天性頸肌攣縮或斜頸。頸向前傾，甚至頭不能抬起，見於嚴重消耗性疾病晚期、重症肌無力等。頸部活動受限伴有疼痛，見於軟性組織發炎症、頸椎病變、頸肌扭傷等。頸項僵直爲腦膜刺激症，見於腦膜炎、蛛網膜下腔出血等。

（二）頸部血管：重點觀察有無頸靜脈怒張、頸動脈搏動和頸靜脈搏動。

1. 頸靜脈怒張：正常人立位或坐位時頸外靜脈不顯露，在平臥位時會稍見充盈，但是充盈的水準限於鎖骨上緣至下頜角連線的下 2/3 以內。若採取 30°～45° 的半臥位，頸靜脈充盈超過正常水準，或坐位、立位時見頸靜脈充盈，稱爲頸靜脈怒張。頸靜脈怒張顯示靜脈壓增高，見於右心衰竭、心包積液、縮窄性心包炎、上腔靜脈阻塞症候群。

2. 頸動脈搏動：正常人頸動脈搏動僅在劇烈活動之後即可以見到。若在靜息狀態下出現明顯的頸動脈搏動，則顯示爲脈壓增寬。常見於高血壓、主動脈瓣關閉不全、甲狀腺功能亢進及嚴重貧血。

3. 頸靜脈搏動：在正常的情況下並不會出現頸靜脈搏動，僅在三尖瓣關閉不全伴頸靜脈怒張時，才會可見到頸靜脈搏動。

（三）甲狀腺：甲狀腺位於甲狀軟骨下方和兩側，正常時表面光滑、柔軟不易觸及，在作吞咽動作時會隨著吞咽上下移動（以此可以與頸前的其他腫塊相鑒別）。在檢查的過程中，凡是能看到或能觸及甲狀腺均顯示甲狀腺腫大。甲狀腺檢查按照視、觸、聽診的順序來進行。

1. 視診：評估對象採取坐位，頭稍後仰，作吞咽的動作，觀察甲狀腺的大小及對稱性。女性在青春發育期會略微增大，屬於正常的現象。

2. 觸診：在雙手觸診時，評估者位於評估對象背後，雙手置於頸部。在檢查右葉時，左手食指及中指在甲狀軟骨下氣管的左側將甲狀腺輕推至右側，右手拇指在右胸鎖乳突肌的後緣向前推擠甲狀腺，其餘手指在其前緣觸摸甲狀腺的右葉。用同法檢查左側。單手觸診時，評估者位於評估對象前面，若觸左葉，右手拇指置於環狀軟骨下氣管右側向左輕推右葉，其餘手指觸摸甲狀腺左葉。換手檢查右葉。檢查過程中同時囑評估對象作吞咽動作。觸及腫大的甲狀腺時，注意觀察腫大的程度、質地、表面是否光滑、有無震顫及壓痛。
甲狀腺腫大可以分爲三種：不能看到但是能觸及者爲 I 度；能看到又能觸及，但是腫大的甲狀腺在胸鎖乳突肌以內者爲 II 度；超過胸鎖乳突肌外緣者爲 III 度。

3. 聽診：觸及腫大的甲狀腺時應以鐘型聽診器置於腫大的甲狀腺上來進行聽診。在甲狀腺功能亢進時，會聞及連續性血管雜音。甲狀腺腫大常見於單純性甲狀腺腫、甲狀腺功能亢進或甲狀腺腫瘤等。

（四）氣管：正常的氣管位於頸前正中部。評估對象取坐位或仰臥位，評估者將右手食指與無名指分置於兩側胸鎖關節上，中指置於氣管之上，觀察中指與食指及中指與無名指之間的距離。正常人兩側距離相等，氣管居中。兩側距離不

相等表示氣管移位。一側胸腔積液、積氣或縱隔腫瘤時，氣管向健側移位；肺不張、肺纖維化、胸膜增厚黏連時，氣管向患側移位。

甲狀腺觸診（從前面）　　　　甲狀腺觸診（從後面）

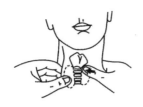 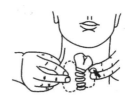

（爲編著者群自繪之圖形，擁有圖片著作權）

甲狀腺

視診	大小、對稱性
觸診	雙手與單手觸診法，分度
聽診	腫大的甲狀腺會有連續性靜脈「嗡鳴」聲

甲狀腺

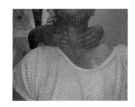 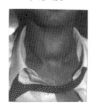 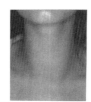

氣管

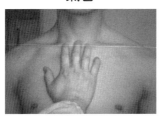

（編著者群拍攝，擁有攝影著作權）

✚ 知識補充站

氣管的特色

被檢查者取坐位或仰臥位，保持頸部處於正中位置，檢查的方法，檢查的結果：正常、異常。

4-19 胸部評估（一）

胸部由胸壁和它內面所包藏的內臟、神經、血管等所組成。在胸部檢查時要求環境安靜、溫暖、光線充足。根據病情的需求或評估的需求，評估對象採取坐位或臥位，並充分暴露被檢查的部位。爲了避免重要體徵的遺漏，一般傳統的胸部檢查按照視、觸、叩、聽順序來進行，並先檢查前胸及側胸，再檢查後背，兩側對比檢查。

一、胸部的體表指標

爲了便於描述和標記胸部的症狀和體徵，檢查者應熟知胸廓上的自然指標和人爲劃線。一些重要的胸部體表指標如下：

（一）骨骼的指標

1. 胸骨：位於胸壁前正中，由上而下可以分爲胸骨柄、胸骨體、劍突。
2. 胸骨上切跡：位於胸骨柄上方，正常氣管位於其後正中。
3. 劍突：位於胸骨體下端的三角形部分。
4. 胸骨角：由胸骨柄與胸骨體連接處向外突起所形成。其兩端與第二肋軟骨相連，可以由此開始計數肋間隙和肋骨。
5. 腹上角：左右肋弓在胸骨下端匯合所形成的夾角，所以也稱爲胸骨下角。正常人大約 70°～110°，體型瘦長者稍小，矮胖者稍大。其後爲肝左葉、胃、胰腺。

（二）垂直線指標

1. 前正中線（Anterior midline）：透過胸骨正中（上緣透過胸骨上緣中點，下緣透過劍突正中）的垂線。
2. 鎖骨中線（Midclavicular line）：透過鎖骨胸骨端和肩峰端中點的垂線。
3. 胸骨線（Sternal line）：透過胸骨邊緣的垂線。
4. 胸骨旁線：爲位於胸骨線和鎖骨中線中間的垂線。
5. 腋前線（Anterior axillary line）：透過腋窩前皺襞向下的垂線。
6. 腋後線（posterior axillary line）：透過腋窩後皺襞向下的垂線。
7. 腋中線（midaxillary line）：位於腋前線和腋後線中間自腋窩頂端向下的垂線。
8. 肩胛線（Scapular line）：雙臂自然下垂時透過肩胛下角向下的垂線。
9. 後正中線（Posterior midline）：透過脊柱棘突，沿脊柱正中向下的垂線。

（三）自然陷窩和人工分區

1. 腋窩：肢內側與胸壁相連的凹陷部。
2. 胸骨上窩：胸骨柄上方的凹陷部，正常氣管位於其後。
3. 鎖骨上窩：鎖骨上方的凹陷部。
4. 鎖骨下窩：爲鎖骨下方的凹陷部，下界爲第 3 肋骨下緣。爲兩肺上葉肺尖的下部所在部位。
5. 肩胛上區：肩胛岡以上的區域，斜方肌的上緣爲其外上界。
6. 肩胛下區：兩肩胛下角的連線與第 12 胸椎水準線之間的區域，後正中線將其分爲左右兩部。
7. 肩胛間區：爲兩肩胛骨內緣之間的區域，以後正中線爲界，分爲左右兩部。

小博士解說
要做到確定方法、臨床的意義，能在實體上正確指認。

胸部的體表標誌

定位的功能：標記正常胸廓內部臟器的輪廓和位置與異常體徵的部位和範圍，便於記錄和交流

體表標誌（一突、二角、三區、四窩、八線）

一突：第 7 頸椎棘突（spinous process）

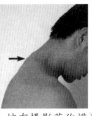

頸根部，其下為胸椎起點。

（編著者群拍攝，擁有攝影著作權）

二角：

1. 胸骨角（sternal angle、louis's angle）
2. 肩胛下角直立、兩臂下垂時，相當於第 7 肋和第 8 胸椎水準

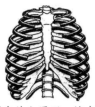

（為編著者群自繪之圖形，擁有圖片著作權）

（為編著者群自繪之圖形，擁有圖片著作權）

三區

1. 肩胛上區（suprascapular region）
2. 肩胛下區（infrascapular region）
3. 肩胛間區 Interscapular region

（一）四窩

1. 胸骨上窩（suprasternal fossa）
2. 鎖骨上窩（Supraclavicular foss）
3. 鎖骨下窩（Infraclavicular fossa）
4. 腋窩（Axillary fossa）

（二）八線：前胸有三線

1. 前正中線
2. 鎖骨中線
3. 胸骨線

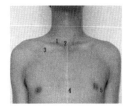

（編著者群拍攝，擁有攝影著作權）

4-20 胸部評估（二）

二、胸壁、胸廓和乳房

（一）胸壁

胸壁主要透過視診和觸診檢查。在檢查時除了要注意病人的營養狀態、皮膚、淋巴結和骨骼肌發育情況之外，還要注意：

1. 靜脈：正常的胸壁並無明顯靜脈的顯露。若上腔靜脈或下腔靜脈阻塞時，由於血流受阻為會見到胸壁靜脈充盈或曲張。血流方向自上而下為上腔靜脈阻塞，反之為下腔靜脈阻塞。
2. 皮下氣腫（subcutaneous emphysema）：胸壁的皮下氣腫大多由肺、氣管、胸膜破裂之後氣體逸至皮下所導致，以手按之會出現握雪感和撚發音。
3. 胸壁壓痛：在正常情況下，胸壁並無壓痛。白血病病人骨髓異常增生，胸骨下端常會有明顯的壓痛和叩擊痛；肋骨骨折、肋軟骨炎、肋間神經炎、胸壁軟性組織炎等病變的局部也常會有壓痛。
4. 肋間隙：肋間隙凹陷大多見於呼吸道阻塞病人吸氣時；肋間隙膨隆見於大量的胸腔積液、張力性氣胸或嚴重肺氣腫病人用力呼氣時。

（二）胸廓（thorax）

正常胸廓兩側大致對稱，額面呈現橢圓形。成人的胸廓前後徑與左右徑的比例大約為 1：1.5；小兒和老年人胸廓前後直徑略小於左右直徑或等於左右直徑，故其胸廓呈現圓柱形。常見的胸廓外形改變有：

1. 扁平胸（flat chest）：胸廓前後直徑小於左右直徑的一半，呈現扁平狀。常見於體型瘦長者，也可以見於慢性消耗性疾病，例如腫瘤晚期、肺結核等。
2. 桶狀胸（barrel chest）：胸廓前後直徑大約等於左右直徑，呈現圓柱狀，常伴隨著肋骨斜度減小，肋間隙飽滿，腹上角增大。見於嚴重肺氣腫的病人，亦可以見於老年人和矮胖體型者。
3. 佝僂病胸（rachitic chest）：為佝僂病所導致的胸廓外形改變，大多見於兒童。(1) 雞胸（pigeon chest）：胸廓上下距離較短，胸骨下端前突，胸廓前側壁肋骨凹陷；(2) 漏斗胸（funnel chest）：胸骨劍突處向內凹陷使胸廓呈漏斗狀；(3) 佝僂病串珠（rachitic rosary）：病變引起胸骨兩側各肋骨和肋軟骨交界處隆起呈串珠狀；(4) 肋隔溝（Harrison's groove）：病變致下胸部前面的肋骨常外翻，膈肌附著部位的胸壁內陷形成的溝狀帶。
4. 胸廓局部隆起：常見於主動脈瘤、心臟明顯增大、心包大量積液及胸壁發炎症、腫瘤等。
5. 胸廓一側變形：大量胸腔積液、積氣或一側嚴重代償性肺氣腫常致胸廓一側膨隆。肺纖維化、肺不張、廣泛胸膜增厚或黏連常致胸廓一側平坦或凹陷。
6. 脊柱畸形引起胸廓的改變（右圖）：常見於外傷、脊柱結核等。脊柱前凸、後凸或側凸畸形會導致胸廓兩側不對稱，肋間隙增寬或變窄，胸腔內的器官與胸部的

體表指標關係發生改變。嚴重的畸形會導致呼吸、循環功能障礙。

（三）乳房

在乳房檢查時，要有良好的照明，病人採取坐位或臥位並充分暴露胸部。檢查要按照正確的程序來進行，以免發生漏診。除了檢查乳房之外，還應包括檢查引流乳房部位的淋巴結。爲了方便敘述，可以將乳房分爲四個象限或視爲一個鐘面。

脊柱畸形所導致胸廓的改變

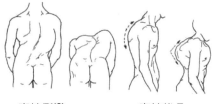

脊柱側彎　　　　脊柱後凸

乳房的分區

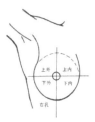

胸壁壓痛

1. 肋間壓痛	肋間神經炎
2. 肋軟骨局部壓痛	肋骨軟骨炎
3. 胸骨壓痛及叩擊痛	白血病

異常胸廓

佝僂病胸	1. 多見於兒童＜ 3 歲。 2. 雞胸（pigeon chest）：前後直徑＞左右直徑。 3. 佝僂病串珠（rachitic rosary）：前胸壁各肋骨與肋軟骨交界處隆起，形成串珠狀。 4. 肋膈溝（Harrison groove）：下胸部前面的肋骨外翻，自劍突沿膈附著部位的胸壁向內凹陷形成的溝狀帶。
漏斗胸（funnel chest）	劍突顯著內陷
胸廓一側變形	見於胸腔積液、氣胸、肺不張等。
胸廓局部隆起	見於胸壁炎症、腫瘤、心臟擴大等。
脊柱畸形	見於先天畸形、脊柱外傷、結核等。

4-21 胸部評估（三）

（三）乳房（續）

1.視診

  (1) 對稱性：在正常女性坐位時，乳房兩側基本上呈現對稱。有輕度不對稱者是由於兩側乳房發育程度不同引起，通常左側會大於右側，坐位時明顯，但乳頭應位於對稱部位。一側乳房明顯縮小多由於發育不全引起。一側乳房明顯增大多見於囊腫、發炎症、腫瘤、先天畸形等。

  (2) 乳房皮膚：要注意觀察乳房皮膚的顏色，有無皮膚回縮或凹陷、水腫、潰瘍，有無局部血管出現及其分布情況、乳頭及乳暈有無過度色素沉著等。乳癌或發炎症均會導致乳房皮膚發紅，但發炎症常會伴隨著局部腫、熱、痛，而癌症常不伴熱痛且皮膚常呈現深紅色；淋巴系統受阻導致乳房皮膚發生水腫，乳房皮膚變厚且毛囊及毛囊孔明顯下陷致乳房皮膚呈橘皮或豬皮樣改變，見於乳房腫瘤；乳房回縮或凹陷通常是由於纖維組織變短或庫柏氏韌帶活動性降低所造成，病人雙手上舉過頭或叉腰造成胸大肌收縮時明顯，見於乳房腫瘤；孕婦或哺乳期婦女乳房常會見到乳暈增大，色素加深，淺表靜脈曲張同時乳房增大。

  (3) 乳頭（nipple）：要注意觀察乳頭的大小、位置、對稱性，有無回縮及其分泌物情況。若自幼乳頭回縮則為發育異常，若為近期發生則顯示癌變的可能。正常在懷孕或哺乳時乳房會出現分泌物，其他情況乳頭出現分泌物可由乳頭受到機械刺激、藥物影響、乳房的良惡性病變等引起。

2.觸診

  觸診乳房時可取坐位或臥位。當病人坐位時，先兩臂下垂，然後上舉過頭或雙手叉腰再行檢查。當病人仰臥位時，檢查者應置一小墊枕於病人肩下以便充分暴露乳房進行仔細檢查。觸診時，先觸診健側再觸診患側，檢查一般按外上象限、外下象限、內下象限、內上象限的順序，由淺入深觸診，最後檢查乳頭。(1) 質地：正常乳房觸診時有彈性顆粒感和柔韌感。隨著女性生理週期的改變，乳房的質地會有所改變：月經期由於小葉充血，乳房呈緊張感；妊娠期增大飽滿呈柔韌感；哺乳期呈結節感。乳房硬度增加、彈性消失常顯示皮下組織有發炎症或有新生物浸潤。(2) 壓痛：乳房局部壓痛顯示局部有發炎症存在。由於月經期乳房敏感亦有可能出現壓痛，而乳房惡性病變則很少出現壓痛。(3) 腫塊：在觸及腫塊時要注意其大小、外形、部位、質地、活動度、有無壓痛及其程度、邊界是否規則、與周圍組織是否黏連等。

  在乳房觸診之後還要仔細觸診腋窩、鎖骨上窩及頸部淋巴結是否腫大或有其他異常，因為這些部位常為乳房發炎症或惡性腫瘤擴散和轉移的所在。

三、肺和胸膜

  在檢查時室內環境要舒適溫暖，有良好的照明。評估對象一般採取坐位或臥位並充分暴露胸部。肺和胸膜的檢查按照視、觸、叩、聽的順序來進行。

（一）視診：在觀察呼吸運動時，視線應與胸壁表面在同一平面。1.正常的呼吸運動：正常人靜息狀態下呼吸兩側基本對稱，節律均勻而整齊，成人約每分鐘

16～20 次，呼吸與脈搏之比大約為 1：4。在一些生理狀態下，若在運動之後，呼吸會增快。男性及兒童呼吸時，膈的運動會發揮重要的功能，胸廓下部及上腹部的動作比較明顯，稱為腹式呼吸；女性在呼吸時，肋間肌的運動較為重要，稱為胸式呼吸。

肺和胸膜的視診

1. 呼吸運動	透過橫膈肌及肋間肌來完成。呼吸運動類型為胸式呼吸與腹式呼吸。
2. 呼吸困難	吸氣性呼吸困難（三凹症－胸骨上窩、鎖骨上窩及肋間隙向內凹陷）見於氣管阻塞等。呼氣性呼吸困難見於哮喘等，混合性呼吸困難見於廣泛肺部病變。
3. 呼吸頻率與深度	正常：16-20 次 / 分鐘，新生嬰兒可以達到 40 次 / 分鐘。異常： (1) 頻率異常：增快（＞ 24 次 / 分鐘）、過慢（＜ 12 次 / 分鐘）。 (2) 深淺度異常：淺快（見於肺炎、胸膜炎、呼吸肌麻痺等）、深快（酸中毒（Kussmaul's R））。

吸氣性呼吸困難（三凹症）

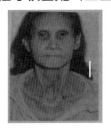

（編著者群拍攝，擁有攝影著作權）

呼吸頻率與深度之節律異常

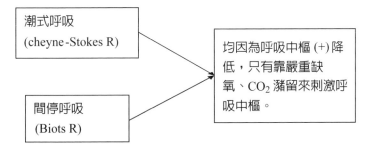

4-22 胸部評估（四）

三、肺和胸膜（續）

2. 呼吸運動的變化：(1) 呼吸運動類型的變化：胸式呼吸增強，腹式呼吸減弱會見於大量腹水、肝脾極度腫大、妊娠晚期、腹腔巨大腫瘤等；胸式呼吸減弱，腹式呼吸增強可見於肺、胸膜或胸壁疾病，例如肺炎、重症肺結核、肋間神經痛、肋骨骨折等。(2) 呼吸速率的變化：呼吸過速（tachypnea）是指呼吸頻率超過 24 次／分鐘，常見於發燒、甲狀腺功能亢進、疼痛、貧血、心力衰竭等。呼吸過緩（bradypnea）是指呼吸頻率低於 12 次／分鐘，常見於顱內壓增高、嗎啡等藥物引發的呼吸抑制等。(3) 呼吸深度的變化：呼吸淺快，常見於肺炎、胸膜炎、胸腔積液和氣胸以及嚴重鼓腸、腹水及肥胖者。呼吸深快，常見於運動、嚴重代謝性酸中毒、焦慮等。(4) 呼吸節律的變化：①潮氏呼吸（Cheyne～Stokes 呼吸）是由淺慢呼吸變為深快呼吸再變為淺慢呼吸，隨之出現一段呼吸暫停，如此周而復始的呼吸型態，見於腦炎、腦膜炎、巴比妥中毒等；②間停呼吸（Biots 呼吸）是表現為規律的呼吸幾次後，突然呼吸停止一段時間，然後又開始呼吸，如此周而復始的呼吸型態。潮氏呼吸與間停呼吸發生的機制都是由於呼吸中樞興奮性降低，使調節呼吸的回饋系統失常所導致。間停呼吸較潮氏呼吸嚴重；③歎息狀呼吸：在呼吸中常會出現歎息。常屬於功能性改變，見於神經質等。

（二）觸診

1. 胸廓擴張度（chest expansion）：指在呼吸時，兩側胸部的運動度。當測量前胸胸廓擴張度時，檢查者左右拇指指向劍突，手掌和其餘手指置於前側胸壁（右圖一）。當測量後胸胸廓擴張度時，檢查者左右拇指與後正中線平行，手掌和其餘手指平置於背部約第十肋水準的位置，並將兩側皮膚向中線輕推，同時讓評估對象作深呼吸運動，觀察比較兩手動度是否一致。一側胸腔大量積液、氣胸、胸膜增厚、肺不張、肺纖維化等常會導致患側胸廓擴張受限。

2. 語音震顫（Vocal fremitus）評估對象說話時語音的聲波，經由氣管、支氣管傳導至胸壁，由檢查者的手觸及到的振動，所以也稱為觸覺語顫（tactile fremitus）。檢查者雙手尺側輕放於評估對象胸廓兩側，同時囑評估對象重複發「1」長音，自上而下，從內到外比較兩側相應部位震顫的異同。(1) 正常語音震顫：觸覺震顫強弱會受到聲音強度、胸壁的厚度、支氣管與胸壁的距離等因素所影響，還與評估對象的年齡、性別、體型及檢查部位有關。一般男性較女性為強，成人較兒童為強，瘦者比胖者強。同一個胸廓的不同部位，語顫的強弱亦有所不同。前胸右上部較左上部略強，前胸上部較下部略強，後胸下部較上部為強，肩胛間區的語顫較強。但這些差別很小，常常無臨床的意義。(2) 語音震顫增強，主要見於：①發炎症浸潤使肺組織實變；②肺內有巨大空腔且空腔位置接近胸壁，尤其當空腔周圍有發炎症浸潤時，空腔內聲波會產生共鳴，發炎症致實變組織則有利於聲波傳導。例如空洞型肺結核、肺膿腫等。(3) 語音震顫減弱，主要見於：①肺內

含氣過多，如肺氣腫；②支氣管阻塞，例如阻塞性肺不張；③大量的胸腔積液或氣胸；④胸膜廣泛增厚；⑤胸壁皮下氣腫。

3. 胸膜的摩擦感（pleural friction fremitus）：當胸膜有發炎症時，由於發炎症的滲出物使胸膜變得粗糙，隨呼吸運動髒層胸膜和壁層胸膜相互摩擦，可由檢查者感覺到。一般在前胸下側壁容易被觸及。

前胸壁檢查胸廓擴張度的方法

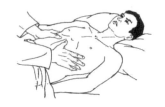

觸覺語顫

語顫增強	肺實變，近胸壁處有空腔（肺空洞）。
語顫減弱	積氣、積液、胸膜增厚、支氣管阻塞。

胸膜摩擦感

機制	在胸膜炎時，表面纖維蛋白沉著變粗糙，在呼吸時髒壁層發生摩擦會觸及，像皮革互相摩擦的感覺。
特色	胸廓下前側部明顯，在深呼吸時會加強，屏住呼吸，摩擦感會消失。
病因	胸膜炎（乾性）。

✚ 知識補充站

1. 觸診：胸廓的擴張度，在深呼吸時，比較兩手的運動度，兩手置胸廓，下前側胸壁，拇指指向劍突，一側降低見於該側大量胸腔積液、氣胸、胸膜增厚或肺不張，兩側降低見於雙側胸膜增厚、肺氣腫或雙側胸膜炎。
2. 語音症震顫產生的原理：聲波起源於喉部，沿氣管、支氣管及肺泡，傳到胸壁引起共振，可以用手觸及。
3. 語顫（Tactle fremitus）：雙手平放，手掌尺側，順序從上到下，先前胸後後背部，左右對稱。

4-23 胸部評估（五）

（三）叩診

1. 叩診的方法：胸部叩診有直接叩診法和間接叩診法，以使用間接叩診法最多。
   (1) 直接叩診法（direct percussion）：檢查者手指併攏使用指腹對胸壁做叩擊，主要用於評估胸部大面積的病變。
   (2) 間接叩診法（indirect percussion）：一般以檢查者左手中指的第一、二指節作為叩診板，置於要叩診的部位，左手其餘手指稍稍翹起，不與體表接觸。以檢查者右手中指指端為叩診錘，以垂直方向叩擊於板指上，判斷胸壁及其下組織發出的聲音。

   在胸部叩診時，被檢查者取坐位或仰臥位，兩臂自然下垂，肌肉放鬆，均勻呼吸。先檢查前胸，胸部稍向前挺，從鎖骨上窩開始至第一肋間隙，再逐一肋間隙向下叩診。再檢查側胸壁，囑評估對象舉起上臂置於頭部，自腋窩開始向下叩診至肋緣。最後檢查背部，評估對象身體前傾，雙手交叉抱肘，頭略低，儘量使肩胛骨移向外側，自肺尖開始向下叩診。

2. 影響叩診音的因素
   (1) 胸壁組織的厚薄：胸壁組織增厚會使叩診音變濁。例如肥胖、肌肉較厚、乳房較大、胸壁水腫等；(2) 胸廓骨骼支架的變化：肋軟骨鈣化、胸廓變硬等會使震動範圍向周圍擴大，會影響定界叩診的結果；肺內含氣量增多，肺泡張力增加，叩診音調較高；胸腔積液會影響震動及聲音的傳播，使叩診音變濁。

3. 正常的叩診音：(1) 正常肺部的叩診呈現清音。其音調的高低，音響的強弱受肺內含氣量多少，胸壁的厚薄及鄰近器官的影響。前胸上部較下部叩診音稍濁，右肺上部較左肺上部叩診音稍濁，背部叩診音比前胸部稍濁，右側腋下部受到肝臟的影響，叩診呈現濁音，左側腋前線會受到胃的影響，叩診音呈現鼓音。(2) 肺界的叩診：①肺上界：即肺尖的上界。叩診方法：自斜方肌前緣中央部開始向外叩診，當叩診音由清音變濁時為肺上界的外側終點，再自斜方肌的中央部向內叩診，當叩診音變濁時為肺上界的內側終點。該清音帶的寬度即肺尖的寬度，正常為 4～6 公分，右側比左側稍窄。肺上界變窄通常見於肺結核肺尖浸潤；肺上界變寬，叩診稍微呈現過清音，見於肺氣腫。②肺前界：右肺前界相當於右胸骨線的位置，左肺前界相當於左胸骨旁線自第四至第六肋間隙的位置。在心臟擴大時，兩肺前界間的濁音區會擴大，肺前界會縮小。在肺氣腫時，兩肺前界間的濁音區會縮小，肺前界會擴大。③肺下界：兩肺下界在平靜呼吸時，大約位於鎖骨中線第六肋間隙，腋中線第八肋間隙，肩胛線第十肋間隙。正常人肺下界的位置會受到體型、發育情況等影響，瘦長體型者肺下界會下移，矮胖者肺下界會上移。在病理的情況下，肺下界下移見於：肺氣腫，腹腔內器官下垂等；肺下界上移見於鼓腸、腹水、肝脾腫大、腹腔內巨大腫瘤、氣腹等。④肺下界的移動範圍：相當於膈肌的移動範圍。叩診的方法為：在平靜呼吸時，沿著肩胛線叩出肺下界的位置並做一標記，再囑咐評估對象深吸氣後屏住呼吸，沿著肩胛線向下叩出，在此時肺下界，做一個標記，此為肺下界的最低點。在評估對象恢復平靜呼吸之後，再囑咐其深呼氣之後屏住呼吸，沿著肩胛線向下叩出此時的肺下界，做一個標記，此為肺下界的最高點。肺下界最低點與最高點距離即肺下界的移動範圍，正常為 6～8 公分。肺下界移動範圍變小見於肺氣腫、肺不張、肺纖維化、肺組織發炎症和水腫等。當大量胸腔積液、積氣，廣泛的胸膜增厚黏連，在膈神經麻痺時，肺下界移動範圍將無法叩出。

叩診

體位	坐位或仰臥位。
直接叩診法	右手指併攏，以指腹對胸壁進行直接拍擊，用於檢查大面積病變。
間接叩診法	左手中指做扳指；右手中指叩指錘，叩擊左手中指第二指節前端；叩擊動作要靈活、迅速與富有彈性，每次扣擊 2～3 下，在同一個部位可以叩打 2～3 次。

叩診音的特色與臨床的意義

叩診音	鼓音、過清音、清音、濁音、實音
音響	由強而弱
音調	由強而弱
生理意義	胃泡區 正常肺部 心肺、肝肺交疊處 實質器官（心、肝、肺）
病理意義	肺氣腫 肺實變、積液 肺實變、積液
扣診的順序	自上而下、由外向內

肺下界

方法及檢查正常值	平靜呼吸時，於鎖骨中線、腋中線、肩胛線從上向下叩，由清音叩至濁音的點，分別為 6、8、10 肋間隙。
意義	肺下界降低：見於肺氣腫、腹腔內臟下垂。 肺下界上升：見於胸腔積液、膈肌上升。

肺下界移動的範圍

方法	深吸氣後屏氣與深呼氣之後屏氣各叩一次肺下界，記下從清音至濁音的那一點。
正常值	深吸氣與深呼氣兩點間距為 6～8 公分。
意義	肺下界移動減弱： 1. 肺組織彈性減弱：肺氣腫。 2. 肺萎縮：肺不張、肺纖維化。 3. 肺組織炎症和水腫肺下界移動度叩不出：胸腔積液、積氣、胸膜黏連。

4-24 胸部評估（六）

（三）叩診（續）

4.異常胸部叩診音：正常肺臟的清音區出現濁音、實音、過清音或鼓音則爲異常胸部的叩診音。(1) 濁音或實音：見於肺內含氣量大面積減少或肺內不含氣的占位病變，例如：肺炎、肺結核、肺梗塞，肺腫瘤、胸腔內積液、胸膜增厚等。(2) 過清音或鼓音：肺張力減弱或含氣量增多時，例如肺氣腫，叩診呈現過清音；肺內空腔病變（空腔直徑大於 3～4cm 且空腔靠近胸壁），例如空洞型肺結核，液化的肺膿腫等，叩診呈現鼓音；在大量胸腔積氣時，叩診亦會呈現鼓音。

（四）聽診

1.聽診的方法：肺部聽診的順序與叩診相同。爲了提高聽診效果，要注意下列幾點：(1) 體位：最好採取坐位或臥位、姿勢端正，肌肉放鬆。(2) 讓評估對象作均勻的微張口呼吸，在必要時作深呼吸或咳嗽幾聲之後要立即聽診，以利於察覺呼吸音及附加音的改變。(3) 注意排除雜音的干擾，例如衣服、聽診器與皮膚的磨擦音及寒冷所引起的肌肉震顫聲等。

2.正常的呼吸音（Normal breath sound）：(1) 支氣管呼吸音（bronchial breath sound）：爲吸入的空氣在聲門、氣管、主支氣管形成的湍流所發出的聲音。頗似抬舌後經口腔呼氣所發出的「ha」音。該呼吸音強而高調，吸氣相較呼氣相短。正常人於喉部、胸骨上窩、背部的第六、七頸椎及第一、二胸椎附近可以聞及。(2) 支氣管肺泡呼吸音（bronchovesicular breath sound）：爲混合性呼吸音，兼有支氣管呼吸音和肺泡呼吸音的特色。吸氣音的性質與正常的肺泡呼吸音相似，但音調較高且較響亮。呼氣音的性質與支氣管呼吸音相似，但強度稍弱。吸氣相與呼氣相大致相等。正常人於胸骨兩側第一、二肋間隙，肩胛間區第三、四胸椎水準以及肺尖前後可聞及。(3) 肺泡呼吸音（vesicular breath sound）：是由於空氣進出細支氣管和肺泡產生的聲音。類似柔和的吹風狀的「fu－fu」聲。吸氣相較呼氣相長，音響也較強。在大部分肺野均可聞及。肺泡呼吸音的強弱與性別、年齡、呼吸深淺、肺組織的彈性及胸壁組織的厚薄有關：男性的肺泡呼吸音較女性強，兒童的較老年人的強，乳房下部、肩胛下部較強，肺尖及肺下緣較弱。矮胖者比瘦長者弱。

3.異常呼吸音

(1) 異常的肺泡呼吸音：①肺泡呼吸音減弱或消失：由於肺泡內空氣流量減少，進入肺內的空氣流速減慢，呼吸音傳導障礙等原因所引起。常見的原因有：(a) 胸廓活動受限，例如胸痛、肋間神經痛、肋骨骨折等；(b) 呼吸肌疾病，例如重症肌無力、膈肌麻痺等；(c) 支氣管阻塞，例如慢性支氣管炎、支氣管狹窄等；(d) 壓迫性肺膨脹不全，例如胸腔積液、積氣等；(e) 腹部疾病，例如大量的腹水，腹腔巨大腫瘤等。②肺泡呼吸音增強：雙側肺泡呼吸音增強大多由於呼吸運動或通氣功能增強，使進入肺內的空氣流量增多或流速增快所引起。發生的原因有：

(a) 身體需氧量增加，例如運動、發燒、代謝功能亢進等；(b) 缺氧、血液中酸度增高等刺激呼吸中樞，使得呼吸運動增強，例如貧血、酸中毒等。③呼氣音延長：大多由於下呼吸道部分阻塞、痙攣或狹窄所導致。例如支氣管炎、支氣管哮喘等。亦見於肺組織彈性減退，例如慢性阻塞性肺氣腫等。④呼吸音粗糙：由於支氣管黏膜輕度水腫或發炎症浸潤造成支氣管壁不光滑或狹窄，致使氣流進出不順暢所引起。常見於支氣管或肺部發炎症早期。

異常肺部叩診音

濁音或實音	見於肺部含氣量減少或肺內不含氣的占位性病變、胸膜病變，例如肺炎、肺不張、胸腔積液等。
過清音	見於肺含氣量增多時，例如肺氣腫。
鼓音	見於肺內空腔性病變，例如空洞型肺結核。

正常呼吸音特點的比較

類型	聽診的特點	聽診部位
支氣管呼吸音	呼氣音響強、音調高、呼氣相長	喉部、胸骨上窩、背部 C6、7 及 T1、2 附近
肺泡呼吸音	吸氣音響弱、音調低、吸氣相長	乳房下部、肩胛下部及腋窩下部較強
支氣管肺泡呼吸音	兼有支氣管呼吸音和肺泡呼吸音的特點	胸骨兩側第 1、2 肋間隙、肩胛區 T3、4 水準

異常呼吸音：異常肺泡呼吸音

肺泡呼吸音減弱或消失	因肺泡通氣量減少、氣體流速減慢或呼吸音傳導障礙所致，見於：胸廓活動受限、呼吸肌疾病、支氣管阻塞、胸腔積液、氣胸與腹部疾病。
肺泡呼吸音增強	肺泡通氣功能增強，氣流加速所導致，一側或局部肺泡呼吸音增強一側肺或胸腔病變，雙側肺泡呼吸音增強，發熱、貧血、酸中毒。
呼氣音延長	下呼吸道部分阻塞或肺組織彈性減退所導致，見於：慢支、支氣管哮喘、肺氣腫。
呼吸音粗糙	支氣管黏膜水腫或炎症，使內壁不光滑或狹窄，氣流通過不暢所致。 見於：支氣管或肺部發炎症。

4-25 胸部評估（七）

（四）聽診（續）

(2) 異常支氣管呼吸音：在正常的肺泡呼吸音部位聞及支氣管呼吸音，即為異常的支氣管呼吸音，也稱管狀呼吸音。常見於：

① 肺組織實變：使支氣管呼吸音易於傳至體表，例如大葉性肺炎的實變期。

② 肺內有大空腔：當大空腔與支氣管相通，且空腔周圍有實變組織時，音響在空腔內會共鳴，透過實變組織傳至體表，例如空洞型肺結核和肺膿腫。

③ 壓迫性肺不張：胸腔積液時，肺組織被壓迫而變得緻密，有利於支氣管音的傳導，在積液區的上方可聞及支氣管呼吸音，但是聲音較弱且遙遠。

(3) 異常的支氣管肺泡呼吸音：在正常的肺泡呼吸音部位能聞及的支氣管肺泡呼吸音，稱為異常支氣管肺泡呼吸音。為肺實變範圍較小且與含氣組織混合存在，或實變的部位較深為含氣肺組織覆蓋所致。常見於支氣管肺炎、大葉性肺炎早期、肺結核或胸腔積液上方肺膨脹不全的區域。

4. 囉音（Rale）：是呼吸音以外的附加音（adventitious sound）。有乾囉音和濕囉音兩種。

(1) 濕囉音（moist rale）：

① 產生的機制：是由於吸氣時氣流透過氣道內稀薄分泌物使形成的水泡破裂所產生的聲音，也稱為水泡音；或者是由於小支氣管壁因分泌物黏著而陷閉，當吸氣時，氣流使其突然張開而產生的爆裂音。

② 特色：一次常連續多個出現，斷續而短暫，於吸氣時較為明顯，也會出現於呼氣早期，部位較恆定，性質不易變化，中小水泡音常同時存在，在咳嗽之後會減輕或消失。

③ 濕囉音的分類：

(a) 粗濕囉音：也稱為大水泡音，大多發生在氣管、主支氣管或空洞部位，大多出現於吸氣早期。常見於支氣管擴張，肺膿腫、肺結核空洞。昏迷或瀕死的病人因痰液等呼吸道分泌物積聚於氣管處產生的大水泡音稱痰鳴音，有時不用聽診器亦會聞及；

(b) 中濕囉音：也稱為中水泡音，發生在中等大小的支氣管，多出現在吸氣中期。見於支氣管炎、支氣管肺炎等；

(c) 細濕囉音：也稱為小水泡音，發生在小支氣管，大多在吸氣後期出現。見於細支氣管炎、支氣管肺炎、肺梗塞等；

(d) 撚發音：是一種極細且均勻的濕囉音，大多出現在吸氣末期，頗為類似使用手指在耳邊撚動一束頭髮所發出的聲音。常發生在細支氣管和肺泡發炎症或充血時，例如肺淤血和肺炎早期。正常老年人和長期臥床者也可以於肺底聞及撚發音，但在數次深呼吸和咳嗽之後會消失，一般並無臨床的意義。

④ 臨床的意義：局限性濕囉音僅見於局部肺組織有病變；兩側肺底部的濕囉音，大多見於心力衰竭所導致的肺淤血及支氣管肺炎等；若兩肺野布滿濕囉音，則見於急性肺水腫或嚴重的支氣管肺炎。

(2) 乾囉音（rhonchi）：

① 產生的機制：是由於氣管、支氣管或細支氣管狹窄或部分阻塞，導致呼吸時氣流進出產生湍流所發出的聲音。常見於：氣管、支氣管發炎症使氣道壁黏膜水腫和分泌物增加；支氣管平滑肌痙攣；管內腫瘤、異物或分泌物部分阻塞；管壁外腫大淋巴結或縱膈腫瘤壓迫氣道所引起的管腔狹窄。

乾囉音（rhonchi）

產生的機制	氣流通過狹窄的氣道發生湍流所產生的聲音，其分類為鼾音（大支氣管）、哨笛音（小支氣管）與喘鳴（主支氣管以上大氣道）。
聽診的特點	在呼氣時相當明顯，持續時間較長，強度、性質和部位易於改變，在極短的時間內數量會明顯地增減。
臨床的意義	支氣管內膜結核、腫瘤、支氣管炎、支氣管哮喘、心源性哮喘和阻塞性肺氣腫等。

濕囉音（moist rale）

產生的機制	吸氣時氣流通過呼吸道內的稀薄分泌物，使水泡破裂產生的聲音，或由於未展開的肺泡互相黏連時，在吸氣時被氣流衝開所產生的細小破裂音。
分類	1. 大水泡音（粗濕囉音）：發生於氣管、主支氣管、或空洞部位，吸氣早期。 2. 中水泡音（中濕囉音）：發生於中等大小的支氣管，吸氣中期。 3. 小水泡音（細濕囉音）：發生於小支氣管與吸氣後期。 4. 撚發音：出現於吸氣末期，在深呼吸或咳嗽之後會消失。

✚ 知識補充站

1. 異常支氣管呼吸音（管狀呼吸音）：在正常肺泡呼吸音部位聞及支氣管呼吸音，肺組織實變，肺內大空洞，壓迫性肺不張。
2. 異常支氣管肺泡呼吸音：在正常肺泡呼吸音部位聞及支氣管肺泡呼吸音，為肺實變區域與正常組織摻雜所導致，見於：支氣管肺炎、肺結核與大葉性肺炎。

4-26 胸部評估（八）

（四）聽診（續）

　② 特色：持續時間較長，音調較高，吸氣時和呼氣時均會聞及，但以呼氣時最為明顯，強度和性質容易改變，部位容易變換，在瞬間之內，數量會明顯地增減。

　③ 乾囉音的分類：根據音調高低可以分為高調乾囉音和低調乾囉音。

　　(a)高調乾囉音也稱為哮鳴音，大多發生在較小的支氣管或細支氣管。音調較高，類似飛箭、鳥鳴發出的「絲絲」聲。

　　(b)低調乾囉音也稱為鼾音，大多發生在氣管或主支氣管，類似於呻吟、打鼾音。

　④ 臨床的意義：發生於雙側的乾囉音常見於支氣管哮喘，慢性阻塞性肺疾病等；局限性乾囉音常見於局部支氣管狹窄，例如：支氣管內膜結核或腫瘤等。

5. 語音共振（Vocal resonance）

　與語音震顫產生的機制相同，讓評估對象發「1」長音時用聽診器放在胸壁上聽診，比觸覺震顫敏感。在聽診時也要左右、上下做比較。正常語音共振音節含糊難辨，在某些病理的情況下，語音共振會增強、減弱或消失，其臨床意義與語音震顫相同。

6. 胸膜摩擦音（Pleural friction rub）

　正常胸膜表面光滑，胸膜腔記憶體在微量液體，在呼吸運動時，髒、壁兩層胸膜相互滑動並不產生音響。發炎症等因素在導致胸膜表面變得粗糙時，隨著呼吸運動可以產生胸膜摩擦音。

　通常在吸氣和呼氣時均會聞及，但是以吸氣末和呼氣初最為明顯，在屏氣時會消失，在深呼吸時會增強。前下側胸壁最易於聽到。常見於纖維素性胸膜炎、尿毒症、肺梗塞、胸膜腫瘤等。

乾囉音與濕囉音的區別

類型	乾囉音	濕囉音
產生的機制	狹窄或阻塞	分泌物
聽診的特色。	在呼氣時相當明顯，持續時間較長，強度、性質和部位易於改變，在極短時間內，數量會明顯地增減。	大多出現於吸氣相位，以吸氣末其較為明顯，斷續而短暫，一次常連續多個出現，部位較為固定、性質不易於變化，大、中、小水泡音可以同時存在，在咳嗽之後會減輕或消失。

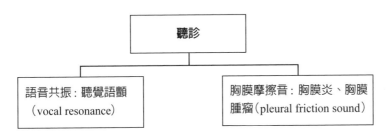

聽診

語音共振：聽覺語顫（vocal resonance）

胸膜摩擦音：胸膜炎、胸膜腫瘤（pleural friction sound）

＋知識補充站

1. **課後結語**：本章的內容是胸部包括肺和胸膜的評估，要求同學們在對胸部的常見骨性標誌、人工劃線及分區相當熟悉的情況下掌握胸壁、胸部的視、觸診以及肺與胸膜的視、觸、叩、聽診方法。本章重要的重點為胸廓異常與畸形的類型、呼吸運動和呼吸困難的類型、肺下界、囉音的分類與臨床意義等。在評估時要確實掌握的、也是較難的內容有三種呼吸音的區分、五種叩診音的區分。這些內容要求同學們要多加練習，多去親自體會、才會牢固地掌握重點。

2. **聽診的特色**：大多出現於吸氣相位，以吸氣末期較為明顯，斷續而短暫，一次常連續多個出現，部位較為固定、性質不易變化，大、中、小水泡音可以同時存在，在咳嗽之後會減輕或消失。

3. **臨床的意義**：支氣管擴張、肺結核、支氣管肺炎、肺淤血、急性肺水腫等。

4. **聽診的特色**：吸氣和呼氣均會聽到，在屏氣時會消失，在深呼吸時會加強，前下側胸壁最易於聞及。

4-27 胸部評估（九）

四、心臟

心臟檢查是全身體檢的重要部分。心臟檢查要具備的的條件是：環境安靜、溫暖、有充足的照明（最好光線來自於左側）。評估對象一般採取仰臥位，充分暴露胸壁。其檢查的步驟為：檢查者站於評估對象的右側，按照視、觸、叩、聽的順序來做檢查。

（一）視診

1. 心前區隆起：正常人前胸左右對稱。某些先天性心臟病或風濕性心臟病在導致心臟增大時，會見到心前區隆起。大量心包積液擠壓胸壁也會導致胸壁隆起。

2. 心尖搏動：心尖搏動是由於心臟收縮時，心尖向前衝擊胸壁肋間的軟組織形成的向外搏動。(1) 正常的心尖搏動：正常心尖搏動位於第五肋間隙，左鎖骨中線內側 0.5～1 公分，搏動範圍的直徑大約為 2.0～2.5 公分，通常明顯可以看見。胸壁肥厚或女性乳房遮蓋會使心尖搏動不明顯。(2) 異常心尖搏動：①心尖搏動移位：心尖搏動的位置會受到生理和病理因素影響。例如生理狀態下，妊娠、肥胖、小兒的心尖搏動會向外上移動；左側臥位心尖搏動會向左移約 2～3 公分，右側臥位心尖搏動會右移 1.0～2.5 公分。病理情況下，一側的胸膜增厚或肺不張均會使心尖搏動移向患側；大量的胸腔積液或氣胸，心尖搏動移向健側。右心室增大會使心尖搏動順鐘向左移位，左心室增大會使心尖搏動向左下移位。當心尖搏動移至鎖骨中線以外即可以認為是心臟增大。②心尖搏動強度與範圍的改變：生理狀態下心尖搏動增強、範圍變大見於胸壁較薄或肋間隙較寬者，劇烈運動和情緒激動時心尖搏動也增強；心尖搏動減弱、範圍變小見於胸壁較厚或肋間隙較窄的評估對象。病理狀態下甲狀腺功能亢進、嚴重貧血、發燒及左室肥大均可致心尖搏動增；擴張型心肌病、心包積液、肺氣腫、左側大量氣胸等導致心肌收縮力下降、心臟與前胸壁距離增加均會使心尖搏動減弱；心功能不全者心尖搏動範圍常會增大而且瀰散。(3) 心前區異常搏動：胸骨左緣第 3～4 肋間搏動常會顯示右室肥大。

（二）觸診

心臟觸診往往與視診同時進行，可以發揮互補的效果。心臟觸診方法：檢查者使用右手的全掌開始檢查，逐漸縮小到手掌尺側（小魚際）或食指、中指、無名指的指腹觸診。檢查震顫手掌尺側最敏感，檢查心尖搏動指腹最為敏感。

1. 心尖搏動及心前區搏動：觸診確定心尖搏動範圍較視診更為準確，有助於確定第一心音。在左室肥大時心尖搏動會增強，在觸診時，會使觸診指端抬起片刻，稱為抬舉狀搏動。

2. 震顫（thrill）：為觸診時手掌尺側感覺到的一種細小的震動感，也稱為貓喘。其產生的機制與雜音相同。在一般的情況下，觸診有震顫者大多有雜音，在臨床上凡是觸及震顫者均可以認為心臟有器質性的改變。

3. 心包摩擦感：在心前區的胸骨左緣第四肋間隙，於心臟收縮期和舒張期均會觸及的類似於胸膜摩擦感的粗糙感。大多見於急性心包炎，但是隨著心包內滲液增多，心包層和壁層的分離，則摩擦感會消失。

心臟檢查的重點

環境的要求	安靜、溫暖，光線最好源於左側。
被評估者的準備	臥位或坐位，充分暴露胸部。
評估的內容及順序	視：心前區外形，心尖搏動，心前區異常搏動。 觸：心前區搏動，震顫，心包摩擦感。 叩：心濁音界。 聽：心率、心律、心音和額外心音、雜音及心包摩擦音。

心臟的解剖

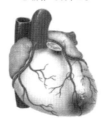

心臟的運動

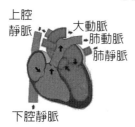

上腔靜脈　大動脈　肺動脈　肺靜脈　下腔靜脈

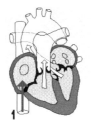

✚ 知識補充站

視診：心前區外形

　　心前區隆起：先心病或兒童期患風心病伴隨著右心室增大者。心前區外觀飽滿：大量心包積液時，肋骨局部改變為兒科疾病所導致，肋間隆起大多由成人疾病所導致，必定伴隨著心尖搏動的異常。

4-28 視診與觸診

（一）視診

1. 位置：在左室收縮時，心尖向前衝擊前胸壁使肋間軟性組織向外搏動：胸骨左側第 5 肋間鎖骨中線內 0.5～1.0 公分處，搏動範圍的直徑為 2.0～2.5 公分。
2. 心尖搏動的改變：主要表現在位置、強弱和範圍。
   - (1) 位置的變化：
     - ① 在生理的情況下：
       矮胖體：心尖搏動向外上方移位可達第 4 肋間。
       瘦長體：心尖搏動向下移位可達第 6 肋間。
       仰臥位：心尖搏動稍上移。
       左側臥位：心尖搏動可左移 2～3 公分。
       右側臥位：心尖搏動可右移 1.0～2.5 公分。儘量在仰臥位時檢查，以減少
       　　　　　體位所導致變化的影響。
     - ② 在病理的情況下：
       左心室增大：心尖搏動向左下移位。
       右心室增大：心尖搏動向左移位。
       一側胸腔積液或氣胸：心尖搏動移向健側。
       一側肺不張或胸膜黏連：心尖搏動移向患側。
       大量腹水或腹腔巨大腫瘤：心尖搏動向上移位。
   - (2) 心尖搏動強弱和範圍變化：
     - ① 在生理的情況下：
       肥胖、女性乳房或肋間隙變窄時：心尖搏動弱，搏動範圍小。
       消瘦或肋間隙增寬：心尖搏動強，範圍大。
     - ② 在病理的情況下：
       心肌炎、心肌梗塞：心尖搏動減弱。
       心包積液、左側胸腔大量積液或肺氣腫：心尖搏動減弱或消失。
       左心室增大、甲狀腺功能亢進、發燒和貧血：心尖搏動增強（呈現抬舉性），範圍大於直徑 2 公分。

視診：心尖搏動

右心室肥大	胸骨左緣第 3－4 肋間或劍突下搏動
肺動脈高壓	胸骨左緣第 2 肋間搏動

視診：心前區異常搏動

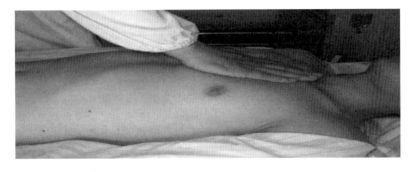

觸診

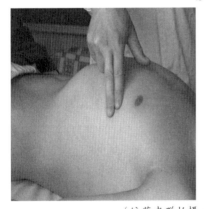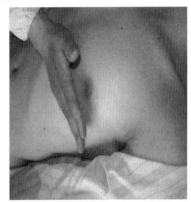

（編著者群拍攝，擁有攝影著作權）

✚ 知識補充站

觸診

　觸診是為了進一步證實視診所見，還能發現視診未能查覺的體徵。檢查的方法為通常以全手掌、手掌尺側或 2～4 指腹觸診。

4-29 胸部評估（十）

四、心臟（續）

（三）叩診

心臟的叩診主要用於判斷心臟的形狀、大小。心臟左右緣被肺覆蓋的部分，在叩診時會呈現相對的濁音；心臟不被肺覆蓋的部分，叩診呈現絕對的濁音。叩診心界是指叩診心臟的相對濁音界，反映心臟的實際大小。

1. 叩診的方法及順序：在評估對象採取仰臥位時，叩診板指會與肋間平行。在評估對象採取坐位時，叩診板指會與肋間垂直。叩診順序為先左界後右界，左界從心尖搏動外側 2～3 公分開始向內叩診，直至叩診音由清音變為濁音時，顯示已達心界，做一個標記，再逐一肋間向上叩診，直至第二肋間。在叩診右界時，先叩出肝上界，再從肝上界上一肋間開始由外向內叩出濁音界，做好標記，如此逐一肋間向上叩診，直至第二肋間。測量各個肋間所叩得的濁音標記與前正中線間的垂直距離，加以記錄。

2. 正常心濁音界；正常心左界自第二肋間至第五肋間呈現一個逐漸向外突起的弧形。右界幾乎於胸骨右緣一致，僅於第四肋間稍超出胸骨右緣 1～2 公分。正常人心相對濁音界距離前正中線的垂直距離如右表所示（左鎖骨中線距離前正中線為 8～10 公分）

3. 心濁音界的改變：心臟本身病變和心臟以外的因素均會使心臟濁音界發生改變。
   (1) 心濁音界擴大：
      (a) 左心室增大：心濁音界向左下增大，心腰加深，心界呈現靴形，稱為靴形心。常見於主動脈瓣病變或高血壓性心臟病，故也稱為主動脈型心（右圖一）。
      (b) 左心房擴大：在左心房顯著擴大時，胸骨左緣第二、三肋間心濁音界會增大，心腰會消失，心濁音界外形呈現梨形，稱為梨型心。常見於較重的二尖瓣狹窄故又稱二尖瓣型心（右圖二）。
      (c) 右心室增大：輕度增大時僅出現心絕對濁音界增大。顯著增大時，相對濁音界向左右兩側增大，以向左增大顯著，但不向下增大。常見於肺心病或單純性二尖瓣狹窄。
      (d) 左、右心室增大：心濁音界向左右兩側擴大，且左界向左下擴大，稱為普大型心。常見於擴張型心肌病、全心衰竭、克山病。
      (e) 心包積液：心濁音界於坐位時向兩側增大呈三角燒瓶狀，在仰臥位時心底部濁音界會增寬，此種心界向兩側擴大並隨著體位改變是心包積液的特徵性體徵（右圖三）。
   (2) 心濁音界縮小或消失：左側氣胸、肺氣腫等均可使心濁音界顯著縮小或消失。
   (3) 心濁音界位置的改變：①肺不張、肺組織纖維化及胸膜黏連增厚等可使心濁音界向病側移位；②一側胸腔積液、氣胸可使心濁音界向健側移位；③大量腹水、腹腔巨大腫瘤、妊娠晚期等會使心濁音界向左上移位。

正常人心臟相對濁音界

右界（公分）	肋間隙	左界（公分）
2-3	II	2-3
2-3	III	3.5-4.5
3-4	IV	5-6
	V	7-9

圖一　主動脈型心（靴形心）　　圖二　二尖瓣型心（梨型心）

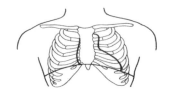 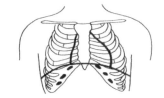

圖三　心包積液的心臟濁音界限

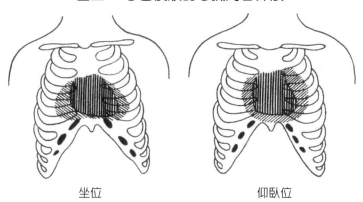

坐位　　　　　　　　仰臥位

雙心室增大：心濁音界向兩側擴大呈現普大型心。常見於擴張型心肌病和全心衰竭等

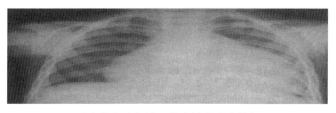

（編著者群拍攝，擁有攝影著作權）

4-30 胸部的評估（十一）

四、心臟（續）

（四）聽診

心臟聽診是心臟評估中最重要的一種方法，也是最難掌握的方法。聽診必須有合適的聽診器（備鐘型和鼓型兩種胸件），環境必須安靜，檢查者要高度集中注意力。評估對象採取平臥位，也可以採取坐位。

1. 心瓣膜聽診區：心臟各瓣膜開放和關閉所產生的音響常會沿著血流的方向傳導到前胸壁，在前胸壁最容易聽清的部位稱為該瓣膜的聽診區。瓣膜聽診區與該瓣膜的解剖位置並不完全一致。傳統有 5 個瓣膜聽診區：(1) 二尖瓣聽診區：正常在心尖部。心臟擴大時，則為心尖搏動最強點；(2) 肺動脈瓣聽診區：胸骨左緣第二肋間；(3) 主動脈瓣區：胸骨右緣第二肋間隙；(4) 主動脈瓣第二聽診區：胸骨左緣第三、四肋間處；(5) 三尖瓣聽診區：胸骨下端左緣第四、五肋間。

2. 聽診的順序：常始於二尖瓣聽診區，隨之依次檢查肺動脈瓣聽診區、主動脈瓣聽診區、主動脈瓣第二聽診區、三尖瓣聽診區。

3. 聽診的內容：包括心率、心律、心音、額外心音、雜音及心包摩擦音等。

   (1) 心率（heart rate）：指每分鐘心臟搏動次數。心率的快慢受到生理、病理、藥物等因素的影響。正常成人心率為 60～100 次 / 分鐘。成人心率若少於 60 次 / 分鐘稱為心動過緩；成人心率超過 100 次 / 分鐘，嬰幼兒心率超過 150 次 / 分鐘者稱為心動過速。

   (2) 心律（cardiac rhythm）：指心臟跳動的節律。正常人心律規則整齊。部分青年人心率隨呼吸有週期性的改變，吸氣時加快，呼氣時減慢，稱竇性心律不齊（sinus arrhythmia），無臨床意義。常見的異常心律有下列幾種：

   ① 期前收縮：在聽診時可以聽到在規則的心律基礎上，突然出現一次提前的心跳，其後有一較長的間歇（代償間歇）。若期前收縮有規律地出現，例如每一個竇性搏動後出現一個期前收縮，稱為二聯律（bigeming）；若每兩個正常心搏後出現一個期前收縮，稱為三聯律（trigeming），以此類推。期前收縮偶然出現者大多並無重要性，但若發作頻繁或形成二聯律、三聯律則要進一步地檢查有無器質性病因。

   ② 心房顫動（atrial fibrillation）：聽診的特色為 (a) 心律完全不規則；(b) 第一心音強弱不等；(c) 心跳與脈搏次數不等，脈率少於心率。心房顫動常見於風濕性心臟病、冠狀動脈硬化性心臟病。

   (3) 心音（cardiac sound）：正常情況下心音圖可記錄到每一心動週期有四個心音，按其出現的先後分別稱為第一心音（S_1）、第二心音（S_2）、第三心音（S_3）和第四心音（S_4）。正常情況下只能聽到第一心音、第二心音，在部分健康兒童及青少年中可以聽到第三心音，若聽到第四心音大多屬病理情況。

   ① 第一心音：第一心音主要由心室收縮時二尖瓣、三尖瓣突然關閉，瓣膜緊

張度突然增強所產生，第一心音的發生標示了心臟收縮的開始。其聽診的特色為音調低鈍，強度較響，持續時間較長（大約 0.1 秒左右），與心尖搏動同時出現，在心前區各部均可以聽到，而以心尖部為最強。

② 第二心音：第二心音的發生主要與心室舒張時半月瓣的突然關閉引起瓣膜振動、主動脈和肺動脈內血流突然減速有關，第二心音的發生標示了心室舒張的開始。其聽診的特色為音調高而清脆，強度較第一心音弱，持續時間較短（大約0.08秒），在心前區各部均可以聽到，但是以心底部為最強。

聽診的順序

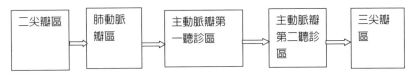

聽診的特點

期前的收縮	是指在規則心律基礎上提前出現的一次心跳。聽診的特點為：(1) 心音提前出現，其後有一較長間歇；(2) 提前出現的那一次心跳第一心音增強，第二音減弱。為二聯律、三聯律。
心房的顫動	是由於心房內異位節律點發出異位衝動產生的多個折返所導致。聽診的特點為：(1) 心室律完全不規則；(2) 第一心音強弱不等；(3) 室率大於脈率（脈搏短絀）。

✚ 知識補充站

1. **心瓣膜聽診區**
   心臟各瓣膜在開閉時產生的聲音，沿著血流方向傳導至胸壁不同部位，於體表聽診最清楚處即為該瓣膜聽診區。傳統的心瓣膜聽診區為四個瓣膜與五個區。

2. **心律的定義：意指心臟搏動的節律。**
   正常的心音有四個，按照其出現的先後依次命名為 S_1、S_2、S_3、和 S_4。通常只能聽到 S_1 和 S_2，兒童和青少年期也可以聽到 S_3, S_4 一般並不容易聽到，若聽到多數為病理性。(1) 第一心音：標示了心室收縮期的開始，主要由二、三尖瓣關閉的振動所引起。(2) 第二心音：標示了心室舒張期的開始，主要由主、肺動脈瓣關閉的振動所引起。

3. **聽診的內容**
   心率、心律、心音和額外心音、雜音及心包摩擦音。心率的定義：正常成人心率範圍為 60～100 次 / 分鐘，3 歲以下兒童大多在 100 次 / 分鐘以上，老年人偏慢。成人心率超過 100 次 / 分鐘，嬰幼兒心率超過 150 次 / 分鐘，稱為竇性心動過速。心率低於 60 次 / 分鐘稱為竇性心動過緩。

4-31 胸部的評估（十二）

（四）聽診（續）

第一心音出現與第二心音出現之間所占時限爲心臟的收縮期，第二心音與下一心動週期的第一心音之間距爲舒張期。只有正確地判定心室的收縮期和舒張期，才能正確地判定異常心音和雜音是出現在收縮期還是舒張期。

③ 第三心音：多數人認爲第三心音的發生是在心室舒張早期房室瓣開放，血液自心房快速流入心室衝擊室壁產生振動發生音響所致。第三心音的特色爲音調低濁，在第二心音之後約 0.12～0.18 秒出現，通常於評估對象仰臥位時，在心尖部及其右上方聽得較爲清楚。

④ 第四心音：出現在第一心音開始之前 0.1 秒，通常認爲是由於心房收縮的振動所產生的心音。正常情況下，此音很弱聽不到，若能聽到則爲病理性。

(4) 心音的改變及其臨床意義：

① 第一心音的改變：第一心音強度的改變：第一心音強度的變化與心肌收縮力的強弱，心室充盈程度及瓣膜的彈性與位置有密切的關係。

(a) 第一心音增強：發高燒、甲狀腺機能亢進及心室肥大，因爲心肌收縮力加強會導致第一心音亢進。當二尖瓣狹窄時，血液於舒張期從左心房流入左心室受阻，左心室充盈減少，舒張晚期二尖瓣位置較低且緊張度較差，當左心室收縮時，由於左心室血容量較少，收縮期相應縮短，左心室內壓力上升速度快，弛緩而低位的二尖瓣突然緊張、關閉會導致第一心音增強。期前收縮、陣發性心動過速或心房撲動時，左室充盈度較低。第一心音均增強；

(b) 第一心音減弱：心肌炎、心肌梗塞，因心肌收縮力減弱，第一心音亦減弱。二尖瓣關閉不全時，左心室的充盈度大，因而瓣膜位置較高，緊張度亦高，關閉時振幅減小會導致第一心音減弱，甚至可以消失；

(c) 第一心音強弱不等：常見於心房顫動和完全性房室傳導阻滯。

② 第一心音性質的改變：當心肌有嚴重病變時，心肌收縮無力，使第一心音的低鈍性音調發生改變而極爲類似的第二心音，心室收縮與舒張時間幾乎相等，心率增快，在聽診時，例如鐘擺「的嗒」聲，故稱爲鐘擺律（pendular rhythm）或胎心律（embryocardia）。常見於重症心肌炎、急性心肌梗塞等。

③ 第二心音的改變：第二心音強度改變：第二心音有主動脈成分（A_2）和肺動脈成分（P_2），通常 P_2 在肺動脈瓣區最清晰，A_2 在主動脈瓣區最清晰。

(a) 第二心音增強：P_2 增強見於肺動脈壓力增高時，例如二尖瓣狹窄，肺源性心臟病，某些先天性心臟病會伴隨著肺動脈高壓；A_2 增強表示主動脈內壓力增高，主要見於高血壓病，主動脈硬化等；

(b) 第二心音減弱：P_2 減弱見於嚴重的肺動脈瓣狹窄，肺動脈內壓力減低等；A_2 減弱見於左心室排血量減少，例如低血壓、主動脈瓣狹窄及主動脈瓣關閉不全等。

小博士解說

鐘擺律（pendulum rhythm）：第一心音失去原有低鈍性質而與第二心音相類似，而且大多有心率增快，為急性心肌梗塞和重症心肌炎的重要體徵稱為鐘擺律，又稱為胎心律。兩個聲音都一樣，聽起來就像擺鐘。

心音性質的改變

	第一心音	第二心音
音調	較低	較高
強度	較響	較 S_1 低
性質	較鈍	較 S_1 清脆
所占的時間	較長，持續大約 0.1 秒	較短，持續大約 0.08 秒
與心尖搏動關係	同時出現	之後出現
聽診的部位	心尖部最為清晰	心底部最為清晰

註：正確的區分了 S_1 和 S_2 之後，才能判定心臟收縮期和舒張期，確定異常心音或雜音出現的時期。

第一心音與第二心音特色的比較

與心室肌收縮力、心室充盈情況、瓣膜彈性、活動性及位置高低等有關。	S_1 增強見於：(1) 二尖瓣狹窄（瓣膜尚未鈣化僵硬）：由於左心室充盈減少，於舒張期二尖瓣位置較低，收縮時間亦會相應地縮短，左心室內壓上升迅速，致使低位元的二尖瓣關閉速度加快，產生較大振動所導致；(2) 發高燒、甲狀腺功能亢進：由於心動過速及心室收縮力增強所導致。
S_1 減弱見於：	(1) 二尖瓣關閉不全：由於左室過度充盈，二尖瓣位置較高，活動幅度減小所導致；(2) 心肌炎、心肌病、心肌梗塞和左心衰竭係由於心肌收縮力減弱使 S_1 低鈍所導致。S_1 強弱不等的心房顫動、頻發室性期前收縮。

✛ 知識補充站

心音強度的改變

1. A_2 增強：由於主動脈內壓增高所導致
   P_2 增強：由於肺動脈內壓增高所導致
   高循環阻力、高血流、高血壓→半月瓣關閉有力→振動大→聲音響
2. A_2 減弱：由於主動脈內壓降低所導致
   P_2 減弱：由於肺動脈內壓降低所導致
   低循環阻力、低血流、低血壓→半月瓣關閉障礙→振動小→聲音弱
3. S_1、S_2 同時改變：
   (1) S_1、S_2 同時增強：見於心臟活動增強時
   (2) S_1、s_2 同時減弱：見於心肌嚴重受損或循環衰竭、肺氣腫等

4-32 胸部的評估（十三）

（四）聽診（續）

(5) 額外的心音：指在正常心音之外聽到的附加心音，大多屬於病理性。額外心音大部分出現在舒張期即 S_2 後，與原有 S_1、S_2 構成三音律（triple rhythm）；也可出現在收縮期即 S_1 之後。少數病例 S_1、S_2 後均出現附加心音構成四音律（quadruple rhythm）。

舒張期的額外心音：在每一心動週期中舒張期出現的響亮的額外心音，心率增快時常與原第一、二心音所組成的韻律如同馬蹄聲，稱為奔馬律（gallop rhythm）。按照其出現的時間可以分為舒張早期奔馬律、收縮期前奔馬律和重疊型奔馬律三種類型。以舒張早期奔馬律最常見，是病理性的 S_3。產生的機制是由於心室舒張期負荷過重，心肌張力減低與順應性減退，以致於心室舒張早期心房血液快速充盈心室引起心室壁振動所產生的聲音。聽診特色為：音調低、強度較弱、以心尖部及其內側最清晰。常顯示心肌嚴重損害，例如心肌炎、心肌病、心力衰竭等。收縮期的額外心音也會出現於收縮早期、中期、晚期，臨床意義相對較小。

(6) 心臟雜音（cardiac murmurs）：出現在心音與額外心音之外，由於血流在心臟或血管內發生湍流而使心壁、瓣膜或血管壁發生振動而產生的聲音。產生機制同震顫。

① 心臟雜音的聽診注意事項

(a) 最響的部位：雜音在某瓣膜聽診區最響，往往顯示該區瓣膜有病變。例如二尖瓣的病變，雜音往往在心尖區最響；主動脈瓣的病變，雜音在主動脈瓣聽診區最響。

(b) 雜音出現的時間：不同時期的雜音反映不同病變。一般認為舒張期和連續性雜音為器質性雜音，收縮期雜音則為器質性也有可能為功能性。

(c) 雜音的性質：在臨床上常將雜音按其音色不同描述為：吹風狀、隆隆狀、機器狀、歎氣狀、樂音狀，按其音調高低描述為柔和、粗糙。功能性雜音較柔和，器質性雜音較粗糙。根據雜音的性質常可推斷不同的病變：主動脈瓣區舒張期歎氣狀雜音為主動脈關閉不全；心尖部舒張期隆隆狀雜音為二尖瓣狹窄；心尖部粗糙的全面收縮期雜音為二尖瓣關閉不全。

(d) 雜音的強度：亦即雜音的響度。一般雜音的強度與瓣膜口的狹窄程度、血流速度、狹窄口兩側的壓力差成正比。在二尖瓣狹窄的程度極其嚴重時，透過的血流極少，雜音反而可消失。雜音的強度一般使用 Levine6 級分級法，主要用於收縮期雜音（右表）。記錄雜音強度時，以雜音響度為分子，以 6 為分母，例如雜音響度為 1 級，記錄為 1/6 級雜音。3/6 級及其以上的收縮期雜音多為病理性。雜音與呼吸、體位及運動的

關係：透過改變呼吸、變換體位、運動等方法會使雜音響度增強易於聽診。三尖瓣和肺動脈瓣的狹窄與關閉不全在深吸氣時雜音增強，而與左心相關的雜音則於深呼氣時增強；左側臥位時可使二尖瓣狹窄雜音增強，前傾坐位可使主動脈瓣關閉不全的舒張期雜音增強；在運動之後血流會加速、心搏增強會使雜音增強。

雜音響度分級

響度級別	聽診特色	震顫
1/6	非常模糊，安靜環境集中注意力方可聽到	無
2/6	小聲，較易聽到	無
3/6	較為響亮	可能有
4/6	響亮	有
5/6	很響亮，但是聽診器離開胸壁聽不到	明顯
6/6	響亮震耳，聽診器離開胸壁一定距離也能聽到	強烈

雜音的性質

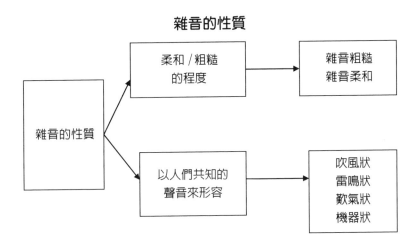

✚ 知識補充站

1. **額外的心音**：為在 S_1、S_2 之外聞及的附加心音；舒張早期奔馬律（protodiastolic gallop）為舒張期心室負荷過重所引起，常見於嚴重的心肌損害或心力衰竭，聽到類似草原上狂馬奔跑的蹄聲→就應想到心臟累到了極點（嚴重心臟衰竭發生了）。
2. **心臟雜音**（cardiac murmurs）：
   心臟雜音是指除心音和額外心音以外的異常聲音。它來自於心壁、血管壁的震動，其特點為：性質特殊、持續時間比較長與可以遮蓋心音。

4-33 胸部的評估（十四）

（四）聽診（續）

② 雜音的臨床意義

(a)收縮期雜音：

- 二尖瓣區：生理性收縮期雜音可見於運動後、發燒、甲狀腺功能亢進等，雜音強度多在 2/6 級，性質柔和、吹風狀；相對性雜音會因為左心增大引起相對性二尖瓣關閉不全所引起；器質性雜音主要見於風濕性二尖瓣關閉不全，雜音為吹風狀，較為粗糙，大多在 3/6 級以上，常為全面收縮期，遮蓋第一心音，且向左腋下傳導。
- 主動脈瓣區：大多為病理性。例如主動脈狹窄可以在此區聽到響亮粗糙的收縮期雜音，沿著大血管向頸部傳導，常伴隨著細微震顫及主動脈瓣區第二心音減弱。
- 三尖瓣區：大多數是由於右心室擴大所導致的相對性三尖瓣關閉不全所引起的，為吹風狀，強度在 3/6 級以下，在吸氣時增強。僅有極少數為器質性。
- 肺動脈瓣區：以生理性雜音較為常見，大多見於部分健康兒童及青年。病理性雜音可見於先天性肺動脈瓣狹窄、肺動脈高壓（二尖瓣狹窄、房間隔缺損）致肺動脈瓣口相對狹窄。

(b)舒張期雜音：

- 二尖瓣區：相對性的二尖瓣狹窄和器質性二尖瓣狹窄均可引起二尖瓣區舒張期雜音。相對性可見於重度的主動脈瓣關閉不全導致二尖瓣呈相對狹窄狀態，而產生的雜音（也稱為 Austin-Flint 雜音），不伴震顫和開瓣音。器質性雜音主要見於風濕性二尖瓣狹窄，雜音呈現隆隆狀常伴隨著震顫。
- 主動脈瓣區：常見於各種原因引起的主動脈瓣關閉不全。雜音呈現柔和的歎氣狀，於前傾位、主動脈瓣第二聽診區最為清楚。
- 三尖瓣區：器質性極少見，偶而見於三尖瓣狹窄。
- 肺動脈瓣區：器質性病變引起的雜音較為罕見。二尖瓣狹窄導致肺動脈高壓、肺動脈擴張引起相對性的肺動脈瓣關閉不全，會出現柔和、吹風狀雜音（也稱為 Graham-steell 雜音）。

(c)連續性雜音：常見於動脈導管未閉。持續於整個心動週期而不間斷，聽診為粗糙、響亮的機器狀雜音，常會伴隨著震顫。

(7) 心包摩擦音（pericardial friction sound）：心包髒層、壁層因發炎症滲出等原因使得表面變得粗糙，在心臟搏動時發生摩擦而產生的聲音。聲音粗糙、高音調，其發生與心跳一致，收縮期與舒張期均能聽到，與呼吸無關，在屏氣時仍然存在。當心包積液增多時，心包摩擦音會減弱甚至消失。常見於各種感染性心包炎，也會見於風濕性心臟病、尿毒症、系統性紅斑狼瘡等。

（五）體位、呼吸、運動的影響體位

某些雜音與體位有關，原因是使病變部位或血流更靠近體表；或影響了返回心臟的血量。例如 Mitral stenosis（左側臥位清楚）、Aortic insufficiency（前傾坐位清楚），在由臥位變為站立位時，雜音會減弱。

1.呼吸的影響：呼吸影響了左右心的回心血液量，從而影響雜音的強度。例如深吸氣，右心回心血量會增多，使得三尖瓣、肺動脈瓣的雜音增強；在深呼氣時，二

尖瓣、主動脈瓣雜音會增強。

2. 運動：血流會加速，雜音會增強。

雜音描述範例

1. Mitral stenosis	心尖部舒張中晚期隆隆狀遞增型雜音，左側臥位呼氣末加強。
2. Mitral insufficiency	心尖部，全收縮期3/6級，吹風狀雜音，左側臥位呼氣末加強。
3. Aortic insufficiency	主動脈瓣區舒張早期歎氣狀雜音，前傾坐位呼氣末增強。

功能性與器質性雜音的鑒別

功能性雜音	產生雜音處無器質性病變。收縮期，柔和，2/6級以下，局限性（不傳導）。
器質性雜音	產生雜音處有器質性病變。舒張期或連續型，收縮期粗糙，3/6級以上，有傳導。
相對性雜音	在疾病影響下，心室擴張、瓣環擴大，引起瓣膜的狹窄或關閉不全，稱為相對性狹窄或關閉不全，因此產生的雜音為相對性雜音。

收縮期雜音的臨床意義

收縮期	聽診區	功能性	器質性	相對性
收縮期	二尖瓣區	有	有	有
收縮期	三尖瓣區	一般沒有	極少見	常見
收縮期	主動脈瓣區	無		有
收縮期	肺動脈瓣區	常見	有	有
收縮期	胸骨左緣3、4肋間	無	有	無

舒張期雜音的臨床意義

舒張期	聽診區	功能性	器質性	相對性
舒張期	二尖瓣區	無	有	有
舒張期	三尖瓣區	無	有	無
舒張期	主動脈瓣區	無	有	無
舒張期	肺動脈瓣區	無	極少見	有
連續性	胸骨左緣2肋間	無	有機器狀	無

➕ 知識補充站

雜音與心臟病的關係

心臟病可以產生雜音，有心臟病未必有雜音，有雜音未必有心臟病。

4-34 周圍血管的評估（一）

一、視診

在做周圍血管視診時，要注意肢體皮膚及甲床的顏色，靜脈分布的型式、肢體有無水腫等。正常肢體發育均勻，皮膚顏色與身體其他部位相類似，甲床呈現粉紅色，靜脈無扭曲、無水腫。乳房根治術上臂淋巴結摘除的病人常會有上肢的淋巴水腫。若上肢靜脈阻塞時，則病人手臂水腫且靜脈會明顯地浮現。在大（小）隱靜脈曲張時，下肢前內方靜脈會扭曲、擴張，嚴重者會呈現囊狀突起，扭曲成團。血栓性靜脈炎的病人常會有下肢腫脹、淺靜脈擴張、有時可以見到肢體發紺。

二、觸診

血管的觸診主要是動脈的觸診。在檢查時要注意血管的硬度、有無壓痛、脈搏等，檢查脈搏時，要注意脈搏的速率、節律、緊張度、強弱或大小、脈搏的形態及動脈壁的情況。

1. 脈率：正常的成人在安靜時，脈率為 60～100 次／分鐘。在生理的情況下，脈率受到性別、年齡、運動、情緒、晝夜節律等因素的影響。在病理的情況下，脈率增快會見於發燒、貧血、甲狀腺機能亢進、心肌炎、心功能不全、休克、陣發性心動過速、心房纖維顫動；脈率減慢可見於顱內壓增高、阻塞性黃疸、完全性房室傳導阻滯、甲狀腺功能減退等。

2. 脈律：正常脈搏的節律是相當規則的。部分人有竇性心律不齊時，也會出現脈律的改變。各種心律失常，在脈搏上也會反映出來。例如期前收縮時二聯律或三聯律，會出現有一定規律的不整脈。在不完全性房室傳導阻滯時，會出現脈搏脫漏，房顫時的脈搏完全毫無規律。

3. 強弱：脈搏的強弱與心搏出量、脈壓、外圍阻力的大小有關。心搏出量增加、脈壓增大、外周阻力降低時脈搏增強，稱為洪脈。見於發燒，甲狀腺機能亢進、主動脈瓣關閉不全等導致心搏出量減小、脈壓差小、外圍阻力增大時，脈搏減弱，稱細脈。見於心力衰竭、休克、主動脈瓣狹窄、周圍循環衰竭等疾病。

4. 脈波：當血流透過動脈時，動脈內壓力上升和下降透過脈波計記錄出來的波形稱脈波。也可以透過觸診對脈波做粗略的估計。(1) 水沖脈（water hammer pulse）：脈搏驟起驟降，急促有力，猶如潮水漲落般的脈波。在檢查時要囑咐病人前臂在抬高過頭之後觸診。主要由於脈壓差增大所導致。常見於主動脈瓣關閉不全、動脈導管未閉，也會見於重症發燒性病，甲狀腺機能亢進、情緒激動時。(2) 交替脈（pulses alternans）：其特色為節律正常而脈搏的強弱交替地出現。此乃左心室收縮強弱交替引起，是心力衰竭的一個重要體徵。會見於高血壓性心臟病、冠狀動脈硬化性心臟病。(3) 奇脈（paradoxical pulse）：在吸氣時，脈搏會明顯地減弱或消失稱為奇脈。正常人吸氣時，由於胸腔內負壓增大，體循環血液向右心的灌注相應會增加，此時肺循環流量亦隨之增加，因此，左心搏出量沒

有明顯改變，脈搏也沒有明顯的變化。心包積液或縮窄性心包炎病人在吸氣時，由於心臟受到束縛，體循環的血液向右心回流不能相應地增加，結果是肺靜脈血流入左心的血量比正常時減少，左心室搏出量亦因之減少，脈搏變弱甚至不能觸及。(4)無脈（pulseless）：觸不到脈搏。會見於嚴重的休克、多發性大動脈炎等。

周圍血管的檢查

皮膚的顏色	毛細管搏動症（capillary pulsation sign）。
皮膚的溫度	同一個體對稱部位皮膚的溫度相差大於 2℃，或在同一側肢體上某一部位的皮膚溫度顯著降低，提示溫度低的一側動脈血流減少。

觸診

脈率	正常的成人在安靜時，脈率為 60～100 次 / 分鐘。
脈律	正常脈搏的節律是相當規則的。
強弱	脈搏的強弱與心搏出量、脈壓、外圍阻力的大小有關。
脈波	當血流透過動脈時，動脈內壓力上升和下降透過脈波計記錄出來的波形稱脈波。

脈波

水沖脈（water hammer pulse）	脈搏驟起驟降，急促有力，猶如潮水漲落般的脈波。
交替脈（pulses alternans）	其特色為節律正常而脈搏的強弱交替地出現。
奇脈（paradoxical pulse）	在吸氣時，脈搏會明顯地減弱或消失稱為奇脈。
無脈（pulseless）	觸不到脈搏。會見於嚴重的休克、多發性大動脈炎等。

4-35 腹部的評估（一）

腹部評估是身體評估的重要部分。腹部的評估仍然採用視診、觸診、叩診和聽診等方法。在評估腹部時，要熟悉腹部體表指標及器官的內在部位。

一、腹部的體表標誌與分區

腹部的範圍內部上方以膈肌為頂，下面以骨盆為底，外部前面上起劍突基底和肋骨下緣，下至恥骨聯合處及腹股溝，後面以肋骨、脊柱、骨盆壁及骶骨為支架，左右兩側上為第 10 肋或第 11 肋下緣，下為髂脊。

（一）體表標誌

為了準確描述症狀、體徵的部位，常採用的體表標誌有：肋弓下緣、胸骨劍突、髂脊、髂前上脊、臍、腹直肌外緣、腹中線（腹白線）、腹股溝韌帶、腰方肌外緣、第 12 肋及肋脊角等。

1. 肋弓下緣：肋弓是由第 8～10 肋軟骨構成，其下緣是體表腹部上界，常用於腹部分區、膽囊點定位及肝脾測量。
2. 腹上角（胸骨下角）：為兩肋弓的交角，位於劍突根部，主要用於測量肝臟大小和判斷體型。
3. 臍：位於腹部中心，平 3～4 腰椎之間，為腹部四區分法及腰椎穿刺部位的定位標誌。
4. 髂前上棘：即髂脊前方突出點，該點常為骨髓穿刺部位及腹部九區分法標誌。
5. 腹直肌外緣：相當於鎖骨中線的延續，常為腹部手術切口的部位，右側肋弓下緣與腹直肌外緣的交界處為膽囊點。
6. 腹中線（腹白線）：為前正中線的延續及腹部四區分法的垂直線。此處易有白線疝。
7. 腹股溝韌帶：兩側腹股溝韌帶與恥骨聯合上緣共同構成腹部體表的下界，此處為尋找股動脈、股靜脈及其穿刺的標誌。
8. 恥骨聯合：為腹中線最下部的骨性標誌。
9. 肋脊角：脊柱與背部兩側第 12 肋骨的夾角，腎臟的叩擊痛在此部位檢查。

（二）腹部的分區

藉助於腹部的體表標誌及幾條人為畫線可以將腹部分為幾個區域，常用的腹部分區法有四區分法和九區分法。

1. 四區分法：透過臍分別畫一條水平線和一條垂直線，兩線相交，將腹部分為四區，即右上腹、左上腹、右下腹和左下腹（右圖一）。各區所包含的主要器官有：
(1) 右上腹：肝臟、膽囊、胃的幽門部、十二指腸、胰頭、右腎及右腎上腺、結腸肝曲、部分升結腸和橫結腸、部分小腸、腹主動脈。
(2) 左上腹：肝左葉、胃、脾、胰體及胰尾、左腎及左腎上腺、結腸脾曲、部分橫結腸和降結腸、部分小腸、腹主動脈。
(3) 右下腹：盲腸、闌尾、部分升結腸、部分小腸、膨脹的膀胱、右輸尿管、女性右側卵巢和輸卵管及增大的子宮、男性右側精索。

(4) 左下腹：部分降結腸、B 型結腸、部分小腸、左輸尿管、膨脹的膀胱、女性左側卵巢和輸卵管及增大的子宮、男性左側精索。

小博士解說

要掌握腹部叩診、腹部觸診；要熟悉腹部視診、腹部聽診；要了解腹部的體表指標和分區。

腹部體表四區分法示意圖

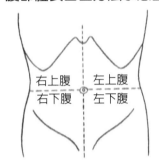

右上腹　左上腹
右下腹　左下腹

（為編著者群自繪之圖形，擁有圖片著作權）

腹部的分區 —— 四區分法

右上腹	肝臟、膽囊、胃的幽門部、十二指腸、胰頭、右腎及右腎上腺、結腸肝曲、部分升結腸和橫結腸、部分小腸、腹主動脈。
左上腹	肝左葉、胃、脾、胰體及胰尾、左腎及左腎上腺、結腸脾曲、部分橫結腸和降結腸、部分小腸、腹主動脈。
右下腹	盲腸、闌尾、部分升結腸、部分小腸、膨脹的膀胱、右輸尿管、女性右側卵巢和輸卵管及增大的子宮、男性右側精索。
左下腹	部分降結腸、B 型結腸、部分小腸、左輸尿管、膨脹的膀胱、女性左側卵巢和輸卵管及增大的子宮、男性左側精索。

4-36 腹部的評估（二）

（二）腹部的分區（續）

2. 九區分法：由兩條水平線和兩條垂直線將腹部分為「井」字形的九個區。兩肋弓下緣連線為上面的水平線，兩側髂前上棘連線為下面的水平線，透過左、右髂前上棘至腹中線的連線中點的做兩條垂直線。上述四條線將腹部分為九個區域（右圖一），即左右上腹部（季肋部）、左右側腹部（腹部）、左右下腹部、上腹部、中腹部及下腹部。

各區的器官分布如下：

(1) 右上腹部（右季肋部）：肝右葉、膽囊、結腸肝曲、右腎及右腎上腺。

(2) 右側腹部（右腰部）：升結腸、部分空腸及右腎。

(3) 右下腹部（右髂部）：盲腸、闌尾、迴腸下段、淋巴結、女性右側卵巢及輸卵管、男性右側精索。

(4) 上腹部：胃、肝左葉、十二指腸、胰頭及胰體、橫結腸、腹主動脈、大網膜。

(5) 中腹部（臍部）：十二指腸下段、空腸和迴腸、腸系膜及其淋巴結、輸尿管、腹主動脈、大網膜。

(6) 下腹部：迴腸、乙狀結腸、輸尿管、充盈的膀胱或增大的子宮。

(7) 左上腹部（左季肋部）：胃、脾、胰尾、結腸脾曲、左腎及左腎上腺。

(8) 左側腹部（左腰部）：降結腸、左腎下極、空腸或迴腸。

(9) 左下腹部：B 型結腸、女性左側卵巢及輸卵管、男性左側精索、淋巴結。

九區分法較細，定位較準確，但是因人的體型不同，所包含的器官有時會出現差異。左、右上腹部及其下腹部範圍很小，使用不便，是該分法的缺點，有人提出七區分法。

3. 七區分法：七區分法是在九區分法的基礎上，將兩側腹部的三區改為透過經過臍的水平線分成上下兩區（右圖二），即為右上腹部、右下腹部、左上腹部、左下腹部，上腹部、臍部、下腹部。

(1) 右上腹部：肝右葉、膽囊、結腸肝曲、升結腸、右腎及右腎上腺

(2) 右下腹部：迴盲部、闌尾、女性右側卵巢及輸卵管、男性右側精索。

(3) 左上腹部：脾、胃、胰尾、結腸脾曲、降結腸、左腎及左腎上腺。

(4) 左下腹部：降結腸、乙狀結腸、女性左側卵巢及輸卵管、男性左側精索。

上腹部、臍部、下腹部器官的分布情況與九區分法相同。

圖一　腹部體表九區分法示意圖

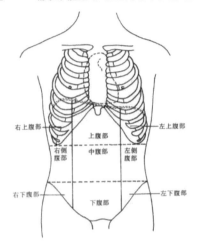

圖二　腹部體表七區分法示意圖

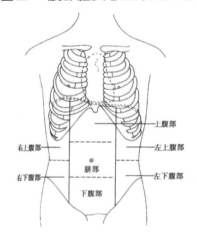

腹部的分區

四區分法	通過臍做一水平線和垂直線。
九區分法	兩條水平線：兩肋弓下緣最低點連線，兩髂前上棘連線。 兩條垂直線：通過左、右髂前上棘至腹中線連線的中點做兩條垂直線。
七區分法	七區分法是在九區分法的基礎上，將兩側腹部的三區改為透過經過臍的水準線分成上下兩區（上圖二），即為右上腹部、右下腹部、左上腹部、左下腹部，上腹部、臍部、下腹部。

4-36 腹部的評估（三）

二、腹部評估的方法

（一）視診

在做腹部視診時，室內需要溫暖，最好採取自然光線。評估對象取仰臥位，充分暴露全腹，評估者站在評估對象的右側，按照一定的順序作整體性的觀察，保持視線與評估對象的腹部在同一平面上，有利於觀察腹部細微的變化。

腹部視診的主要內容有腹部外形、腹壁狀態、臍部改變、蠕動波及腹部搏動等。

1. 腹部的外形：要注意腹部是否對稱、有無局部腫脹、隆起或凹陷，有腹水或腹部腫塊時還要測量腹圍的大小。健康成年人腹部兩側對稱，外形平坦，即仰臥時前腹壁大致位於肋緣至恥骨的聯合水平面。小兒因為腹腔內臟發育較快且腹肌較薄弱，故腹部呈現圓形微隆起，稱為腹部飽滿，亦會見於肥胖者。若前腹壁稍內凹，低於肋緣至恥骨的水平面，則稱為腹部低平，大多見於老年人和消瘦者。

(1) 腹部膨隆：在仰臥時，前腹壁明顯高於肋緣至恥骨聯合的平面，稱為腹部膨隆。可以見於生理性及病理性的情況。生理性如妊娠、肥胖等；病理性，例如腹水、氣腹及鼓腸等。腹部膨隆可分為瀰漫性膨隆和局限性膨隆。①全腹膨隆（瀰漫性膨隆）：腹外形會呈現球狀或蛙腹狀，主要原因有下列幾種：(a) 腹腔積液：腹腔內有大量液體滯留時，稱為腹水。大量腹水而腹壁張力減低時，腹部外形可以隨著體位而變化，採取仰臥時，腹壁鬆弛，液體下沉於腹腔兩側，呈現蛙腹；立位於腹水積於下腹部，呈現懸垂腹。常見於肝硬化、心功能不全、縮窄性心包炎、腹膜轉移癌、腎病結合症和結核性腹膜炎等。為了動態觀察腹水的增減，要定期地測量腹圍的大小，其方法是採取仰臥位，空腹及排尿之後，使用軟尺來測量經由臍環繞腹部一周的長度，每次測量腹圍均須在同樣形狀的條件下進行；(b) 胃腸脹氣：當胃腸道梗塞時或某些疾病的晚期，胃腸道內容物發酵，產生大量積氣，引起全腹膨隆，呈球形，兩側腰部膨出不明顯，外形不隨體位變化，大多見於腸梗塞、腸麻痺、晚期肝硬化等；(c) 巨大腹部腫塊：例如巨大卵巢囊腫，會使全腹膨隆；(d) 其他：例如胃腸穿孔、人工氣腹、妊娠晚期、肥胖症等。肥胖症與腹腔大量積液鑒別，可以觀察臍部，臍膨出者為腹腔大量積液，臍凹陷者為肥胖。②局限性膨隆：見於腹內有增大的器官、腫瘤、發炎性腫塊、局部積液或局部腸曲脹氣、腹壁上的腫物和疝等。在視診時要注意局部膨隆的部位、外形、有無搏動，是否隨著體位的改變、呼吸運動而移位等。(a) 右上腹膨隆見於肝腫瘤、肝膿腫、瘀血性肝腫大、膽囊腫大積液或結腸肝曲脹氣等；(b) 上腹膨隆見於各種原因所導致的肝腫大、胃擴張、胃癌和胰腺囊腫等；(c) 左上腹膨隆大多見於脾腫大；(d) 腰部膨隆見於患側多囊腎、巨大腎上腺瘤、巨大腎盂積水或積膿；(e) 右下腹膨隆見於闌尾周圍膿腫、迴盲部結核或腫瘤；(f) 左下腹膨隆見於左腎下垂並高度腫大，降結腸或 B 型結腸癌；(g) 下腹部膨隆大多見於尿瀦留，妊娠子宮、子宮肌瘤和卵巢囊腫的可能。

局部腫塊是在腹壁上或腹腔之內，要予以鑒別。可以囑咐評估對象兩手托頭，從仰臥位作起坐的動作，使得腹部肌緊張，如果腫塊更為清楚，證實是

腹壁上腫塊，被腹肌托起而相當明顯；反之，若腫塊變得不清楚或消失，證實是腹腔內，被收縮變硬的腹肌所掩蓋。此即爲抬頭實驗。

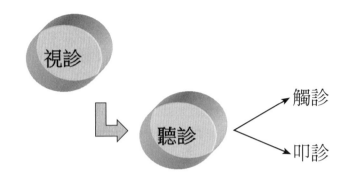

視診

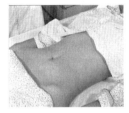

（爲編著者群拍攝之照片，擁有相片著作權）

視診：腹部外形

正常表現：腹部平坦、腹部飽滿與腹部低平。

異常表現：腹部膨隆

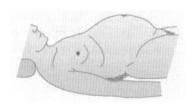

異常表現：腹部凹陷

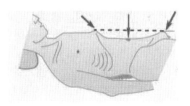

腹部膨隆

全腹膨隆	生理性：妊娠、肥胖 病理性：腹腔積液（蛙腹／懸垂腹、尖腹）、腹內積氣、腹部巨大腫塊
局部膨隆	器官腫大、腹內或腹壁腫物、發炎性腫塊、疝

4-38 腹部的評估（四）

（一）視診（續）

(2) 腹部凹陷：仰臥位前腹壁明顯低於肋緣至恥骨聯合的水平面稱爲腹部凹陷（abdominal retraction）。全腹凹陷見於顯著消瘦、嚴重脫水、惡病質等，腹部向下塌陷幾乎貼近脊柱，肋弓、髂脊和恥骨聯合顯露，全腹呈現舟狀，常會看到腹主動脈搏動及胃腸輪廓，稱爲舟狀腹（scaphoid abdomen）。局部凹陷大多由於手術之後腹壁瘢痕收縮所導致。

2. 呼吸運動：腹壁隨著呼吸運動而上下起伏稱爲腹式呼吸。在正常時，男性及兒童以腹式呼吸爲主；女性則以胸式呼吸爲主。當腹膜有發炎症或大量腹水、巨大腫塊時，膈肌及腹肌運動受限或膈肌麻痺，則腹式呼吸運動會減弱或消失。

3. 腹壁靜脈：正常人腹壁靜脈一般看不清楚，在較瘦和皮膚顏色較白的人，腹壁靜脈經常隱約可以看見；腹壁皮膚薄而鬆弛的老年人大多易於看出，且會突出皮膚，但是靜脈條數不多，也不迂曲怒張，並無病理的意義。當門靜脈或上、下腔靜脈回流受阻而形成側支循環時，腹壁靜脈可以顯著的擴張或迂曲，稱爲腹壁靜脈曲張。檢查腹壁曲張靜脈的血流方向，有利於判定靜脈阻塞的部位。

(1) 檢查血流方向的方法：檢查者使用食指和中指併攏，壓迫一段不分叉的曲張靜脈，向兩端推擠血液使得血管空虛，然後交替抬起一指，觀察血液從何端流入而使得血管充盈，即可以判斷血流的方向（右圖一）。

(2) 在正常的情況下，臍水平線以上的腹壁靜脈自下向上經胸壁靜脈和腋靜脈進入上腔靜脈回流入心臟；臍水平線以下的腹壁靜脈自上向下經大隱靜脈進入下腔靜脈回流入心臟。

(3) 腹壁靜脈曲張見於下列情況：在門靜脈阻塞引起門脈高壓而形成側支循環時，曲張的靜脈以臍爲中心向四周伸展，則稱爲海蛇頭（caput medusae），又名爲水母頭。血流方向爲臍水平以上的向上、臍水平以下的向下，與正常的血流方向相同（右圖二）。

① 下腔靜脈阻塞時，曲張的靜脈大部分布在腹壁兩側及背後，臍部上、下的腹壁靜脈血流方向均爲自下而上。

② 在上腔靜脈阻塞時，臍部上、下腹壁靜脈血流方向均爲由上而下（右圖三）。

4. 腹壁皮膚：觀察腹壁皮膚的顏色、彈性及水腫，除了要注意有無蒼白、發紅、黃染、有無脫水之外，還要檢查下列的內容：

(1) 皮疹：見於發疹性高燒疾病、藥物過敏及某些傳染病。傷寒的玫瑰疹多最早見於腹壁皮膚。

(2) 色素：正常腹壁皮膚顏色較暴露位稍淡，臍周圍發藍爲腹腔內大出血的現象，稱爲 Cullen 氏症，也可以見於急性胰腺炎，偶而見於異位妊娠破裂或臍部子宮內膜異位症者月經期。

(3) 腹紋：大多分布於下腹部。肥胖者和高度水腫的患者，腹壁可見白色縱形條紋稱腹紋，係眞皮層彈力纖維斷裂所導致。經產婦的腹部常有縱行的條紋，

　　稱爲妊娠紋。腎上腺皮質功能亢進患者，腹部、腰部及臀部都會出現紫紅色縱形條紋稱爲紫紋。

(4) 臍：正常與腹壁相平或稍爲凹陷。臍深陷見於肥胖者；臍稍突出見於少年和腹壁菲薄者；臍明顯突出見於大量腹水。在腹腔壓力增加時，臍部會向外膨出形成臍疝。臍部發炎、潰爛見於化膿性或結核性感染，臍部潰瘍，例如局部堅硬、固定而出的，大多爲癌腫。

| 圖一 | 判斷靜脈血流方向示意圖 | 圖二 | 門靜脈高壓時腹壁淺靜脈血流分布和方向 |

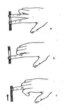
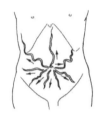
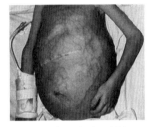

（爲編著者群拍攝之照片，擁有相片著作權）

視診：呼吸運動

正常人	男性、兒童以腹式呼吸爲主，女性以胸式呼吸爲主。
腹式呼吸減弱	見於急性腹痛、腹膜炎、腹水、腹腔內的巨大腫物、妊娠。
腹式呼吸消失	見於急性腹膜炎、膈肌麻痹。
腹式呼吸增強	見於胸、肺部疾病。

視診：腹壁靜脈

正常	腹壁靜脈並無顯露。
異常	腹壁靜脈曲張（subcutaneous varicos vein of abdominal wall），常見於：門靜脈高壓與上、下腔靜脈阻塞。

4-39 腹部的評估（五）

（一）視診（續）

(5) 疝：由腹腔內容物經腹壁或骨盆壁的間隙或薄弱部分向體表突出而形成。如臍疝、腹壁疝、股疝等。

5. 胃腸型及蠕動波：正常人一般看不到蠕動波（peri-stalsis）。消瘦、腹壁薄的人，有時可見到輕微的蠕動波。當胃腸道梗塞時，梗塞上端的胃腸道由於脹氣膨隆，可在腹部見到胃型和腸型，由於蠕動增強，故在腹壁上可以看到蠕動波（peristalsis）。要注意有時消瘦且腹壁較薄的人，可能看到輕微的胃腸蠕動波，但是在輕按時會消失，相反胃腸道器質性梗塞時，用手輕彈或按摩腹壁後，微弱的蠕動波更爲明顯。

（二）觸診

觸診是腹部評估的重要內容。在觸診時評估對象要採取仰臥位（不宜採取坐位觸診），頭墊低枕，兩手平放於軀幹兩側，兩腿併攏屈曲，使腹壁肌肉放鬆，作緩慢的腹式呼吸運動。評估者站在評估對象的右側，面對評估的對象，以便於觀察評估對象有無疼痛等表情。檢查時，手要溫暖，動作輕柔。冰冷的手或粗重的方法，會使腹肌緊張，而影響觸診的效果。對於精神緊張者，可以邊觸診邊與其談話，轉移其注意力使腹肌放鬆。檢查的順序要整合問診，從健康部位開始，逐漸移向病變區域。一般先自左下腹開始逆時針方向檢查，由下而上，先左後右，由淺入深，將腹部各區仔細進行觸診，並注意比較病變區與健康部位。觸診內容主要檢查腹壁緊張度、有無壓痛和反跳痛、腹腔器官及腹部腫塊等情況。

1. 腹壁的緊張度：正常人腹壁柔軟並無抵抗。某些病理情況會使全腹或局部緊張度增加、減弱或消失。(1) 腹壁的緊張度增加：在按壓腹壁時，有較大的阻力、抵抗感明顯者，爲腹壁緊張度的增加。見於腹腔內發炎症刺激腹膜而引起的腹肌痙攣所導致。腹肌緊張可以分爲局限性和瀰漫性兩種。局限性腹肌緊張大多係由局限性腹膜炎所導致，例如急性闌尾炎大多引起右下腹壁緊張。瀰漫性腹肌緊張大多見於實質器官破裂或胃腸道穿孔所導致的急性瀰漫性腹膜炎，此時除了有明顯的腹壁緊張之外，且常有腹肌僵直，硬如木板，稱爲板狀腹。結核性發炎症發展較慢，對腹膜刺激緩漸，且有腹膜增厚和腸管、腸系膜的黏連，故觸診時腹壁柔韌而有抵抗感如揉麵團狀，稱爲揉麵感。小兒腹部觸診時，因爲恐懼會使腹壁反應敏感；而年老體弱、腹肌發育不良者，當腹腔內有發炎症時，會使腹壁反應遲鈍，因此在判斷時應注意。(2) 腹壁緊張度減低或消失：在按壓腹壁時，感到腹壁鬆軟無力，大多爲腹肌張力降低或消失所導致。全腹緊張度減低，見於慢性消耗性疾病或剛放出大量腹水者，也可以見於身體瘦弱的老年人和經產婦。全腹緊張度消失，見於脊髓損傷所導致的腹肌癱瘓和重症肌無力等。

2. 壓痛及反跳痛：正常腹部在觸診時一般並不引起疼痛，例如由淺入深按壓發生疼痛，稱爲壓痛（tenderness）。在出現壓痛時大多表示腹壁或腹腔器官有病變，例如發炎症、結核、結石、腫瘤等。壓痛可以分爲廣泛性和局限性。廣泛性壓痛

見於各種原因所引起的瀰漫性腹膜炎；局限性壓痛見於局部器官的病變或局限性腹膜炎。若壓痛局限於一點時，稱為壓痛點。常見腹部疾病的壓痛點。固定的壓痛點是某些疾病的重要診斷依據。例如闌尾炎大多有麥氏（Mc Burney）點（右髂前上棘與臍連線中外 1／3 交界處）壓痛；膽囊病變多有膽囊區（右肋弓與腹直肌外緣交界處）壓痛。

視診：胃腸型和蠕動波

正常	一般看不到胃腸型（gastral or intestinal pattern）和蠕動波（peristaltic wave）。
異常	胃腸道梗塞：可以見到胃腸型和蠕動波。 腸麻痹：蠕動波會消失。

觸診的方法

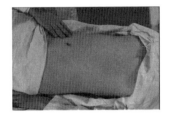

淺部觸診法

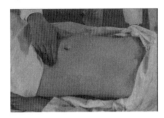

深部滑動觸診法

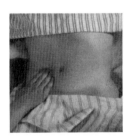

雙手觸診法

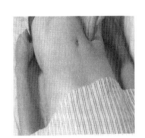

深壓觸診法

（為編著者群拍攝之照片，擁有相片著作權）

觸診：腹壁緊張度

正常人	腹壁柔軟，有一定的阻力和彈性。
全腹壁緊張度增加	急性瀰漫性腹膜炎（板狀腹）；結核性腹膜炎、癌性腹膜炎（揉麵感）。
局部腹壁緊張度增加	見於局限性腹膜炎。
緊張度減低	慢性消耗性疾病、嚴重脫水、大量放腹水之後、年老體衰者。

4-40 腹部的評估（六）

（二）觸診（續）

當評估者使用手觸診腹部出現壓痛之後，手指會於原處稍停片刻，使壓痛感覺趨於穩定，然後迅速將手抬起，如此時評估對象感覺腹痛驟然加重，並有痛苦表情，稱爲反跳痛（rebound tenderness）。反跳痛表示發炎症已波及腹膜壁層。臨床上把腹肌緊張、壓痛及反跳統稱爲腹膜刺激症，是急性腹膜炎的可靠體徵。

3. 內臟的觸診：腹腔內器官較多，如肝、膽、脾、胰腺等，透過觸診可判斷器官有無腫大、腫塊等，對發現陽性反應體徵有重要的意義。

   (1) 肝臟觸診：可以使用單手或雙手觸診法。腹壁較薄、軟，肝位置較淺者可以使用單手觸診法，若腹壁較厚或肝臟位置較深者，可以使用雙手觸診法。

   單手觸診法較爲常用，檢查者將右手四指併攏，掌指關節伸直，放在右上腹部（或臍右側）並與肋緣大致平行，估計肝下緣的下方。觸診時囑評估對象作均勻而較深的腹式呼吸，觸診的手法應與呼吸運動密切配合，呼氣時，腹壁鬆弛下陷，右手逐漸向腹部加壓；吸氣時，腹壁隆起，右手隨腹壁緩慢被動抬起，但不要離開腹壁且稍加壓力，此時，由於膈肌下降，而將肝下緣推向下方，恰好右手緩慢抬起且稍向前上方加壓，便與肝下緣相遇，肝自手指下滑過；若未觸及時，則可逐漸向上移動，每次移動不超過1釐米，一直到右肋緣下，並沿右肋緣向外及劍突觸診，以了解全部肝下緣的情況。

   雙手觸診法在單手觸診的基礎上，將左手掌及四指平放於評估對象右腰部後方，相當於第11、12肋骨與其稍下的部位，大拇指張開，置於季肋上，右手下壓時，左手向前托起肝臟便於右手觸診。

   在觸及肝臟時，要詳細地描述其大小、質地、表面、邊緣、壓痛等。①大小：正常成人的肝臟一般在肋緣下觸不到，但是腹壁鬆軟的瘦人，當深吸氣時在右肋緣下1公分之內、劍突下3公分之內可以觸及肝臟。肝下緣超過上述的標準，可能是肝下移，也可能是肝腫大。若肝上界相應地降低，則爲肝下移，例如右側胸腔積液、肺氣腫等所導致的肝下移；若肝上界正常或升高，則顯示肝腫大，常見於肝炎、肝瘀血、血吸蟲、肝膿腫、肝腫瘤、肝囊腫等；②質地：分爲三個等級。質軟（例如觸及嘴唇），見於正常肝臟；質地中等硬（例如觸鼻尖）見於慢性肝炎、肝瘀血；質硬（例如觸額部）見於肝硬化、肝癌等；③表面：正常肝臟表面光滑，邊緣薄均勻一致。肝硬化時表面可略不平，有時可觸及小結節；癌腫、多囊肝時肝表面高低不平，有結節狀隆起；若肝表面呈大塊狀隆起，見於巨塊型肝癌、肝膿腫、肝包蟲病；④壓痛：正常肝臟無壓痛，當肝包膜有發炎症反應或肝腫大使肝包膜張力增加，則肝區有壓痛。見於急性肝炎、肝瘀血、肝膿腫、肝腫瘤等。

   (2) 膽囊觸診：使用單手滑行觸診法，方法與肝臟觸診相同。正常膽囊不能觸到。在膽囊腫大時，在右肋弓與腹直外緣交界處會觸到一個梨形或卵圓形腫

塊，張力較高，隨著呼吸而上下移動。見於急性膽囊炎、膽囊結石或膽囊癌等。膽囊觸痛的檢查方法：檢查者將左手掌平放在評估對象的右肋，拇指放在膽囊點用中等壓力按壓腹壁，然後囑評估對象緩慢深呼吸，如果深吸氣時評估對象因疼痛而突然屏氣，則稱爲膽囊觸痛症（Murphy 症）陽性反應。見於急性膽囊炎（由於發炎的膽囊隨深吸氣時膈肌下降而下移，碰到正在加壓的手指引起疼痛所導致）。

觸診：反跳痛

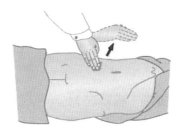

觸診：肝臟的觸診手法

單手觸診法	1. 右手四指併攏，掌指關節伸直，食指前端橈側與肋緣大致平行。 2. 密切配合腹式呼吸：在呼氣時，手指壓向腹部深部，吸氣時，手指隨腹壁緩慢抬起並迎觸下移的肝緣。 3. 分別沿右鎖骨中線和前正中線觸診肝右葉和肝左葉。
雙手觸診法	在單手觸診的基礎上，將左手掌置於患者右腰部，拇指置於季肋上。

觸診：肝臟的大小

正常	肝臟在肋緣下和劍突下一般觸不到。
異常	肝下緣肋下超過 1 公分，劍突下超過 3 公分。

觸診：肝臟的質地

正常	質軟（例如觸嘴唇）。
異常	質韌（例如觸鼻尖）：見於慢性肝炎、肝淤血等。 質硬（例如觸前額）：見於肝硬化、肝癌等。

觸診：膽囊

檢查的方法	單手滑行觸診法。
正常	膽囊不能被觸及。
異常	膽囊腫大（gallbladder enlargement）：膽囊超過肋緣，可以在右肋下腹直肌外緣觸及。

病變	觸診的特色。
急性膽囊炎	囊性感，明顯壓痛。
膽囊結石或膽囊癌	實性感，有或無壓痛。
壺腹周圍癌	囊性感，無壓痛。

觸診：膽囊之 Murphy 症

說明：在膽囊炎時，若膽囊未腫大到肋緣下時，可以探測膽囊觸痛。
方法：護士以左手掌平放於患者右肋下部，以拇指指腹鉤壓膽囊點處，囑咐患者緩慢深吸氣。
結果：在深吸氣時，發炎的膽囊會下移而碰到加壓的拇指，因為劇烈的疼痛而吸氣終止，稱為 Murphy 症陽性反應。

觸診：膽囊之 Murphy 症

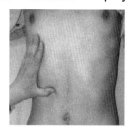

（為編著者群拍攝之照片，擁有相片著作權）

✚ 知識補充站

1. 觸診：反跳痛的意義：顯示發炎症波及壁層腹膜。腹肌緊張、壓痛及反跳痛統稱為腹膜刺激症（peritoneal irritation sign）。
2. 觸診：反跳痛（rebound tenderness）的定義：在使用手觸診壓痛之後，手指壓於原處稍停片刻，使壓痛感覺趨於穩定，然後迅速抬手，例如患者感覺腹痛驟然加重，並伴隨著痛苦表情或呻吟，稱為反跳痛。
3. 觸診：肝臟的觸診內容：大小、質地、表面和邊緣與壓痛。
4. 觸診：肝臟的表面及邊緣：表面是否光滑、有無結節，邊緣薄厚，是否整齊。
5. 觸診：肝臟的壓痛：肝臟壓痛可以見於急性肝炎、肝淤血、肝膿腫、肝腫瘤等。

4-41 腹部的評估（七）

（二）觸診（續）

(3) 脾臟觸診：對脾臟明顯腫大而位置又較爲表淺，使用淺部觸診法就可以觸到。若脾臟位置較深或腹壁較厚，則用雙手觸診法。雙手觸診時評估對象仰臥，雙腿稍屈曲，檢查者左手掌繞過被檢查者腹前方平放於左腰部第 7～10 肋處，將其脾臟從後向前托起，右手掌平放於左側腹部，與肋弓成垂直方向，自下而上隨著評估對象的腹式呼吸來做觸診檢查。脾臟輕度腫大而仰臥位不易觸到時，可以囑咐評估的對象改用右側臥位，右下肢伸直，左下肢屈曲，容易觸到脾臟。

① 大小：正常脾臟不能觸及。內臟下垂、左側胸腔大量積液或氣胸時膈下降，可使脾向下移位而被觸及，除此之外，若能觸及脾臟則顯示脾腫大。

② 測量的方法：脾臟腫大不超過臍水平時，可沿左鎖骨中線測量肋下緣至脾下緣的距離（以公分來表示）；脾大超過臍水平時，可以使用三線記錄法。

(a) 第 I 測量又稱爲甲乙線，測量左鎖骨中線與左肋弓交叉點至脾下緣的距離。

(b) 第 II 測量又稱爲甲丙線。測量交叉點至脾尖的最遠距離。

(c) 第 III 測量又稱丁戊線，表示脾右緣至正中線的垂直的距離，超過正中線以「+」號表示，未超過則以「－」號表示。

在臨床上，常將腫大的脾臟分爲輕度、中度、高度腫大。輕度腫大者在深吸氣時脾臟在肋下 3 公分以內。中度腫大脾臟腫大超過肋下 3 公分，但未達到至臍水平線。高度腫大者超過臍水平。

在觸到脾臟之後，除了注意大小之外，還要注意脾臟的質地、表面情況、邊緣及有無壓痛等。脾周圍炎或脾膿腫、脾梗塞時，發炎症波及脾包膜及壁層腹膜，則可出現脾區壓痛。脾臟腫大常見於急慢性傳染病（例如急慢性肝炎、傷寒等）、肝硬化及慢性淋巴細胞性白血病等。

(4) 腎臟觸診：一般使用雙手觸診法檢查腎臟。採取立位或平臥位。在臥位觸診右腎時，要囑咐被檢查者兩腿屈曲並深呼吸，檢查者將左手托住其右腰部，右手掌放在同側肋緣下，將微彎的手指末端置於肋弓下方，囑其作腹式呼吸，當呼氣末，右手逐漸壓向腹腔深部，同時用左手將後腹壁推向前方，兩手互相配合，即可觸及腎臟或腎下極。觸診左腎時，檢查者的左手自評估對象前方繞過，左手掌托住評估對象左側後腰部，右手同上觸診，如呼氣末未觸及腎極，可讓評估對象作深吸氣，使腎臟下降，有時腎臟可從觸診的雙手中滑過。若臥位並未觸到腎臟，可以讓評估對象坐位或立位檢查，因爲在立位時由於重力的因素和橫膈肌下降，使得腎臟位置較低，而易於觸及。正常人的腎臟一般並不能觸及，在腹壁鬆弛、瘦長和內臟下垂的人，在深吸氣之後可能會觸到右腎下端。在觸診腎臟時要注意其大小、形狀、表面狀態、硬度、有無壓痛及活動度。正常腎臟表面光滑、邊緣圓鈍、質實而有彈性，隨呼吸上下移動。如在深吸氣時能觸到移動度較大的腎臟即爲腎下垂。腎臟腫

大見於腎盂積水或積膿、腎腫瘤、多囊腎等。當腎和尿道有發炎症時，會出現壓痛點：①季肋點：在第 10 肋骨前端；②上輸尿管點：在腹直肌外緣臍水平線上；③中輸尿管點：兩側髂前上棘連線與腹直肌外緣交點；④肋脊點：脊柱與第十二肋骨的交界點，又稱爲肋脊角；⑤肋腰點：腰肌外緣與第 12 肋骨的交界點，又稱爲肋腰角。腎周圍膿腫或腎盂炎時，肋脊點和肋腰點有壓痛，輸尿管結石、結核或化膿性發炎症時，會於上、中輸尿管點出現壓痛。

脾臟觸診示意圖

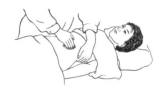

脾腫大測量的方法

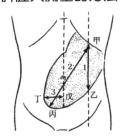

1. 第 I 測量（甲乙線）
2. 第 II 測量（甲丙線）
3. 第 III 測量（丁戊線）

單手觸診法

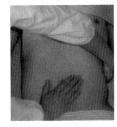

雙手觸診法

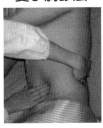

（爲編著者群拍攝之照片，擁有相片著作權）

觸診：脾臟

正常	左肋緣下不能觸及脾臟（左側胸腔積液或積氣、內臟下垂等除外）
異常	脾腫大（於左肋緣下觸及脾臟）

脾腫大的分類及臨床意義

分類	標準	臨床的意義
輕度	在深吸氣時，脾超過肋緣但是在肋下 3 公分以內	急慢性肝炎、傷寒等
中度	超過肋下 3 公分，但是不超過臍的水準	肝硬化、淋巴瘤等
高度	超過臍的水準或前正中線（巨脾）	慢性瘧疾等

4-42 腹部的評估（八）

（二）觸診（續）

    (5) 胰腺觸診：正常胰腺位於腹膜之後，並不能觸及。當胰腺腫瘤或胰腺囊腫使得胰腺明顯地增大時，在上腹部和左邊肋部使用深部觸診法可以觸到。在胰頭癌時膽囊會顯著地腫大，黃疸會明顯地加深，但是並無壓痛，稱為Courvoisier症。在急性胰腺炎時，上腹及左上腹部會有明顯的壓痛，而局部肌緊張較輕。

    (6) 膀胱觸診：使用單手滑行觸診法。在正常膀胱空虛時，並不能觸到。當膀胱積尿而充盈時，在下腹正中部可以觸到圓形、表面光滑的囊狀物，而在排尿之後消失，此點與腹部其他腫塊相鑑別。

4.腹部腫塊：腹腔內器官腫大、異位、腫瘤、囊腫或膿腫、發炎性組織黏連或腫大的淋巴結等，均會形成腫塊。若觸到腫塊要鑑別其來源於何種器官，是發炎症性還是非發炎症性，是實質性還是囊性，是良性還是惡性，在腹腔內還是在腹壁上。左下腹腫塊要注意與糞塊鑑別。觸診腹部腫塊時必須注意其位置、大小、質地、有無壓痛、活動度等。

5.正常腹部可以觸及到的器官：正常人，尤其是體質消瘦者腹腔內的某些器官可以被觸及，容易被誤診為異常情況，要注意與病理腫塊鑑別。

    (1) 腹主動脈：位於臍的深處，沿著腹中線或偏左可以觸及腹主動脈的搏動。

    (2) 大腸：B型結腸：在左下腹可以觸及，尤其在便秘或結腸痙攣時更易於觸到，呈現粗索條狀物，可以移動。盲腸在右下腹部偶而可以觸及，呈現圓柱狀，表面光滑，並無壓痛，可以向兩側移動，在按壓時會出現咕嚕響聲。橫結腸在上腹部可以觸及，呈現稍向下彎曲的橫條狀物，如同臘腸狀一般粗，若向下彎曲呈現U字形，見於顯著內臟下垂者。

    (3) 腰椎椎體及骶骨岬：在臍或臍下可觸到第四、五腰椎椎體及骶骨岬，質硬而固定。

（三）叩診

    腹部叩診有直接叩診法和間接叩診法，一般多採用間接叩診法；在檢查振水音及叩擊痛時，則使用直接叩診法。腹部叩診的內容包括：1.腹部叩診音：正常腹部叩診除了肝、脾區、充盈的膀胱和增大的子宮呈現濁音或實音之外，其餘部位均為鼓音。胃腸高度脹氣、人工氣腹和胃腸穿孔時，鼓音的範圍擴大。實質器官極度腫大、腹腔內腫物或大量腹水時，病變部會出現濁音或實音，鼓音範圍縮小。藉著叩診可以協助鑑別腹部病變的性質。2.肝臟叩診：肝叩診呈現實音。叩診肝臟上、下界時，一般沿右側鎖骨中線自上而下，叩指用力要適當，切勿過輕或過重，當由清音轉為濁音時，即為肝上界，相當於肺遮蓋的肝頂部，故又稱為肝臟相對濁音界；繼續向下叩診由濁音轉為實音處，即為肝臟絕對濁音界，相當肺下緣的位置，繼續向下叩，由實音轉變鼓音處，即為肝下界。肝下界也可由腹部鼓音區沿鎖骨中線向上叩診確定，由鼓音轉為濁音處即是肝下界。正常肝上界在右鎖骨中線上第5肋間（肝絕對濁音界比相對濁音界位置低一肋骨），下界位於右肋緣下，肝上界至肝下界之間稱為肝濁音區，正常成人在9～11公分。矮胖體型者肝上、下界均會高一個肋間，瘦長體型者則會低一個肋間。肝濁音界擴大見於肝膿腫、肝瘀血、肝包蟲、肝癌等；肝濁音界縮小見於胃腸脹氣、肝硬化及暴發性肝炎等；肝濁音界消失代之以鼓音，主要見於急性胃腸穿孔、人工氣腹；肝濁音界上移，見於腹水、鼓腸、右肺纖維化、右肺不張等；肝濁音界下移，見於慢性肺氣腫，右側張力性氣胸等。

肝界叩診（間接叩診法）

叩診肝上界	沿右鎖骨中線，由肺區向下叩，由清音變為濁音處為肝上界清音濁音肝上界
肝上界的位置	第 5 肋間
叩診肝下界	沿著右鎖骨中線或前正中線，由腹部鼓音區向上叩，由鼓音變為濁音處為肝下界
肝下界位置	右邊季肋下緣

肝界叩診（間接叩診法）　　肝上下徑（9～11 公分）

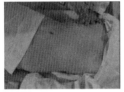 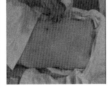 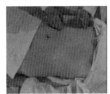

叩診肝上界　　　　叩診肝下界

（爲編著者群拍攝之照片，擁有相片著作權）

肝濁音界的位置變化

濁音界	臨床的意義	臨床的意義
濁音界	膈上病變	膈下病變
上移	右肺纖維化、右下肺不張	氣腹、鼓腸、腹部腫物、腹水
下移	肺氣腫、右側張力性氣胸	膈下膿腫

肝濁音界的範圍變化

濁音界	臨床的意義
擴大	肝癌、肝膿腫、肝炎、肝淤血和多囊肝
縮小	急性重型肝炎、肝硬化晚期、胃腸脹氣
肝濁音界消失代之以鼓音	急性胃腸穿孔、人工氣腹

叩診：肝區、膽囊叩擊痛的檢查方法

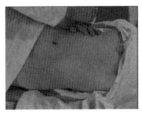

（爲編著者群拍攝之照片，擁有相片著作權）

4-43 腹部的評估（九）

（三）叩診（續）

3. 移動性濁音：是腹腔積液檢查的主要方法。腹腔內有遊離液體超過 1000ml 以上時，當病人仰臥位因重力關係液體積於腹部兩側，故該處叩診呈濁音，腹部中間因腸管內有氣體而浮在液面上，故叩診呈鼓音。當病人側臥位時，因腹水積於下部而腸管上浮，故下部叩診為濁音，上部呈鼓音，此種因體位不同而出現濁音區變動的現象，稱為移動性濁音（shifting dullness）。

  檢查的方法：病人先採取仰臥位、自臍部向一側腰部叩診，當鼓音變為濁音處，讓病人轉向對側，而醫生的左手中指不離開腹壁，此時濁音若變為鼓音，則為移動性濁音陽性反應。此為診斷腹水的重要方法。如果腹水量較少，可以採取胸膝位，使臍部處於最低位，叩臍部，若該部由仰臥位的鼓音轉為濁音，則顯示有腹水的可能性。

4. 膀胱叩診：排空的膀胱因其位於恥骨聯合後方不能叩及，當其被尿液充盈時，恥骨上方叩診呈現圓形濁音區。妊娠的子宮、子宮肌瘤或卵巢囊腫，在該區也呈濁音，應予鑑別，若排尿後濁音區消失，則為尿潴留引起的膀胱脹大。腹水時，恥骨上叩診也會有濁音，但是濁音區的弧形上緣凹向臍部，而脹大膀胱的濁音區的弧形上緣凸向臍部。

5. 叩擊痛：根據檢查的器官不同而採取不同的體位，叩擊腎臟採取坐位或側臥位，叩擊肝膽採取平臥位。在檢查時檢查者用左手手掌平放在某器官的體表相應部位，右手握拳使用尺側輕叩左手背，若病人感到疼痛即為叩擊痛。正常人各器官無叩擊痛，當腹腔內器官或其周圍有病變時，會出現叩擊痛，例如右邊肋叩擊痛，見於肝炎、肝膿腫等；膽囊區叩擊痛為膽囊炎；腎區叩擊痛見於腎炎、腎盂腎炎、腎結核、腎結石及腎周圍炎等。

（四）聽診

1. 腸鳴音：在腸蠕動時，腸管內氣體和液體會隨之流動，而產生一種斷斷續續的咕嚕聲（或氣過水聲），稱為腸鳴音。在正常的情況下，腸鳴音一般每分鐘大約 4～5 次。當腸蠕動增強時，腸鳴音每分鐘在 10 次以上，但是音調並不特別高亢，稱為腸鳴音活躍，見於急性腸炎、服瀉藥後或胃腸道大出血等；若次數多且音調響亮、高亢稱為腸鳴音亢進，見於機械性腸梗塞。持續 3～5 分鐘以上才聽到一次或聽不到腸鳴音者，稱為腸鳴音減弱或消失，見於老年性便秘、腹膜炎、電解質紊亂或腸麻痺等。

2. 振水音：胃內氣體與液體相撞擊而發出的聲音稱為振水音（succussion splash）。檢查方法為病人採取仰臥位，檢查者以一耳湊近上腹部，同時使用衝擊觸診法來振動胃部，不用聽診器即可以聽到氣、液撞擊聲音。正常人在進食多量的液體之後會出現振水音，如果在空腹或飯後 6～8 小時以上仍有振水音，則表示胃內有液體潴留，見於胃擴張或幽門梗塞。

3. 血管的雜音：腹部正常，並無血管的雜音。在妊娠 5 個月以上，腹部可以聽到胎
心音。病理性血管音可以見於腎動脈狹窄及門靜脈高壓等。在腎動脈狹窄時在上
腹部或臍水平正中線兩側可以聽到強弱不等的吹風狀雜音；門靜脈高壓患者，有
時可以在胸骨劍突下部或臍附近，聽到持續性的靜脈甕鳴音。

叩診：腎臟

檢查的方法	1. 患者採取坐位或側臥位 2. 叩診的部位：肋脊角
檢查的結果	1. 正常：腎區無叩痛 2. 異常：腎臟叩擊痛陽性反應。見於腎炎、腎盂腎炎、腎結石及腎結核、腎周圍炎

叩診：腎臟

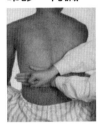

（為編著者群拍攝之照片，擁有相片著作權）

檢查的方法	自臍向恥骨聯合方向叩診，判斷有無鼓音變為濁音的變化。
檢查的結果	1. 膀胱空虛時：恥骨聯合上方叩診為鼓音 2. 膀胱充盈時：恥骨聯合上方叩診為圓形濁音區

叩診：移動性濁音（shifting dullness）

因為體位不同而出現濁音區變動的現象。

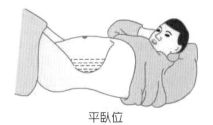

平臥位

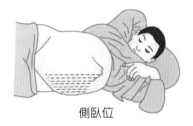

側臥位

叩診：移動性濁音（shifting dullness）的檢查方法

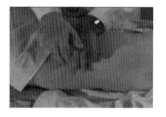

患者仰臥，從臍向一側腹部叩診，若叩診音由鼓變濁時，板指會固定不動

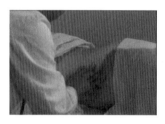

要囑咐患者轉向對側，再次叩診變為鼓音

（為編著者群拍攝之照片，擁有相片著作權）

聽診器

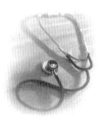

（為編著者群拍攝之照片，擁有相片著作權）

聽診：腸鳴音（bowel sound）

產生的機制	腸管內氣體和液體隨腸蠕動而流動，產生的一種斷斷續續的咕嚕聲。
正常的腸鳴音	4～5 次／分鐘，以臍周較為明顯，音響及音調變異較大

聽診：腸鳴音（bowel sound）

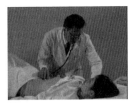

（為編著者群拍攝之照片，擁有相片著作權）

聽診：腸鳴音（bowel sound）

腸鳴音活躍	＞10次／分鐘，音調不特別高亢。見於急性腸炎、服瀉劑後、胃腸道大出血。
腸鳴音亢進	次數多、響亮、高亢的金屬音調。見於機械性腸梗塞。
腸鳴音減弱	少於正常或數分鐘才聽到一次。見於便秘、低血鉀、胃腸動力低落。
腸鳴音消失	持續3～5分鐘未聽到1次。見於急性腹膜炎、麻痹性腸梗塞。

聽診：振水音（succussion splash）

產生的機制	胃內氣、液撞擊發出的聲音。
檢查的方法	護士一耳湊近或將聽診器體件放於患者的上腹部，再用手指迅速衝擊其上腹部。
正常	一般並無振水音，在進大量液體之後會出現。
異常	在空腹或餐後6～8小時以上仍有振水音，見於幽門梗塞或胃擴張。

聽診：振水音（succussion splash）

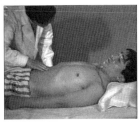

（為編著者群拍攝之照片，擁有相片著作權）

4-44 脊柱與四肢的評估（一）

一、脊柱

　　脊柱（vertebral column）是由 24 塊椎骨、1 塊骶骨和 1 塊尾骨借椎間盤、椎間關節及許多韌帶連接成一個整體，既堅固又柔韌。脊柱為人體的中軸骨骼，是身體的支柱，有負重、減震、保護和運動等功能。脊柱的病變主要有形態異常、活動受限及疼痛等。檢查以視診為主，整合觸診和叩診。

（一）脊柱彎曲度

　　在檢查脊柱彎曲度時，評估對象可以採取立位或坐位，肌肉放鬆，上肢自然下垂，充分暴露背部。

1. 生理性的彎曲：正常人的脊柱從側面觀察有頸、胸、腰、骶 4 個生理性彎曲，頸曲和腰曲前凸，胸曲和骶曲後凸，形似「S」。檢查時，檢查者位於評估對象後方，用手指沿其脊椎棘突自上而下劃壓皮膚，觀察按壓出現的紅色壓痕是否位於後正中線。正常人脊柱無側彎。

2. 病理性的變形：(1) 脊柱後凸（kyphosis）：又稱為駝背（gibbus），大多發生於胸段。小兒脊柱後凸大多見於佝僂病；青少年多見於胸椎結核；成年人胸段呈弓形後凸，見於僵直性脊柱炎；老年人多發生於胸椎上部，為骨質退行性變胸椎椎體壓縮所致；另外外傷致脊椎骨折、青少年發育期姿勢不良及脊椎骨軟骨炎等也可造成脊柱後凸。(2) 脊柱前凸（lordosis）：大多發生在腰段。見於晚期妊娠、大量腹水、腹腔巨大腫瘤等各種原因所致腹壓增大及髖關節結核、先天性髖關節脫位等病變。(3) 脊柱側凸（scoliosis）：在功能性脊柱側凸時，改變體位能使其糾正，見於兒童發育期姿勢不良、椎間盤脫出及脊髓灰質炎後遺症等；在器質性側凸時，改變體位並不能使其糾正，見於佝僂病、慢性胸膜黏連及肥厚、肩或胸廓畸形等。

（二）脊柱活動度

　　在檢查時，囑咐評估的對象作前屈、後伸，左右側彎及旋轉運動。注意動作要小心與緩慢，嚴禁急速或劇烈的運動檢查。

　　正常脊柱活動範圍以頸段和腰段最大，胸段較小，骶段幾乎不活動。一般頸段可前屈、後伸各 45°，左右側彎各 45°，旋轉 60°；腰段在臀部固定條件下可前屈、後伸 45°，左右側彎各 30°，旋轉為 45°。但是受到年齡、運動及脊柱結構差異等因素影響，脊柱活動範圍存在較大的個別差異。

　　脊柱活動的受限見於：軟體組織損傷、頸椎及腰椎增生性關節炎、結核或腫瘤所致骨質破壞、骨折及脫位、椎間盤脫出等。

（三）脊柱壓痛與叩擊痛

1. 壓痛：要囑咐評估的對象採取坐位，身體稍為前傾。檢查者使用右手拇指自上而下逐個按壓脊柱棘突和椎旁肌肉，觀察有無局限性壓痛及肌肉痙攣。正常者無壓

痛及肌肉痙攣。若脊椎有壓痛，大多見於脊椎結核、椎間盤脫出及脊椎外傷或骨折；若椎旁肌肉有壓痛或痙攣，大多見於腰背肌纖維炎或急性腰肌勞損。

2. 叩擊痛：在檢查時要囑咐評估的對象採取坐位，其檢查方法有直接叩診法和間接叩診法。前者是檢查者用中指或叩診錘直接叩擊各棘突，後者是檢查者左手掌置於評估對象頭頂，右手握拳以小魚際肌部叩擊自己左手背，觀察評估對象有無疼痛。正常人脊柱無叩擊痛。叩擊痛的部位常為病變所在部位，叩擊痛陽性大多見於脊柱結核、骨折、脊椎腫瘤及椎間盤脫出等。

生理性彎曲之視診

側面觀	呈現「S」形
背面觀	無側彎

生理性彎曲之視診

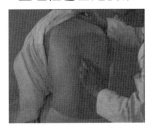

（為編著者群拍攝之照片，擁有相片著作權）

病理性變形：脊柱後凸（kyphosis）

大多發生於胸段
可見於佝僂病、胸椎結核、僵直性脊柱炎、老年人骨質退行性變、脊椎骨折等

病理性變形：脊柱後凸（kyphosis）

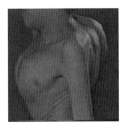

（為編著者群拍攝之照片，擁有相片著作權）

脊柱前凸（lordosis）

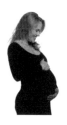

（為編著者群拍攝之照片，擁有相片著作權）

脊柱側凸（scoliosis）

姿勢性側凸	見於青少年發育期姿勢不良、椎間盤脫出、脊髓灰質炎後遺症等
器質性側凸	見於佝僂病、慢性胸膜增厚及黏連、肩或胸廓畸形

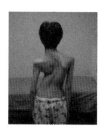

（為編著者群拍攝之照片，擁有相片著作權）

脊柱活動度（spinal mobility）

檢查的方法	作前屈、後伸、左右側彎和旋轉運動
正常的活動度	頸段和腰段最大，胸段較小，骶段幾乎不活動
異常的表現	脊柱活動度受限。見於軟體組織損傷、脊椎增生性關節炎、脊椎骨質破壞、脊椎骨折及脫位、椎間盤脫出等

脊柱觸診和叩診

觸診	按壓脊椎棘突和椎旁肌肉
叩診	直接叩診法、間接叩診法
正常的表現	無壓痛和叩擊痛
異常的表現	壓痛、叩擊痛陽性反應
臨床的意義	1. 脊柱棘突壓痛：顯示相應部位脊椎結核、骨折、椎間盤脫出症 2. 椎旁肌肉壓痛：顯示腰背肌肉勞損

直接叩診法

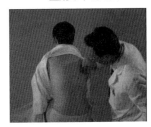

間接叩診法

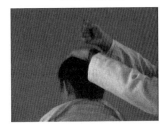

（為編著者群拍攝之照片，擁有相片著作權）

✚ 知識補充站

學習目的

1. 掌握神經反射的檢查。
2. 熟悉四肢與關節形態的檢查與腦神經、運動功能、感覺功能、Lasegue 症及自主神經功能的檢查。了解脊柱的檢查、四肢與關節運動的檢查。
3. 脊柱（spine）：脊柱彎曲度、脊柱的活動度、脊柱壓痛與叩擊痛。

4-45 脊柱與四肢的評估（二）

二、四肢與關節

　　四肢與關節的檢查以視診、觸診為主，輔以必要的叩診，主要評估其形態和功能。檢查四肢與關節的形態時，應充分暴露被檢查部位，觀察有無畸形或形態改變，有無紅、腫、熱、痛、結節等。檢查四肢與關節運動功能時，觀察評估對象的姿勢、步態及肢體活動情況，確定有無功能障礙。正常人四肢與關節左右對稱，形態正常，活動不受限。

（一）形態異常

1. 匙狀甲（spoon nails）：又稱為反甲（koilonychia）。其特色為指（趾）甲中央凹陷，邊緣翹起，指甲變薄變脆，表面有粗糙條紋。大多見於缺鐵性貧血及高原疾病，偶而見於風濕熱及甲癬等。由於缺鐵性貧血、高原疾病等使指（趾）甲組織缺鐵、缺血、缺氧或某些氨基酸代謝紊亂，特別半胱氨酸缺乏，使甲板細胞分化障礙，以至於甲的張力和硬度降低。

2. 杵狀指（趾）：為手指（或足趾）末端指節增生，肥厚，呈現杵狀膨大。其特色為末端指（趾）節明顯變寬增厚，指（趾）甲從根部到末端呈現拱形隆起，指（趾）端背面的皮膚與指（趾）甲所構成的基底角≥180°。其發生機尚不清楚，大多認為與肢體末端慢性缺氧、代謝障礙及中毒損害有關。多見於支氣管擴張、支氣管肺癌、膿胸、肺膿腫、發紺型先天性心臟病、感染性心肌炎、亞急性感染性心內膜炎、Crohn病、潰瘍性結腸炎、肝硬化等疾病。

3. 指關節變形：包括：①梭形關節：近端指間關節稱呈現梭形畸形，會伴隨著紅、腫、痛及活動受限，晚期手指及腕部向尺側偏移，常為雙側對稱性改變，最常見於類風濕性關節炎；②爪形手：大小魚際肌和骨間肌萎縮，掌指關節過伸，指間關節屈曲，手狀似鳥爪，可見於尺神經損傷、脊髓空洞症、進行性肌萎縮及麻瘋病等。

4. 肢端肥大症（acromegaly）：由於青春期發育成熟後發生腺垂體功能亢進，生長激素分泌增多，使骨末端及其韌帶等軟體組織增生、肥大所致肢體末端變得異常粗大。見於垂體前葉生長激素細胞腺瘤或增生。

5. 膝關節變形：膝關節紅、腫、熱、痛及活動障礙，大多為膝關節急性發炎症，例如風濕性關節炎。膝關節腔內有過多積液時，稱為關節腔積液，視診關節周圍有明顯的腫脹，當膝關節屈曲成90°時，髕骨兩側的凹陷消失，觸診出現「浮髕現象」。浮髕現像是指按壓髕骨時有明顯的浮動感。其檢查的方法為：評估的對象採取平臥位，患肢伸直並放鬆，檢查者左、右手的拇指和其餘手指分別固定於腫脹膝關節上、下方的兩側，使關節腔內的液體不致於向周圍流動而影響浮力，然後用右手食指將髕骨連續向下方按壓數次，壓下時有髕骨與關節面的碰觸感，鬆手時有髕骨隨手浮起感，即為浮髕實驗陽性反應。

匙狀甲（spoon nails）

見於缺鐵性貧血與高原反應等。

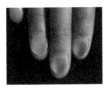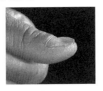

（爲編著者群拍攝之照片，擁有相片著作權）

杵狀指（趾）（acropachy）

見於某些呼吸系統疾病、心血管疾病和營養代謝性疾病。

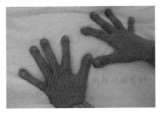

（爲編著者群拍攝之照片，擁有相片著作權）

肢端肥大症（acromegalia）

因為生長激素分泌過多導致肢體末端異常粗大，常見於腺垂體嗜酸細胞瘤和腺垂體嗜酸細胞增生等疾病。

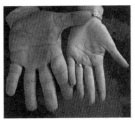

（爲編著者群拍攝之照片，擁有相片著作權）

梭形關節

常見於類風濕性關節炎。

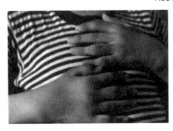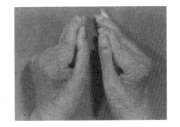

（爲編著者群拍攝之照片，擁有相片著作權）

4-46 脊柱與四肢的評估（三）

二、四肢與關節（續）

6. 膝內、外翻（genua varum，genua valgum）；正常人直立雙腳併攏時，雙膝和雙踝能靠近。膝內翻者表現為雙踝接觸時，雙膝不能靠近，呈現「O」型，故也稱為「O」型腿（右圖一）；膝外翻者表現雙膝靠近時，雙踝異向分離，呈「X」型，故也稱為「X」型腿（右圖二）。膝內、外翻畸形多見於佝僂病和大骨節病。

7. 足內、外翻：正常足內、外翻均可以達到 35°。足內、外翻畸形者表現為足掌部活動受限，呈現固定性內翻、內收位或外翻、外展位，足跟不能著地。多見於先天性畸形和脊髓灰質炎後遺症。

8. 肌肉萎縮（muscle atrophy）：評估對象肌肉的體積較正常縮小、肌纖維變細甚至消失，肌肉鬆弛無力。見於周圍神經損害、脊髓灰質炎後遺症、進行性肌營養不良症及長期肢體廢用等。

9. 下肢靜脈曲張：主要是下肢淺靜脈血液回流受阻所導致。表現為下肢靜脈怒張、迂曲有如蚯蚓狀，小腿部比大腿部明顯，嚴重者小腿會有腫脹感，局部皮膚萎縮、脫屑、瘙癢、色素沉著，甚至會形成潰瘍和濕疹，經久不癒。大多見於從事持久站立、重勞力工作的人或下肢深靜脈血栓患者。

10. 水腫：會有全身或局部、凹陷性或非凹陷性、單側性或雙側性水腫等不同的表現。

（二）運動障礙與異常

四肢運動是在神經的協調下由肌肉、肌腱帶動關節來完成的，其中任何一個環節損害，如中樞或周圍神經損害、肌腱及軟組織損傷或發炎症、骨折及關節脫位等，均會導致運動功能障礙。在檢查時，讓被檢查者作主動和被動的各個方向的關節運動，觀察其活動範圍及有無活動受限或疼痛。

關節的正常活動範圍如下：

1. 肩關節：屈曲大約 90°，伸大約 45°，內收肘部可以至正中線，肩胛固定不動外展可以高達 90°，內旋可以達到 80°，外旋可以達到 30°。

2. 肘關節：屈肘、屈腕時，拇指可達肩部，伸直為 180°。

3. 腕關節：伸直大約 40°，屈曲大約 50～60°，內收大約 30°，外展大約 15°。

4. 指關節；屈曲可以握拳，各個指關節均可伸直。

5. 髖關節：在屈曲時，股前部可以貼近腹壁，後伸可以達到 30°，內收大約為 25°，外展大約為 60°，內旋和外旋均為 45°。

6. 膝關節：在屈曲時小腿後部可以貼近股後部，伸直高達 180°；在膝關節半屈曲位時，小腿可以作小幅度的旋轉運動。

7. 踝關節：背屈大約為 35°，蹠屈大約為 45°，內、外翻均可以達到 35°。

（三）四肢與關節運動

1. 檢查的方法：被檢查者作主動或被動運動，視診各個關節活動範圍。

2. 正常的表現：活動自如，不受限制。

3. 異常的表現及臨床的意義：

(1) 各個關節並不能達到各自的活動範圍。
(2) 見於中樞或周圍神經損傷、骨折、關節脫位、軟體組織損傷等。

圖一　膝內翻（O 型腿）　　圖二　膝外翻（X 型腿）

見於佝僂病、大骨節病。

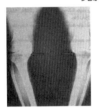 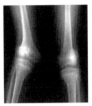

（為編著者群拍攝之照片，擁有相片著作權）

足內、外翻

見於脊髓灰質炎後遺症、先天性畸形。

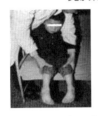 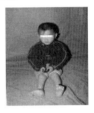

（為編著者群拍攝之照片，擁有相片著作權）

下肢靜脈曲張

會見於從事持久勞力或站立性工作者、栓塞性靜脈炎患者。

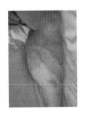 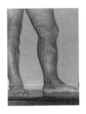

（為編著者群拍攝之照片，擁有相片著作權）

四肢與關節運動

1. 檢查的方法	被檢查者作主動或被動運動，視診各個關節活動範圍。
2. 正常的表現	活動自如，不受限制。
3. 異常的表現及臨床的意義	(1)各個關節並不能達到各自的活動範圍。 (2)見於中樞或周圍神經損傷、骨折、關節脫位、軟體組織損傷等。

4-47 神經系統的評估（一）

　　神經系統包括中樞神經系統和周圍神經系統，中樞神經系統由腦和脊髓組成，周圍神經系統由 12 對腦神經和 31 對脊神經組成。神經系統評估是判斷神經系統有無損害、損害部位及程度的重要方法。神經系統評估主要包括腦神經、運動功能、感覺功能、神經反射及自主神經功能的評估，此外，判斷評估對象的意識狀態也屬於神經系統檢查的範疇。在神經系統檢查時要按照一定的順序，並注意和一般體檢整合起來進行。

一、腦神經

　　腦神經共有 12 對，按照功能分可以分為 3 類神經：①感覺神經：嗅神經、視神經和位聽神經；②運動神經：動眼神經、滑車神經、展神經、副神經和舌下神經；③混合神經，即兼有運動和感覺纖維的神經：三叉神經、面神經、舌咽神經和迷走神經。

1. 嗅神經：為第 1 對腦神經，主司嗅覺。其檢查的方法是讓評估對象閉目並按壓住一側鼻孔，而使用另一側鼻孔聞有特殊氣味的物品（例如肥皂、咖啡、香水等），分別測試評估對象的雙側嗅覺。嗅覺的障礙可以見於同側嗅神經損害及各種原因所引起的鼻塞，例如鼻炎，鼻竇炎，鼻息肉，鼻竇腫瘤等。

2. 視神經：為第 2 對腦神經，主司視覺。主要從視力、視野、眼底 3 方面來做檢查。(1) 視力 (2) 視野：也稱為周邊的視力，意指眼球正視時所能看到的注視點以外的空間範圍。正常單眼視野顳側大約 90°，鼻側及上、下方大約為 50～70°。最簡單的檢查方法是對比法，即檢查者與評估對象相距 1m 相對而坐，各自遮住相對的眼睛，保持眼球不動，對視片刻，檢查者將手指置於兩者之間，從上、下、左、右四個方位的外周移向中心，視野正常者要與檢查者同時看到手指。此種方法雖然簡單，但是準確性較差，精確的檢查要使用視野計。

3. 動眼神經、滑車神經與外展神經：為第 3、4、6 對腦神經，這三對腦神經共同支配眼外肌的運動，合稱為眼球運動神經。檢查時主要觀察眼裂、瞳孔和眼球運動。在動眼神經麻痺時，上瞼下垂，眼球向內、上、下方的活動均會受限，瞳孔擴大，瞳孔對光和集合反射均會消失；在滑車神經麻痺時，在眼球向下及外展運動減弱，眼睛向下看時會出現複視；在外展神經麻痺時，眼球不能外展，會長出現內斜視和複視。

4. 三叉神經：為第 5 對腦神經。三叉神經的感覺纖維主司頭皮前部、面部皮膚，眼、鼻、口腔內黏膜的淺度感覺；其運動纖維支配咀嚼肌群。在檢查其感覺功能時，使用棉籤輕觸評估對象的前額、鼻部兩側及下頜，兩側對比，以判斷其有無感覺異常。在檢查其運動功能時，要囑咐評估的對象咬緊牙齒，檢查者觸摸其咀嚼肌，對比兩側肌力；或由檢查者托緊評估對象的下頜囑其用力張口，感覺張口時的肌力及觀察下頜有無偏斜。三叉神經損害表現為同側面部感覺減退或消失，咀嚼肌癱瘓、萎縮，肌力下降，張口時下頜偏向患側；三叉神經分布區域有刺激性病變時，會有該支放射性疼痛。

5. 面神經：為第 7 對腦神經，主要支配舌前 2／3 的味覺和面部表情肌。在檢查其感覺功能時，使用棉籤蘸以甜，酸，鹹，苦等溶液塗於舌面不同部位以測試味覺。檢查其運動功能時，觀察額紋和鼻唇溝是否變淺，有無眼裂增大或閉合不全，有無口角低垂或歪向一側，要囑咐評估對象作皺眉、皺額、閉眼、鼓腮、露齒或吹口哨等動作，觀察兩側是否對稱。在面神經受損時，會出現患側動作障礙。

腦神經的功能分類

① 感覺神經	嗅神經、視神經和位聽神經
② 運動神經	動眼神經、滑車神經、展神經、副神經和舌下神經
③ 混合神經，即兼有運動和感覺纖維的神經	三叉神經、面神經、舌咽神經和迷走神經

嗅神經

為第 1 對腦神經，主司嗅覺。其檢查的方法是讓評估對象閉目並按壓住一側鼻孔，而使用另一側鼻孔聞有特殊氣味的物品（例如肥皂、咖啡、香水等），分別測試評估對象的雙側嗅覺。

視神經的視野

也稱為周邊的視力，意指眼球正視時所能看到的注視點以外的空間範圍。

動眼神經、滑車神經與外展神經

為第 3、4、6 對腦神經，這三對腦神經共同支配眼外肌的運動，合稱為眼球運動神經。

三叉神經

為第 5 對腦神經。三叉神經的感覺纖維主司頭皮前部，面部皮膚，眼、鼻、口腔內黏膜的淺度感覺；其運動纖維支配咀嚼肌群。

面神經

為第 7 對腦神經，主要支配舌前 2／3 的味覺和面部表情肌。

＋ 知識補充站

1. 神經系統的檢查內容：腦神經、運動功能、感覺功能、神經反射、自主神經功能。

4-48 神經系統的評估（二）

一、腦神經（續）

6. 位聽神經：為第8對腦神經，由主司聽覺的耳蝸神經和主司平衡的前庭神經所組成。
   (1) 聽力
   (2) 前庭的功能：詢問評估對象有無眩暈和平衡失調，檢查其有無眼球震顫。前庭神經損害會出現上述的異常表現。
7. 舌咽神經和迷走神經：為第9、10對腦神經。舌咽神經主司舌後1／3味覺和咽部的感覺，並支配軟齶和咽肌的運動；迷走神經主司咽喉的感覺和運動。感覺功能的檢查方法同面神經。舌咽神經損害時，舌後1/3味覺減退。運動功能的檢查時，詢問評估對象有無吞咽困難、嗆咳和發音嘶啞。囑評估對象張口發「啊」音，觀察齶垂是否居中，軟齶上抬是否對稱。檢查咽反射是否存在。一側舌咽和迷走神經損害時，病側軟齶上抬減弱或不能，齶垂向健側偏，咽反射減弱或消失，評估對象有吞咽困難、飲水嗆咳、聲音嘶啞。
8. 副神經：為第11對腦神經，支配胸鎖乳突肌和斜方肌，主司聳肩和轉頭動作。一側副神經麻痺表現為胸鎖乳突肌及斜方肌萎縮，聳肩無力，同側肩下垂，向對側轉頭無力或不能。
9. 舌下神經：為第12對腦神經，支配舌肌。在檢查時觀察舌肌有無萎縮及舌肌纖維震顫，伸舌有無偏斜。一側舌下神經上運動神經元損害時，無舌肌萎縮或震顫，伸舌時，舌尖偏向病變對側；一側舌下神經下運動神經元損害時，病變側舌肌萎縮或震顫，伸舌時，舌尖偏向病變側。若雙側癱瘓，則不能伸舌，同時伴語言和吞咽困難。

二、運動功能

運動功能可以分為隨意運動和不隨意運動。隨意運動，是指有意識的執行某種動作，由錐體束來管理。不隨意運動，是指隨意肌不受意識控制地收縮而產生的無目的的異常動作，由錐體外系和小腦來管理。

（一）肌力

肌力（muscle power）是指作隨意運動時肌肉收縮的力量。
1. 檢查的方法：有主動法和被動法。主動法是評估對象作主動運動時檢查者觀察其運動的幅度、速度和力量，被動法是檢查者給予阻力，囑咐評估對象用力抵抗，以測量其肌力。在檢查肌力時，要注意必須排除因疼痛、關節僵直或肌張力過高所導致的活動受限。
2. 肌力分級：採用0～5級的6級分級法。
   0級：完全癱瘓，肌力完全喪失。
   Ⅰ級：僅見肌肉輕微收縮，但無肢體運動。
   Ⅱ級：肢體能在床上移動，但不能抵抗重力而抬離床面。
   Ⅲ級：肢體能抗重力抬離床面，但不能抗阻力。
   Ⅳ級：肢體能作部分抗阻力的運動，但並未達到正常的標準。
   Ⅴ級：肌力正常，運動自如。

運動功能

隨意運動	由錐體束來管理
不隨意運動	由錐體外系和小腦來管理

運動功能的檢查內容

1. 肌力
2. 肌張力
3. 去腦僵直
4. 不隨意運動
5. 共濟運動

肌力（muscle power）

定義	肌肉主動運動時的最大收縮力。
檢查的方法	要囑咐患者作肢體關節伸屈運動，護士從相反方向給予阻力，測試其對抗阻力的力量（要注意兩側的對比）。

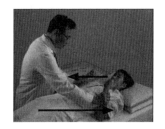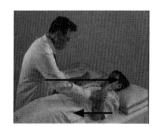

（為編著者群拍攝之照片，擁有相片著作權）

肌力的分級（6級）

0級	肌肉完全喪失
I級	肌肉有微弱的收縮，但並無肢體的運動
II級	肢體可以水平移動，但是不能抬離床面
III級	肢體能夠抬離床面，但是不能拮抗阻力
IV級	能作拮抗阻力運動，但肌力有不同程度的減弱
V級	正常的肌力

4-49 神經系統的評估（三）

一、腦神經（續）

3. 肌張力（muscle tone）：指肌肉在靜息狀態下的緊張度。肌張力的檢查方法為：觸摸肌肉的硬度或測試完全放鬆的肢體作被動活動時的阻力大小。肌張力異常包括：(1) 肌張力減低：觸診時肌肉軟而無彈性，被動運動阻力減小或消失，見於周圍神經病變、小腦疾患、低血鉀、深度昏迷及肌肉疾患；(2) 肌張力增高：肌肉觸之堅硬，被動運動阻力增大，見於錐體束或錐體外系受損。

4. 癱瘓（paralysis）：指肌力的減弱或消失。

   (1) 按照輕重的程度可以分為：完全性癱瘓和不完全性癱瘓。完全無肌力者稱為完全性癱瘓；肌力減弱者稱為不完全性癱瘓或輕癱。

   (2) 按照病變的部位可以分為：中樞性癱瘓和周圍性癱瘓兩種。前者見於中央前回或皮質脊髓束損害，會出現肌張力增高，深反射亢進，病理反射呈現陽性反應，除了廢用性萎縮之外，肌肉無局限性萎縮，亦無肌震顫；後者見於脊髓前角細胞、前根以及運動神經病變，表現為肌力減退或消失，肌張力減低，深反射消失，肌肉萎縮，病理反射呈現陰性反應，會有肌纖維或肌束震顫。

   (3) 根據癱瘓的部位可以分為：①單癱：單一肢體癱瘓，大多見於脊髓灰質炎；②偏癱：一側肢體癱瘓，常會伴隨著同側腦神經損害，多見於腦血管病變、腦腫瘤等；③截癱：雙下肢癱瘓，由脊髓橫貫性損傷所致，見於脊髓外傷、發炎症、腫瘤等；④交叉性偏癱：病變側腦神經麻痺及對側肢體癱瘓，見於腦幹腫瘤、發炎症和血管病變等。

（二）不隨意運動

不隨意運動是指不受到意志控制的面、舌、軀幹、肢體等部位的隨意肌的無目的的異常運動，大多由錐體外系病變所引起。

1. 震顫：指主動肌與拮抗肌交替收縮所引起的不自主動作，可以分為：

   (1) 靜止性震顫：肢體在靜止並保持肌肉鬆弛狀態下震顫明顯，在運動時會減輕或消失，常會伴隨著肌張力增高，見於帕金森病。

   (2) 老年性震顫：也是一種靜止性震顫，常會有搖頭、手抖等症狀，但是一般並不伴隨著肌張力增高。大多見於老年動脈硬化者。

   (3) 動作性震顫：也稱為意向性震顫。指運動的肢體有意向性的接近目標時震顫明顯，而靜止時症狀輕微，大多見於小腦病變。

   (4) 姿勢性震顫：讓患者肢體保持某種固定姿勢時震顫明顯，見於甲狀腺功能亢進所引起的震顫、肝性腦病及其他代謝性腦病引起的撲翼狀震顫等。

2. 舞蹈狀運動：由肌張力降低引起的動作增多，表現為聳肩、縮頸、伸舌、噘嘴、擠眉、弄眼等四肢和面部的異常的不規律動作，於興奮或注意力集中時加劇，入睡之後會消失。大多見於兒童腦風濕病變和遺傳性舞蹈病。

3. 手足搐搦：手足肌肉痙攣，上肢表現為腕關節和掌指關節屈曲，指間關節伸直，

拇指和小指均向掌心內收，呈現「助產士手」（下圖）；下肢表現為足踝部蹠屈，趾關節屈曲。見於嬰兒維生素 D 缺乏、低血鈣、鹼中毒、發高燒等。

手搐搦

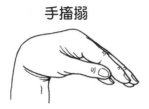

癱瘓（paralysis）

定義	在自主運動時，肌力會減弱或消失
類型	1. 按照輕重程度來劃分：完全性癱瘓和不完全性癱瘓 2. 按照病變的部位來劃分：中樞性癱瘓和周圍性癱瘓

按照癱瘓的部位來劃分

單癱（monoplegia）

大腦皮層病變／脊髓灰質

交叉癱（crossed paralysis）

腦幹腫瘤／血管病變

偏癱（hemiplegia）

腦腫瘤／腦血管病變

截癱（paraplegia）

脊椎外傷／腫瘤

4-50 神經系統的評估（四）

一、腦神經（續）

（三）共濟運動

一組肌群協調一致地完成一個動作，稱為共濟運動（coordination）。隨意動作的協調完成主要依靠小腦的功能，並與前庭神經、視神經、深感覺、錐體外系的功能有關。

1. 檢查的方法
   (1) 指鼻實驗：囑咐評估的對象一側上肢前臂外展伸直，用食指觸碰自己的鼻尖，動作先慢後快、先睜眼後閉眼，再換另一側上肢重複同狀動作，觀察其動作是否準確。
   (2) 指指實驗：讓評估對象先曲肘後伸直前臂，使用食指來碰觸對面檢查者的食指，先睜眼後閉眼，重複同樣的動作。
   (3) 快速的輪替動作：囑咐評估的對象雙手快速地作旋前、旋後動作。觀察其動作是否協調完成。
   (4) 跟－膝－脛實驗：囑咐評估對象仰臥、雙下肢伸直，抬起一側下肢，將足跟放在對側膝部，並沿著脛骨前緣向下移動。觀察其動作是否準確無誤。
   (5) Romberg 症：又稱為閉目難立症。囑咐評估對象雙足併攏站立，兩臂向前平伸，然後囑咐其閉眼，視其有無晃動或傾斜。

2. 臨床的意義
   (1) 小腦性共濟失調：睜眼、閉眼均有共濟失調表現，肌張力減低。小腦半球病變以肢體共濟失調為主，小腦蚓部病變以軀幹共濟失調即平衡障礙為主。
   (2) 感覺性共濟失調：由深感覺缺失所導致。因睜眼視力代償後，故共濟失調不明顯。大多波及下肢，出現肌張力減低，震顫覺和位置覺喪失，行走時有如踩棉花感。見於後索及嚴重的周圍神經病變。

三、感覺功能

感覺功能包括淺感覺、深感覺和複合感覺。在檢查時，要求評估對象要意識清楚以取得合作。為了避免主觀因素和暗示作用，要求評估對象在閉眼的情況下，指出被測部位或說出自己的感覺如何，檢查者不要做任何的顯示，同時還要注意觀察評估對象的表情和反應，以判斷結果的可靠程度。先全身檢查一遍，如發現有感覺障礙，再從感覺減退或消失區檢查至正常區，然後至感覺過敏區。檢查部位應充分暴露，並進行兩側對稱比較。

（一）淺感覺

1. 痛覺：使用針尖來輕刺皮膚，確定痛覺減退、消失或過敏區域。
2. 溫度覺：用盛有冷水（5～10℃）和熱水（40～50℃）的兩試管分別接觸評估對象的皮膚，詢問其感覺。溫度覺障礙見於脊髓丘腦側束損傷。
3. 觸覺：使用棉花或棉籤輕觸評估對象的皮膚，詢問其感覺。觸覺障礙見於脊髓後索病變。

共濟運動的檢查結果與臨床意義

閉眼或睜眼動作皆不准或不協調	小腦病變
僅閉目時的動作障礙	深感覺障礙

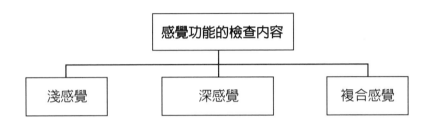

淺度感覺	
檢查內容與方法	1. 皮膚黏膜的痛、溫、觸覺。 2. 感覺減退或消失區→正常區→ 過敏區。
檢查的要求	兩側對稱：患者須意識清醒且閉目。
正常的結果	兩側對稱、感覺靈敏。
異常的結果	1. 痛覺、溫度覺異常：見於脊髓丘腦側束損害。 2. 觸覺異常：見於脊髓後索病變。
結果的記錄	正常、過敏、減退或消失等。

✚ 知識補充站

1. 共濟運動：隨意運動的協調完成需要依靠：小腦、前庭神經、深感覺、視神經、錐體外系的參與。
2. 共濟運動的檢查方法：指鼻實驗、指指實驗、輪替動作、跟－膝－脛實驗、Romberg 症（閉目難立症）

4-51 神經系統的評估（五）

（二）深度感覺

1. 關節覺：包括關節的運動覺和位置覺。運動覺的檢查方法為：囑咐評估對象閉目，檢查者用手指從兩側輕輕夾住評估對象的手指或足趾，使其作被動伸屈動作，詢問其被夾指、趾的名稱和被扳動的方向。位置覺的檢查方法為：將評估對象的肢體置於某一位置，測試其能否準確地回答。關節覺障礙見於脊髓後索病變。

2. 震動覺：將音叉震動之後，放在評估對象的骨突起部（如內、外踝，橈骨莖突，膝部等）的皮膚上，詢問其有無震動的感覺。震動覺障礙見於脊髓後索病變。

（三）複合感覺

複合感覺又稱為皮質感覺，是經大腦皮質綜合和分析來完成的。複合感覺障礙見於大腦皮質的損害。在疑有皮質病變而淺感覺、深感覺正常時，始進行此項檢查。一般先檢查患側，後檢查健側。

1. 體表圖形覺：在評估對象皮膚上畫簡單的圖形（圓形、三角形或方形）或寫簡單的字，觀察其能否在閉目的情況下判斷正確。

2. 皮膚定位覺：評估對象閉目，檢查者用棉籤輕觸其皮膚某部位，讓評估對象說出是哪一點。

3. 兩點辨別覺：將鈍腳分規放在評估對象皮膚（例如手背、手掌、指尖、鼻尖、舌尖、頸部、背部等）處，施加一定的壓力，詢問是否分辨為兩點，若評估對象判斷為兩點，則再縮小分規兩腳的間距，直至縮小到評估對象能分辨出為兩點的最小距離。正常身體的不同部位兩點辨別覺是有差異的，檢查時觀察兩側是否對稱。

4. 實物辨別覺：囑咐評估對象閉目，將日常生活中熟悉的物品（例如硬幣、鑰匙、鋼筆等）放置於手中，讓其說出物品名稱。

（四）腦神經

1. 12 對腦神經：12 對腦神經為嗅神經、視神經、動眼神經、滑車神經、三叉神經、展神經、面神經、位聽神經、舌咽神經、迷走神經、副神經與舌下神經。

2. Ⅴ－三叉神經：(1) 感覺功能檢查：使用棉籤由上而下、由內向外輕觸前額、鼻部兩側和下頜，兩側對比。(2) 運動功能的檢查：(a) 雙手置於病人咀嚼肌隆起處，讓其做咀嚼動作，比較兩側咀嚼肌力量的強弱 (b) 囑咐病人張口，觀察下頜有無偏斜或將手置於病人頜下向上用力，感覺其張口時的肌力。

3. Ⅶ－面神經：(1) 感覺功能檢查：使用棉籤蘸不同味感的物質塗於舌面不同部位測試味覺 (2) 運動功能檢查：①觀察額紋、鼻唇溝有無變淺，眼裂是否增寬，口角有無歪向一側②囑咐病人作蹙眉、皺額、閉眼、露齒、鼓腮、吹哨等動作，比較兩側的對稱性。

4. IX – 舌咽神經與 X – 迷走神經：(1) 判斷患者有無聲音嘶啞；(2) 判斷患者有無吞咽困難或飲水嗆咳；(3) 讓患者發「啊」的音，並觀察軟顎上的抬力度。
5. XI – 副神經：(1) 抵抗阻力聳肩；(2) 抵抗阻力轉頭。

深感覺

檢查的內容	1. 關節覺（運動覺、位置覺） 2. 震動覺
臨床的意義	深感覺障礙見於脊髓後索損害

複合感覺（皮質感覺）

檢查的內容	1. 皮膚定位覺 2. 兩點辨別覺 3. 實體覺 4. 體表圖形覺
檢查的意義	顯示有無大腦皮質損害

V – 三叉神經

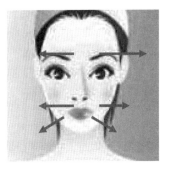

知覺功能檢查：使用棉籤由上而下、由內向外輕觸前額、鼻部兩側和下頜，兩側對比。

（為編著者群繪製之圖片，擁有圖片著作權）

＋ 知識補充站

　12 對腦神經為嗅神經、視神經、動眼神經、滑車神經、三叉神經、展神經、面神經、位聽神經、舌咽神經、迷走神經、副神經與舌下神經。

4-52 神經系統的評估（六）

四、神經反射

反射是指在中樞神經系統參與下，身體對內外環境刺激所發生的規律性反應活動。神經反射是透過反射弧來完成的。反射弧包括感受器、傳入神經（感覺神經）、中樞（腦和脊髓）、傳出神經（運動神經）、效應器（肌肉、腺體等）5 部分。根據正常人反射刺激部位的深淺分為淺反射和深反射，稱為生理反射；由某些神經系統疾病所致的異常反射，稱為病理反射。

神經反射檢查需要評估對象的主動合作，保持肢體放鬆並處於適當位置，注意雙側對稱檢查。

（一）淺反射

淺反射是指刺激皮膚或黏膜引起的皮膚－肌肉反射或黏膜－肌肉反射。反射弧任何部位的病變均會引起淺反射減弱或消失，昏迷、麻醉、熟睡狀態下或一歲內嬰兒也會消失。

1. 角膜反射（corneal reflex）：傳入神經為三叉神經眼支，中樞為腦橋和大腦皮質，傳出神經為面神經，效應器為眼輪匝肌。檢查方法：囑咐評估對象眼睛向內上方注視，使用棉籤來輕觸一側角膜外緣，引起雙眼瞼同時閉合。刺激側的眼瞼閉合稱直接角膜反射，對側的眼瞼也閉合稱間接角膜反射。一側三叉神經在病變時，直接與間接反射均會消失；一側面神經在病變時，直接反射會消失而間接反射會存在；深昏迷患者角膜反射會完全消失。

2. 腹壁反射（abdohal reflex）：分為上、中、下腹壁反射，傳入神經為肋間神經，中樞為脊髓和大腦皮質（上腹壁反射中樞為胸髓 7～8 節、中腹壁為胸髓 9～10 節、下腹壁為胸髓 11～12 節），傳出神經為肋間神經，效應器為腹肌。檢查方法：評估對象仰臥位，雙下肢稍屈曲使腹壁放鬆，使用牽用鈍竹籤自外向內輕劃上、中、下腹壁皮膚，正常為該處腹肌收縮。但是正常人會有反射極弱或完全不能引出，而在腹肌稍緊張時（此時頭稍抬起）容易引出，最好在吸氣之末來做檢查，稱之為加強法。在脊髓節段受損時，相應部位的腹壁反射會消失；在錐體束損害時，同側腹壁的反射會減弱或消失；急腹症、經產婦、膀胱過度脹滿、肥胖及腹壁鬆弛者也會有腹壁反射減弱或消失。精神緊張、興奮或神經質者會出現腹壁反射亢進，但並無定位的意義；帕金森病、舞蹈病、錐體外系疾病腹壁反射會增強。

3. 提睪反射（cremasteric reflex）傳入神經為生殖股神經和閉孔神經皮支，中樞為腰髓 1～2 節，傳出神經為生殖股神經和閉孔神經的肌支，效應器為提睪肌。檢查方法：用竹籤鈍頭由下而上輕劃股內上方皮膚，正常為同側提睪肌收縮而導致同側睪丸上提（右圖一）。腰髓 1～2 節病變時，雙側提睪反射減弱或消失；一側錐體束病變、老年人及局部病變（腹股溝疝、陰囊水腫、睪丸炎），會導致同側反射減弱或消失。

4. 蹠反射（plantar reflex）：傳入神經為脛神經，反射中樞為骶髓 1～2 節，傳出神經為脛神經，效應器為趾屈肌群。檢查的方法：評估對象仰臥，雙下肢伸直，檢查者左手托住其足部，使用竹籤鈍頭沿足底外側緣劃，由後往前至小蹠趾關節再轉向拇趾側。正常反應為各足趾向蹠面屈曲（下圖二），即為 Babinski 症陰性反應。

5. 肛門反射：傳入神經為陰部神經，中樞在骶髓 4～5 節，傳出神經為陰部神經，效應器為肛門括約肌。檢查的方法：使用大頭針輕劃肛門周圍皮膚，正常反應為肛門外括約肌收縮。因為肛門括約肌受到雙側神經的支配，所以當一側錐體束損害或周圍神經損害時，肛門反射仍會存在；當兩側錐體束損害時或馬尾神經損害時，肛門反射會消失。

圖一　腹壁反射和提睪反射檢查法　　圖二　蹠反射檢查法

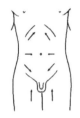
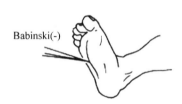

角膜反射（corneal reflex）的異常表現

直接角膜反射	間接角膜反射	臨床的意義
消失	消失	三叉神經病變、深度昏迷
消失	存在	病側面神經癱瘓

腹壁反射（abdominal reflex）

檢查的方法	1. 患者體位同腹部觸診 2. 用棉籤桿輕劃上、中、下腹部
正常的反應	局部的腹肌收縮

腹壁反射（abdominal reflex）

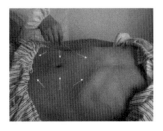

（為編著者群拍攝之照片，擁有相片著作權）

4-53 神經系統的評估（七）

（二）深反射

深反射又稱腱反射，是指刺激肌腱、骨膜所引起的肌肉收縮反應。在檢查時，使用叩診錘叩擊肌腱或骨膜的力量要均勻適當，並注意轉移評估對象的注意力，以免由於評估對象精神緊張或注意力集中於檢查部位使反射受到抑制。

1. 肱二頭肌反射（biceps reflex）：傳入、傳出神經均為肌皮神經，中樞為頸髓 5～6 節，效應器為肱二頭肌。檢查時評估對象前臂屈曲 90°，檢查者以左手拇指置於其肱二頭肌肌腱上，右手持叩診錘叩擊自己的左手拇指。正常反應為肱二頭肌收縮導致屈肘（右圖一）。

2. 肱三頭肌腱反射（triceps reflex）：傳入、傳出神經均為橈神經，中樞為頸髓 7～8 節，效應器為肱三頭肌。檢查時評估對象前臂半屈並旋前，檢查者托住其肘部，叩擊鷹嘴突上方肱三頭肌肌腱，正常反應為前臂伸展（右圖二）。

3. 橈骨骨膜反射（radioperiosteal reflex）：傳入神經為橈神經，中樞為頸髓 5～6 節，傳出神經為正中神經、橈神經、肌皮神經，效應器為肱橈肌。評估對象前臂置於半屈半旋前位，腕部自然下垂。檢查者用左手托住其腕部，用叩診錘叩擊橈骨莖突。正常反應為前臂旋前，屈肘（右圖三）。

4. 膝反射（knee reflex）：傳入、傳出均為股神經，中樞為腰髓 2～4 節，效應器為股四頭肌。檢查時評估對象取坐位，小腿自然下垂，完全放鬆，或臥位時檢查者使用左手置於其膕窩處托起雙下肢，使髖、膝關節均稍為屈曲，右手持叩診錘叩擊髕骨下方的股四頭肌肌腱。正常反應為小腿伸展（右圖四）。

5. 踝反射（ankle reflex）：又稱為跟腱反射。傳入、傳出均為脛神經，中樞為骶髓 1～2 節，效應器為腓腸肌和比目魚肌。讓評估對象仰臥，髖關節、膝關節均微屈曲，下肢呈現外旋外展位，檢查者左手輕板其足呈現背屈，右手持叩診錘叩擊跟腱（右圖五）；或讓評估對象雙膝跪於椅上，雙足懸於椅座外，用叩診錘叩擊跟腱。其正常反應為腓腸肌收縮，足向蹠面屈曲。

深反射減弱或消失可以見於反射弧任何部位的病變，例如周圍神經炎、脊髓前角細胞病變（灰、白質炎）、脊髓休克（急性損傷）等下運動神經元癱瘓或骨、關節、肌肉病變等；此外，麻醉、昏迷、熟睡等情況下也會有深反射減弱或消失。深反射亢進多因錐體束受損（例如腦出血、腦栓塞及腦瘤等）不能對深反射弧起抑制作用而出現反射釋放現象，是上運動神經元損害的重要體徵；另外，神經系統興奮性普遍增高時，例如精神官能症、甲狀腺功能亢進、破傷風等也會出現雙側對稱性深反射亢進。還要注意的是，正常人的深反射也會增強或減弱，故反射的不對稱性要比增強或消失更有意義。

圖一　肱二頭肌反射檢查法

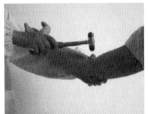

1. 反射中樞：頸髓 5－6 節
2. 檢查的方法：正常反應：前臂快速屈曲

圖二　肱三頭肌反射檢查法

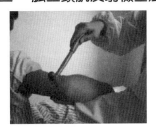

1. 反射中樞：頸髓 7～8 節
2. 正常反應：前臂稍伸展

（為編著者群拍攝之照片，擁有相片著作權）

圖三　橈骨骨膜反射檢查法

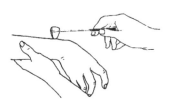

圖四　膝反射檢查法

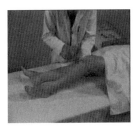

1. 反射中樞：腰髓 2～4 節膝反射（knee jerk reflex）
2. 檢查的方法：（坐位或臥位）
3. 正常的反應：小腿伸展

（為編著者群拍攝之照片，擁有相片著作權）

圖五　踝反射檢查法

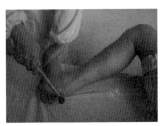

1. 跟腱反射／踝反射（ankle reflex）反射中樞：骶髓 1～2 節
2. 正常反應：足向蹠面屈曲

（為編著者群拍攝之照片，擁有相片著作權）

4-53 神經系統的評估（七）

（三）病理反射

病理反射是指錐體束在病變時，大腦失去了對腦幹和脊髓的抑制功能而釋放出的原始反射。常見的有：上肢錐體束症如 Hoffmann（霍夫曼）症和下肢錐體束症如 Babinski（巴賓斯基）症等。此種反射還會見於錐體束尚未發育改善的嬰幼兒，必須注意加以辨別。

1. Babinski（巴賓斯基）症：使用叩診錘柄端或竹籤等鈍尖物由後向前劃足底外側緣，至小趾蹠關節處轉向拇趾側。陽性反應表現為拇趾緩緩背伸，其餘四趾扇形分開。

2. Chaddock（查多克）症：使用鈍尖物由後向前劃評估對象足背外側緣，至小趾蹠關節處轉向拇趾側。陽性反應表現與 Babinski 症相同（右圖一）。

3. 0ppenheim（奧本海姆）症：使用拇指和食指沿評估對象脛骨前緣自上而下用力滑壓。陽性反應表現與 Babinski 症相同（右圖一）。

4. Gordon（戈登）症：使用手用力擠壓評估對象腓腸肌。陽性反應表現與 Babinski 症相同（右圖一）。

5. Hoffmann（霍夫曼）症：檢查者左手握持評估對象腕關節上方，右手食指和中指夾住評估對象中指，並向上方提拉使腕略背屈，再用拇指指甲迅速彈刮評估對象的中指指甲，陽性表現為其餘四指微掌屈（右圖二）。多見於頸髓病變。此症在部分正常人或腦動脈硬化、周圍神經損害、神經官能症、神經興奮性增高時亦可出現，但大多為對稱性。故一側陽性反應或雙側強度不對稱者有意義。

6. 陣攣：在深反射高度亢進時，若用一持續的力量強力牽拉肌腱可引起肌肉的節律性收縮稱為陣攣。其臨床意義與反射亢進相同。(1) 髕陣攣（patella clonus）：評估對象採取仰臥位，雙下肢伸直，檢查者用拇指和食指握住髕骨上緣，用力向下快速推動數次之後保持一定的推力。陽性表現為股四頭肌節律性收縮致髕骨發生一連串節律性的上、下運動。(2) 踝陣攣（ankle clonus）：評估對象採取仰臥位，髖關節、膝關節略屈曲，檢查者用左手托起評估對象膕窩，右手握其足底前部，快速用力將足推向背屈數次，並保持一定的推力（右圖三）。陽性表現為腓腸肌和比目魚肌節律性收縮致踝關節呈有節律性的屈伸運動。

（四）腦膜刺激症

在軟腦膜受到刺激時，影響到脊神經根，當受牽拉刺激時會出現相應肌群反射性痙攣，這種現象稱腦膜刺激症（meningeal irritation sign）。主要見於腦膜炎、蛛網膜下腔出血、及腦膜轉移瘤等。

1. 頸僵直：評估對象採取仰臥，雙下肢伸直，檢查者左手托住其枕部，右手置於其前胸，並被動屈頸測試其頸肌抵抗力。例如評估對象下頦不能貼近前胸，且屈頸時有抵抗感，或評估對象感到頸後疼痛，即為頸僵直。在排除頸部疾病之後即可以認為有腦膜刺激症。

2. Kernig（凱爾尼格）症：評估採取對象仰臥，一腿伸直，將另一腿的髖關節、膝
  關節均屈曲成直角，檢查者左手置其於膝部，右手托住其踝部以抬高小腿，例如
  小腿與大腿夾角不能達到 135°，且大腿後屈肌痙攣並伴隨著疼痛，為 Kernig 症
  陽性反應（右圖四）。

3. Brudzinski（布魯津斯基）症：評估對象採取仰臥，雙下肢伸直，檢查者左手托
  起其枕部，右手置於其前胸。例如屈頸時雙下肢膝關節、髖關節呈現反射性屈
  曲，為 Brudzinski 症陽性反應。

圖一　　下肢錐體束症檢查法　　**圖二　　Hoffmann 症檢查法**

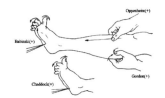 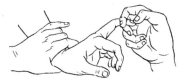

圖三　　踝陣攣檢查法

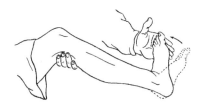

圖四　　Kernig 症檢查法　　**圖五　　Brudzinski 症檢查法**

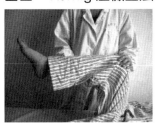 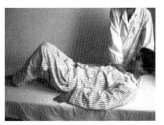

陽性表現：伸膝受限（不能
超過 135°），並伴隨著有疼
痛和屈肌痙攣

陽性表現：出現雙下肢同時
屈膝屈髖

（為編著者群拍攝之照片，擁有相片著作權）

4-54 神經系統的評估（八）

五、自主神經功能

自主神經的主要功能是控制內臟、心血管的運動和腺體的分泌及豎毛肌的活動。可分為交感神經和副交感神經兩部分。常用的檢查方法有下列幾種：

（一）一般性觀察

1. 皮膚、黏膜：注意皮膚質地是否正常，有無粗糙、變薄、增厚、脫屑、潰瘍或褥瘡等；觀察膚色，觸摸其溫度，注意有無水腫，以了解血管的功能。
2. 毛髮、指甲的營養狀況：毛髮有無稀少、脫落；指甲有無條紋、枯脆、裂痕等。
3. 汗腺的分泌：觀察有無多汗、少汗或無汗。周圍神經、脊髓側角和脊髓橫貫性病變等植物神經通路損害時，均可產生皮膚、毛髮及指甲的改變。植物神經刺激性病變時，表現為皮膚潮紅、發燒、潮濕、角化過度及脫屑等；若植物神經破壞性病變，則表現為皮膚發紺、冰涼、乾燥、菲薄、皮下組織輕度腫脹、指甲變脆、毛髮脫落、甚至發生營養性潰瘍等。

（二）自主神經反射的檢查

1. 眼心反射：讓評估對象閉目靜臥片刻，數 1 分鐘脈搏。檢查者用右手食指和中指壓迫眼球兩側，逐漸加壓 20～30 秒之後，再數 1 分鐘脈搏，正常 1 分鐘脈搏會減慢 10～12 次。迷走神經亢進者減慢次數增加，迷走神經麻痺者無反應；交感神經亢進者不減慢，甚至加快。
2. 豎毛反射：將冰塊放在評估對象頸之後或腋窩皮膚上數秒鐘之後，會引起局部豎毛肌收縮，毛囊隆起呈現雞皮狀。交感神經麻痺時會出現豎毛反射障礙。
3. 臥立位實驗：先計數評估對象臥位時 1 分鐘脈搏，再計數其立位時 1 分鐘脈搏，若這一體位改變引起的脈搏增加超過 10～12 次 / 分鐘，顯示為交感神經興奮性增強；或先計數評估對象立位時 1 分鐘脈搏，再計數其臥位時 1 分鐘脈搏，若這一體位改變引起的脈搏減慢超過 10～12 次 / 分鐘，則為迷走神經興奮性增強。
4. 皮膚劃紋實驗：使用竹籤或棉籤鈍頭在皮膚上適當加壓劃一條線，因為血管收縮，在數秒之後會出現白色劃痕，繼之血管擴張變為稍寬之紅色條紋，為正常反應。若白色劃痕持續時間超過 5 分鐘，則為交感神經興奮性增高；例如劃壓之後紅色條紋會出現地早且持續時間較久，有明顯地增寬甚至隆起，為副交感神經興奮性增高或交感神經麻痺。
5. Horner 症候群：是由頸交感神經損害引起頸交感神經麻痺而產生的一系列症狀。評估對象病側之瞳孔縮小，眼裂會變小，眼球凹陷，面部無汗。
6. 膀胱和直腸功能：排尿和排便的初級中樞均位於脊髓，並且受到大腦高級中樞的控制，因此脊髓排尿和排便反射弧損害或反射中樞以上部位損害均會導致其功能障礙。檢查者可以透過評估評估對象有無排尿費力、頻尿、尿急，有無尿瀦留和殘留尿以及每次排尿的尿量，有無大便失禁或便秘，來了解膀胱和直腸的功能。臨床上較重要的是膀胱功能。膀胱功能障礙可以分為兩類：(1) 低張力性膀胱：

在脊髓排尿反射弧損害時，膀胱逼尿肌張力低或無張力，尿充盈後不能引起反射性收縮而導致尿滯留；若過度充盈則少量尿液可被迫進入尿道，形成充溢性尿失禁。評估對象殘尿較多，膀胱容量較大。常見於圓錐、馬尾和後索病變，也會見於脊髓橫貫性損傷急性期（脊髓休克期）。(2) 高張力性膀胱：在骶髓排尿反射中樞以上的部位損害時，排尿反射弧失去高級中樞抑制，逼尿肌張力高，外尿道括約肌失去自主控制而導致尿失禁。評估對象排尿次數多但每次尿量少，膀胱容量減少。見於旁中央小葉病變（失抑制性膀胱，無殘尿）和骶髓以上橫貫性脊髓損傷慢性期（反射性膀胱，有少量的殘尿）。

自主神經功能的檢查

自主神經	包括交感神經和副交感神經。
檢查的方法	1. 一般觀察： 　(1) 皮膚與黏膜：色澤、質地、有無水腫或潰瘍。 　(2) 出汗的情況。 2. 自主神經反射：眼心反射、臥立反射、皮膚劃實驗。

自主神經功能的一般性觀察

皮膚、黏膜	注意皮膚質地是否正常，有無粗糙、變薄、增厚、脫屑、潰瘍或褥瘡等；觀察膚色，觸摸其溫度，注意有無水腫，以了解血管的功能。
毛髮、指甲的營養狀況	毛髮有無稀少、脫落；指甲有無條紋、枯脆、裂痕等。
汗腺的分泌	觀察有無多汗、少汗或無汗。

自主神經反射的檢查

眼心反射	讓評估對象閉目靜臥片刻，數 1 分鐘脈搏。
豎毛反射	將冰塊放在評估對象頸之後或腋窩皮膚上數秒鐘之後，會引起局部豎毛肌收縮，毛囊隆起呈現雞皮狀。交感神經麻痺時會出現豎毛反射障礙。
臥立位實驗	先計數評估對象臥位時 1 分鐘脈搏，再計數其立位時 1 分鐘脈搏。
皮膚劃紋實驗	使用竹籤或棉籤鈍頭在皮膚上適當加壓劃一條線，因為血管收縮，在數秒之後會出現白色劃痕，繼之血管擴張變為稍寬之紅色條紋，為正常反應。
Horner 症候群	是由頸交感神經損害引起頸交感神經麻痺而產生的一系列症狀。評估對象病側之瞳孔會縮小，眼裂會變小，眼球凹陷，面部無汗。
膀胱和直腸功能	排尿和排便的初級中樞均位於脊髓，並且受到大腦高級中樞的控制，因此脊髓排尿和排便反射弧損害或反射中樞以上部位損害均會導致其功能障礙。

4-55 肛門、直腸和生殖器評估（一）

　　肛門、直腸和生殖器評估是身體評估不可忽略的一部分。對有指症的評估對象應向其說明檢查目的及重要性，簡要介紹檢查方法，以解除心理的顧慮，取得的配合。

一、肛門與直腸

　　評估對象的體位對肛門、直腸的檢查很重要，若體位不當可能引起疼痛或遺漏病情，因此在檢查時，要根據評估對象身體情況和檢查要求，選擇合適的體位。常用的體位有下列幾種：

1. 膝胸位：該體位能使肛門部顯露清楚，是肛門和直腸檢查的最常用體位。評估對象雙膝屈曲跪伏於檢查臺上，肘關節和胸部緊貼臺面，臀部抬高。此體位適用於前列腺、精囊及 B 型結腸鏡檢查等，但是並不能持久，故病重或年老體弱者不宜採用。
2. 左側臥位：評估對象臀部靠近檢查台右側，左腿伸直，右腿屈曲，檢查者位於評估對象背後做檢查。此體位適用於肛門直腸小手術或病重、年老體弱患者。
3. 仰臥位或截石位：評估對象仰臥，臀部墊高，兩腿屈曲、抬高並外展，充分暴露肛門。此體位適用於重症體弱患者、膀胱直腸窩檢查及直腸雙合診。
4. 蹲位：評估對象下蹲作排便姿勢，用力會增加腹壓。此種體位適用於檢查直腸脫垂、內痔及直腸下段息肉等。
5. 彎腰扶椅位：評估對象向前彎腰，至少要達到 90°，雙手扶椅，暴露臀部及肛門。此體位適用於門診檢查。

　　肛門、直腸的檢查要在光線充足處來進行，動作宜輕柔。另外，由於該檢查涉及評估對象的隱私，故還要注意做好適當的保護。檢查方法以視診和觸診為主，輔以內視鏡檢查。

（一）視診

　　首先要觀察肛門周圍皮膚顏色及皺褶，正常其顏色較深，皺褶呈現放射狀。觀察肛周皮膚有無增厚，有無糞便、膿血、黏液、皮疹、肛裂、外痔、腫塊及　管外口等，以便於判斷病變性質。然後囑咐評估對象採取蹲位作排便姿勢或讓評估對象用力屏氣，檢查者使用食指和中指將其臀裂輕輕分開，使肛門外翻，觀察有無內痔、息肉及直腸脫垂等情況。

（二）觸診

　　包括肛門指診或直腸指診。它是一種簡便易行而又有效的檢查方法。許多肛門直腸疾病透過指診就可以早期發現，例如 80% 直腸癌會在直腸指診時被發現，也能及時發現肛裂、肛管的發炎症反應、肛瘻的走行、直腸息肉及直腸周圍的疾病，另外還有助於檢查闌尾炎、前列腺與精囊、子宮與輸卵管病變等盆腔疾病。在檢查時要求評估對象保持肌肉鬆弛，避免肛門括約肌緊張。檢查者右手戴橡皮手套或指套，食指塗以液體石蠟、肥皂液或凡士林等潤滑劑，以指腹輕輕按摩肛門外口，讓評估對象作深呼

吸，再緩慢插入肛門及直腸內進行檢查。插入直腸後，有順序地上下左右全面檢查，注意有無觸痛、黏膜是否光滑，有無腫塊、狹窄或波動感。在食指抽出之後，觀察指套上有無黏液、膿血等分泌物，在必要時要送檢。

觸診體位

膝胸位	該體位能使肛門部顯露清楚，是肛門和直腸檢查的最常用體位。
左側臥位	評估對象臀部靠近檢查台右側，左腿伸直，右腿屈曲，檢查者位於評估對象背後做檢查。
仰臥位或截石位	評估對象仰臥，臀部墊高，兩腿屈曲、抬高並外展，充分暴露肛門。
蹲位	評估對象下蹲作排便姿勢，用力會增加腹壓。
彎腰扶椅位	評估對象向前彎腰，至少要達到 90°，雙手扶椅，暴露臀部及肛門。

✚ 知識補充站

肛門與直腸

1. **肛門與直腸的視診**：首先要觀察肛門周圍皮膚顏色及皺褶，正常其顏色較深，皺褶呈現放射狀。觀察肛周皮膚有無增厚，有無糞便、膿血、黏液、皮疹、肛裂、外痔、腫塊及　管外口等，以便於判斷病變性質。然後囑咐評估對象採取蹲位作排便姿勢或讓評估對象用力屏氣，檢查者使用食指和中指將其臀裂輕輕分開，使肛門外翻，觀察有無內痔、息肉及直腸脫垂等情況。
2. **肛門與直腸**：包括肛門指診或直腸指診。它是一種簡便易行而又有效的檢查方法。許多肛門直腸疾病透過指診就可以早期發現，例如 80% 直腸癌會在直腸指診時被發現，也能及時發現肛裂、肛管的發炎症反應、肛　的走行、直腸息肉及直腸周圍的疾病，另外還有助於檢查闌尾炎、前列腺與精囊、子宮與輸卵管病變等盆腔疾病。
3. **觸診的檢查**：在檢查時要求評估對象保持肌肉鬆弛，避免肛門括約肌緊張。檢查者右手戴橡皮手套或指套，食指塗以液體石蠟、肥皂液或凡士林等潤滑劑，以指腹輕輕按摩肛門外口，讓評估對象作深呼吸，再緩慢插入肛門及直腸內進行檢查。插入直腸後，有順序地上下左右全面檢查，注意有無觸痛、黏膜是否光滑，有無腫塊、狹窄或波動感。在食指抽出之後，觀察指套上有無黏液、膿血等分泌物，在必要時要送檢。

4-56 肛門、直腸和生殖器評估（二）

（二）觸診（續）

經由肛門、直腸視診和觸診可以發現下列一些異常的改變：1. 肛門外傷與感染：肛門有創口或瘢痕，見於外傷與術後；肛門周圍有紅腫、壓痛及波動感，見於肛門周圍膿腫。2. 痔（hemorrhoid）：是肛門和直腸下部靜脈叢淤血擴張所形成的靜脈團。臨床上分為內痔、外痔和混合痔。內痔位於齒狀線上方，表面被直腸黏膜所覆蓋，患者排便時常有便血並有痔塊脫出於肛門外，視診於肛門內口可見紫紅色柔軟腫塊；外痔位於齒狀線下方，表面為肛管皮膚所覆蓋，患者常有疼痛感，視診於肛門外口可見紫紅色柔軟腫塊；混合痔位於齒狀線上下，表面為肛管皮膚和直腸黏膜所覆蓋，兼有內、外痔的特色。3. 肛裂（anal fissure）：是肛管齒狀線以下深達皮膚全層的狹長裂口，會伴隨著梭形或橢圓形多發潰瘍。患者於排便時疼痛劇烈，便後會有所緩解，再次排便時又發生疼痛，排出的糞便表面或便紙上可有少量鮮血。檢查時肛門括約肌高度緊張呈攣縮狀，肛門觸痛相當明顯。4. 直腸脫垂（proctoptosis）：要囑咐評估的對象採取蹲位，用力屏氣。若在肛門外看到紫紅色、圓形、光滑的腫物且黏膜皺襞呈現「放射狀」，且在直腸指診時會感到其肛管括約肌收縮無力，此為直腸部分脫垂（即直腸黏膜脫垂）；若看到的膨出部分呈橢圓形塊狀物，表面有「同心環」皺襞，且指診時發現肛門口擴大並感到肛管括約肌鬆弛無力，此為直腸完全脫垂（即直腸壁全層脫垂）。5. 其他：直腸指診在內口處有輕度壓痛，可以觸及硬結狀內口及索狀　管者見於肛　；觸到表面凹凸不平、質地堅硬的腫塊可以考慮直腸癌；觸及柔軟、表面光滑、有彈性、有或無蒂、活動的球形腫物大多為直腸息肉；在指診之後指套上帶有黏液、膿液或血液，證實有發炎症或組織破壞。

二、生殖器

男性生殖器檢查時一般先檢查外生殖器，後檢查內生殖器。檢查方法有視診和觸診。其檢查內容包括：

（一）陰莖

在視診時注意陰莖有無形態異常，若有無偏斜或屈曲畸形，以及包皮、陰莖頭和陰莖頸、尿道口等情況。在觸診時要注意海綿體及尿道有無硬結和壓痛。1. 陰莖的大小和形態：成人陰莖過小（嬰兒型）大多見於垂體或性腺功能不全；兒童陰莖過大（成人型）大多見於促性腺激素過早分泌（真性性早熟）和睾丸間質細胞瘤（假性性早熟）。2. 包皮：包皮是隨著年齡的成長而逐漸退縮的，包皮口也會逐漸擴大。嬰幼兒期包皮較長，包住整個陰莖頭，包皮口也比較小。3 歲後90% 小兒的包皮能翻轉。成人當陰莖鬆弛時，包皮不要掩蓋尿道口，在上翻之後可退到冠狀溝，露出陰莖頭。包皮長過陰莖頭但是上翻之後能夠露出的尿道外口和陰莖頭，稱為包皮過長（redundant prepuce），易於引起發炎症、包皮嵌頓，甚至陰莖癌；若包皮上翻之後不能露出陰

莖頭，則稱爲包莖（phimosis），會由先天性包皮口狹窄、外傷或發炎症之後黏連所引起。3. 陰莖頭和陰莖頸：正常的陰莖頭紅潤光滑，並無紅腫和結節。在檢查時要注意陰莖頭有無充血、水腫、糜爛、潰瘍、腫塊等，包皮過長者要將其包皮翻開來做檢查。若看到或觸到硬結，伴隨著暗紅色潰瘍、易於出血，或呈現菜花狀、表面覆有灰白色壞死組織、有腐臭味，可能是陰莖癌。陰莖頸處若有單個橢圓形硬質潰瘍，稱爲下疳，會見於梅毒。

經由肛門、直腸視診和觸診發現的一些異常的改變

肛門外傷與感染	肛門有創口或瘢痕，見於外傷與術後；肛門周圍有紅腫、壓痛及波動感，見於肛門周圍膿腫。
痔（hemorrhoid）	是肛門和直腸下部靜脈叢淤血擴張所形成的靜脈團。
肛裂（anal fissure）	是肛管齒狀線以下深達皮膚全層的狹長裂口，會伴隨著梭形或橢圓形多發潰瘍。
直腸脫垂（proctoptosis）	要囑附評估的對象採取蹲位，用力屏氣。
其他	直腸指診在內口處有輕度壓痛，可以捫及硬結狀內口及索狀　管者見於肛　；觸到表面凹凸不平、質地堅硬的腫塊可以考慮直腸癌；觸及柔軟、表面光滑、有彈性、有或無蒂、活動的球形腫物大多為直腸息肉；在指診之後指套上帶有黏液、膿液或血液，證實有發炎症或組織破壞。

陰莖

陰莖的大小和形態	成人陰莖過小（嬰兒型）多見於垂體或性腺功能不全；兒童陰莖過大（成人型）大多見於促性腺激素過早分泌（真性性早熟）和睪丸間質細胞瘤（假性性早熟）。
包皮	包皮是隨著年齡的成長而逐漸退縮的，包皮口也會逐漸擴大。
陰莖頭和陰莖頸	正常的陰莖頭紅潤光滑，無紅腫和結節。在檢查時要注意陰莖頭有無充血、水腫、糜爛、潰瘍、腫塊等，包皮過長者要將其包皮翻開來做檢查。
尿道外口	正常的尿道外口呈現豎魚口形，黏膜紅潤，並無分泌物。尿道外口狹窄見於先天性畸形或發炎症引起的黏連；尿道外口發紅、附有分泌物並沿尿道有壓痛者，見於尿道炎；尿道開口於陰莖腹面者，見於尿道下裂。

4-57 肛門、直腸和生殖器評估（三）

（一）陰莖（續）

4.尿道外口：正常尿道外口呈現豎魚口形，黏膜紅潤，並無分泌物。尿道外口狹窄見於先天性畸形或發炎症所引起的黏連；尿道外口發紅、附有分泌物並沿著尿道有壓痛者，見於尿道炎；尿道開口於陰莖腹面者，見於尿道下裂。

（二）陰囊

在檢查時評估對象要採取站立位，充分暴露下身。檢查方法主要有視診和觸診。在檢查時注意觀察陰囊皮膚是否粗糙，有無顏色的改變，有無滲出、糜爛、皮疹及水腫等。在觸診時檢查者雙手拇指置於陰囊前面，其餘四指置於陰囊後面來做檢查。1.睪丸（testicle）：正常者兩側各一，呈現橢圓形，質地光滑柔韌。在觸診時要兩側對比，注意其大小、形狀、硬度、有無觸痛及缺如等。1.睪丸增大：一側睪丸腫大、質硬或伴隨著結節，可以見於睪丸腫瘤；睪丸急性腫大，並有明顯的觸壓痛，可以見於睪丸外傷或急性睪丸炎、流行腮腺炎、淋病等發炎症。2.睪丸過小：大多由先天性因素和內分泌異常所導致，例如肥胖性生殖無能症。3.睪丸萎縮：可以由外傷後遺症、流行性腮腺炎及精索靜脈曲張所導致。4.睪丸缺如：可以為單側或雙側，常見於性染色體數目異常所致的先天性無睪症。

若在陰囊內並未觸及睪丸，還要仔細檢查同側的陰莖根部、腹股溝管、會陰部或腹腔等處，1.如果在上述部位觸及較正常小而柔軟的睪丸，則為隱睪。2.附睪：呈現新月形，緊貼睪丸上端和後緣略偏外側。在急性附睪炎時，附睪腫痛；慢性附睪炎時，觸診能摸到結節，稍有壓痛。附睪結核時，附睪腫脹，可以觸到結節狀硬塊，但是一般並無擠壓痛，與周圍組織黏連並伴隨著輸精管增粗且呈現串珠狀。3.精索（varicosity）：位於附睪上方，呈現柔軟的圓索狀結構，在正常時並無壓痛。若局部皮膚紅腫且有擠壓痛，可以見於急性精索炎；若局部呈現串珠狀，可以見於輸精管結核；若觸及蚯蚓狀柔軟的團塊，且團塊於站立位或增加腹壓時明顯，平臥位時消失，則見於精索靜脈曲張。4.其他的異常改變：陰囊皮膚青紫、增厚、皺褶變淺或消失，見於陰囊皮下淤血或血腫；陰囊皮膚腫脹發亮，達到透明程度，稱為陰囊水腫，見於全身性水腫，也可以由發炎症、過敏反應、下腔靜脈阻塞等所引起；陰囊皮膚粗厚、明顯下垂，皺褶變寬變淺、色淡，見於絲蟲病（象皮腫）；陰囊單側或雙側腫大，觸之有囊性感，可以回納至腹腔，但是在咳嗽或腹壓增高時又會降至陰囊者，見於陰囊疝。

（三）前列腺和精囊

正常成人前列腺（prostate）呈現栗子大小，中等硬度，有彈性，能夠觸及中間溝，表面光滑，並無結節和壓痛。評估對象採取膝胸位、左側臥位或站立彎腰體位，檢查前排空膀胱，使用直腸指診來做檢查。在老年人的良性前列腺肥大時，觸診會見到前列腺腫大、中間溝消失、表面平滑、質韌、無壓痛和黏連；在急性前列腺炎時，前列腺腫大並有明顯的壓痛；在前列腺癌時，前列腺腫大、表面凹凸不平、質硬。正常的

精囊柔軟、光滑，透過直腸指診一般不能觸及。在前列腺發炎症或積膿波及精囊時，會觸及精囊呈條索狀腫脹並有壓痛；在前列腺結核波及精囊時，會觸及精囊表面呈現結節狀；在前列腺癌波及精囊時，會觸及不規則硬結。女性生殖器的檢查一般可以免除，若病情有需要可以由婦科醫生來協助執行。

陰囊的檢查方法

睪丸（testicle）	正常者兩側各一，呈現橢圓形，質地光滑柔韌。在觸診時要兩側對比，注意其大小、形狀、硬度、有無觸痛及缺如等。
附睪	呈現新月形，緊貼睪丸上端和後緣略為偏外側。
精索（varicosity）	位於附睪上方，呈現柔軟的圓索狀結構，在正常時並無壓痛。
其他的異常改變	陰囊皮膚青紫、增厚、皺褶變淺或消失，見於陰囊皮下淤血或血腫；陰囊皮膚腫脹發亮，達到透明程度，稱陰囊水腫，見於全身性水腫，也可以由發炎症、過敏反應、下腔靜脈阻塞等所引起；陰囊皮膚粗厚、明顯下垂，皺褶變寬變淺、色淡，見於絲蟲病（象皮腫）；陰囊單側或雙側腫大，觸之有囊性感，可以回納至腹腔，但是在咳嗽或腹壓增高時又會降至陰囊者，見於陰囊疝。

睪丸

睪丸增大	一側睪丸腫大、質硬或伴隨著結節，可以見於睪丸腫瘤；睪丸急性腫大，並有明顯的觸壓痛，可以見於睪丸外傷或急性睪丸炎、流行腮腺炎、淋病等發炎症。
睪丸過小	大多由先天性因素和內分泌異常所導致，例如肥胖性生殖無能症。
睪丸萎縮	可以由外傷後遺症、流行性腮腺炎及精索靜脈曲張所導致。
睪丸缺如	可以為單側或雙側，常見於性染色體數目異常所致的先天性無睪症。若在陰囊內並未觸及睪丸，還要仔細檢查同側的陰莖根部、腹股溝管、會陰部或腹腔等處，如果在上述部位觸及較正常小而柔軟的睪丸，則為隱睪。

第五章
心理及社會狀況的評估

本章學習目標

1. 掌握認知與知覺的評估重點、評估方法、相關護理診斷。
2. 熟悉認知與知覺的基礎知識。
3. 掌握自我概念的評估重點、評估方法、相關護理診斷。
4. 熟悉自我概念的基礎知識。
5. 掌握角色與關係的評估重點、評估方法、相關護理診斷。
6. 熟悉角色與關係的基礎知識。
7. 掌握壓力與因應的相關護理診斷。
8. 熟悉壓力與因應的評估重點。
9. 了解壓力與因應的基礎知識、相關的常見疾病。
10. 學會壓力與因應的評估方法。
11. 掌握價值與信念的相關護理診斷。
12. 熟悉價值與信念的評估重點。
13. 了解價值與信念的基礎知識、相關的常見疾病。
14. 學會價值與信念的評估方法。

5-1 心理及社會狀況的評估概論

一、概論

　　人不僅具有具體的生理活動，而且具有透過其行為表達、隱蔽的甚至不露痕跡的個人特有的心理活動。人是社會化的產物，個人的心理必然受到社會心理與社會行為的影響。在評估個人的健康狀況時，不應忽視對其心理與社會狀況的評估。護理工作中做好心理與社會狀況的評估，可以使我們更好地了解病人對周圍環境、事件或事物的反應以及反應所帶來的正面的或者負面的影響。

二、心理與社會評估的目的

1. 評估個人的心理活動，特別是疾病發展過程中的心理活動，發現現存的或潛在的健康問題。
2. 評估個人的個性心理特徵，對被評估者的心理特徵形成印象，為心理護理和選擇護患溝通方式提供依據。
3. 評估個人角色功能，了解有無角色功能紊亂、角色適應不良。
4. 評估個人的壓力來源、壓力反應及因應的方式，指導護理干預計畫的制定。
5. 評估個人的家庭、文化、環境，找出影響被評估者健康的社會因素，對被評估者的文化特徵形成印象，明確現存的或潛在的環境危險因素。

三、心理與社會評估的方法

（一）觀察法：是評估的基本方法之一。透過對被評估者行為表現的觀察，了解其內在的心理活動，注意其是否存在心理障礙，社會不良心理可能對健康造成的影響。觀察應該有目的、有計畫地進行，並予以記錄。觀察法根據是否參與被觀察者的活動，分為兩種型式：1.自然觀察法：是在自然條件下，對個人表達心理現象的外部活動所做的觀察，即自然情景中觀察被評估者的行為表現。自然觀察可以觀察到的行為範圍較為廣泛，但是需要較多時間與被評估者接觸，同時觀察者要有深刻的洞察力。評估者在日常工作過程中對個人行為與心理反應的觀察就是一種自然觀察。2.控制觀察法：又稱為實驗觀察法。指在特有的實驗環境下觀察個人對特定刺激的反應，即經過預先布置的特定情境中來觀察被評估者的行為表現。所觀察到的結果具有較強的可比較性和系統性。但由於主試者控制實驗條件，實驗情景和程序，顯然有人為因素的干擾，受試者也意識到自己正在接受實驗，這些都可能影響實驗結果的客觀性。

（二）會談法：是最常用的一種評估方法，透過面對面的談話方式來進行。會談是一種有目的的交談，分為正式會談和非正式會談兩種類型。正式會談指事先通知對方，按照預定的問題提綱有目的、有計畫、有步驟的交談；非正式會談為日常生活或工作中兩人間的自然交談。透過會談可以建立交談雙方相互合作和信任的關係，並且獲得個人對其心理狀況和問題的自我描述。

（三）心理測量學法：1. 心理測驗法：在標準的條件下，使用統一的測量方式（例如儀器）測試個人對測量項目所做出的反應。2. 評定量表法：指用一套預先已標準化的測試項目（量表）來測量某種心理品質，由測試者對受試者做觀察評估。

（四）醫學檢測法：包括體格檢查和實驗室檢查，其主要是對用會談法和心理測量學收集到的資料的真實性和準確性加以驗證。

心理與社會評估的目的

1. 評估個人的心理活動，特別是疾病發展過程中的心理活動，發現現存的或潛在的健康問題。

2. 評估個人的個性心理特徵，對被評估者的心理特徵形成印象，為心理護理和選擇護患溝通方式提供依據。

3. 評估個人角色功能，了解有無角色功能紊亂、角色適應不良。

4. 評估個人的壓力來源、壓力反應及因應的方式，指導護理干預計畫的制定。

5. 評估個人的家庭、文化、環境，找出影響被評估者健康的社會因素，對被評估者的文化特徵形成印象，明確現存的或潛在的環境危險因素。

心理與社會評估的方法

觀察法	1. 自然觀察法：是在自然條件下，對個人表達心理現象的外部活動所做的觀察，即自然情景中觀察被評估者的行為表現。自然觀察可以觀察到的行為範圍較為廣泛，但是需要較多時間與被評估者接觸，同時觀察者要有深刻的洞察力。評估者在日常工作過程中對個人行為與心理反應的觀察就是一種自然觀察。 2. 控制觀察法：又稱為實驗觀察法。指在特有的實驗環境下觀察個人對特定刺激的反應，即經過預先布置的特定情境中來觀察被評估者的行為表現。所觀察到的結果具有較強的可比較性和系統性。但由於主試者控制實驗條件，實驗情景和程序，顯然有人為因素的干擾，受試者也意識到自己正在接受實驗，這些都可能影響實驗結果的客觀性。
會談法	是最常用的一種評估方法，透過面對面的談話方式來進行
心理測量學法	1. 心理測驗法：在標準的條件下，使用統一的測量方式（例如儀器）測試個人對測量項目所做出的反應。 2. 評定量表法：指用一套預先已標準化的測試項目（量表）來測量某種心理品質，由測試者對受試者做觀察評估。
醫學檢測法	包括體格檢查和實驗室檢查，其主要是對用會談法和心理測量學收集到的資料的真實性和準確性加以驗證。

5-2 心理及社會評估的內容（一）

一、自我概念評估

（一）基礎知識

1. 自我概念的定義：自我概念指個人透過對自己的內在與外在特徵，以及對他人反應的知覺與體驗所形成的自我認識和評估，是個人在與其心理社會環境相互作用過程中形成的動態的、評估性的「自我肖像」。

2. 自我概念的架構：自我概念由身體自我（即體像）、社會認同、自我認同和自尊四部分所組成。

   (1) 體像：自我概念的主要部分之一，是人們對自己身體外形以及身體功能的認識與評估，包括外表、感覺回饋及內在的感覺，也就是整體的生理形象。體像是自我概念中最不穩定的部分，較易受到疾病、手術或外傷的影響。

   (2) 社會認同：為個人對自己的社會人口特徵，例如年齡、性別、職業、社會團體成員資格以及社會名譽、地位的認知與估計。

   (3) 自我認同：指個人對自己智力、能力、性情、道德水準等的認識與判斷。

   (4) 自尊：指人們尊重自己、維護自己的尊嚴和人格，不容他人任意歧視、侮辱的一種心理意識和情感體驗。自尊源於對以上自我概念的正確認識，對自我價值、能力和成就的適當評估。任何對自我的負面認識和評估都會影響個人的自尊。同時，自尊還與期望自我密切相關，是個人有意無意地將自我的估計與理想的自我進行比較而形成的。當自我估計與自我期望一致時，自尊得以提升，反之，則會下降。

3. 自我概念的形成：庫利的「鏡中我」理論指出，自我概念是個人與他人互動的「社會化產物」，是在生活中與他人交往產生的。在嬰兒期，人就有了對身體的感受，這時如果生理需求能夠被滿足，愛和溫情能夠被體驗，便開始建立對自我的積極感受。隨著年齡的成長，與周圍人交往增多，就會逐漸把自己觀察和知覺到的自我與他人對自己的態度和反應內化到自己的判斷中形成自我概念。

4. 自我概念的影響因素：個人的自我概念並非一旦形成就不再改變，會受到許多因素的影響而發生變化。

   (1) 早期生活經歷：早期生活經歷中，得到的身心社會回饋是正面的、令人愉快的，建立的自我概念就是良好的；反之，則是負面的。

   (2) 生長發育過程中的正常生理變化：例如青春期第二性徵的出現、衰老過程中皮膚彈性的喪失與脫髮、妊娠等，均會影響個人對自我的知覺。

   (3) 文化、環境、人際關係和社會經濟的狀況。

   (4) 健康狀況：健康狀況改變，例如疾病、手術、外傷等，可造成自我尤其體像的暫時或永久改變，此時需個人自我調節和適應。Norris 認為個人適應體像改變的程度取決於體像改變的性質、對個人的意義、個人的適應能力、具有重要意義的他人的反應以及個人獲得的社會與家庭支援。

   (5) 職業和個人的角色。

自我概念的架構

體像	自我概念的主要部分之一，是人們對自己身體外形以及身體功能的認識與評估，包括外表、感覺回饋及內在的感覺，也就是整體的生理形象。體像是自我概念中最不穩定的部分，較易受到疾病、手術或外傷的影響。
社會認同	為個人對自己的社會人口特徵，例如年齡、性別、職業、社會團體成員資格以及社會名譽、地位的認知與估計。
自我概念的形成	庫利的「鏡中我」理論指出，自我概念是個人與他人互動的「社會化產物」，是在生活中與他人交往產生的。
自我概念的影響因素	個人的自我概念並非一旦形成就不再改變，會受到許多因素的影響而發生變化。

自我概念的影響因素

早期生活經歷：早期生活經歷中，得到的身心社會回饋是正面的、令人愉快的，建立的自我概念就是良好的；反之，則是負面的。
生長發育過程中的正常生理變化：例如青春期第二性徵的出現、衰老過程中皮膚彈性的喪失與脫髮、妊娠等，均會影響個人對自我的知覺。
文化、環境、人際關係和社會經濟的狀況。
健康狀況：健康狀況改變，例如疾病、手術、外傷等，可造成自我尤其體像的暫時或永久改變，此時需個人自我調節和適應。Norris認為個人適應體像改變的程度取決於體像改變的性質、對個人的意義、個人的適應能力、具有重要意義的他人的反應以及個人獲得的社會與家庭支援。
職業和個人的角色。

5-3 心理及社會評估的內容（二）

（二）社會關係情境的評估

社會網透過各種情境，對個人自尊產生影響，形成其生活滿意感，促進或阻礙其心理的成長。常見社會關係情境有四種：

1. 局外人情境：局外人情境是由對個人不知情者所構成的關係狀態。一般而言，內斂性格的個人多不願意過多地滲入局外人情境。擔心個人心理一旦「露餡」，難免會尷尬；或個人本人所自我標定的心理難以讓其自信地與局外人平等地交往；或與正常人的接觸會強化其與現實世界的差別使之感到被動和不安。其實，只有在不知情的狀態下，局外人才會毫無顧忌地將個人視為正常人而平等地與之自由交往。與局外人的成功互動對個人自尊心的提高有著不可低估的價值，在這種情境下最能感受到自己是正常人的體驗，與其他人無異的體驗，從中得到極大的精神滿足，以利心理的成長。

2. 局內人的情境：局內人情境是包括個人和了解個人內情的親屬、朋友等所組成的一種關係狀態。促進個人心理成長的局內人情境主要包括三個層面：
   (1) 一個和諧的家庭環境。
   (2) 一個融洽的生活學習環境。
   (3) 一個合適的社會環境。

3. 支援性情境：該情境強調社會關係的正面功能，主要包括情感支援和工具支援。社會支援透過支撐個人的自尊而改善其健康的狀態。支持性情境透過與個人分擔痛苦、喜悅等知覺或情感體驗，為個人提供精神的依靠，透過傾聽其心理訴求、體驗其精神世界（即共情）、積極關注其正面的層面、尊重其不同的觀點和習慣、真誠地對待其問題，從而有效地提高其自尊使其獲得主觀生活滿意感。工具支援透過給個人提供生活、工作和經濟上的實質援助，有利於個人獲得客觀滿意感。支援性情境既具有正面效應又具有負面功能。例如支持暗示個人是依賴性的或無能的，那麼，它就可能產生痛苦的後果，引起個人對自救的懷疑，甚至滿足於弱勢地位，從而有損於個人自立自強能力的恢復。為此，要大力提倡正面互動為個人營造支援性情境的過程中，特別注意培養個人的自救意識，支援的目的正是要達到不需要支持的自立境界。

4. 否定性情境：否定性情境強調社會關係的負面因素。根據符號互動論的觀點，個人對自身的看法反映別人正面或負面的評估。在社會互動過程中，個人按照別人的知覺來塑造自我。批評性的或衝突性的互動傳遞給個人的資訊，其詆毀個人自我的資訊比積極支援自我的資訊可能產生更大的影響力。相關的研究發現，來自於家庭的批評、敵意和分歧對個人慢性心理疾病的復發具有直接的意義。否定性情境常常會產生對峙，它涉及到下列三種矛盾：
   (1) 真實自我和理想自我之間的差異。
   (2) 思想、感受與其實際行動之間的差異。

(3) 想像的世界與真實世界之間的差異。對峙通常或至少暫時性地給個人的和社會的平衡帶來某些危機，但危機過程也同樣被看作是一種與新的反應和導致新的發展相關聯的有效成長過程，成長過程就是一系列無止境的自我對峙過程。

社會關係情境的評估

局外人情境	局外人情境是由對個人不知情者所構成的關係狀態。
局內人的情境	局內人情境是包括個人和了解個人內情的親屬、朋友等所組成的一種關係狀態。
支援性情境	該情境強調社會關係的正面功能，主要包括情感支援和工具支援。
否定性情境	否定性情境強調社會關係的負面因素。根據符號互動論的觀點，個人對自身的看法反映別人正面或負面的評估。在社會互動過程中，個人按照別人的知覺來塑造自我。

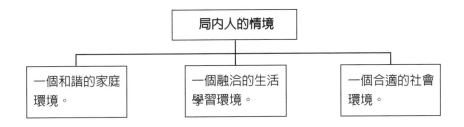

＋ 知識補充站

否定性情境的三種矛盾

1. 真實自我和理想自我之間的差異。
2. 思想、感受與其實際行動之間的差異。
3. 想像的世界與真實世界之間的差異。對峙通常或至少暫時性地給個人的和社會的平衡帶來某些危機，但危機過程也同樣被看作是一種與新的反應和導致新的發展相關聯的有效成長過程，成長過程就是一系列無止境的自我對峙過程。

5-4 心理及社會評估的內容（三）

（三）評估的方法與內容

1. 交談法：(1) 透過詢問被評估者的姓名、年齡、職業、職務、教育程度、經濟來源、家庭、工作情況、引以為自豪的個人成就等方面的問題來了解被評估者的人口學特徵；(2) 可以透過詢問被評估者：「身體哪一部分對你來說最重要？你最喜歡你身體哪些部位而最不喜歡的又是哪些部位？在外表方面，你最希望自己有什麼改變而他人又希望你有什麼改變？這些改變對你的影響有哪些？你認為這些改變會影響他人對你的看法嗎？」等問題，了解被評估者對自己身體的看法；(3) 透過詢問被評估者：「整體而言，你對自己滿意嗎？你覺得你是怎樣的一個人？你處理工作和日常生活問題的能力如何？你對自己的個性特徵、心理素質和社會能力滿意嗎？你的朋友、同事、主管如何評估你？」等問題，了解個人對自己智力、能力、性情、道德水準等的認知與判斷。

2. 觀察法：觀察被評估者的身高，體重，外貌與年齡的符合程度，穿著打扮是否得體，身體哪些部位有改變，是否與問診者有目光交流，面部表情如何，是否有不願見人、想隱退、不願照鏡子、不願與他人交往、不願看身體形象有改變的部位、不願與別人討論傷殘或不願聽到這方面的談論等行為表現，對體像做進一步的評估。

3. 投射法：主要用於對兒童體像的評估。因為兒童並不能很好地了解和回答問題，宜使用投射法。其方法為讓兒童畫自畫像並對其加以解釋。從中識別兒童對其體像改變的內心體驗。

4. 評定量表法：常用的有 Pieer-Harries 的兒童自我概念量表、Tennessee 針對有中級以上閱讀能力的人設計的自我概念量表、Sears 自我概念量表、Michigan 青少年自我概念量表以及 Coopersmith 青少年自尊量表、Rosenberg 自尊量表（右表）等。每一個量表都有其特定的適用範圍，在使用時要仔細斟酌。

二、認知的評估

（一）基礎知識

認知是人們推測和判斷客觀事物的心理過程，是在過去的經驗及對有關線索進行分析的基礎上形成的對資訊的了解、分類、歸納、演繹以及計算。認知活動包括感覺、知覺、記憶、思維、注意、語言和定位。

1. 感覺和知覺：感覺是人腦對直接作用於感覺器官的目前事物的個別屬性的反映，是最簡單的心理現象，也是人最基本的心理活動。知覺是人腦對直接作用於感覺器官的當前事物的整體屬性的反映。感覺反映事物的屬性，知覺反映事物的整體；感覺是知覺的基礎，知覺是感覺的深入化。

2. 記憶：是人腦對過去經歷的反映。記憶為一種基本的心理過程在人的心理發展及人格形成中發揮了重要的功能，是保證人正常生活的前提條件。記憶按照資訊在大腦中存留的時間分為：暫態記憶、短時記憶和長時記憶。

3. 思想：是指人腦對現實的一般特性和規律間接與一般性的反應。間接性和一般性是思想的主要特徵。透過知覺和記憶，人們可以獲得感性的認知，而思想會進一步地獲得事物的本質特性，認知事物與事物之間的本質關係與規律性。

RoSenberg 自尊量表

1. 總而言之，我對自己相當滿意。	非常同意	A	D*	SD*
2. 有時，我覺得自己一點都不好。	非常同意 *	A*	D	SD
3. 我覺得我有不少的優點。	非常同意	A	D*	SD*
4. 我和絕大多數人一樣能幹。	非常同意	A	D*	SD*
5. 我覺得我沒有什麼值得驕傲的。	非常同意 *	A*	D	SD
6. 有時，我真覺得自己沒用。	非常同意 *	A*	D	SD
7. 我覺得我是個有價值的人。	非常同意	A	D*	SD*
8. 我能多一點自尊就好了。	非常同意 *	A*	*	SD
9. 無論如何我都覺得自己是一個失敗者。	非常同意 *	A*	D	SD
10. 我總以積極的態度看待自己。	非常同意	A	D*	SD*

使用指南：該量表含有 10 個有關評量自尊的項目，回答方式為非常同意（SA）、同意（A）、不同意（D）、很不同意（SD）。凡選擇標有 * 號的答案表示自尊低落。

評估的方法與內容

1. 交談法：(1) 透過詢問被評估者的姓名、年齡、職業、職務、教育程度、經濟來源、家庭、工作情況、引以為自豪的個人成就等方面的問題來了解被評估者的人口學特徵；(2) 可以透過詢問被評估者：「身體哪一部分對你來說最重要？你最喜歡你身體哪些部位而最不喜歡的又是哪些部位？在外表方面，你最希望自己有什麼改變而他人又希望你有什麼改變？這些改變對你的影響有哪些？你認為這些改變會影響他人對你的看法嗎？」等問題，了解被評估者對自己身體的看法；(3) 透過詢問被評估者：「整體而言，你對自己滿意嗎？你覺得你是怎樣的一個人？你處理工作和日常生活問題的能力如何？你對自己的個性特徵、心理素質和社會能力滿意嗎？你的朋友、同事、主管如何評估你？」等問題，了解個人對自己智力、能力、性情、道德水準等的認知與判斷。

2. 觀察法：觀察被評估者的身高，體重，外貌與年齡的符合程度，穿著打扮是否得體，身體哪些部位有改變，是否與問診者有目光交流，面部表情如何，是否有不願見人、想隱退、不願照鏡子、不願與他人交往、不願看身體形象有改變的部位、不願與別人討論傷殘或不願聽到這方面的談論等行為表現，對體像做進一步的評估。

3. 投射法：主要用於對兒童體像的評估。因為兒童並不能很好地了解和回答問題，宜使用投射法。其方法為讓兒童畫自畫像並對其加以解釋。從中識別兒童對其體像改變的內心體驗。

4. 評定量表法：常用的有 Pieer-Harries 的兒童自我概念量表、Tennessee 針對有中級以上閱讀能力的人設計的自我概念量表、Sears 自我概念量表、Michigan 青少年自我概念量表以及 Coopersmith 青少年自尊量表、Rosenberg 自尊量表（上表）等。每一個量表都有其特定的適用範圍，在使用時要仔細斟酌。

5-5 心理及社會評估的內容（四）

（一）基礎知識（續）

4. 注意力：是心理活動對某種事物的指向與集中，它本身並不是獨立的心理活動過程，而是伴隨著心理過程並在其中發揮指向功能的心理活動。指向性和集中性是注意的兩個特色。在日常生活中，需要篩選有用的資訊，排除無用資訊的干擾，這就是注意的指向性；注意的集中性呈現在把心理活動集中在某件事上，呈現在心理活動的緊張性和強度上。注意分爲無意注意（預先沒有目的、也不需要意志努力的注意）、有意注意（有目的並需要意志努力的注意）、有意後注意（有目的，但無需意志努力的注意）三種。

5. 語言：是人們做思想活動的工具，是思想的實體外殼。因此，語言和思想是一個密切相關的整合，共同反映人的認知水準。語言保存和傳授社會歷史經驗的方式，語言是人們進行交際和交流思想的工具，利用語言互相傳遞資訊，形成把人們聯結在一起的社會聯結樞紐。

6. 定位：是人們對實際情況的感覺，對過去、現在、將來的察覺以及對自我存在的意識，包括時間定位、地點定位、空間定位以及人物定位等。

（二）評估的方法與內容

1. 知覺：透過詢問被評估者：「你覺得最近視力有變化嗎？你有夜間視物困難嗎？你的視力對你的生活有何影響？你覺得你的聽力有問題嗎？你做過聽力測試嗎？你的聽力對你的生活有影響嗎？你覺得最近你的味覺、嗅覺有變化嗎？能否辨別氣味，能否嘗出食物味道？你是否有度日如年感？」等問題，了解有無知覺覺異常。個別被評估者還出現幻覺和錯覺，如截肢後被評估者出現的「幻肢痛」，感到已經不復存在的肢體有蟻行感、牽拉感、疼痛感等異常感覺。

2. 注意：無意注意能力可以透過觀察被評估者對周圍環境的變化，例如對所住病房來的新病人，開、關燈有無反應等加以判斷。評估有意注意力的方法爲指派一些任務讓病人來完成，例如請其敘述自己住院以前的治療經過，填寫住院時相關的記錄，同時觀察其執行任務時的專注程度。對兒童或老人，要著重於觀察其能否有意識地將注意力集中於某一個實際事物。

3. 記憶：在評估短時記憶時，可以讓被評估者重複一句話或一組 5～7 個數字所組成的數位串。在評估長時記憶時可以讓被評估者說出其家人的名字，或敘述孩提時代的事件等。

4. 概念：是人腦反映實際事物本質特性的思想型式。對被評估者概念化能力的評估可以在數次健康教育之後，請被評估者歸納其所患疾病的特徵、所需要的自理知識等，從中判斷被評估者對這些知識加以概念化的能力。

5. 了解力：在評估了解力時，可以請被評估者按照指示做一些從簡單到複雜的動作，例如要求被評估者關門、坐在椅子上，將右手放在左手的手心裡，然後按照順時針方向來搓擦手心，觀察被評估者能否了解和執行指令。

6. 推理：推理是由已知判斷推出新判斷的思想流程，包括演繹、歸納兩種型式。歸納推理是從特殊的案例到一般原理的推理；演繹則恰恰相反。在評估推理能力

時，評估者必須根據被評估者的年齡特徵來提出問題。
7. 洞察力：可以讓被評估者描述所處的情形，再與實際的情形做比較看有無差異。
　如讓被評估者描述其對病房環境的觀察。對更深一層洞察力的評估則可讓被評估
　者解釋格言、諺語或比喻。

認知評估的基礎知識

感覺和知覺	感覺是人腦對直接作用於感覺器官的目前事物的個別屬性的反映，是最簡單的心理現象，也是人最基本的心理活動。
記憶	是人腦對過去經歷的反映。
思想	是指人腦對現實的一般特性和規律間接與一般性的反應。
注意力	是心理活動對某種事物的指向與集中，它本身並不是獨立的心理活動過程，而是伴隨著心理過程並在其中發揮指向功能的心理活動。
語言	是人們做思想活動的工具，是思想的實體外殼。
定位	是人們對實際情況的感覺，對過去、現在、將來的察覺以及對自我存在的意識，包括時間定位、地點定位、空間定位以及人物定位等。

評估的方法與內容

知覺	詢問被評估者。
注意	無意注意能力可以透過觀察被評估者對周圍環境的變化，例如對所住病房來的新病人，開、關燈有無反應等加以判斷。
記憶	在評估短時記憶時，可以讓被評估者重複一句話或一組 5～7 個數字所組成的數位串。在評估長時記憶時可以讓被評估者說出其家人的名字，或敘述孩提時代的事件等。
概念	是人腦反映實際事物本質特性的思想型式。
了解力	在評估了解力時，可以請被評估者按照指示做一些從簡單到複雜的動作。
推理	推理是由已知判斷推出新判斷的思想流程，包括演繹、歸納兩種型式。
洞察力	可以讓被評估者描述所處的情形，再與實際的情形做比較看有無差異。
判斷力	在評估時，可以展示實物讓被評估者說出其屬性，也可以透過評估被評估者對將來打算的實際性與可行性加以評估。
語言能力	(1) 評估方法；(2) 判斷語言障礙類型。
定位能力	詢問被評估者。

5-6 心理及社會評估的內容（五）

（二）評估的方法與內容（續）

8. 判斷力：在評估時，可以展示實物讓被評估者說出其屬性，也可以透過評估被評估者對將來打算的實際性與可行性加以評估。但個人的判斷能力常受個人情緒、智力、受教育的水準、社會經濟狀況、文化背景等的影響，並隨年齡而變化，評估時應儘量排除並充分考慮到這些因素的干擾。

9. 語言的能力

(1) 評估的方法：評估者可以透過提出一些由簡單到複雜，由具體到抽象的問題讓被評估者回答；讓其重複評估者說過的一些簡單語句；誦讀單一、數個名詞、短句或一段文字；觀察被評估者能否流利、適當地陳述病史；能否說出一些物品的名稱或用途；要求被評估者隨便寫出一些簡單的字或短句或抄寫一段字句等來檢測被評估者的語言表達及對文字的了解。

(2) 判斷語言障礙類型：經由上述的評估發現有異常，要根據下列的標準進一步地確認其語言的障礙類型。①運動性失語：由語言運動中樞病變所導致。不能說話，或只能講一、兩個簡單的字，經常用詞不當，對答和復述均有困難，但是對他人的言語及書面文字能夠了解。②感覺性失語：不能了解他人的語言，也不能了解自己所言，發音用詞錯誤，在嚴重時別人完全聽不懂。③命名性失語：稱呼原來熟悉的人名、物品名稱的能力喪失，但是在他人告知名稱時，能夠辨別對、錯，能夠說出物品的使用方法。④失寫：能夠聽懂他人語言及認識書面文字，但是並不能書寫或寫出的句子有錯誤，抄寫的能力尚存。⑤失讀：喪失對文字、圖畫等視覺符號的認識能力，以至於不識詞句、圖畫，經常與失寫同時存在。⑥拼音困難：由發音器官病變或結構異常所導致，表現為發音不清但是用詞正確。

10. 定位能力：可以透過詢問被評估者：「現在是幾點鐘？今天是星期幾？今年是哪一年？你現在住在什麼地方？床旁桌放在床的左邊還是右邊？呼叫器在哪兒？你叫什麼名字？你知道我是誰？」等問題來評估被評估者對時間、地點、空間和人物的定位能力。

三、情緒和情感的評估

（一）基礎知識

1. 情緒和情感的定義：情緒和情感是個人對客觀事物的體驗，即人對事物是否符合自身需求的內心體驗及其相應的行為反應。一般來說，需求獲得的滿足會產生正面的情緒和情感；反之則會導致負面的情緒和情感。

2. 情緒和情感的區別與關係：情緒和情感既有關係，又有所區別。情感是在情緒穩定的基礎上建立而發展起來的，與社會性需求滿足與否相互關聯的人類特有的心理活動，其具有較強的穩定性、深刻性和持久性。而情緒則是暫時性的、與生理需求滿足與否有關的心理活動，具有較強的情境性、激動性和暫時性。情感透過

情緒來表達，在情緒發生的過程中，往往含有情感的因素。

3. 情緒和情感的功能：情緒和情感為個人對實際世界的特殊反映型式，對人的物質生活和精神活動具有重要的功能。(1) 適應功能：調節個人情緒是適應社會環境的一種重要方式；(2) 動機功能：情緒和情感是驅使個人行為的動機；(3) 組織功能：情緒和情感是心理活動的組織者；(4) 訊號功能：情緒和情感具有傳遞資訊、溝通思想的功能。

語言的能力

評估的方法	評估者可以透過提出一些由簡單到複雜，由具體到抽象的問題讓被評估者回答；讓其重複評估者說過的一些簡單語句；誦讀單一、數個名詞、短句或一段文字；觀察被評估者能否流利、適當地陳述病史；能否說出一些物品的名稱或用途；要求被評估者隨便寫出一些簡單的字或短句或抄寫一段字句等來檢測被評估者的語言表達及對文字的了解。
判斷語言障礙類型	經由上述的評估發現有異常，要根據下列的標準進一步地確認其語言的障礙類型。(1) 運動性失語：由語言運動中樞病變所導致。不能說話，或只能講一、兩個簡單的字，經常用詞不當，對答和復述均有困難，但是對他人的言語及書面文字能夠了解。(2) 感覺性失語：不能了解他人的語言，也不能了解自己所言，發音用詞錯誤，在嚴重時別人完全聽不懂。(3) 命名性失語：稱呼原來熟悉的人名、物品名稱的能力喪失，但是在他人告知名稱時，能夠辨別對、錯，能夠說出物品的使用方法。(4) 失寫：能夠聽懂他人語言及認識書面文字，但是並不能書寫或寫出的句子有錯誤，抄寫的能力尚存。(5) 失讀：喪失對文字、圖畫等視覺符號的認識能力，以至於不識詞句、圖畫，經常與失寫同時存在。(6) 拼音困難：由發音器官病變或結構異常所導致，表現為發音不清但是用詞正確。

情緒和情感評估的基礎知識

情緒和情感的定義	情緒和情感是個人對客觀事物的體驗，即人對事物是否符合自身需求的內心體驗及其相應的行為反應。
情緒和情感的區別與關係	情緒和情感既有關係，又有所區別。
情緒和情感的功能	情緒和情感為個人對實際世界的特殊反映型式，對人的物質生活和精神活動具有重要的功能。
情緒和情感的種類	情緒情感複雜而多樣化。
常見的情緒	焦慮和憂鬱是被評估者最常見也是最需要護理干預的情緒狀態。

5-7 心理及社會評估的內容（六）

三、情緒和情感的評估（續）

4. 情緒和情感的種類：情緒情感複雜而多樣化。中國春秋時期的思想家荀子將情緒情感分為好、惡、喜、怒、哀、樂六大類，中醫更有喜、怒、憂、思、悲、恐、驚的「七情」說法。現代心理學家將情緒情感劃分為五類。(1) 基本情緒情感：是最基本、最原始的情緒，包括滿意、喜悅、快樂、緊張、焦慮、憂鬱、憤怒、恐懼、悲哀、痛苦、絕望等；(2) 與接近事物有關的情緒情感：包括驚奇、興趣以及輕蔑、厭惡；(3) 與自我評估有關的情緒情感：包括猶豫、自信和自卑，這三種情緒具有較強的社會性；(4) 與他人有關的情感體驗：分為肯定和否定兩種，其中愛是肯定情感的極端，恨是否定情感的極端；(5) 正性情緒情感與負性情緒情感：凡是能提升人的工作效能，增強人的體力和精力的積極情緒與情感為正性情緒情感，例如滿意、喜悅、快樂、驚奇、興趣、自信、友愛等；凡是抑制人的活動效能，削弱人的體力和精力的消極情緒與情感為負性情緒情感，例如憂鬱、痛苦、悲哀、絕望、輕蔑、厭惡、自卑等。

5. 常見的情緒：焦慮和憂鬱是被評估者最常見也是最需要護理干預的情緒狀態。

   (1) 焦慮：是人們對環境中一些即將來臨的危險或重要事件緊張不安的情緒狀態。焦慮是一種很普遍的現象，幾乎人人都有過焦慮的體驗。有時相當程度的焦慮是有必要的，但是過度的、無端的焦慮就屬於病理性的。在病理性的焦慮時會出現對沒有確定的客觀對象和實際而固定的觀念內容的害怕，並伴隨著血壓升高、心率增快、出汗、面色蒼白、口乾舌燥、坐立不安等一系列的症狀。

   (2) 憂鬱：是一組以情緒低落為特徵的情緒狀態，在憂鬱的狀態下，個人會有悲觀、失望、無助、冷漠、絕望等不良心境，並產生消極的自我意識。在行為方面，個人會有活動水平下降，言語減少，興趣減退，迴避他人的特色。在生理功能層面，還會出現睡眠障礙、食慾與性慾減退、內臟功能下降及自主神經紊亂的症狀。

（二）評估的方法與內容

1. 交談法：透過詢問被評估者：「您如何描述您此時和平時的情緒？、有什麼事情使您感到特別高興、憂慮或沮喪？、這樣的情緒存在多久了？」等問題，收集有關情緒情感的主觀資料。

2. 觀察法：在情緒和情感的活動中，身體所發生的外部表現和內部變化是和神經系統多種階層的功能相互關聯的，它是大腦皮質和皮質下中樞協同活動的結果，在生理上會有呼吸、循環、皮膚電反應以及內分泌系統的變化。因此，在觀察時要重點注意有無面色蒼白、呼吸和心率加速、血壓升高、出冷汗、食慾減退、體重下降等表現。

3. 量表評定法：是評估情緒情感較為客觀的方法，常用的有 Avillo 的情緒情感形容詞量表（表一），Zung 的焦慮狀態量表（表二）和 Zung 的憂鬱狀態量表（表三）。

表一 Avillo 情緒情感形容詞量表

	1	2	3	4	5	6	7	
變化的								穩定的
舉棋不定的								自信的
沮喪的								高興的
孤立的								合群的
混亂的								有條理的
漠不關心的								關切的
冷淡的								熱情的
被動的								主動的
冷漠的								有興趣的
孤僻的								友好的
不適的								舒適的
神經質的								冷靜的

使用指南：該表共有 12 對意思相反的形容詞，讓被評估者從每一組形容詞中選出符合其目前情緒與情感的詞，並給予相應得分。總分在 84 分以上，顯示情緒情感正面，否則，顯示情緒情感負面。該表特別適合於不能用語言表達自己情緒情感或對自己的情緒情感定位不明者。

表二 焦慮狀態自評量表

	偶爾	有時	經常	持續
	1	2	3	4
	☐	☐	☐	☐

1. 你覺得最近比平常容易緊張、著急嗎？
2. 你無緣無故地感到害怕嗎？
3. 你是否感到心煩意亂或覺得驚慌？
4. 你是否有將要發瘋的感覺？
5. 你是否感到不如意或覺得其他糟糕的事將要發在你身上？
6. 你是否感到自己發抖？
7. 你是否常感頭痛、胃痛？
8. 你是否常感到疲乏無力？
9. 你是否發現自己無法靜坐？
10. 你是否感到心跳得很厲害？
11. 你是否會經常感到頭暈？
12. 你是否有過暈厥或覺得要暈倒似的？
13. 你是否感到氣不夠用？
14. 你是否感到四肢或唇周麻木？
15. 你是否感到心裡難受、想吐？

16. 你是否常常要小便？

17. 你手心是否容易出汗？

18. 你是否感到臉紅發燙？

19. 你是否感到無法入睡？

20. 你是否常作惡夢？

使用指南：請被評估者仔細閱讀每一個項目，將意思了解之後根據最近一周的實際情況在適當的地方打勾。若被評估者看不懂問題內容，可以由評估者逐項念給被評估者聽，然後由被評估者自己做出決定。每一個項目按照 1、2、3、4、四級評分。在評定完成之後將 20 項評分相加，得總分，然後乘以 1.25，取其整數部分，即得到標準總分。正常總分值為 50 份以下。50～59 分，輕度焦慮；60～69 分，中度焦慮；70～79 分，重度焦慮。

表三 憂鬱狀態自評量表

	偶爾	有時	經常	持續
	1	2	3	4
	☐	☐	☐	☐

1. 你感到情緒沮喪、鬱悶嗎？

*2. 你要哭或想哭嗎？

3. 你早晨醒來心情好嗎？

4. 你入睡困難嗎？經常早醒嗎

*5. 你最近飯量減少了嗎？

*6. 你感到體重減輕了嗎？

7. 你是否對異性感興趣？

8. 你的排便習慣有何改變？常為便秘煩惱嗎？

9. 你感到心跳得很厲害嗎？

10. 你容易感到疲勞嗎？

*11. 你是不是總感到無法平靜？

*12. 你是否感到你做事的動作越來越慢了？

13. 你是否感到思路混亂而無法思考？

*14. 你是否感到內心空蕩蕩的？

15. 你對未來充滿希望嗎？

*16. 你是否感到難以做出決定？

*17. 你容易發脾氣嗎？

*18. 你對以往感興趣的事還感興趣嗎？

19. 你是否感到自己是無用之輩？

*20. 你是否有輕生的念頭？

使用指南：與焦慮狀態自評量表相同。每一個項目評分方法按照 1、2、3、4（負面陳述），或 4、3、2、1（正面陳述）四級評分。正常標準總分值 50 分以下。50～59 分，輕度焦慮；60～69 分，中度焦慮；70～79 分，重度焦慮。

5-8 心理及社會評估的內容（七）

四、個性評估

（一）基礎知識

個性是指一個人整體的精神面貌，即具有相當程度的傾向性、穩定的各種心理特徵的總和，具有整體性、獨特性、穩定性和社會性。整體性指個性的心理全貌，是能力、氣質、性格構成的整體。獨特性指個人特有的個性傾向性和個性心理特徵。穩定性是個人比較穩定的心理趨向和心理特徵的總和。社會性是指在個性形成過程中，既有生物遺傳因素的功能，也受到後天社會因素的影響。因此個性既有生物學屬性，也有社會屬性。人的個性心理特徵包括氣質、性格和能力。性格特徵組成性格類型，呈現在人的身上就形成這個人特有的性格結構，而一個人的行為總是受到其性格結構所制約。現代心理學家根據性格特性向相反兩個方向發展所確立的對立類型將性格分為內外傾向型、獨立型與依存型、A 型性格和 B 型性格等。

1. 內外傾向型：外傾者的興趣和關注點朝向外部事物，其心理活動主要由外界與自身的關係所引起和支配。內傾者的關注點指向主體自身，按自己對客觀事物的認識來活動。外傾型者性格活潑、開朗、熱情、自信、善於交往、勇於進取、適應力較強；內傾型者注重內心活動、好沉思、善於內省、孤僻寡言、缺乏自信、反應緩慢、多愁善感，較難適應環境。

2. 獨立型與依存型：獨立型者往往傾向於更多地利用自身內在的參照指標去主動地對資訊加以加工。此類人對社會的敏感性較差，對他人不感興趣，不善於社會交往。在活動中易於發揮自己的能力，比較有創造性，有時喜歡把意志強加於人，帶有支配傾向。依存型者常會處於被動、服從的地位，缺乏主見，受到暗示性強。這類人常對他人感興趣，社會敏感性較強，善於社會交際。

3. A 型性格和 B 型性格：A 型性格的人經常充滿成功的理想，進取心特別強，性情急躁、情緒不穩、愛發脾氣。他們爭強好勝，懷有戒心或敵意。醉心於工作、行動敏捷、辦事效率較高，但是缺乏耐性，常有時間緊迫感等特色。B 型性格的人是非競爭型的，經常悠閒自得，毫無時間的緊迫感；處事有耐心，容忍力較強，很少有敵意，遇到阻礙反應相當平靜，情緒相當穩定。

（二）評估的方法與內容

1. 會談法：詢問被評估者諸如「面對困難，你一般採取什麼態度和行為？、遇到不愉快或傷心的事，你是儘量說出來還是悶在心裡？」等問題來了解其在各種情況下的態度和行為表現。

2. 觀察法：觀察被評估者的言行、情感、意志、態度的外部表現，例如開朗還是活潑、感情外露還是內藏、意志脆弱還是堅強、作決定和事情依賴別人還是獨立完成。

3. 作品分析法：收集被評估者的書信、日記等，分析其對各種事物所持的觀點與態度。最後，歸納分析所有的資料，從中找出被評估者的性格特徵和類型。

個性評估的基礎知識

內外傾向型	外傾者的興趣和關注點朝向外部事物，其心理活動主要由外界與自身的關係所引起和支配。內傾者的關注點指向主體自身，按自己對客觀事物的認識來活動。外傾型者性格活潑、開朗、熱情、自信、善於交往、勇於進取、適應力較強；內傾型者注重內心活動、好沉思、善於內省、孤僻寡言、缺乏自信、反應緩慢、多愁善感，較難適應環境。
獨立型與依存型	獨立型者往往傾向於更多地利用自身內在的參照指標去主動地對資訊加以加工。此類人對社會的敏感性較差，對他人不感興趣，不善於社會交往。在活動中易於發揮自己的能力，比較有創造性，有時喜歡把意志強加於人，帶有支配傾向。依存型者常會處於被動、服從的地位，缺乏主見，受到暗示性強。這類人常對他人感興趣，社會敏感性較強，善於社會交際。
A 型性格和 B 型性格	A 型性格的人經常充滿成功的理想，進取心特別強，性情急躁、情緒不穩、愛發脾氣。他們增強好勝，懷有戒心或敵意。醉心於工作、行動敏捷、辦事效率較高，但是缺乏耐性，常有時間緊迫感等特色。B 型性格的人是非競爭型的，經常悠閒自得，毫無時間的緊迫感；處事有耐心，容忍力較強，很少有敵意，遇到阻礙反應相當平靜，情緒相當穩定。

評估的方法與內容

會談法	詢問被評估者諸如「面對困難，你一般採取什麼態度和行為？、遇到不愉快或傷心的事，你是儘量說出來還是悶在心裡？」等問題來了解其在各種情況下的態度和行為表現。
觀察法	觀察被評估者的言行、情感、意志、態度的外部表現，例如開朗還是活潑、感情外露還是內藏、意志脆弱還是堅強、作決定和事情依賴別人還是獨立完成。
作品分析法	收集被評估者的書信、日記等，分析其對各種事物所持的觀點與態度。

最後，歸納分析所有的資料，從中找出被評估者的性格特徵和類型。

5-9 心理及社會評估的內容（八）

五、角色與角色適應評估

（一）基礎知識

1. 角色的定義：美國社會學家米德（Mead GH）於 1930 年代將原本是戲劇術語「角色」此一名詞引入社會心理學領域，認為每個人在社會中扮演不同的角色，一個人就是所扮演的各種角色的總合。社會角色是與人的社會地位、身份相一致的一整套權利、義務和行為模式。人的社會地位與身份在不同社會條件下會有所不同，所以一個人可以同時或相繼扮演不同的社會角色。

2. 角色的分類：(1) 第一角色：也稱為基本角色。它決定個人的主體行為，是由每個人的年齡、性別所賦予的角色，例如兒童、婦女、老人等；(2) 第二角色：又稱為一般角色。是個人為完成每一個生長發育階段的特定任務，由所處社會情形和職業所確定的角色，例如母親角色、護士角色等；(3) 第三角色：也稱為獨立角色。是為完成某些暫時性發展任務而臨時承擔的角色。大多是可以選擇的，但是有時是不可以選擇的，例如護理學會會員，病人角色。角色的分類是相對的，可在不同情況下相互轉化。例如病人角色，因為疾病是暫時的，可以視為第三角色，然而當疾病變成慢性病時，病人角色也會隨之成為第二角色。

3. 角色的形成：角色的形成經歷了角色認知和角色表現兩個階段。角色認知是個人認識自己和他人身份、地位以及各種社會角色的區別與聯結的過程。模仿是角色認知的基礎，先對角色產生整體的印象，然後深入角色的各個部分認知角色的權利和義務。角色表現是個人行為達到自己所認識的角色要求而採取行動的過程，也是角色成熟的過程。

4. 角色適應不良：當個人的角色表現與角色期望不協調或無法到達角色期望的要求時所發生的身心行為反應。角色適應不良會給個人帶來生理和心理兩方面的不良反應。生理反應：會有疲乏、頭痛、頭暈、睡眠障礙、心率加快、心律失常、血壓升高等症狀和體徵。心理反應：會產生緊張、焦慮、易激惹、自責、憂鬱、甚至絕望等不良情緒。常見的有下列幾種：(1) 角色衝突：是指角色期望與角色表現之間差距太大，使個人難以適應而發的心理衝突與行為矛盾。引起角色衝突的原因有兩種：一是個人需同時承擔兩個或兩個以上在時間或精力上相互衝突的角色，二是對同一角色的角色期望標準不一致。(2) 角色模糊：指個人對角色期望不明確，並不知道承擔這個角色應該如何行動而造成的不適應反應。導致角色模糊的原因有角色期望太複雜、角色改變的速度太快、主要角色與互補角色間溝通不良等。(3) 角色適配不當：指個人的自我概念、自我價值觀或自我能力與其角色期望不相互適配。(4) 角色負荷過重和角色負荷不足：前者指個人角色行為難以達到過高的角色期望，後者則為對個人的角色期望過低而使其能力不能完全發揮。角色負荷過重或不足是相對的，與個人的知識、技能、經歷、觀念以及動機是否與角色需求吻合有關。

5.病人的角色：當個人患病時，不管是否得到醫生證實，均無法可以選擇地進入病人角色。病人角色也是一種特殊的社會角色，其特色可以歸納為下列三點：(1) 有生理或心理的異常或出現有醫學意義的陽性體徵；(2) 得到社會承認，主要是醫生以有關醫學標準認其疾病狀態；(3) 處於病人角色的個人有其特殊的權利義務和行為模式。

角色與角色適應評估的基礎知識

角色的定義	美國社會學家米德（Mead GH）於 1930 年代將原本是戲劇術語「角色」此一名詞引入社會心理學領域，認為每個人在社會中扮演不同的角色，一個人就是所扮演的各種角色的總合。
角色的分類	(1) 第一角色：也稱為基本角色。它決定個人的主體行為，是由每個人的年齡、性別所賦予的角色，例如兒童、婦女、老人等；(2) 第二角色：又稱為一般角色。是個人為完成每一個生長發育階段的特定任務，由所處社會情形和職業所確定的角色，例如母親角色、護士角色等；(3) 第三角色：也稱為獨立角色。是為完成某些暫時性發展任務而臨時承擔的角色。大多是可以選擇的，但是有時是不可以選擇的，例如護理學會會員，病人角色。角色的分類是相對的，可在不同情況下相互轉化。例如病人角色，因為疾病是暫時的，可以視為第三角色，然而當疾病變成慢性病時，病人角色也會隨之成為第二角色。
角色的形成	角色的形成經歷了角色認知和角色表現兩個階段。
角色適應不良	當個人的角色表現與角色期望不協調或無法到達到角色期望的要求時所發生的身心行為反應。
病人的角色	當個人患病時，不管是否得到醫生證實，均無法可以選擇地進入病人角色。病人角色也是一種特殊的社會角色，其特色可以歸納為下列三點：(1) 有生理或心理的異常或出現有醫學意義的陽性體徵；(2) 得到社會承認，主要是醫生以有關醫學標準認其疾病狀態；(3) 處於病人角色的個人有其特殊的權利義務和行為模式。

5-10 心理及社會評估的內容（九）

（一）基礎知識（續）

6. 病人角色的特色：(1) 脫離或部分脫離日常生活中的其他角色，免除平日所承擔的社會責任與義務；(2) 病人對自己的病情並無直接的責任，處於一種需要照顧的狀態；(3) 病人具有積極地配合醫療護理、恢復自身健康的義務；(4) 病人有享受治療護理、知情同意、尋求健康保健資訊、要求保密的權利。

7. 病人的角色適應不良：由於病人角色的不可選擇性，使個人在進入或脫離病人角色過程中，常會發生角色適應不良。

(1) 病人角色衝突：病人在角色轉換中，不願或不能放棄原有的角色行為，與病人角色行為衝突。原有的社會角色心理、行為習慣強烈地干擾病人對病人角色的選擇與認同，大多見於承擔較多社會或家庭責任，而且事業心、責任心較強的人。

(2) 病人的角色缺乏：指個人患病之後不承認或沒有意識到自己是一個病人，沒有或拒絕認同病人的角色。大多見於缺乏醫療知識的人（因為不能識別疾病而不認同病人的角色）、經濟不佳的人（因為怕花錢而不願意治病）及因社會文化的原因，認為不需要治療而沒有進入病人角色的人。

(3) 病人角色消退：在已經進入病人角色之後，由於家庭、工作環境的變化對其提出新的角色要求，而使病人從病人角色中退出。例如家屬突發急病，工作單位發生事故等均會導致病人角色減退。

(4) 病人角色強化：與角色消退相反，病人表現為進入角色並接受相當程度的治療之後，過分認同疾病狀態，出現行為固執，對康復之後要承擔的其他社會角色感到恐懼不安。其主要的表現為對所患疾病過分關心，過度依賴醫院環境，不願承認病情好轉或治癒，不願意脫離醫護人員的幫助等。

(5) 病人角色恐懼：患病後不能正確認識和接受疾病，誇大疾病的影響和其可能的嚴重後果，對治療缺乏信心，對自己的健康狀況悲觀失望，在疾病過程中有較多的擔心、害怕、恐懼等負面情緒反應。

不同的人對病人角色的適應程度和適應反應皆不相同，適應與否與年齡、性別、家庭背景、經濟狀況等因素有關。年輕人對病人角色相對冷漠，而老年人由於體力衰退容易發生角色的強化；女性病人相對容易發生角色強化、消退、衝突等角色適應不良反應；家庭支援系統強的病人較容易適應病人的角色；經濟狀況較差的病人容易產生角色消退或缺如。另外，病人角色適還要與環境、人際關係、病房氣氛等有關。融洽的護患關係、優美的病房環境、愉悅的病房氣氛有利於病人適應角色。

（二）評估的方法與內容

1. 會談法：透過詢問被評估者：「你從事什麼職業？、擔任什麼職位？、目前在家庭、單位或社會所承擔的角色與任務有哪些？、你覺得目前的工作與你的身份是否相稱？、是否合理？、是否能體現你的價值？、你是否清楚所承擔角色的權利與義務，覺得自己所承擔的角色數量與責任是否合適？、你覺得住院之後發生

了什麼變化？、對你有什麼影響？、能否安心養病？、有無頭痛、頭暈、睡眠障礙、緊張、憂鬱等表現」等問題，了解被評估者所承擔的角色數量，角色的知覺和滿意度以及是否存在角色緊張。

2. 觀察法：主要觀察有無疲乏、心悸、易於激怒、忽略自己和疾病、缺乏對治療護理的依從性等角色適應不良的身心行為反應。

病人的角色適應不良

病人角色衝突	病人在角色轉換中，不願或不能放棄原有的角色行為，與病人角色行為衝突。原有的社會角色心理、行為習慣強烈地干擾病人對病人角色的選擇與認同，大多見於承擔較多社會或家庭責任，而且事業心、責任心較強的人。
病人的角色缺乏	指個人患病之後不承認或沒有意識到自己是一個病人，沒有或拒絕認同病人的角色。大多見於缺乏醫療知識的人（因為不能識別疾病而不認同病人的角色）、經濟不佳的人（因為怕花錢而不願意治病）及因社會文化的原因，認為不需要治療而沒有進入病人角色的人。
病人角色消退	在已經進入病人角色之後，由於家庭、工作環境的變化對其提出新的角色要求，而使病人從病人角色中退出。例如家屬突發急病，工作單位發生事故等均會導致病人角色減退。
病人角色強化	與角色消退相反，病人表現為進入角色並接受相當程度的治療之後，過分認同疾病狀態，出現行為固執，對康復之後要承擔的其他社會角色感到恐懼不安。
病人角色恐懼	患病後不能正確認識和接受疾病，誇大疾病的影響和其可能的嚴重後果，對治療缺乏信心，對自己的健康狀況悲觀失望，在疾病過程中有較多的擔心、害怕、恐懼等負面情緒反應。

評估的方法與內容

會談法	詢問被評估者。
觀察法	主要觀察有無疲乏、心悸、易於激怒、忽略自己和疾病、缺乏對治療護理的依從性等角色適應不良的身心行為反應。

✚ 知識補充站

　　病人角色的特色：1. 脫離或部分脫離日常生活中的其他角色，免除平日所承擔的社會責任與義務；2. 病人對自己的病情並無直接的責任，處於一種需要照顧的狀態；3. 病人具有積極地配合醫療護理、恢復自身健康的義務；4. 病人有享受治療護理、知情同意、尋求健康保健資訊、要求保密的權利。

5-11 心理及社會評估的內容（十）

六、壓力與壓力因應評估

（一）基礎知識

1. 壓力的定義：壓力又稱為應激或緊張，其概念是一個不斷發展的概念，目前尚無統一的認知。在 1930 年代「壓力學之父」HanS Selye 認為壓力是環境中的刺激所引起的人體的一種非特異性的反應。

2. 壓力來源：一切使身體產生壓力反應的刺激因素均稱為壓力來源。其中包括：(1) 生理因素：例如饑餓、疼痛、疲勞、失眠、疾病、手術、外傷、內分泌失調、衰老等；(2) 心理因素：焦慮、恐懼、孤獨、無助、缺乏自信等；(3) 環境因素：寒冷、炎熱、射線、噪音、空氣汙染、生活環境改變等；(4) 社會文化因素：例如家庭功能失調、職業壓力、經濟困難、角色改變、文化差異等。

3. 壓力反應：指個人因為應激來源所導致的各種生物、心理、社會、行為方面的變化，常稱為應激的身心反應。
   (1) 生理反應：例如失眠或睡眠過多、厭食或暴食、疲乏、頭痛、氣短、心率增加、心律失常、收縮壓升高、應激性潰瘍等。
   (2) 情緒反應：例如焦慮、恐懼、憂鬱、過度依賴和失助感、自憐、憤怒等。
   (3) 認知反應：例如注意力分散、思想遲鈍、記憶力下降、知覺混亂、判斷失誤、定位障礙等。
   (4) 行為反應：例如逃避與迴避、退化與依賴、敵對與攻擊、無助與自憐、物質濫用等。

4. 對壓力的因應措施：因應是個人對生活事件以及因為生活事件而出現的自身不平衡狀態所採取的認知和行為措施。人們常用的壓力因應方式可以歸納為情感式和問題式兩類（右表）。其中，情感式因應方式著重於調節和控制應激時的情緒反應，從而降低煩惱並維持一種適當的內部狀態；而問題式因應指向壓力來源，傾向於透過有計畫地採取行動，尋求排除或改變壓力來源所導致影響的方法，掌握壓力情境中的正面特徵，用於處理導致壓力的情景本身，或者迴避問題本身。個人因應壓力的有效性受到多種因素的影響，包括生活事件、認知評估、社會支援、個性特徵、應激反應等各種應激有關因素以及性別、年齡、文化、職業、身體素質等。人們遇到不同的生活事件，通常會採用多種因應的策略。一般而言，所面臨的壓力越多、壓力來源越大、持續時間越長，所產生的壓力反應就越難以因應。有成功因應經驗、意志堅強、良好家庭、社會支援的人能夠正確地處理並能夠適應壓力。

5. 有效的因應標準：有效因應的判斷標準包括：
   (1) 壓力反應維持在可以控制的限度之內。
   (2) 希望和勇氣被激發。
   (3) 使自我價值感得以維持。
   (4) 人際、社會以及經濟處境得到改善。
   (5) 生理功能康復得以促進。

因應方式表

情感式的因應方式	問題式的因應方式
希望事情會變好	努力控制局面
進食，吸煙，嚼口香糖	進一步分析研究所面臨的問題
祈禱	尋求處理問題的其他方法
緊張	客觀地看待問題
擔心	嘗試並尋找解決問題的最好方法
向朋友或家人尋求安慰和幫助	回想以往解決問題的辦法
獨處	試圖從情景中發現新的意義
一笑了之	將問題化解
置之不理	設定解決問題的具體目標
幻想	接受現實
做最壞的打算	和相同處境的人商議解決問題的方法
瘋狂，大喊大叫	努力改變目前的情形
睡一覺，認為第二天事情就會變好	能做什麼就作些什麼
不擔心，任何事到頭來終會有好結果	讓他人來處理這件事
迴避	
做些體力活動	
將注意力轉移至他人或他處	
喝酒	
認為事情已經無望而聽天由命	
認為自己命該如此而順從	
埋怨他人	
沉思	
用藥	

壓力與壓力因應評估的基礎知識

壓力的定義	壓力又稱為應激或緊張，其概念是一個不斷發展的概念，目前尚無統一的認知。
壓力來源	一切使身體產生壓力反應的刺激因素均稱為壓力來源。
壓力反應	指個人因為應激來源所導致的各種生物、心理、社會、行為方面的變化，常稱為應激的身心反應。
對壓力的因應措施	因應是個人對生活事件以及因為生活事件而出現的自身不平衡狀態所採取的認知和行為措施。
有效的因應標準	有效因應的判斷標準包括：(1) 壓力反應維持在可以控制的限度之內；(2) 希望和勇氣被激發；(3) 自我價值感得到維持；(4) 人際、社會以及經濟處境得到改善；(5) 生理功能康復得以促進。

5-12 心理及社會評估的內容（十一）

（二）評估方法與內容

1. 交談法：透過詢問被評估者諸如：

「目前，讓你感到有壓力或緊張焦慮的事情有哪些？

近來你的生活有哪些改變？

日常生活中讓你感到有壓力和煩惱的事情有哪些？

你所處的環境是否讓你緊張不安或煩惱？

你是否感到工作壓力很大？

你的經濟狀況以及與你的家人的關係如何？

這件事對你意味著什麼，是否有能力應付？

你通常採取哪些措施來減輕壓力，措施是否有效？」等問題來了解被評估者面臨的壓力來源、壓力知覺、壓力因應方式以及壓力緩解的情況。

2. 觀察法：觀察評估者有無失眠、厭食、胃痛、疲乏、氣短、心悸、等生理方面的反應；有無焦慮、恐懼、憂鬱等情緒反應；有無注意力分散、記憶力下降、解決問題能力下降等認知反應；有無自殺或暴力傾向等行為。

3. 評定量表法

以量化和質化的方法來衡量壓力對個人健康影響的常用量表有社會再適應評定量表（表一）和住院病人壓力評定量表（表二）。

社會再適應評定量表用於評量近 1 年不同類型的生活事件對個人的影響，預測個人出現健康問題的可能性。住院壓力評定量表用於評量病人住院期間可能經歷的壓力。

這兩個量表主要用於壓力源評估，累積分越高，壓力越大。用於評估因應方式的常用量表為 Jaloviee 因應方式量表（表三）。

該表羅列了人們常用的 41 種常用的壓力因應方式。在使用時，請被評估者仔細閱讀，選擇其使用每一種壓力因應方式的頻率。

表一　社會再適應評定量表

	生活事件	生活事件單位		生活事件	生活事件單位
1.	配偶死亡	100	23.	子女離家	29
2.	離婚	73	24.	司法糾紛	29
3.	夫妻分居	65	25.	個人突顯成就	29
4.	拘禁	63	26.	妻子開始工作或離職	26
5.	家庭成員死亡	63	27.	上學或轉業	26
6.	外傷或生病	53	28.	生活條件變化	25
7.	結婚	50	29.	個人習慣改變	24
8.	解雇	47	30.	與上級矛盾	23
9.	重婚	45	31.	工作時間或條件改變	20
10.	退休	45	32.	搬家	20
11.	家庭成員患病	44	33.	轉學	20
12.	懷孕	40	34.	娛樂改變	19
13.	性生活問題	39	35.	宗教活動改變	19
14.	家庭添員	39	36.	社交活動改變	18
15.	調換工作	39	37.	小額借貸	17
16.	經濟狀況改變	38	38.	睡眠習慣改變	16
17.	好友死亡	37	39.	家庭成員數量改變	15
18.	工作性質改變	36	40.	飲食習慣改變	15
19.	夫妻不和	35	41.	休假	13
20.	中量借貸	31	42.	過節	12
21.	歸還借貸	30	43.	輕微的違法行為	11
22.	職別改變	29			

評估標準：生活事件單位總和超過 300 分者，80% 可能患病；生活事件單位總和為 150～300 分者，50% 可能患病；生活事件單位總和小於 150 分者，30% 可能患病。

表二　住院病人壓力評定量表

事　件	加權值	事　件	加權值
1. 和陌生人同住一室	13.9	26. 擔心給醫護人員增添負擔	24.5
2. 不得不改變飲食習慣	15.4	27. 想到住院之後收入會減少	25.9
3. 不得不睡在陌生床上	15.9	28. 對藥物不能耐受	26.0
4. 不得不穿病人服	16.0	29. 聽不懂醫護人員的話	26.4
5. 四周有陌生的機器	16.8	30. 想到將長期服藥	26.4
6. 夜裡被護士叫醒	16.9	31. 家人沒來探視	26.5
7. 生活上不得不依賴別人的幫助	17.0	32. 不得不手術	26.9
8. 不能在有需要時讀報、看電視、聽收音機	17.7	33. 因住院不得不離開家	27.1
9. 同室病友的探訪者太多	18.1	34. 毫無預測而突然住院	27.2
10. 四周的氣味難聞	19.1	35. 打手機而無人應答	27.3
11. 不得不整天睡在床上	19.4	36. 不能支付醫療費用	27.4
12. 同室病友病情嚴重	21.2	37. 有問題得不到解答	27.6
13. 排便排尿需他人幫助	21.5	38. 思念家人	28.4
14. 同室病人不友好	21.6	39. 靠鼻飼進食	29.2
15. 沒有親友探視	21.7	40. 用止痛藥無效	31.2
16. 病房色彩太過鮮豔、太過刺眼	21.7	41. 不清楚治療的目的和效果	31.9
17. 想到外貌會改變	21.7	42. 疼痛時未用止痛藥	32.4
18. 在節日或家庭紀念日住院	22.7	43. 對疾病缺乏認識	34.0
19. 想到手術或其他治療可能帶來的痛苦	22.3	44. 不清楚自己的診斷	34.1
20. 擔心配偶會加以疏遠	22.4	45. 想到自己可能再也不能說話	34.3
21. 只能吃不對胃口的食物	22.7	46. 想到可能失去聽力	34.5
22. 不能與家人、朋友聯絡	23.2	47. 想到自己患了嚴重疾病	34.6
23. 對醫生護士不熟悉	23.4	48. 想到會失去腎臟或其他器官	39.2
24. 因事故住院	23.6	49. 想到自己可能得了癌症	39.2
25. 不知接受治療護理的時間	24.2	50. 想到自己可能失去視力	40.6

表三　Jaloviee 因應方式評定量表

因應的方法	從不	偶爾	有時	經常	總是
1. 擔心					
2. 哭泣					
3. 做體力活動					
4. 相信事情會變好					
5. 一笑置之					
6. 尋求其他解決問題的辦法					
7. 從事情中學會更多的東西					
8. 祈禱					
9. 努力地控制局面					
10. 緊張、有些神經質					
11. 客觀、整體性地看待問題					
12. 尋找解決問題的最佳辦法					
13. 向家人、朋友尋求安慰或幫助					
14. 獨處					
15. 回想以往解決問題的辦法並分析是否仍有用					
16. 吃食物，例如啃瓜子、嚼口香糖					
17. 努力從事情中發現新的含義					
18. 將問題暫時放在一邊					
19. 將問題化解掉					
20. 幻想					
21. 設定解決問題的具體目標					
22. 做最壞的打算					
23. 接受事實					
24. 瘋狂、大喊大叫					
25. 與相同處境的人商討解決問題的辦法					
26. 睡一覺，相信第二天事情就會變好					
27. 不擔心，凡事終會有好的結果					
28. 主動尋求改變處境的方式					
29. 迴避					
30. 能做什麼就做些什麼，即使並無效果					
31. 讓其他人來處理這件事					
32. 將注意力轉移至他人或他處					
33. 飲酒					
34. 認為事情無望而聽天由命					
35. 認為自己命該如此而順從					
36. 埋怨他人使你陷入此困境					
37. 靜思					
38. 服用藥物					
39. 絕望、放棄					
40. 將注意力轉移到其他想做的事情上					
41. 吸煙					

5-13 家庭、文化、環境評估（一）

一、家庭評估

（一）基礎知識

1. 家庭的定義：家庭是社會的細胞，家庭由婚姻關係、血緣關係及收養關係所構成。家庭為一種初級的社會族群，以婚姻、血緣關係為樞紐，其成員之間有較多面對面的交往，有直接的互動與合作。與其他關係比較，家庭關係最為密切與深刻。

2. 家庭結構：包括家庭人口結構、權利結構、角色結構、溝通流程和家庭價值觀。
(1) 人口結構：即家庭類型。按照家庭的人口規模和人口特徵可以分為八類（右表一）。(2) 權利結構：指家庭中夫妻之間、父母與子女之間在影響力、控制權和支配權方面的互動關係。其常見的基本類型有傳統權威型、工具權威型、分項權威型和感情權威型四種。(3) 角色結構：家庭角色指家庭對每個占有特定位置的家庭成員所期待的行為和規定的家庭權利、責任和義務。如父母有撫養未成年子女的義務，也有要求成年子女贍養的權利。良好的家庭角色結構應該具有下列的特徵：①每一個家庭成員都能認同和適應自己的角色範圍；②家庭成員的角色期望一致，並符合社會的規範；③角色期待能夠滿足家庭成員的心身社會發展需求。(4) 溝通流程：溝通是人與人之間傳遞資訊的流程，其型式最能反映家庭成員間的互動功能與關係，也是家庭和睦和家庭功能正常的保證。家庭內部溝通良好的特徵為：①家庭成員對家庭溝通充滿自信，能夠進行廣泛的情感交流；②溝通流程中尊重對方的感受與信念；③家庭成員能夠坦誠地討論個人與社會問題；④不宜溝通的領域相當少。(5) 價值觀：指家庭成員判斷是非的標準以及對特定事物的價值所持的信念與態度。它決定家庭成員的行為方式，並可影響家庭的權利結構、角色結構和溝通方式。

3. 家庭生活週期：家庭生活週期指從家庭單位的產生、發展到解體的整個流程。根據 Duvall 模式，家庭生活週期分為八個階段（右表二），每一個階段都有特定的任務需要家庭成員來協同完成，否則會對家庭成員的健康產生不良影響。

4. 家庭的功能：家庭的主要功能是保持家庭的完整性，滿足家庭及其成員的需求，實現社會對家庭的期望等。即生兒育女使家族得以延續、社會持續存在；滿足家庭成員衣、食、住、行、育、樂等方面的基本生活需求；建立家庭關愛的氣氛；培養家庭成員的社會責任感，社會交往意識與技能，促進健全人格發展；維持家庭成員的安全與健康，為健康狀態不佳的成員提供良好的支援與照顧。

5. 家庭資源：家庭為了維持其基本的功能、因應壓力事件和危機狀態所需要的物質、精神與資訊等方面的支援，稱為家庭資源。分為內部資源和外部資源。內部資源包括：經濟支援、精神與情感的支援、資訊支援和結構支援。外部資源有社會資源、文化資源、醫療資源和宗教資源。

6. 家庭危機：指當家庭壓力超過家庭資源，導致家庭功能失衡的狀態。家庭內的主

要壓力來源有：(1) 家庭經濟收入低落或減少；(2) 家庭成員關係的改變與終結，例如離婚、分居、喪偶；(3) 家庭成員角色的改變，例如初為人夫、人父，收養子女，退休；(4) 家庭成員的行為違背家庭期望或有損害家庭的榮譽，例如酗酒、賭博、吸毒、亂倫等；(5) 家庭成員生病、殘障、無能等。

表一　家庭人口結構類型

類　型	人口的特徵
核心家庭	夫妻及其婚生或領養子女
主幹家庭（延伸家庭）	核心家庭成員加上夫妻任一方的直系親屬，例如祖父母、外祖父母
單親家庭	夫妻任何一方及其婚生或領養子女
重組家庭	再婚夫妻與前夫和（或）前妻的子女以及其婚生或領養子女
無子女家庭	僅為夫妻倆而無子女
同居家庭	無婚姻關係而長期居住在一起的夫妻及其婚生或領養子女
老年家庭	僅為老年夫婦
假居家庭	只在週末或假期居住在一起的夫妻

表二　Duvall 家庭生活週期表

周　期	定　義	主　要　任　務
新婚	男女整合	溝通與彼此適應，性生活協調及計畫生育
第一個孩子出生	最大孩子 0～30 個月	適應父母的角色，因應經濟及照顧初生孩子的壓力
有學齡前兒童	最大孩子 30 個月至 6 歲	孩子入托兒所、上幼稚園、上小學等；培育孩子有效的社會化技能
有學齡兒童	最大孩子 6～13 歲	兒童身心發展，孩子上學及教育問題
有青少年	最大孩子 13～20 歲	與青少年溝通，青少年責任與義務、性、與異性交往等方面的教育
有孩子離家創業	最大孩子離家至最小孩子離家	接納和適應孩子離家，發展夫妻共同興趣，繼續給孩子提供支援
父母獨處（空巢期）	父母獨處至退休	適應僅夫妻倆的生活，鞏固婚姻關係，保持與新家庭成員如孫輩的接觸
退休（65歲退休）	退休至死亡	正確對待和適應退休、衰老、喪偶、孤獨、生病、死亡等

5-14 家庭、文化、環境評估（二）

（二）評估的方法與內容

1. 交談法：詢問被評估者：「你家有幾口人，由什麼人所組成？家裡大事小事由誰做主？你的家庭和睦、快樂嗎？家庭最主要的日常生活規範有哪些？是否主張預防為主，有病及時就醫？對孩子培養與成長是否滿意？家庭成員之間能否彼此照應，尤其對患病的家庭成員？」等問題，了解被評估者的家庭人口、角色、權力結構以及溝通流程、家庭價值觀、家庭功能情況。2. 觀察法：觀察的內容包括家庭居住條件，家庭成員衣著、飲食，家庭氛圍，家庭成員間的親密程度，家庭權利結構、溝通流程等。在與家庭接觸流程中，應觀察是誰在回答問題，誰作決定，而誰一直保持沉默，以及家庭各成員的情緒。如果被評估者為家庭中某一成員，應重點觀察其是否積極地表達自己的想法，是否與其他成員有充分的目光交流，是否允許他人發表意見等。3. 評定量表法：以 Smilkstein 的家庭功能量表（表一）以及 Procidano 和 Heller 的家庭支援量表較為常用（表二）。

二、文化評估

（一）基礎知識

1. 文化的定義：文化是一種思考和行動的範型，它橫跨於某一民族的活動中，並使得這一民族與其他民族區別開來。廣義的文化是指社會物質財富和精神財富的總和。人類生產活動的一切產物，如新的發明，產品都屬於物質文化；另一方面，語言、文字、觀念、藝術等，是人類智慧的精神產品，稱為精神文化。狹義的文化即精神文化，包括思想意識、宗教信仰、文學藝術、規範、習俗、教育、科學技術和知識等。

2. 文化的要素：文化的要素有價值觀、意義系統、信念信仰、規範、習俗等，其中以價值觀、信念和信仰、習俗為文化的核心要素，並與健康密切相關。

   (1) 價值觀：是個人對生活方式與生活目標、價值的看法或思想系統，是個人在長期的社會化流程中，經過後天學習逐步形成的，一般包括生活目標以及相關的行為方式。價值觀中最具代表性和敏感性的是時間觀、行為觀、人際觀、人與自然觀和健康觀。不同的個人、不同的文化有不同的價值觀。通常價值觀與健康行為是一致的。價值觀能幫助個人認識自己的健康問題，左右個人決策健康問題的輕重緩急，影響個人對健康問題的認識、對治療方式的選擇以及對疾病和治療、護理的態度。

   (2) 信念與信仰：信念是指個人認為可以確信的看法，是個人在自身經歷中累積起來的認知原則，是與個性和價值觀念相關的一種穩固的生活理想。信仰則是人們對某種事物或思想、主義的極度尊崇與信服，並將它作為自己的精神寄託和行為準則。與個人健康密切相關的信念是人的健康信念。不同社會、文化的人，對健康和疾病的了解與觀點卻大相徑庭。受到傳統觀念和世俗文化的影響，國內多數人長期以來將有無疾病作為健康與不健康的界限，將健康單純地認為「無病、無殘、無傷」，很少從心理、社會等方面綜合性而整體性地衡量自己的健康水準。因此，當人們從主觀上判斷其有病還是無病時，在很大的程度上受到文化的影響。

表一　SmilkStein 的家庭功能量表

	經常	有時	很少

1. 當我遇到困難時，可以從家人得到滿意的幫助
補充說明：
2. 我很滿意家人與我討論與分擔問題的方式
補充說明：
3. 當我從事新活動或希望發展時，家人能夠接受並給予我支援
補充說明：
4. 我很滿意家人對我表達感情的方式以及對我情緒（如憤怒、悲傷、愛）的反應
補充說明：
5. 我很滿意家人與我共度時光的方式
補充說明：

評分的方法：經常 =3 分，有時 =2 分，很少 =1 分。評估標準：總分在 7～10 分，表示家庭功能良好：4～6 分表示家庭功能中度障礙；0～3 分表示家庭功能嚴重障礙。

表二　Procidano 和 Heller 的家庭支援量表

	是	否

1. 我的家人給予我所需的精神支援。
2. 遇到棘手的事時，我的家人幫我出主意。
3. 我的家人願意傾聽我的想法。
4. 我的家人給予我情感支援。
5. 我和我的家人能開誠布公地交談。
6. 我的家人分享我的愛好與興趣。
7. 我的家人能時時察覺到我的需求。
8. 我的家人善於幫助我解決問題。
9. 我和我的家人感情很深。

評分方法：是 =1 分，否 =0 分。若總得分越高，則家庭支援度越高。

文化的要素

價值觀	是個人對生活方式與生活目標、價值的看法或思想系統，是個人在長期的社會化流程中，經過後天學習逐步形成的，一般包括生活目標以及相關的行為方式。
信念與信仰	信念是指個人認為可以確信的看法，是個人在自身經歷中累積起來的認知原則，是與個性和價值觀念相關的一種穩固的生活理想。
習俗	指一個民族的人們在生產、居住、飲食、溝通、婚姻與家庭、醫藥、喪葬、節日、慶典、禮儀等物質文化生活上的共同喜好與禁忌。

5-15 家庭、文化、環境評估（三）

（一）基礎知識（續）

另一個與個人健康，尤其精神健康關係較為密切是宗教信仰。宗教是指統治人們的那些自然力量和社會力量在人們頭腦中虛幻的反映，是由對超自然神靈的信仰和崇拜來支配人們命運的一種社會意識型式。原始宗教包括大自然崇拜、動植物崇拜、圖騰崇拜、神靈崇拜等。目前世界上存在著三大派別：佛教、基督教和伊斯蘭教。西方人以基督教為主，國內以佛教和道教為主。各派宗教在內容上包括其特有的宗教意識、信仰、感情、儀式活動、組織等，宗教信仰與活動是宗教信仰者精神生活的一部分，雖然帶有信仰的色彩，但在使人們精神有所寄託方面有相當程度的功能。(3) 習俗：指一個民族的人們在生產、居住、飲食、溝通、婚姻與家庭、醫藥、喪葬、節日、慶典、禮儀等物質文化生活上的共同喜好與禁忌。習俗很多，但是和健康相關的主要是溝通方式、飲食習慣、家庭關係和生活方式，以及求醫用藥習俗等。

3. 文化的類型：文化可以分為智慧文化、規範文化和思想文化三種類型。不同類型的文化，透過不同的途徑來影響族群的健康。智慧與文化包括科技、生產生活知識等，主要透過人類的生活環境和工作的條件功能來影響族群的健康；規範的文化包括社會制度、教育、法律、風俗習慣、倫理道德等，主要透過支配人類的行為生活方式來影響族群健康；思想文化包括文學藝術、宗教信仰、思想意識型態等，主要是透過人們的心理流程和精神生活功能來影響族群的健康。

4. 文化休克：(1) 定義：文化休克（Cultural shock）指人們生活在陌生文化環境中所產生的迷惑與失落的經歷。常發生於個人從熟悉的環境到新環境，由於溝通障礙、日常活動改變、風俗習慣以及態度、信仰的差異而產生的生理、心理適應不良。對於住院病人，醫院就是一個陌生的環境。與家人分離、缺乏溝通、日常活動改變、對疾病和治療的恐懼等均會導致住院病人發生文化休克。(2) 分期與表現：①陌生期：病人剛住院，對醫生、護士、環境、自己將要接受的檢查、治療都很陌生，還可能會接觸到許多新的名詞，例如 X 光胸部透視，核磁共振造影等，病人會感到相當迷茫；②覺醒期：病人開始意識到自己將住院一段時間，對疾病和治療轉為擔憂，因為思念家人而焦慮，因為不得不改變自己的習慣而產生受挫折感。此期住院病人文化休克表現最為突顯，會有失眠、食慾下降、焦慮、恐懼、沮喪、絕望等反應；③適應期：經過調整，病人開始從生理、心理、精神上來適應醫院的環境。

（二）評估的方法與內容

1. 交談法：可以透過詢問被評估者：(1)「你屬於哪一個國家？請談談你所在國家的主要價值觀？你本人的人生觀如何？生活的信念有哪些？患病對你價值觀的實現有何影響？」等問題，了解其價值觀；(2) 可以詢問「對你來說，健康指的是什麼？不健康又指的是什麼？你通常在什麼情況下才認為自己有病並且就醫？你

認為導致你健康問題的原因是什麼，對你的身心造成了哪些影響？你的病給你帶來的主要問題有哪些，希望達到怎樣的治療效果？你的病給你帶來的主要問題有哪些？對這種疾病你害怕什麼？」等問題，了解被評估者對健康問題到認識和看法，以及所處文化對其健康信念的影響；(3) 詢問「你有宗教信仰嗎，平日你參加哪些宗教活動？你喜歡的稱謂是什麼，有什麼語言禁忌？你平常進食哪些食物？主食為哪些？喜歡的食物又有哪些？有何飲食禁忌？每日進幾餐？都在哪些時間？你認為哪些食物對健康有益？哪些食物對健康有害？哪些情況會刺激或降低你的食慾？」等問題，了解其語言溝通中的文化和飲食習俗。

文化評估的基礎知識

文化的定義	文化是一種思考和行動的範型，它橫跨於某一民族的活動中，並使得這一民族與其他民族區別開來。
文化要素	文化的要素有價值觀、意義系統、信念信仰、規範、習俗等，其中以價值觀、信念和信仰、習俗為文化的核心要素，並與健康密切相關。
文化的類型	文化可以分為智慧文化、規範文化和思想文化三種類型。
文化休克	定義：文化休克指人們生活在陌生文化環境中所產生的迷惑與失落的經歷。常發生於個人從熟悉的環境到新環境，由於溝通障礙、日常活動改變、風俗習慣以及態度、信仰的差異而產生的生理、心理適應不良。

文化休克

定義	文化休克指人們生活在陌生文化環境中所產生的迷惑與失落的經歷。常發生於個人從熟悉的環境到新環境，由於溝通障礙、日常活動改變、風俗習慣以及態度、信仰的差異而產生的生理、心理適應不良。對於住院病人，醫院就是一個陌生的環境。與家人分離、缺乏溝通、日常活動改變、對疾病和治療的恐懼等均會導致住院病人發生文化休克。
分期與表現	1. 陌生期：病人剛住院，對醫生、護士、環境、自己將要接受的檢查、治療都很陌生，還可能會接觸到許多新的名詞，例如 X 光胸部透視，核磁共振造影等，病人會感到相當迷茫。 2. 覺醒期：病人開始意識到自己將住院一段時間，對疾病和治療轉為擔憂，因為思念家人而焦慮，因為不得不改變自己的習慣而產生受挫折感。此期住院病人文化休克表現最為突顯，會有失眠、食慾下降、焦慮、恐懼、沮喪、絕望等反應。 3. 適應期：經過調整，病人開始從生理、心理、精神上來適應醫院的環境。

5-16 家庭、文化、環境評估（四）

（二）評估的方法與內容（續）

2. 觀察法：觀察被評估者與他人交流的時的表情、眼神、手勢、坐姿等，對其非語言溝通文化加以評估。也可以透過觀察是否偏食，是否定時、定量進餐，有無暴飲暴食，抽煙喝酒和辛辣食物，是否飯前、便後洗手，是否飯後漱口和散步，餐具是否清潔乾淨等行為來了解其飲食習俗。還可以觀察被評估者的外表、服飾，有否宗教信仰活動及其宗教信仰的改變，來獲取個人有關宗教信仰的資訊。

三、環境評估

（一）基礎知識

1. 環境的定義：環境通常是指聚焦於族群的空間和功能於人類這一對象的所有外界影響與力量的總和，是人類生存和從事各種活動的基礎。世界衛生組織認為：環境是指在特定時間由物理、化學、生物和社會各因素所構成的整體狀態，它能對生命身體和生命活動產生直接或間接的、現實或深遠的影響。近年來，國際環境教育界提出了新穎而系統化的「環境定義」，主要有兩大重點：(1) 人以外的一切就是環境；(2) 每個人都是他人環境的一部分。環境可以分為自然環境和社會環境。自然環境是社會環境形成的基礎，而社會環境又是自然環境的發展。

自然環境是存在於人類周圍的各種因素的總稱，包括物理、化學和生物因素，例如氣候、空氣、微生物等。社會環境是人類物質文明和精神文明的指標，它又隨著人類文明的進步而不斷地豐富和發展。社會環境所包含的要素性質分為：(1) 實體的社會環境：包括建築物、道路、工廠等；(2) 生物社會環境：包括馴化、馴養的動物和植物；(3) 心理社會環境：包括人的行為、風俗習慣、法律和語言等。

2. 環境與健康：各種環境因素對健康都會產生正面或負面的影響。例如實體因素中適宜的室溫會使人感到舒適、安寧，減少身體消耗；空氣過於乾燥則讓人感到口乾舌燥，易於產生咽痛、鼻出血，且不利於排痰；濕度過高又會抑制出汗，使人感到潮濕憋悶。此外，環境中的熱輻射、放射線等均會造成對人體的危害。社會經濟因素對健康的影響也顯而易見。美國的一些相關研究證實長期的社會交往減少，人際關係緊張的人患有心因性疾病（例如高血壓、癌症、精神異常）的機率相對地較高；妊娠期間良好的家庭社會支援會減少妊娠併發症，縮短產程。護患、醫患、病友關係融洽，醫療費用充足等有利於病人角色的適應和身體康復。

(1) 實體的環境：是一切存在於身體外環境的實體因素的總合，包括空間、聲音、溫度、濕度、採光、通風、氣味、整潔、室內裝飾、布局以及各種與安全有關的因素，例如大氣汙染、水汙染和各種機械性、化學性、溫度性、放射性、過敏性、醫源性損傷因素等。上述的環境因素必須被控制在一定的範圍之內，否則不僅於健康無益甚至還會威脅到人類安全與導致疾病。

環境評估的基礎知識

環境的定義	環境通常是指聚焦於族群的空間和功能於人類這一對象的所有外界影響與力量的總和，是人類生存和從事各種活動的基礎。
環境與健康	各種環境因素對健康都產生正性或負性的影響。

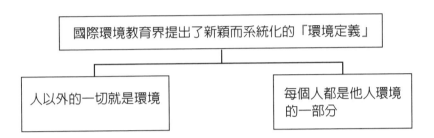

社會環境所包含的要素性質

實體的社會環境	包括建築物、道路、工廠等。
生物社會環境	包括馴化、馴養的動物和植物。
心理社會環境	包括人的行為、風俗習慣、法律和語言等。

環境與健康

實體的環境	是一切存在於身體外環境的實體因素的總合，包括空間、聲音、溫度、濕度、採光、通風、氣味、整潔、室內裝飾、布局以及各種與安全有關的因素如大氣汙染、水汙染和各種機械性、化學性、溫度性、放射性、過敏性、醫源性損傷因素等。上述的環境因素必須被控制在一定的範圍之內，否則不僅於健康無益甚至還會威脅到人類安全與導致疾病。
社會環境	社會是個龐大的系統，包括制度、法律、經濟、文化、教育、人口、民族、職業、生活方式、社會關係、社會支援諸多方面。其中尤以民族、職業、經濟、文化、教育、生活方式、社會關係、社會支援等與健康直接相關，為社會環境評估的重點。

5-17 家庭、文化、環境評估（五）

（一）基礎知識（續）

(2) 社會環境：社會是個龐大的系統，包括制度、法律、經濟、文化、教育、人口、民族、職業、生活方式、社會關係、社會支援諸多方面。其中尤以民族、職業、經濟、文化、教育、生活方式、社會關係、社會支援等與健康直接相關，爲社會環境評估的重點。以下將主要介紹經濟、教育、生活方式、社會關係和社會支援與健康的關係。①經濟：社會環境因素中，對健康影響最大的是經濟條件，因爲經濟是保障人們衣、食、住、行基本需求以及享受健康服務的物質基礎。在經濟狀況低落時，人們不僅爲吃飽穿暖而終日勞累奔波，在患病時也得不到及時應有的治療。②教育水準：教育水準爲社會環境因素之一，其對健康也有明顯的影響。良好的教育有助於人們認識疾病，獲取健康保健資訊，改變不良傳統習慣以及提升對衛生服務的有效利用。③生活的方式：是指經濟、文化、政治等因素互動功能所形成的人們在衣、食、住、行、娛樂等方面的社會行爲。不同地區、不同民族、不同職業、不同社會階層的人生活方式不同。吸煙、酗酒、吸毒、賭博、娼淫等均爲不健康的生活方式。④社會關係與社會支援：社會關係爲社會環境中非常重要的層面。個人的社會關係網包括與之有直接或間接關係的所有人或族群，例如家人、鄰居、朋友、同學、同事、主管、宗教團體以及成員、自救組織等。對住院病人而言，還有同室病友、醫生、護士。個人的社會關係網愈健全，則人際關係就愈親密融洽，愈容易得到所需的資訊、情感及物質方面的支援。這些從社會關係網獲得的支援，社會學家將之統稱爲社會支援，是社會環境對健康的一大重要功能。

（三）評估的方法與內容

1. 交談法：透過交談來收集資料。(1) 可以詢問被評估者諸如：「你居住環境是否清潔、明亮？室內空氣是否流通，有無通風、取暖設施？室內有無噪音？用電、用水是否安全？你工作的地方有無粉塵、煙霧、石棉等刺激物？有無廢水、廢氣汙染？是否存在強噪音、放射線等安全危害因素？」等問題評估其家庭、工作環境情況；(2) 可以詢問：「你的經濟來源有哪些？單位工資福利如何？你覺得你的收入夠用嗎？家庭經濟來源有哪些？醫療費用支付的型式是什麼？」等問題對其經濟能力進行評估；(3) 可以詢問：「你家庭的關係是否穩定？家庭成員是否彼此尊重？與同事、主管的關係如何？家庭成員及同事是否能提供你所需的支援與幫助？你在家中和單位是否有被控制的感覺？你與病友、醫生、護士的關係如何？是否得到應有的尊重與關懷？各種合理需求是否被及時滿足？」等問題，了解其社會支援情況；(4) 可以與被評估者或其親友交談，詢問飲食、睡眠、活動、娛樂等方面的習慣與愛好以及有無吸煙、酗酒等不良嗜好來了解其生活方式。

2. 觀察法：透過實地來觀察：(1) 居住環境有無灰塵、蜘蛛網、昆蟲，有無潛在的汙染、導致過敏物質的存在，家庭中清潔劑、殺蟲劑、油漆、汽油等化學物品儲藏是否妥當，有無其他安全妨礙因素存在，例如樓梯窄小、門窗破損、牆面剝

落、開裂、光線昏暗等；(2) 工作場所有無廢水、廢氣等汙染的來源，是否存在
強度的雜訊、放射線、重型機器、高溫、高壓電、裸露電源等危害的因素；(3)
病房是否乾淨、整潔、無塵、無異味、無臭味，溫度、濕度是否適宜，有無冷氣
空調或其他取暖設備，地面是否乾燥、平整、防滑，電源是否妥善安置及使用
安全與否，在用氧時有無防火、防油、防震的標記，藥物儲藏是否安全可靠等方
面對其實體環境加以評估。可以直接觀察被評估者及其親朋好友同事的飲食、睡
眠、活動、娛樂方式與習慣，有無吸煙、酗酒等。若家人、同事、朋友有不良的
生活方式，要進一步地了解對被評估者的影響。

經濟、教育、生活方式、社會關係和社會支援與健康的關係

經濟	社會環境因素中，對健康影響最大的是經濟條件，因為經濟是保障人們衣、食、住、行基本需求以及享受健康服務的物質基礎。在經濟狀況低落時，人們不僅為吃飽穿暖而終日勞累奔波，在患病時也得不到及時應有的治療。
教育水準	教育水準為社會環境因素之一，其對健康也有明顯的影響。良好的教育有助於人們認識疾病，獲取健康保健資訊，改變不良傳統習慣以及提升對衛生服務的有效利用。
生活的方式	是指經濟、文化、政治等因素互動功能所形成的人們在衣、食、住、行、娛樂等方面的社會行為。
社會關係與社會支援	社會關係為社會環境中非常重要的層面。

評估的方法與內容

交談法	透過交談來收集資料。
觀察法	透過實地來觀察。

觀察法

居住環境有無灰塵、蜘蛛網、昆蟲，有無潛在的汙染、導致過敏物質的存在，家庭中清潔劑、殺蟲劑、油漆、汽油等化學物品儲藏是否妥當，有無其他安全妨礙因素存在，例如樓梯窄小、門窗破損、牆面剝落、開裂、光線昏暗等。

工作場所有無廢水、廢氣等汙染的來源，是否存在強度的雜訊、放射線、重型機器、高溫、高壓電、裸露電源等危害的因素。

病房是否乾淨、整潔、無塵、無異味、無臭味，溫度、濕度是否適宜，有無冷氣空調或其他取暖設備，地面是否乾燥、平整、防滑，電源是否妥善安置及使用安全與否，在用氧時有無防火、防油、防震的標記，藥物儲藏是否安全可靠等方面對其實體環境加以評估。可以直接觀察被評估者及其親朋好友同事的飲食、睡眠、活動、娛樂方式與習慣，有無吸菸、酗酒等。若家人、同事、朋友有不良的生活方式，要進一步地了解對被評估者的影響。

第六章
心電圖檢查

本章學習目標

1. 掌握心電圖各波段的形成和命名。
2. 熟悉心電圖的導聯系統。
3. 了解心電圖產生原理。
4. 掌握正常心電圖波形特色和正常值。
5. 熟悉心電圖波振幅、時間段、心率、平均心電軸等的測量。
6. 了解小兒心電圖、老年人心電圖的特色。
7. 掌握心房、心室肥大的心電圖特色、冠狀動脈供血不足、心肌梗死的心電圖表現、竇性心律和竇性心律失常、期前收縮、異位心動過速、撲動與顫動的心電圖表現。
8. 熟悉逸博心律的特色。
9. 了解電解質紊亂和藥物對心電圖的影響。
10. 掌握常規心電圖操作標準
11. 熟悉心電圖閱讀和分析方法。
12. 了解心電圖的臨床應用價值。

6-1 心電圖的基本知識（一）

　　心電圖是心臟電活動的記錄，和腦電圖、肌電圖等同為生物電流現象的記錄。心臟在收縮之前就有微電流，大約在微電流 0.02～0.07 秒之後，才會有機械性的收縮活動。心臟的微電流產生動作電流，透過人體的容積導體將心臟的動作電流傳導至身體各部，利用心電圖機將心臟每一心動週期所產生電活動變化所形成的曲線記錄下來，此種曲線圖稱為心臟電流圖，簡稱為心電圖（electrocardiogram，ECG）。

一、心電圖的產生原理

　　心肌細胞生物電現象與神經細胞、骨骼肌細胞狀，在細胞膜內外兩側存在著電位差及電位差變化。在細胞安靜時的膜電位稱靜止電位，也稱為膜電位；在細胞興奮時產生的膜電位稱為動作電位，是細胞興奮的指標。

（一）心肌細胞的去極化與再極化

　　心肌細胞膜內外兩側 K^+、Na^+、Cl^-、Ca^{+2} 等不均勻分布，心肌細胞在靜息狀態下，細胞膜外排列著一層帶正電荷的陽離子，膜內排列著等量的帶負電荷的陰離子，即細胞膜外的的電位比細胞膜內的電位高。在安靜的狀態下，心肌細胞能保持其膜內外的這種暫時的穩定狀態而不產生電流，這種狀態稱為極化狀態（polarization）。此時自細胞內外的兩端連導線至一電流計，則指針靜止，描出一電平線。當心肌細胞膜受到刺激（閾刺激）之後極化狀態發生逆轉，使細胞內、外正負離子的分布發生改變，導致膜外正內負的狀態較快地轉變成外負內正，從而產生動作電位。在正電位處的電極可描出去極化進行的一向上劃線。在去極化時，前面為正電位，後面為負電位（－＋），對著正電位的電極描出的是一向上的波。當刺激傳至整個細胞時，膜外均會變為負電位，因為兩端電位均為「－」，保持暫時的平衡而無電位差，因此又描出一電平線，為去極化狀態。此後在開始受到刺激端，又恢復膜外正內負的原來狀態，恢復端較未恢復端膜外的電位較高，此時又產生了電位差，對著負電位的電極描出一向下的曲線，為再極化進行。在再極化進行時，前面為負電位（－），後面為正電位（＋），對著負電位的電極描出一向下的波，再極化進行較去極化為慢，因而描出較圓鈍的曲線。以後恢復原來的狀態，兩端均為正電位，無電位差，曲線也回到電位線，為再極化完成。在再極化的過程中，膜外形成電位差產生電流，相當於心室再極化產生的 T 波。

（二）心臟的去極化與再極化

　　心臟為近似於一個前後稍扁倒置的圓錐體，有心房和心室的複雜構造。心室為一不規則的「U」形器官，當心臟激動時，心室和心房內會發生極為複雜的電壓變化，從而構成心電圖的特有波形。在心臟去極化時，其方向是從心內膜向心外膜進行，即心內膜的正電荷向心外膜移動，因此，探查電極面對心外膜的描出一向上的波，電極面對心內膜的則描出一向下的波。心臟的再極化與去極化的方向相反，從心外膜向心內膜進行，故面對心外膜的電極亦描出向上的波形。所以，在正常人的心電圖中，記錄

到的心室再極化波與去極化波方向一致，與單一的心肌細胞不同，其機制尚不十分清楚，可能因為心外膜心肌的溫度比心內膜下高，在心室收縮時，心外膜所承受的壓力比心內膜小，所以心外膜再極化過程發生在先，比心內膜早。

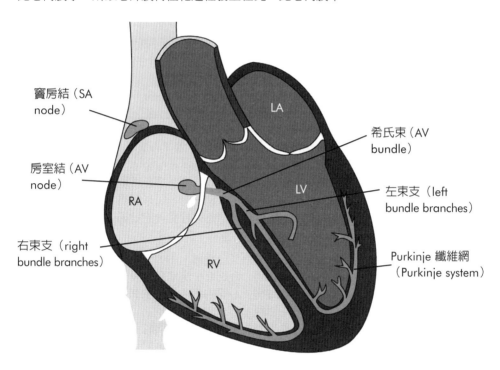

心電圖的定義

心臟在每一次機械收縮之前先產生微電流，心電圖就是利用心電圖機將這種生物電的變化在體表記錄下來所獲得的一條上下變化的曲線。

心電圖

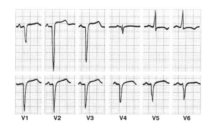

（為編著者群繪製之圖片，擁有圖片著作權）

6-2 心電圖的基本知識（二）

一、心電圖的產生原理（續）

在體表部位採集到的心臟電位強度因為體型及部位的不同而變化，與下列因素有關：1. 與心肌的厚度（心肌細胞的數量）呈現正比；2. 與探討電極的位置和心肌細胞之間的距離呈現反比；3. 與探討電極的方位和心肌去極化的方向所構成的角度有關，夾角越小，則心電位在導聯上的投影越大，電位越強，反之則相反。這種既具有強度，又具有方向性的電位幅度稱為心電「向量」（vector），通常其方向用箭頭表示，其電位強度用長度來表示。心臟的心電向量是由其電子激動過程所產生，但是由於心肌並不是一個規則的整體，使其電活動錯綜複雜，導致各個心電向量之間的關係也較為複雜，然而一般均按照下列的原理合成為「心電綜合向量」（resultant vector）：二個心電向量在同一軸的方向相同者，其幅度相加；方向相反則相減。二個心電向量方向構成一定的角度者，則可以使用「合力」原理將兩者按其角度和幅度構成一個平行四邊形，其對角線即為綜合向量（圖一），可以認為，在體表所描記的心電變化，乃是心肌細胞電活動的電位變化按上述原理綜合的結果。

（三）心電圖各個波段的組成和命名

心臟正常的傳導系統包括竇房結、結間束（分為前、中、後結間束）、房間束（起自前結間束，稱 Bachmann 束）、房室結、希氏束、房室束、束支（分左、右支，左束支又分為前、後分支）和浦肯野纖維網。心臟的興奮衝動由其傳導系統傳導，與每一心動週期順序出現的心電變化密切相關。

竇房結是心臟的最高起搏點，其產生的衝動心房興奮的同時經由結間束傳導至房室結（對興奮的傳導發揮延擱的功能，延遲 0.05～0.07 秒），然後沿著希氏束傳至左、右束支再傳至浦肯野纖維，最後心室興奮，這種心臟微電流先後有秩序的傳播，會引起一系列電位的改變，形成了心電圖上的相應的波段。臨床心電圖學對這些波、段做了統一的命名：1.P 波，是最早出現的幅度較小的波，為左、右心房去極化的混和波，右心房激動大約早於左心房 0.03 秒；2.P-R 間期，又稱為 P-Q 間期，即自 P 波開始部至 R 波（或 Q 波）開始的時間。代表激動自竇房結開始，透過心房、房室結及房室束的全部時間，即為房室傳導的時間；3.QRS 波群，是由心室的去極化形成的，為激動在心室傳導的情形；4.ST 段為心室去極化完成之後，心室早期再極化過程的電位變化。T 波為心室晚期的再極化波，一般反映心室再極化過程的電位變化；5.Q-T間期為心室開始去極化至心室再極化完畢整個過程的時間。

QRS 波群會因為檢測電極的位置不同而呈現多種的形態，其命名的原則如下所示：P 波之後的第一個向下的波為 Q 波，P 波後的第一個向上的波為 R 波，R 波後的向下波稱為 S 波，S 波之後又出現的一個向上的波稱為 R' 波，R' 波後又一個向下的波稱為 S' 波，只有一個向下的波稱為 QS 波。QRS 波群的記錄原則是：大波用大寫的字母，小波使用小寫的字母。圖二為 QRS 波群命名的示意圖。

正常心室的去極化始於室間隔中部，自左向右方向去極化；隨後左、右心室遊離壁從心內膜向心外膜去極化；左室基底部和右室肺動脈圓錐部為最後的去極化部位。心室肌這種規律的去極化順序，對於了解不同電極部位 QRS 波群形態的形成非常重要。

心電圖各波段的形成和命名

P-R 間期	反應心房再極化及房室結、希氏束、束支的電活動
QRS 波群	為心室去極化綜合波群
ST 段和 T 波	分別代表心室緩慢和快速再極化過程
Q-T 間期	為心室開始去極化至心室再極化完畢整體過程時間
U 波	代表心室後繼電位
P 波	代表左右心房去極化

正常心電圖的波形（normal electrocardiographic complexes）

心電圖各個波段的形成和命名
P 波表示心房去極化
QRS 綜合波表示心室的去極化
T 和 U 波由心室再極化所形成

正常心電圖的波形（normal electrocardiographic complexes）

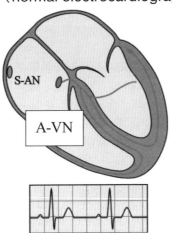

（為編著者群繪製之圖片，擁有圖片著作權）

6-3 心電圖的基本知識（三）

（四）心電向量與心電圖的關係

心電向量圖和心電圖都是心臟去極化過程電位變化的反映，心電圖是平面心電向量環在各個導聯軸上的投影（即空間向量環的第二次投影）。肢體導聯心電圖是額平面向量環在六軸系統各個導聯軸上的投影，胸導聯的心電圖是橫面向量環在胸導聯的各個導聯軸上的投影。

1. 額平面向量環與肢體導聯心電圖的關係：標準導聯（Ⅰ、Ⅱ、Ⅲ）和單極加壓肢體導聯（aVF、aVL、aVR）的心電圖圖形大致可以從額面心電向量環上各個導聯投影而形成（圖一），正常額面 QRS 向量環長而窄，多數呈現逆時鐘方向轉動，最大向量位置在 60° 左右，P 環和 T 環與 QRS 環方向基本一致。

   Ⅰ導聯 P 環和 T 環的向量均投影在 Ⅰ導聯軸的正側，因此出現向上的 P 波和 T 波。QRS 環起始向量投影在 Ⅱ導聯軸的負側，得 q 波；最大向量及終端向量均投影在 Ⅱ導聯軸的正側，求得高 R 波，因此 Ⅱ導聯的 QRS 波群呈現 qR 型。

   aVR 導聯 P 環和 T 環的向量均會投影在 aVR 導聯軸的負側，因此 P 波和 T 波均為向下。QRS 環的起始向量投影在 aVR 導聯的正側，得小 r 波；最大向量及終末向量投影在 aVR 導聯軸的負側，得出深 S 波，因此 aVR 波導聯的 QRS 波群呈 rS。Ⅲ、avF、avL 導聯的波形可以依次類推。

2. 橫面向量環與胸導聯心電圖的關係：正常水平面的心電向量均為逆時鐘方向運轉。橫面 QRS 環大多為橢圓形，最大向量指向 345° 左右，P 環和 T 環的方向與此大體一致。

   在 V$_1$ 導聯軸上，QRS 環的起始段有一小部分投影在 V$_1$ 導聯的正側，其後大部分在該導聯軸的負側，故得到一個 rS 波形。隨著心電向量環投影於 V$_2$～V$_6$ 導聯的變化，QRS 波群漸變化，r 波逐漸增大，S 波逐漸變小。在 V$_6$ 導聯軸上的 QRS 環起始部分只有一小部分落在導聯軸的負側，大部分落在導聯軸的正側，最後還有一小部分落在導聯軸的負側。因此，正常 V$_6$ 導聯 QRS 波群呈現 qRs 型（圖二）。

   其他胸導聯的波形可以依此類推。

（五）心電軸及心臟轉位

1. 平均心電軸：心房、心室在去極化與再極化過程中產生的多個瞬間綜合心電向量，均稱心電軸。若將心房、心室產生的多個瞬間綜合心電向量各自再綜合成一個主軸向量，可以稱為平均心電軸，其中包括 P、QRS、T 平均電軸。其中 QRS 平均心電軸在代表心室去極化額平面的心電圖診斷中更為重要，因而通常所說的平均電軸就是指額平面 QRS 平均電軸而言，平均心電軸的偏移方向就是使用 QRS 平均電軸與心電圖 Ⅰ導聯正側段所構成的角度來表示。

2. 平均心電軸的測定方法：(1) 目測法：簡單迅速，基本上可以滿足臨床的需求。一般透過觀察 Ⅰ和Ⅲ導聯 QRS 波群的主波方向，可以大致估計心電軸的偏移情況。心電軸正常，Ⅰ和Ⅲ導聯的主波都向上，心電軸在 0°～90° 之間，表示電軸

不偏；心電軸左偏，Ⅰ導聯的主波向上，Ⅲ導聯的主波向下；心電軸右偏，Ⅰ導聯的主波向下，Ⅲ導聯的主波向上。

心率的計算

測定 P-P 或 R-R 間距	取點的原則不變
在心律整齊時	每分鐘心率 =60/P-P 或 R-R 間距（s）或按照 P-P 及 R-R 間距
在心律不齊時心率的演算法	(1)測量 5 個心動週期的 P-P 或 R-R 間距，算出其平均數然後代入上述公式計算或查表 (2)測量 30 個大格（共 6 秒）內的心動週期數（即 P-P 間距數量或 R-R 間距數量，壓線不算）×10＝ 心率（次／分鐘）

圖一　額平面心電向量圖在導聯軸Ⅰ、aVF、aVR 上的投影

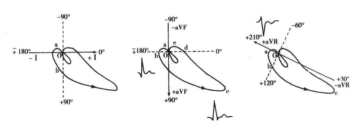

（爲編著者群繪製之圖片，擁有圖片著作權）

圖二　橫面 QRS 向量環在胸前導聯軸上的投影

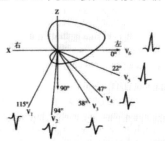

（爲編著者群繪製之圖片，擁有圖片著作權）

6-4 心電圖的基本知識（四）

（五）心電軸及心臟轉位（續）

(2) 振幅法：先測出 I 導聯 QRS 波群的振幅，R 爲正，Q 與 S 爲負，算出 QRS 振幅的代數和，再以同狀的方法算出 III 導聯 QRS 振幅的代數和。然後將 I 導聯 QRS 振幅數值畫在 I 導聯軸上，作一條垂線；將 III 導聯 QRS 振幅數值畫在 III 導聯軸上，也作一條垂線；兩條垂線相交於 A 點，將電耦中心 O 點與 A 點相連，OA 即爲所求的心電軸。使用量角器來測量 OA 與 I 導聯軸正側段夾角的角度，此角度表示心電軸的度數。

3. 心電軸偏移及其臨床的意義：正常心電軸的變動範圍較大，大約在 $-30°$～$+110°$，一般在 $0°$～$+90°$ 之間，正常心電軸平均大約爲 $+58°$。自 $+30°$～$-90°$ 爲電軸左偏，$+30°$～$-30°$ 屬於電軸輕度左偏，常見於正常的橫位心臟（肥胖、腹水、妊娠等）、左室肥大和左前分支阻滯等。$+90°$～$+110°$ 屬輕度電軸右偏，常見於正常的垂直位心臟和右室肥大等；越過 $+110°$ 的電軸右偏，大多見於嚴重右室肥大和左後分支阻滯等。

4. 心臟轉位的方向：(1) 順時鐘方向轉位：心臟沿其長軸（自心底部至心尖）作順時鐘方向（自心尖觀察）放置時，使右心室向左移，左心室則相應地被轉向後，故自 V_1 至 V_4，甚至 V_5、V_6 均顯示右心室外膜 rS 波形，明顯的順時鐘向轉位大多見於右心室肥厚。(2) 逆時鐘方向轉位：心臟繞其長軸作逆時鐘方向旋轉時，使左心室向前向右移，右心室被轉向之後，故 V_3、V_4 呈現左心室外膜 qR 波形。顯著逆時鐘向轉位時，V_2 也會呈現 qR 型，需要加做 V_{2R} 或 V_{4R} 才能顯示出右心室外膜的波形，顯著逆時鐘向轉位大多會見到左心室肥厚。

二、心電圖的導聯系統

根據電子學測試的原理，任何心電導聯系統從本質上講都是雙極導聯，因此將雙極導聯的正、負兩極置於體表的任何部位都可以反映心臟的電位活動情況。測定的方法是用兩塊金屬小板作爲電極，安放於身體的兩個不同部位上，再用導聯線與心電圖機連接成電路，即可描得一系列心電波，這種連接方式和記錄方法稱爲心電圖導聯。在臨床工作中，爲了便於對同一人或不同時期所做的心電圖加以比較，所以對電極放置的部位和導聯的連接方式都有明確的規定。目前，國際上公認和通用的心電圖導聯有標準導聯、加壓單極肢體導聯和胸導聯。

（一）常用的導聯

1. 標準導聯亦稱雙極肢體導聯，反映兩個肢體之間的電位差。(1) I 導聯：將左上肢電極與心電圖機的正極端相連，右上肢電極與負極端相連，反映兩上肢的電位之差。若左上肢的電位高於右上肢時，則描出一個向上的波形；當右上肢的電位高於左上肢時，則描記出一個向下的波形。(2) II 導聯：將左下肢電極與心電圖機的正極端相連，右上肢電極與負極端相連，反映左下肢與右上肢的電位差。若

左下肢的電位高於右上肢，則描出一個向上波；反之，則爲一個向下波。(3) III 導聯：將左下肢與心電圖機的正極端相連，左上肢電極與負極端相聯，反映左下肢與左上肢的電位差，當左下肢的電位高於左上肢時，則描記出一個向上波；反之，則爲一個向下波。

計算法

測量 I，III 導聯 QRS 波振幅後算出其代數和，然後分別在該導聯軸上找到這一代數和的位置，經此點畫出導聯軸的垂線，兩線交點與原點的連線所指示的夾角度數即心電軸偏移的實際度數。

QRS 波

搏動波中變化複雜、波幅較大的綜合波，代表心室去極化。其中第一個負向波稱為 Q 波，第一個正向波稱為 R 波，R 波後的負向波稱為 S 波。可以根據波的相位對大小分別用英文字母的大、小寫的型式來表示。例如：qRs、rS、RS 等。如果它們後面再有正向波或負向波出現，分別稱為 R' 波或 S' 波；單一的負向波稱為 QS 波。

心臟轉位的方向

1. 順時鐘方向轉位	心臟沿著其長軸（自心底部至心尖）作順時鐘方向（自心尖觀察）放置時，使右心室向左移，左心室則相應地被轉向後，故自 V_1 至 V_4，甚至 V_5、V_6 均顯示右心室外膜 rS 波形，明顯的順時鐘向轉位大多見於右心室肥厚。
2. 逆時鐘方向轉位	心臟繞其長軸作逆時鐘向旋轉時，使左心室向前向右移，右心室被轉向之後，故 V_3、V_4 呈現左心室外膜 qR 波形。顯著逆時鐘向轉位時，V_2 也會呈現 qR 型，需要加做 V_{2R} 或 V_{4R} 才能顯示出右心室外膜的波形，顯著逆時鐘向轉位大多會見到左心室肥厚。

常用的導聯

1. I 導聯	將左上肢電極與心電圖機的正極端相連，右上肢電極與負極端相連，反映兩上肢的電位之差。若左上肢的電位高於右上肢時，則描出一個向上的波形；當右上肢的電位高於左上肢時，則描記出一個向下的波形。
2. II 導聯	將左下肢電極與心電圖機的正極端相連，右上肢電極與負極端相連，反映左下肢與右上肢的電位差。若左下肢的電位高於右上肢，則描出一個向上波；反之，則為一個向下波。
3. III 導聯	將左下肢與心電圖機的正極端相連，左上肢電極與負極端相聯，反映左下肢與左上肢的電位差，當左下肢的電位高於左上肢時，則描出一個向上波；反之，則為一個向下波。

6-5 心電圖的基本知識（五）

（一）常用的導聯（續）

2. 加壓單極肢體導聯：標準導聯只反映體表某兩點之間的電位差，並不能探測某一點的電位變化，而人體表面的任何一點，都有一定的電位變化。如果把探查電極接在人體的任一點上，將心電圖機的負極接在零電位點上（無關電極），就可以測得該點的電位變化，此種導聯的方式稱為單極導聯。Wilson 提出把左上肢，右上肢和左下肢的三個電位各透過 5000 歐姆高電阻，使用導線連接在一點，稱為威爾森中心電端（T）。相關的理論和實務均加以證實，威爾森中心電端的電位在整個心臟激動過程中的每一瞬間始終穩定，接近於零，因此把威爾森中心電端看作是零電位點。在臨床上，就是將探查電極連接在人體的左上肢，右上肢和左下肢，心電圖機的無關電極與威爾森中心電端連接，分別得出左上肢單極導聯（VL）、右上肢單極導聯（VR）和左下肢單極導聯（VF）（圖一）。由於單極肢體導聯（VL、VR、VF）的心電圖形振幅較小，不便於觀測。為此，Goldberger 使用了加壓單極肢體導聯的方法，在描記某一肢體的單極導聯心電圖時，將那個肢體與威爾森中心電端相連接的高電阻斷開，這狀就可使心電圖波形的振幅增加 50%，這種導聯方式稱為加壓單極肢體導聯，分別以 avL、avR 和 avF 來表示（圖二）。

3. 胸導聯：屬於單極導聯，將檢測之正電極放置在胸前的一定部位，另外將左上肢、左下肢和右上肢三個肢體導聯電極連接起來，構成「無乾電極」或稱為威爾森中心電端，此種連接使該處的電位接近於零，設定為導聯的負極，這就是單極胸導聯。這種導聯方式，探查電極離心臟很近，只隔著一層胸壁，因此心電圖波形振幅較大。常用的胸導聯通常有 5 個，即 V_1、V_2、V_3、V_4、V_5 導聯。V_1 位於胸骨右緣第四肋間；V_2 位於胸骨左緣第四肋間；V_3 位於 V_2 與 V_4 連線的中點；V_4 位於左鎖骨中線與第五肋間相交處；V_5 位於左腋前線 V_4 水平處；V_5 位於左腋中線 V_4 水平處。V_1、V_2 導聯面對右室壁，V_5、V_5 導聯面對左室壁，V_3、V_4 介於兩者之間。在常規心電圖檢查時，通常使用上述的導聯即可以滿足臨床的需求，但是在個別情況下，例如疑有右室肥大，右位心或特殊部位的心肌梗塞等情況，還可以添加若干導聯，例如右胸導聯 $V_{3R} \sim V_{5R}$，相當於 $V_3 \sim V_5$ 相對應的部位；V_7 導聯在左腋後線與 V_4 水平處；V_8 位於左肩胛線 V_4 水平處；V_9 位於左脊旁線 V_4 水平處。

（二）導聯軸

在某一導聯中，正負電極之間的聯線，稱為該導聯的導聯軸。標準導聯的導聯軸可以畫一個等邊三角形來表示。等邊三角形的三個頂點 L、R、F 分別代表左上肢，右上肢和左下肢，L 與 R 的連線代表 I 導聯的導聯軸，RL 中點的 R 側為負，L 側為正；同理 RF 是 II 導聯的導聯軸，R 側為負，F 側為正；LF 是 III 導聯的導聯軸，L 側為負，F 側為正。零電位點或威爾森中心電端相當於等邊三角形的中心。按照導聯軸的定義可以看出 OR、OL、OF 分別是單極肢體導聯 VR、VL、VF 的導聯軸，RR、'LL'、FF' 分別是 avR、avL、avF 的導聯軸，其中 OR、OL、OF 端為正，'OR'、'OL'、OF' 端為負。標準導聯和加壓單極肢體導聯都是額面，為了更清楚地顯示這六個導聯軸之間的關係，可以將三個標準導聯的導聯軸平行移動到三角形的中心，使其均透過威爾森中心電端 O 點，再加上加壓單極肢體導聯的三個導聯軸，此形狀就構成額面上的六軸系統。每一根軸從中心 O 點分為正負兩半，各個軸之間均為 30°，從 I 導聯正側端順時鐘向的角度為正，逆時鐘方向的角度為負，例如導聯 I 的正側為 0 度，負側為 ±180°；導聯 aVF 的正側為 + 90°，負側為 –90°，導聯 II 的正側為 + 50°，負側為 –120°（或 + 240°），依次類推。六軸系統對測定心電軸及判斷肢體導聯心電圖波形很有幫助。

壓單極肢體導聯

標準導聯只反映體表某兩點之間的電位差，並不能探測某一點的電位變化，而人體表面的任何一點，都有一定的電位變化。

胸導聯

屬於單極導聯，將檢測之正電極放置在胸前的一定部位，另將左上肢、左下肢和右上肢三個肢體導聯電極連接起來，構成威爾森中心電端，此種連接使該處的電位接近於零，設為導聯的負極，這就是單極胸導聯。

導聯軸

在某一導聯中，正負電極之間的聯線，稱為該導聯的導聯軸。

圖一　單極肢體導聯連接方式

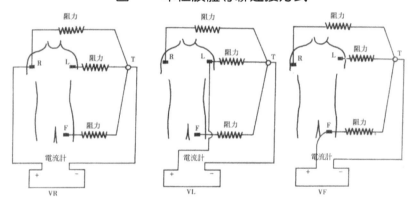

圖二　加壓單極肢體導聯的連接方式

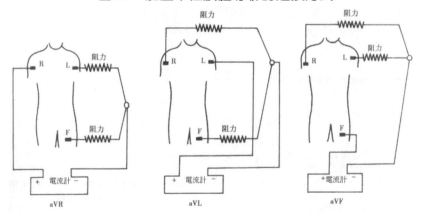

6-6 心電圖機及操作（一）

心電圖機是一種記錄心臟電子活動的高度精密的醫用電子儀器，它能將微弱的心臟電流加以放大和記錄，供臨床使用。目前常用的心電圖機有單導聯心電圖機和 12 導聯同步心電圖機兩種。

為了使得描記出的心電圖品質合格，除了心電圖機性能必須合格之外，還要求環境符合條件，病人的配合和正確的操作方法。

（一）心電圖檢查的環境要求

1. 室溫：室內要保持溫暖，溫度不要低於 18℃，以避免因為寒冷而引起的肌肉震顫而干擾到正常的心電圖形。
2. 地線：使用交流電源的心電圖機必須接專用可靠的地線，接地電阻要低於 0.5Ω。
3. 心電圖機的位置：放置心電圖機的位置應使其電源線盡可能遠離診察床和導聯電纜，不要有電器的干擾。床旁不要擺放其他電器（不論是否通電）及穿行的電源線。
4. 診察床：診察床的寬度不要小於 80 公分，以免因為肢體的緊張而引起肌電干擾，如果診察床的一側靠牆，則該牆內必須無電線穿過。

（二）準備的工作

1. 對初次接受心電圖檢查者，必須事先作好解釋的工作，消除其緊張的心理。
2. 在每次做常規心電圖檢查之前，病人要充分休息，解開上衣，暴露胸部。在描記心電圖時要使身體肌肉放放鬆，保持平靜地呼吸。

（三）皮膚的處理和電極的安置

1. 如果放導聯部位的皮膚汙垢或毛髮過多，要預先清潔皮膚或剃毛，再放置電極。
2. 要使用導電膏（有糊劑、霜劑或溶液等劑型）來塗擦放置電極處的皮膚，不能將導電膏直接塗在電極上。此外還要避免使用棉籤或毛筆沾生理鹽水或酒精，甚至使用自來水來代替導電膏，因為使用此種方法來導電，則皮膚和電極之間的接觸阻抗較大，極化電位也很不穩定，易於造成心電圖的基線漂移或其他偽差，尤其是皮膚乾燥或皮脂較多者，偽差更為明顯。
3. 嚴格按照國際統一標準，準確放置 12 導聯常規心電圖電極。將 V_3、V_4、V_5 電極安放在乳房下緣胸壁上，女性乳房下垂者要將其托起，而不應該放置在乳房上。
4. 需要加作其他胸壁導聯時，例如作 V_7、V_8、V_9 導聯心電圖，必須採取仰臥位，而不能採取側臥位描記，因此背部的電極最好是扁的吸杯電極，或臨時貼一次性心電監護電極並用連接導線來代替。
5. 禁止將左、右下肢的電極都放在一側下肢，因為目前的心電圖機都裝有「右下肢反驅動」電路，它能有效地抑制交流電干擾，上述的作法等於取消了此項功能，從而降低了抗交流電干擾的性能。雖然操作者可以使用「交流電濾波」來減輕干擾，但是卻可以使心電圖的波形失真。

心電圖檢查的環境要求

室溫	室內要保持溫暖，溫度不要低於 18℃，以避免因為寒冷而引起的肌肉震顫而干擾正常的心電圖形。
地線	使用交流電源的心電圖機必須接專用可靠的地線，接地電阻要低於 0.5Ω。
心電圖機的位置	放置心電圖機的位置應使其電源線盡可能遠離診察床和導聯電纜，不要有電器的干擾。床旁不要擺放其他電器（不論是否通電）及穿行的電源線。
診察床	診察床的寬度不要小於 80 公分，以免因為肢體的緊張而引起肌電干擾，如果診察床的一側靠牆，則該牆內必須無電線穿過。

皮膚的處理和電極的安置

如果放導聯部位的皮膚汙垢或毛髮過多，要預先清潔皮膚或剃毛，再放置電極。

應該使用導電膏（有糊劑、霜劑或溶液等劑型）塗擦放置電極處的皮膚，不能將導電膏直接塗在電極上。

嚴格按照國際統一標準，準確放置 12 導聯常規心電圖電極。

需要加作其他胸壁導聯時，例如作 V_7、V_8、V_9 導聯心電圖，必須採取仰臥位，而不能採取側臥位描記，因此背部的電極最好是扁的吸杯電極，或臨時貼一次性心電監護電極並用連接導線來代替。

禁止將左、右下肢的電極都放在一側下肢，因為目前的心電圖機都裝有「右下肢反驅動」電路，它能有效地抑制交流電干擾，上述的作法等於取消了此項功能，從而降低了抗交流電干擾的性能。

✚ 知識補充站
準備的工作
1. 對初次接受心電圖檢查者，必須事先作好解釋的工作，消除其緊張的心理。
2. 在每次做常規心電圖檢查之前，病人要充分休息，解開上衣，暴露胸部。在描記心電圖時要使身體肌肉放放鬆，保持平靜地呼吸。

6-7 心電圖機及操作（二）

（四）心電圖的描記

1. 使用符合標準的心電圖機。若用熱筆式的記錄紙，其熱敏感性和儲存性要符合標準。單通道記錄紙的可以記錄的範圍要超過 40mm。

2. 心電圖機若無自動描記 1mV 定標方波的熱筆式機器，在作心電圖之前先描記方波（「打標準」）之後再描記心電圖，以便於觀察心電圖機的各導聯同步性、靈敏度、阻尼和熱筆溫度是否適當，若需要調整可以按照心電圖機的使用說明來做，以後每次變換增益後都要再描記一次定標方波。方波不能超過 0.15 秒，盡可能不與 P、QRS、T 波重疊。

3. 按照心電圖機使用說明來描記常規 12 導聯心電圖，包括肢體的 Ⅰ、Ⅱ、Ⅲ、aVR、avF、aVL 和胸前導聯的 $V_1 \sim V_5$ 共 12 個導聯。

4. 有或疑有急性心肌梗塞病人首次作常規心電圖檢查時必須加作 V_7、V_8、V_9，並在胸壁各導聯部位用色筆或龍膽紫作標記，使每次放置的電極部位準確以便於做動態的比較。疑有右位心或右心梗塞者，要作 V_{2R}、V_{3R}、V_{4R} 導聯。

5. 不論使用哪種類型的心電圖機，爲了減少心電圖波形失真，要儘量避免使用交流電濾波或「肌濾波」。

5. 在使用手動方式描記心電圖時，當切換導聯時，必須等到基線穩定後再啟動記錄紙，每個導聯描記不要少於 3～4 個完整的心動週期（即需要記錄 3～4 個 QRS 綜合波）的長度。

7. 若出現下列情況時要及時作出處理：(1) 某個胸壁導聯出現無法解釋的異常 T 或 U 波時，一種是由於相應的胸壁電極鬆動脫落，要固定好該處的電極。另一種是由於胸部的電極恰好在心尖搏動最強處，則可以重新處理處處皮膚或更換品質較好的電極，若仍無效，則可以嘗試將電極的位置稍微偏移一點，此時若波形變爲完全正常，則可以認爲此種異常的 T 波或 U 波是由於心臟衝撞胸壁，使電極的極化電位發生變化而引起的僞差；(2) 如果Ⅲ和 / 或 aVF 導聯出現較深的 Q 波，要在深呼氣之後屏住氣時，立即重複描記這些導聯的心電圖。若此時 Q 波明顯變淺或消失，則可以考慮爲橫膈抬高所引起；反之若 Q 波仍然較寬而深，要考慮爲下壁心肌梗塞；(3) 若心率＞ 50 次 / 分鐘，而 P–R 間期＞ 0.22 秒者，要採取坐位時再記錄幾個肢體的導聯心電圖，以便於判斷是否存在房室阻滯。

（五）心電圖機的維護

1. 電極的維護：在每天作完心電圖之後必須洗淨電極。鍍銀的電極使用水來洗淨即可，在使用時要避免擦傷鍍銀層。銅合金的電極，若有鏽斑出現，可以用細砂紙擦掉之後，浸泡在生理鹽水中一夜，使電極表面形成電化性能穩定的薄膜。2. 導線：導聯電纜的芯線或遮罩層容易損壞，尤其是靠近兩端的插頭處，因此勿用力牽拉或扭轉，要盤成直徑較大的圓盤放置，或懸掛放置，以防止導線過度扭曲。3. 電池：交直流兩用的心電圖機，要按照說明書的要求來定期充電，以延長電池的使用壽命。4. 心電圖機的安放：心電圖機要放在絕緣桌上或工作臺上，要避免高溫、日曬、受潮、塵土或撞擊，蓋好防塵罩。搬運或攜帶心電圖機時避免碰撞和劇烈震動。通電開機後嚴禁搬動，以免損壞其內部精密的零組件。5. 定期地維修：要由醫療儀器維修部門來定期檢測心電圖機的性能。熱筆記錄式心電圖機，要根據記錄紙的熱敏感性和送紙速度而調整熱筆的壓力和溫度。

心電圖的描記

1. 使用符合標準的心電圖機。

2. 心電圖機若無自動描記 1mV 定標方波的熱筆式機器，在作心電圖之前先描記方波（「打標準」）之後再描記心電圖，以便於觀察心電圖機的各導聯同步性、靈敏度、阻尼和熱筆溫度是否適當。

3. 按照心電圖機使用說明來描記常規 12 導聯心電圖，包括肢體的 I、II、III、aVR、avF、aVL 和胸前導聯的 $V_1 \sim V_5$ 共 12 個導聯。

4. 有或疑有急性心肌梗塞病人首次作常規心電圖檢查時必須加作 V_7、V_8、V_9，並在胸壁各導聯部位用色筆或龍膽紫作標記，使每次放置的電極部位準確以便於做動態的比較。

5. 不論使用哪種類型的心電圖機，為了減少心電圖波形失真，要儘量避免使用交流電濾波或「肌濾波」。

6. 在使用手動方式描記心電圖時，當切換導聯時，必須等到基線穩定後再啟動記錄紙，每個導聯描記不要少於 3～4 個完整的心動週期（即需要記錄 3～4 個 QRS 綜合波）的長度。

7. 若出現下列情況時要及時作出處理：(1) 某個胸壁導聯出現無法解釋的異常 T 或 U 波時，一種是由於相應的胸壁電極鬆動脫落，應固定好該處的電極。另一種是由於胸部的電極恰好在心尖搏動最強處，則可以重新處理該處皮膚或更換品質較好的電極，若仍無效，則可以嘗試將電極的位置稍微偏移一點，此時若波形變為完全正常，則可以認為此種異常的 T 波或 U 波是由於心臟衝撞胸壁，使電極的極化電位發生變化而引起的偽差；(2) 如果 III 和 / 或 aVF 導聯出現較深的 Q 波，要在深呼氣之後屏住氣時，立即重複描記這些導聯的心電圖。若此時 Q 波明顯變淺或消失，則可以考慮橫膈抬高引起；反之若 Q 波仍較寬而深，應考慮為下壁心肌梗塞；(3) 若心率 > 50 次 / 分鐘，而 P–R 間期 > 0.22 秒者，要採取坐位時再記錄幾個肢體導聯心電圖，以便於判斷是否存在房室阻滯。

心電圖機的維護

電極的維護	在每天作完心電圖之後必須洗淨電極。
導線	導聯電纜的芯線或遮罩層容易損壞，尤其是靠近兩端的插頭處，因此勿用力牽拉或扭轉，要盤成直徑較大的圓盤放置，或懸掛放置，以防止導線過度扭曲。
電池	交直流兩用的心電圖機，要按照說明書的要求來定期充電，以延長電池的使用壽命。
心電圖機的安放	心電圖機要放在絕緣桌上或工作臺上，要避免高溫、日曬、受潮、塵土或撞擊，蓋好防塵罩。
定期地維修	要由醫療儀器維修部門來定期檢測心電圖機的性能。

6-8 正常的心電圖（一）

一、心電圖的測量

心電圖一般描記在特殊的記錄紙即心電圖記錄紙上。心電圖記錄紙（右圖一）由諸多粗細兩種縱線和橫線劃分的小格組成。兩細線之間距為 1mm，兩粗線之間距為 5mm。縱線之間構成的縱格表示電壓，當標準電壓 1mV = 10mm 時，兩細線之間距（1mm）代表 0.1mV 電壓，每一大縱格代表 0.5mV 電壓；通常心電圖機送紙速度為 25mm/s，每一小橫格（1mm）代表 0.04 秒，每一大橫格代表 0.20 秒。

（一）心率的測量

先進的心電圖分析診斷儀，可以將 12 導聯心電圖和心率一起顯示出來。

無自動分析測量功能的心電圖機，在心電圖上測量心率，應用雙腳規測量 P-P 間期求出心房率，測量 R-R 間期求出心室率。心律正常的情況下測 R-R（或 P-P）間期的秒數，然後再除以 50 即可以求出心率。例如，R-R 間期為 0.75 秒，則心率＝50/0.75=80 次／分鐘。

心率的測量也可以使用簡便的目測法粗略推算心率，根據心電圖機送紙速度每秒 25mm（即 5 個大格），每個大格為 0.20 秒，兩個大格為 0.40 秒，其他依此類推。目測 R-R（或 P-P）間距大約占幾大格，若其間距為 2 大格，心率為 50/0.4 = 150 次／分鐘，若為 3 大格心率則為 50/0.5 = 100 次／分鐘。若為 4、5 或 5 個大格，其心率分別為 75 次／分鐘、50 次／分鐘、50 次／分鐘。在實際的工作中，只要能熟記上述規律，即可立即推算出心率。

心率的測量還可以使用專門的心率尺或採用查表法直接看出相應的心率數。心律明顯不齊時，一般採用心動週期的平均數來做推算。

（二）各波段時間的測量

1. P 波的測量：P 波時間在不同導聯會有所不同，在 12 導聯同步記錄的心電圖上做測量比較精確，最早的 P 波起點可出現在某一導聯上，測量 P 波的起點要從該導聯開始，P 波的終點時間在另一導聯上，P 波的時間應自最早的 P 波起點至最晚的 P 波終點。心電圖如果是在單導聯心電圖機上描記的，不可能準確地測出 P 波的時間，要選擇 P 波在 12 導聯中最寬的作為 P 波的時間。

2. P-R 間期：P-R（P-Q）間期精確測量應是在同步記錄的 12 導聯中最早的 P 波起點至最早的 QRS 波群的起點的間距。單導聯描記的心電圖，應選擇 P 波寬大，又有 Q 波的導聯加入測量。

3. QRS 波群的時間：正確的測量也要在同步 12 導聯心電圖記錄中進行，在此心電圖中最早的 QRS 波群的起點到最晚的 QRS 終點的間距為其實測的時間。在單導聯心電圖中，要選擇 12 導聯中最寬的 QRS 波群進行測量。

4. Q-T 間期 心電圖如在 12 導聯同步描記的，最早的 QRS 起點至最晚的 T 波終點的時間為 Q-T 間期。在單導聯、3 導聯或 5 導聯同步記錄的心電圖上測量 Q-T 間期，最好在 V_1、V_2、V_3 導聯，取其中最長的 Q-T 間期。要注意測量 Q-T 間期不能將 U 波計算在內。

（三）各波段振幅的測量

測量 P 波振幅的參考水平應以 P 波起始前的水平線為準。QRS 波群、J 點、ST 段、T 波和 U 波的振幅測量參考水平統一以 QRS 起始部水平線為准。如果 QRS 起始部為一斜段（受到心房再極化波或預激波的影響），其測量的參考點要取 QRS 波群的起點。測量向上波的高度時，要從基線的上緣測出波頂端的垂直距離；測量向下波形的深度時，要從基線的下緣測出波底端的垂直距離。

心電圖紙縱線和橫線圖解示意圖

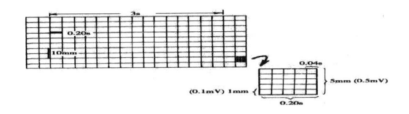

心電圖各個波段的組成與命名（P、QRS、T）

P 波	搏動波中首先出現的小波，代表心房去極化。正常有直立、倒置、低平、雙向等形態。
T 波	指 QRS 波後一個較寬的平緩波，代表心室再極化。一般也有直立、倒置、低平、雙向等形態。
U 波	緊跟 T 波後一較小的波，振幅很小，不是每個導聯均出現。一般以心前區導聯尤其是 V_3 導聯最清楚。發生機制不清，可能與心肌的後激電位有關。
ST 段	指 QRS 波終點至 T 波起點間的一段基線，代表心室去極化結束到心室再極化開始的電變化綜合情況。其與 QRS 波的交界點稱為 J 點。
P-R 間期	指 P 波起點至 QRS 波起點間的水準距離，代表激動從竇房結傳到心室所需要的時間。
Q-T 間期	指 QRS 波起點至 T 波終點間的水準距離，代表心室除、再極化所需要的總時間。

6-9 正常的心電圖（二）

二、正常心電圖的波形特色和正常值

正常心電圖的波形特色見右圖。

1. P波：是左、右心房去極化的重合波。右心房的激動一般早於左心房0.01～0.03秒。

    (1) 形態：P波的形態取決於P向量環在導聯軸上的投影，心臟的激動起源於竇房結，因此心房去極化的綜合向量是指向左、前、下。竇性P波在大部分導聯上呈圓鈍形，可能有時有輕微的切跡，P波的方向在Ⅰ、Ⅱ、aVF、V₄～V₅導聯中均向上，aVR導聯中向下，其他導聯中會呈現雙向、倒置或低平。

    (2) 時間：在肢體導聯中為0.05～0.10秒，超過0.11秒為P波過寬；在胸導聯中，P波多在0.05秒之內。

    (3) 振幅：在各導聯中為0.05～0.25mV，平均為0.1～0.2mV，大於0.25mV者為P波過高，小於0.05mV者為P波過低。在肢體導聯中P波振幅要小於0.25mV，在胸導聯中要小於0.15 mV。

2. P-R間期：又稱為P-Q間期，包括激動自竇房結開始，透過心房、房室結及房室束的全部時間，即代表心房開始去極化到心室開始去極化的時間。

    成年人心率在正常範圍時，P-R間期的正常值為0.12～0.20秒。P-R間期與年齡、心率有直接的關係，兒童及心率增快者會相應地縮短，在老年人及心率緩慢者會相應地延長，但是不要超過0.22秒。

3. QRS波群：代表兩個心室去極化的電位變化。正常的QRS波群可以呈現多種的形態(1) 時間：在正常成人中，QRS時間為0.05～0.10秒，在胸導聯中，QRS時間較肢體導聯略為寬些，但不要超過0.10秒，在兒童中或心率較快時，QRS時間可以略為短些，但是不要小於0.05秒。在各導聯中，正常的Q波不超過0.03～0.04秒，但是不包括QS型導聯。R峰時間又稱為本位曲折時間或室壁激動時間，指的是從QRS波群開始至R頂峰垂線之間的距離。若有R'波，則要測量至R''峰；若R峰有切跡，則要測量至切跡的第二峰。正常成人R峰時間在V₁、V₂導聯不要超過0.04秒，在V₅、V₅導聯不要超過0.05秒。(2) 形態：正常QRS波群形態大多會呈現峻峭陡急形，少數在波頂或基線底部會有輕度的鈍挫，偶而而有輕微的切跡。QRS波群會呈現多種的形態。在肢體導聯Ⅰ、Ⅱ、Ⅲ中，QRS波群在電軸無偏斜的情況下主波大多向上；在aVR導聯中QRS主波向下，呈現QS、rS、rSr'或Qr型。在胸導聯中，QRS波群在V₁、V₂導聯中呈現rS型，在V₃、V₄導聯R波和S的振幅大致相等，在V₅、V₅導聯可以呈現qR、qRS、RS或R型。(3) 電壓：在不同的導聯中，QRS波群的電壓各不相同。在一般的情況下，正常Q波的幅度不要超過同導聯R波的1/2～1/4（心電圖學是此形狀所界定的），其電壓不要超過0.3mV。在右胸導聯中，正常的成人不會出現Q波。在左胸的導聯中，Q波的振幅不要超過同導聯R波的1/4。R波的振幅在Ⅰ、Ⅱ、Ⅲ導聯中分別為1.5、2.5、2.0mV以內，在aVR導聯中不要超過0.5mV，在aVL導聯中不要超過1.2mV，在aVF導聯中不要超過2.0 mV，在胸導聯中V₁的R波振幅最小，一般不要大於1.0 mV，在V₅導聯中R波振幅最高，但不要大

於 2.5 mV。正常 S 波在標準導聯和左胸導聯中，其深度不要超過 0.5mV，在右胸前導聯中，S 波的深度平均為 1.2 mV，最大不要超過 2.4mV。在正常情況下，V_1 導聯中 R/S ＜ 1，V_5 導聯中 R/S ＞ 1，在 V_3 導聯中 R/S 接近 1；$R_{V1}+S_{V5}$ ＜ 1.2 mV，$R_{V5}+S_{V1}$ 男性小於 4.0 mV、女性小於 3.5mV。

正常心電圖的波形特色

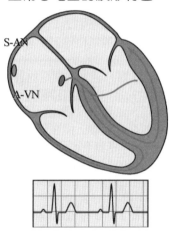

（為編著者群繪製之圖片，擁有圖片著作權）

QRS 波

QRS 波：主要觀察形態、時間和電壓。

形態：QRS 波形變化較為複雜，其主要規律是：一般 I、II、aVF、V_4～V_6 導聯主波向上，aVR 及 V_1～V_2 女導聯主波向下。III 與 aVL 導聯變化較多，但是兩者的變化具有對應性，即 III 導聯正向波越高，則 aVL 導聯負向波越深，反之亦然。當心電軸偏移時 I 與 III 導聯也具有這種對應性改變的特色點。據 I 與 III 導聯的圖形可以判斷心電軸偏移。

（為編著者群繪製之圖片，擁有圖片著作權）

QS 型

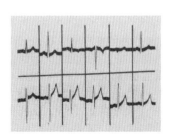

主波向上的導聯波形可以為單向、雙向或三向波，但是 q 波要小於相同導聯 R 波的 1/4，時間＜ 0.03–0.04 秒。主波向下的導聯（aVR 除外，主要是 V_1、V_2）不要出現 q 波，但是可以呈現 QS 型。

（為編著者群繪製之圖片，擁有圖片著作權）

6-10 正常的心電圖（三）

二、正常心電圖的波形特色和正常值（續）

5 個肢體導聯的 QRS 波群振幅（正向波和負向波的絕對值相加）一般要大於 0.5mV，5 個胸導聯的 QRS 波群振幅（正向波和負向波的絕對值相加）一般要大於 0.8mV，否則稱為低電壓。

4. J 點：也稱為結合點，為 QRS 波群的終點與 ST 段交接處。該點主要表示心室肌已全部去極化結束。J 點大多在等電位線上，有時隨 ST 段的偏移而發生偏移，但是上、下偏移不超過 0.1mV。

5. ST 段：為 QRS 波群終點（J 點）至 T 波開始的這一段時間，它主要代表心室去極化結束到心室再極化開始的這一短暫的時間。

   由於心室處於去極化狀態，並無電位變化，因而呈現等電位線。在正常的情況下，ST 段有時會出現輕微的偏移，但在任何一個導聯，ST 段下移不要超過 0.05mV，ST 段上抬在 V_1、V_2 導聯不超過 0.3mV，V_3 導聯不超過 0.5mV，V_4～V_5 導聯和肢體導聯不超過 0.1mV。ST 段正常的時限為 0.05～0.12 秒，過去認為，ST 段的時限變化在通常情況下並無重要的臨床意義，但近年來有人注意到 ST 段呈現水平延長（＞ 0.12 秒）與冠狀動脈的早期缺血有關。

   ST 段的測量在一般情況下從 J 點到 T 波的開始，當 J 點發生移位時，應自 J 點後的 0.04 秒開始測量至 T 波的開始，來確定 ST 段有無移位。

6. T 波：代表左、右心室的再極化過程。

   (1) 方向：T 波的方向在正常情況下一般與 QRS 波群的主波方向一致。T 波方向在 Ⅰ、Ⅱ、V_4～V_5 導聯直立，在 aVR 導聯倒置，在Ⅲ、aVL、aVF、V_1～V_3 導聯上可以直立、低直、低平、倒置或雙向。如果 T 波在 V_1 直立，在 V_2～V_5 導聯則不要倒置。

   (2) 振幅：正常情況下，T 波除了Ⅲ、aVL、aVF、V_1～V_3 導聯之外，其振幅不要少於同導聯 R 波的 1/10。在胸導聯上有時會高達 1.2～1.5mV 也屬於正常。

7. Q-T 間期：代表心室從去極化至再極化完畢整個過程所需要的時間。即從 QRS 波群的起點到 T 波終點。Q-T 間期的長短因為心率、年齡及性別的不同而有所改變。一般情況下，心率越快，Q-T 間期越短，反之則越長；女性常比男性和兒童略長些。心率在 50～100 次 / 分鐘之間者，Q-T 間期的正常範圍在 0.32～0.44 秒。由於 Q-T 間期受到心率的影響較大，因此，常用校正的 Q-T 間期，一般採用 Bazett 公式計算：Q-T 校正值（corrected Q-T，Q-Tc）＝ Q-T/$\sqrt{R-R}$。Q-Tc 就是 R-R 間期為 1 秒（心率 50 次 / 分鐘）時的 Q-T 間期。Q-Tc 不要超過 0.44 秒，超過該時限就屬於 Q-T 間期延長。

8. U 波：在 T 波之後 0.01～0.04 秒所出現的一個正向的小圓波，稱為 U 波。U 波代表心室再極化 T 波後的電位效應，是在心臟超興奮狀態下所出現的。但也有人認為是浦肯野纖維的再極化電位。U 波的正常時限為 0.15～0.25 秒，平均為 0.20 秒。U 波正常的振幅不要超過同導聯 T 波的 1/20。U 波在肢體導聯的振幅不要超過 0.15mV，在胸導聯最為明顯，在 V_3/V_4 導聯中不要超過 0.25mV。U 波明顯增高常見於低血鉀、高血鈣等。

ST 段

ST 段：正常的 ST 段大多位於基線上，會有輕度的偏移。但是肢體導聯中上移要＜ 0.1mV；心前區導聯中上移可以達到 0.3mV，V₃ 導聯有時甚至高達 0.5mV；一般 S 波越深的導聯上 ST 段上移越明顯。各個導聯 ST 段下移均不能＞ 0.05mV（Ⅲ導聯有時會超過）。臨床影響 ST 段偏移的因素較多，例如心肌代謝、神經張力、電解質及藥物等。

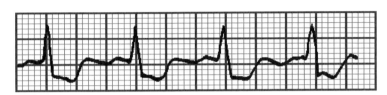

（爲編著者群繪製之圖片，擁有圖片著作權）

T 波

T 波：正常 T 波平滑寬大，無切跡或頓挫。波形大多不對稱，升支緩降支陡，方向大多與 QRS 波群主波方向一致。T 波高度要大於同導聯 R 波的 1/10，但是 QRS 波低電壓時 T 波可以低平或雙向。一般 V₁、V₂ 導聯的 T 波常會有低平、雙向或倒置，但是若 V₁ 導聯 T 波直立，V₂、V₃ 導聯 T 波不能雙向或倒置。多數人 V₃ 導聯 T 波要開始直立（在時鐘方向轉位時例外）。

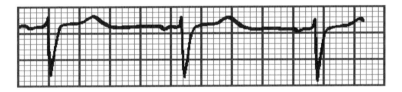

（爲編著者群繪製之圖片，擁有圖片著作權）

T 波

方向	T 波的方向在正常情況下一般與 QRS 波群的主波方向一致。T 波方向在 Ⅰ、Ⅱ、V₄～V₅ 導聯直立，在 aVR 導聯倒置，在Ⅲ、aVL、aVF、V₁～V₃ 導聯上可以直立、低直、低平、倒置或雙向。如果 T 波在 V₁ 直立，在 V₂～V₅ 導聯則不要倒置。
振幅	正常情況下，T 波除了Ⅲ、aVL、aVF、V₁～V₃ 導聯之外，其振幅不要少於同導聯R波的 1/10。在胸導聯上有時會高達 1.2～1.5mV也屬於正常。

6-11 正常的心電圖（四）

三、兒童心電圖的特色

兒童的生理發育迅速，因此，其心電圖的變化也較大。整體的發展趨勢為起初的自右心室占優勢型逐漸轉變為左心室占優勢型，其實際的特色歸納如下：

1. 心率比成人快，至 10 歲之後基本接近成人的心率水準（50～100 次／分鐘）。兒童心電圖的 P-R 比成人短，而 Q-Tc 間期比成人長。

2. 兒童心電圖的 P 波時限較成人略短，兒童 P 波 < 0.09 秒，P 波的電壓在新生嬰兒期較高，以後則比成人低。

3. 嬰幼兒經常會呈現右心室占優勢的 QRS 波群圖形特徵，即 I 導聯呈現深的 S 波，V_1（V_{3R}）導聯出現高 R 波，V_5、V_5 導聯呈現深的 S 波；V_5、V_5 導聯 R 波振幅隨年齡的增長而增加。兒童的 Q 波也比成人的深，常見於 II、III、aVF 導聯。3 個月以內的嬰兒，因其 QRS 的起始向量向左，故在 V_5、V_5 導聯一般無 q 波。新生嬰兒時期的心電圖呈現「懸垂型」，心電軸大於 90°，以後與成人基本相同。

4. T 波的變異較大，在新生嬰兒期，其肢體導聯和右胸導聯 T 波常會出現低平、倒置。

   兒童因為其生理與解剖的特色，主要特色有下述幾個層面：

   (1) 右心室占優勢：因為兒童左心室尚未發育成熟大多呈現滴狀心，心電圖上右心室占優勢，會有電軸右偏（5 歲以內），有右心室肥厚的部分表現（例如 V_1 導聯 R/S > 1，大多在 6 歲以前），右心室室壁激動時間 > 0.03 秒（6 個月以前），下壁及側壁導聯 q 波加深等。

   (2) 心率、P-R 及 Q-T 間期：因為兒童迷走神經張力較低，交感神經張力較高，且代謝較快，每搏輸出量相對小，所以常會有**竇**性心動過速（12 歲以前），最高會高達 150～200。

   (3) 電壓略高：小兒胸壁較薄，導電較好，所以心前區導聯電壓略高，診斷低電壓時肢體各個導聯波幅的算術和要 < 0.8mV。但是電壓上限一般不超過正常值。

   (4) ST、T 的改變：兒童的 ST 段在常規心前區導聯會升高，偶而達到 0.4mV，少數表現為提早再極化，變化並無顯著的年齡特色。T 波在常規心前區導聯常會有倒置和雙向，其中 V_1、V_3 的改變尤其普遍，個別會到 V_4，但是一般都在 15 歲之前恢復正常。

四、老年人心電圖的特色

1. 老年人因為其經常發生動脈粥狀硬化，生理與病理的界限難以劃分。

2. 不論是否患有心臟病的老年人，心電圖正常者不到受檢人數的 1/5～2/5，異常心電圖的出現率較高，為青年人的 3 倍以上。

右心室占優勢	因為兒童左心室尚未發育成熟多呈滴狀心，心電圖上右心室占優勢，會有電軸右偏（5 歲以內），有右心室肥厚的部分表現（若 V_1 導聯 R/S > 1，多在 5 歲以前），右心室室壁激動時間 > 0.03S（5 個月以前），下壁及側壁導聯 q 波加深等。
心率、P-R 及 Q-T 間期	因為兒童迷走神經張力低，交感神經張力高，且代謝快，每搏輸出量相對小，所以常會有竇性心動過速（12 歲以前），最高會高達 150～200。
電壓略高	兒童胸壁薄，導電較好，所以心前區導聯電壓略高，診斷低電壓時肢體各個導聯波幅的算術和要 < 0.8mV。但電壓的上限一般不超過正常值。
ST、T 改變	兒童 ST 段在常規心前區導聯會升高，偶而高達 0.4mV，少數表現為提早再極化，變化並無顯著的年齡特色。T 波在常規心前區導聯常有倒置和雙向，其中 V_1、V_3 的改變尤其普遍，個別會到 V_4，但一般都在 15 歲之前恢復正常。

＋知識補充站

老年人心電圖的特色

老年人動脈粥狀硬化的發生率較高，異常心電圖的出現率為年輕人的 3 倍以上。

6-12 常見異常心電圖（一）

一、心房與心室肥大（atrial and ventricular hypertrophy）

（一）心房肥大

心房肥大多表現為心房的擴大而很少表現為心房肌的肥厚。心房擴大導致整個心房肌去極化綜合向量的振幅和方向發生變化，心電圖主要表現為 P 波振幅、去極化時間及形態的改變。

1. 左房肥大 正常情況下右心房先去極化，左心房後去極化。當左房肥大（left atrial enlargement）時，心電圖主要表現為心房去極化時間延長。其心電圖（圖一）特徵如下：
   (1) P 波增寬，其時限≥ 0.12 秒，P 波常會呈現雙峰型，兩峰間距≥ 0.04 秒，以 I、II、avL 導聯明顯，稱為「二尖瓣型 P 波」。
   (2) V_1 導聯上 P 波呈現先正向而後出現深寬的負向波。V_1 導聯的負向 P 波的時間乘以負向 P 波的振幅，稱為 P 波終端電勢。左房肥大時 P 波終端電勢 ≥ 0.04mm。

2. 右房肥大：當右房肥大（right atrial enlargement）時，去極化時間延長，因為與左房去極化時間重疊，總共的心房去極化時間並不延長。心電圖主要表現為心房去極化波振幅增高。其心電圖特徵如下：
   (1) P 波尖而高聳，胸導聯電壓≥ 0.2mV；肢體導聯電壓≥ 0.25mV，以 II、III、avF 導聯最為明顯，大多見於肺源性心臟病，稱為「肺型 P 波」。
   (2) V_1 導聯上 P 波直立時，振幅≥ 0.15mV。

3. 雙心房肥大：雙心房肥大的心電圖特徵如下：
   (1) P 波增寬，其時限≥ 0.12S，振幅≥ 0.25mV。
   (2) V_1 導聯上 P 波高大雙向，上下振幅均超過正常的範圍。

（二）心室肥大

心室擴大或 / 和肥厚是器質性心臟病的常見後果，是由心室舒張期或 / 和收縮期負荷過重所引起。當心室肥大達到一定的程度時，即會引起心電圖變化。

1. 左心室肥大：由於左心室壁明顯厚於右心室，心室去極化綜合向量表現為左心室占優勢的特徵。左心室肥大（left ventricular hypertrophy）時，左心室的優勢更顯突出。面對左室的導聯（I、avL、V_5、V_5）R 波振幅增加，而面對右室導聯（V_1、V_2）出現較深的 S 波。其心電圖特徵如下：
   (1) QRS 波群電壓增高：肢體導聯 $R_1 + S_{III} > 2.5mV$；$R_1 > 1.5mV$；$R_{avL} > 1.2mV$；$R_{avF} > 2.0mV$；胸導聯 $R_{V5} > 2.5mV$；$R_{v5} + S_{v1} > 3.5mV$（女性）或 > 4.0mV（男性）。
   (2) 電軸左偏。
   (3) QRS 波群時間延長到 0.10～0.11S，但是小於 0.12 秒。
   (4) V_5 或 V_5 導聯 VAT（室壁激動時間）> 0.05 秒。
   (5) ST-T 改變：表現為主波向上的導聯 ST 段下降，T 波低平、雙向或倒置；主波向下的導聯 ST 段抬高，T 波直立。

上述條件具備兩條或兩條以上即可以診斷為左心室肥大。僅具備一條電壓增高即可以診斷為「左心室高電壓」，QRS 波群電壓增高同時會伴隨著 ST-T 改變者，稱為左室肥厚伴隨著勞損。

心房肥大（atrial hypertrophy）

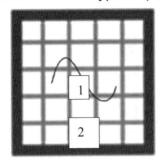

（爲編著者群繪製之圖片，擁有圖片著作權）

正常竇性心律時，每個 QRS 波前均有一個 P 波，P 波在 Ⅰ、Ⅱ、V₅ P 波向上
aVR　P 波向下。V₁ P 波可以雙向，但 (1) ＞ (2)。
正常 P 波寬度＜ 0.12 秒，高度＜ 2.5mm。

心房肥大（atrial hypertrophy）

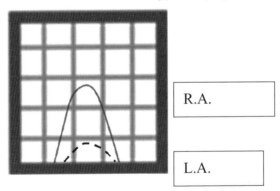

R.A.

L.A.

（爲編著者群繪製之圖片，擁有圖片著作權）

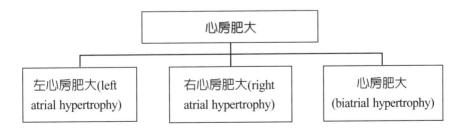

左心房肥大（left atrial hypertrophy）

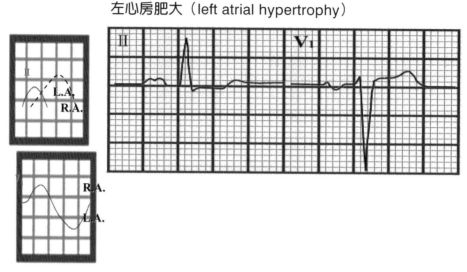

（爲編著者群繪製之圖片，擁有圖片著作權）

　　P 波增寬，時間≥ 0.11 秒；常會伴隨著顯著的切跡，兩峰間距＞ 0.04 秒；P 波在Ⅰ、Ⅱ、aVL 導聯表現最爲突出，V_1P 波大多會呈現雙向，(2)＞ (1)。常見於二尖瓣病變，稱爲「二尖瓣型 P 波」。

右心房肥大（ right atrial hypertrophy）

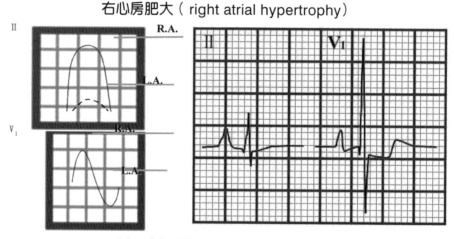

（爲編著者群繪製之圖片，擁有圖片著作權）

　　P 波尖銳高聳，在Ⅱ、Ⅲ、aVF 導聯表現最爲突出，其電壓≥ 0.25mV，V_1 P 波會呈現雙向，P 波寬度並不增加，但電壓≥ 0.15mV，稱爲肺型 P 波。常見於慢性肺源性心臟病和某些先心病。

雙側心房肥大（biatrial hypertrophy）

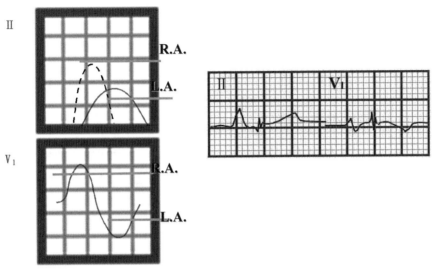

（爲編著者群繪製之圖片，擁有圖片著作權）

　P 波尖銳高聳，在 II、III、aVF 導聯表現最爲突出，其電壓≥ 0.25mV，其時間 ≥ 0.11 秒，V_1 P 波會呈現雙向，P 波寬度也會增寬，其電壓≥ 0.15mV。

心室肥大（ventricular hypertrophy）

1. 左心室肥大（left ventricular hypertrophy）

2. 右心室肥大（right ventricular hypertrophy）

3. 雙心室肥大（biventricular ventricular hypertrophy）

左心室肥大：左心室高電壓的表現

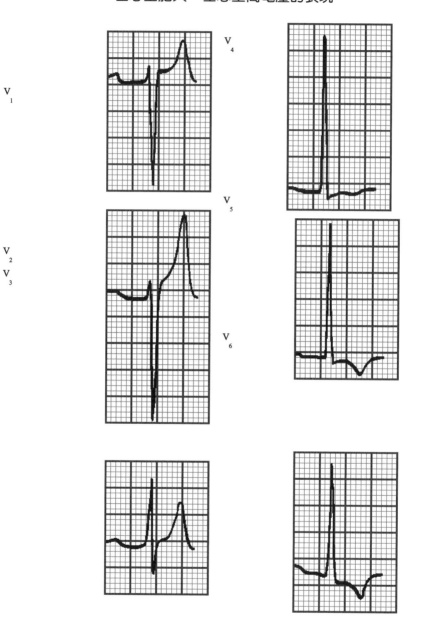

（為編著者群繪製之圖片，擁有圖片著作權）

R_{V5}（或R_{V5}）＞2.5mV 或R_{V5}＋S_{V1}＞4.0mV（男性），R_{V5}＋S_{V1}＞3.5mV（女性）。

左心室肥大：左心室高電壓的表現

I
II

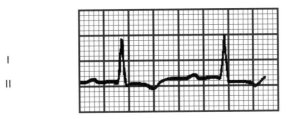

III

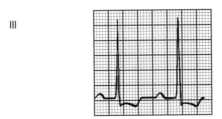

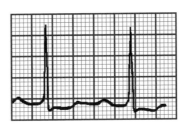

（爲編著者群繪製之圖片，擁有圖片著作權）

$R_I > 1.5mV$，$R_{aV}L > 1.2mV$，$R_{aV}F > 2.0mV$ 或 $R_I + R_{III} > 2.5mV$。

左心室肥大：左心室高電壓的表現

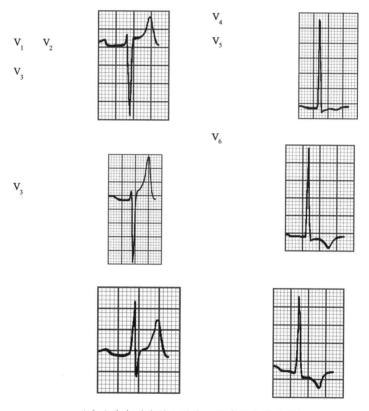

（爲編著者群繪製之圖片，擁有圖片著作權）

1. 心電軸左偏，但是 < -30°，經常呈現逆時鐘方向轉位。
2. QRS 總時間 > 0.10 秒（< 0.11S），VAT V_5、V_5 > 0.05 秒。
3. 在以 R 波爲主的導聯中，T 波低平、雙向或倒置，伴隨著 ST 段缺血型壓低達 0.05mV 以上；在以 S 波爲主的導聯中，反見 T 波直立者，表示左室肥大伴心肌勞損。

6-13 常見異常心電圖（二）

（二）心室肥大（續）

2. 右心室肥大：右心室壁厚度僅有左心室壁的 1/3，輕度的右心室肥大，會表現爲正常心電圖，主要是因爲右心室所產生的心電向量不能抵消左心室占優勢的心電向量。只有當右心室壁的厚度達到相當程度時，才會使綜合向量轉爲右心室優勢，導致位於右室壁的導聯（avR、V_1）的 R 波增高，位於左室面的導聯（I、avL、V_5）的 S 波變深。右心室肥大（right ventricular hypertrophy）的心電圖特徵如下：(1)QRS 波群電壓改變：$R_{avR} > 0.5mV$；$R_{v1} > 1.0mV$；$R_{v1} + S_{v5} > 1.2mV$；V_1 導聯 R/S ≥ 1；呈現 R 型或 RS 型；V_5 導聯 R/S ≤ 1 或 S 波比正常加深；重度右心室肥大 V_1 呈現 qR 型。(2) 心電軸右偏 ≥ ＋ 90°，重症 > ＋ 110°。(3) V_1 導聯 VAT > 0.03 秒。(4)ST-T 改變：右胸導聯（V_1、V_2）ST 段壓低，T 波雙向、倒置。具備前述兩條或兩條以上方可以診斷爲右心室肥大。

3. 雙側心室肥大：雙側心室肥大（biventricular hypertrophy）的心電圖特徵如下：
   (1) 大致正常的心電圖：由於雙側心室電壓同時增高，增加的去極化向量方向相反互相抵消。
   (2) 一側心室肥大的心電圖改變：只表現一側心室肥大，另一側心室肥大圖形被掩蓋。
   (3) 雙側心室肥大心電圖：既有右室肥大的心電圖特徵，同時存在左室肥大的某些心電圖特徵。

4. 正常竇性心律：
   (1) 竇性 P 波：P 波平均電軸要在 00 -900 之間，在 II 導聯中直立，avR 是倒置的。
   (2) P-R 期間：0.12-0.20 秒
   (3) 在每一個導聯中，P 波形態不變。
   (4) P 波頻率：50-100 次 / 分鐘。
   (5) P-P 期間或 R-R 間期固定：變化小於 0.12 秒。

二、心肌缺血的心電圖特色

心肌缺血主要發生在冠狀動脈粥狀硬化的基礎上。心肌缺血將影響心室再極化的正常進行，並在與缺血區相關的導聯上發生 ST-T 異常改變。根據心室壁受累的層次可大致出現以下兩種類型的心電圖改變。

（一）缺血型心電圖改變

正常情況下心室肌的再極化過程可以看作是從心外膜開始向心內膜方向推進，發生心肌缺血（myocardial iSchemia）時，再極化過程發生改變，心電圖出現 T 波變化。

1. T 波高大直立：若心內膜下心肌層缺血，心肌再極化時間較正常延遲，心內膜再極化向量減小或消失，致使 T 波向量幅度增加而方向不變，出現與 QRS 波主向量一致的狹長 T 環或高大 T 波。例如下壁心內膜部分心肌缺血時，在心電圖上 II、III、avF 導聯可出現高大直立的 T 波。

2. T 波倒置：若心外膜部分的心肌發生缺血時，則可引起心肌再極化順序的逆轉，即轉爲心內膜再極化在先而心外膜再極化在後。心電圖上出現與正常方向相反的 T 波向量。例如前壁心外膜下缺血時，胸導聯可出現 T 波倒置。

3. T 波低平或雙向：心臟雙側對應部位心內膜下心肌均缺血，或心內膜和心外膜下
   心肌同時缺血時，心肌上述兩種心電向量的改變可以綜合地出現，部分相互抵
   消，因此心電圖即表現為 T 波低平與雙向。

右心室肥大：右心室高電壓的表現

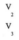
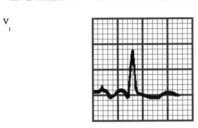

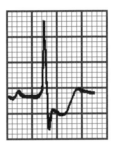

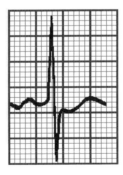

（為編著者群繪製之圖片，擁有圖片著作權）

(1) 右心室高電壓的表現：
   ① V_1（或 V_{3R}）導聯 R／S ≧ 1
   ② $R_{V1} + S_{V5} > 1.05mV$（重症會 > 1.2mV）
   ③ $_{aV}R$ 導聯 R／S 或 R／Q ≧ 1（或 R > 0.5mV）
(2) 心電軸右偏，常見順時鐘方向轉位
(3) QRS 總時間正常，VATV1 > 0.03 秒

右心室肥大：右心室高電壓的表現

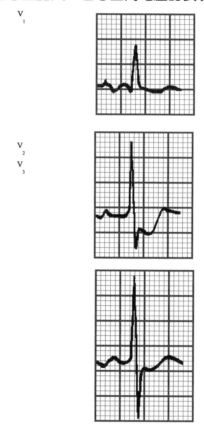

（爲編著者群繪製之圖片，擁有圖片著作權）

(4) 在以 R 波爲主的導聯中，T 波低平、雙向或倒置，伴有 ST 段缺血型壓低達
0.05mV；以 S 波爲主的導聯中，反見 T 波直立，表示右心室肥大伴心肌勞損。

右心室肥大：右心室高電壓的表現

某些右室流出道肥厚，右心室收縮期負荷過重，會引起嚴重右心室肥大，V1 導聯不出
現 R 波，而表現爲：① V_5（V_5）S／R ≥ 1 ② I 導聯低電壓（＜ 0.5mV），伴隨著 S／R
＞ 0.5。

雙側心室肥大（biventricular hypertrophy）

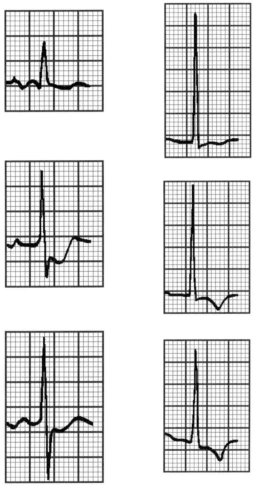

（為編著者群繪製之圖片，擁有圖片著作權）

　　左右心室均發生肥大時，兩側心室的綜合心電向量互相抵消而呈現正常的心電圖，或僅表現為左心室肥大的圖形而掩蓋右室肥大的存在。如果左、右心室的去極化過程存在時相的差別。則仍有可能將左室肥大與右室肥大，按照時序先後分別顯示出來。

6-14 常見異常心電圖（三）

（二）損傷型心電圖改變

心肌缺血還會出現損傷型 ST 改變，損傷型 ST 段偏移可表現爲 ST 段壓低及 ST 段抬高兩種類型。

在心肌損傷時，ST 向量從正常心肌指向損傷心肌。心內膜下心肌在損傷時，位於心外膜面的導聯出現 ST 段壓低；心外膜下心肌在損傷時（包括透壁性心肌缺血），引起 ST 段抬高。

上述的 ST-T 改變並非特異性的心肌再極化異常的共同表現。它常見於冠狀動脈粥狀硬化性心臟病所致的冠狀動脈供血不足。典型心絞痛時會出現一時性的 ST 段下移、T 波低平、雙向或倒置；在變異性心絞痛發作時，在心電圖上會出現心內膜下缺血的狀或酷似急性心肌梗塞的「損傷型」改變（ST 段抬高且常伴隨著高聳的 T 波）；在慢性冠狀動脈供血不足時，心電圖會出現 T 波低平、雙向或倒置且常會伴隨著 ST 段下移。

三、心肌梗塞

心肌梗塞（myocardial infarction）是由於冠狀動脈阻塞，被供血處心肌發生嚴重而持久的缺血所引起。心肌梗塞的範圍及嚴重程度，主要取決於冠狀動脈閉塞的部位、程度、速度及側枝循環的溝通情況。心肌梗塞的部位大多在左心室、心室間隔或右心室與左心室毗鄰之處，右心室梗塞較爲少見，心房梗塞偶而會見。

（一）心肌梗塞的心電圖改變及產生的原理

在冠狀動脈發生閉塞之後，隨著時間的推移，心肌會相繼出現缺血、損傷、甚至壞死，在心電圖上會先後出現缺血、損傷和壞死三種類型的圖形改變。

1. 缺血型改變：缺血型改變主要表現爲 T 波的改變。
   (1) 在心內膜下心肌缺血時，T 波表現高聳，基底部較窄，雙肢對稱，電壓增高，稱爲「高尖 T 波」。
   (2) 在心外膜下心肌缺血時，T 波表現倒置、尖深、雙肢對稱、稱爲「冠狀 T」。
2. 損傷型改變：由於缺血時間逐漸延長，缺血的程度會進一步地加重，就會出現「損傷型」圖形改變。主要表現爲面對損傷心肌的導聯會出現 ST 段抬高。
3. 壞死型改變：心肌更進一步的缺血導致細胞變性、壞死。壞死部位心肌不再產生心電向量，而正常健康心肌仍舊照常去極化，產生一個與梗塞部位相反的綜合向量。「壞死型」圖形改變主要表現爲面對壞死區的導聯出現異常 Q 波，即 Q 波時限≥ 0.04 秒，振幅≥ 1/4 R。壞死層穿透整個室壁，還會表現爲異常 QS 波。

（二）心肌梗塞的心電圖演變及分期

在急性心肌梗塞發生之後，隨著心肌缺血、損傷、壞死的發展和恢復，心電圖的變化會呈現一定的演變規律。根據心電圖圖形的演變過程和演變時間可分爲超急性期、

急性期、近期、陳舊期等四期。

　1.超急性期：急性心肌梗塞在發生數分鐘之後，首先會出現短暫的心內膜下心肌缺
　　血。心電圖上會出現高大的 T 波，隨即會出現 ST 段呈斜型抬高，與高聳直立的
　　T 波相連。還可以見到 QRS 波群振幅增高，輕度增寬，但是尚未出現異常的 Q
　　波。此時期大多因爲持續時間太短而不容易被記錄到。

心肌梗塞的心電圖改變及產生的原理

缺血型改變	缺血型改變主要表現為 T 波的改變。 在心內膜下心肌缺血時，T 波表現高聳，基底部較窄，雙肢對稱，電壓增高，稱為「高尖 T 波」。
損傷型改變	由於缺血時間逐漸延長，缺血的程度會進一步地加重，就會出現「損傷型」圖形改變。主要表現為面對損傷心肌的導聯會出現 ST 段抬高。
壞死型改變	心肌更進一步的缺血導致細胞變性、壞死。壞死部位心肌不再產生心電向量，而正常健康心肌仍舊照常去極化，產生一個與梗塞部位相反的綜合向量。「壞死型」圖形改變主要表現為面對壞死區的導聯出現異常 Q 波，即 Q 波時限 ≥ 0.04 秒，振幅 ≥ 1/4 R。壞死層穿透整個室壁，還會表現為異常 QS 波。

心肌梗塞的心電圖演變及分期

超急性期	急性心肌梗塞在發生數分鐘之後，首先會出現短暫的心內膜下心肌缺血。心電圖上會出現高大的 T 波，隨即會出現 ST 段呈斜型抬高，與高聳直立的 T 波相連。還可以見到 QRS 波群振幅增高，輕度增寬，但是尚未出現異常的 Q 波。此時期大多因為持續時間太短而不容易被記錄到。
急性期	此期開始於梗塞後數小時或數日，會持續到數周。出現損傷合併壞死圖形，ST 段呈弓背向上抬高，繼而逐漸下降；面向壞死區的導聯的 R 波振幅降低或消失，出現異常 Q 波或 QS 波；T 波由直立變為倒置並逐漸加深。缺血型 T 波倒置、損傷型 ST 段抬高及壞死型 Q 波在此期同時並存。
近期	出現於梗塞之後數周至數月。壞死型 Q 波持續存在，抬高的 ST 段恢復至基線，缺血型 T 波由倒置較深逐漸變淺或趨於固定不變。
舊期	大約出現於梗塞後 5 個月左右或更久。ST 段或 T 波恢復正常或 T 波持續倒置、低平，殘留壞死型 Q 波。

6-15 常見異常心電圖（四）

2. 急性期：此期開始於梗塞之後數小時或數日，會持續到數周。出現損傷合併壞死圖形，ST 段會呈現弓背向上抬高，繼而逐漸下降；面對壞死區的導聯的 R 波振幅降低或消失，出現異常 Q 波或 QS 波；T 波由直立變爲倒置並逐漸加深。缺血型 T 波倒置、損傷型 ST 段抬高及壞死型 Q 波在此期同時並存。

3. 近期：出現於梗塞之後數周至數月。壞死型 Q 波持續存在，抬高的 ST 段恢復至基線，缺血型 T 波由倒置較深逐漸變淺或趨於固定不變。

4. 舊期：大約出現於梗塞後 5 個月左右或更久。ST 段或 T 波恢復正常或 T 波持續倒置、低平，殘留壞死型 Q 波。

（三）心肌梗塞的定位診斷

心電圖上心肌梗塞部位主要是根據壞死型圖形（異常 Q 波或 QS 波）出現於哪些導聯而確定。實際的定位診斷方法見表一。發生心肌梗塞的部位多與冠狀動脈分支的供血區域有關。若下壁心肌梗塞時，在 II、III、avF 導聯會出現異常 Q 波或 QS 波；在廣泛前壁心肌梗塞時，在 $V_1 \sim V_5$ 導聯會出現異常的 Q 波或 QS 波；前間壁心肌梗塞時，在 $V_1 \sim V_3$ 導聯會出現異常的 Q 波或 QS 波。

四、心律失常

正常人的心臟起搏點爲竇房結，竇房結發出的衝動按照正常傳導系統順序激動心房和心室。如果心臟激動的起源異常和／或傳導異常，稱爲心律失常（arrhythmias）。心律失常目前大多按照形成的原因來做分類。

（一）竇性心律與竇性心律失常

正常竇性心律的心電圖有如下的特色：P 波規律出現，且 P 波形態證實激動來自於竇房結（P 波在 I、II、avF、$V_4 \sim V_5$ 直立，avR 倒置），頻率正常範圍 50～100 次／分鐘。

1. 竇性心動過速（Sinus tachycardia）：指成人竇性心律的頻率 > 100 次／分鐘，但一般 < 150 次／分鐘。常見於運動、精神緊張、發燒、甲狀腺功能亢進、貧血、使用擬腎上腺素類藥物等情況。

2. 竇性心動過緩（Sinus bradycardia）：指竇性心律的頻率 < 50 次／分鐘。竇性心動過緩常見於竇房結功能障礙、甲狀腺功能低落、服用某些藥物（例如 β 受體阻滯劑）等情況，也可以見於老年人和運動員。

3. 竇性心律不齊（Sinus arrhythmia）：指竇性心律的起源未變，但是節律不整，在同一導聯上 P-P 間距之差大於 0.12 秒。與呼吸週期有關的心律不齊，稱呼吸性竇性心律不齊，常見於青少年，大多並無臨床的意義。與呼吸無關的心律不齊，稱爲非呼吸性竇性心律不整。它是指竇房結發出衝動不規則，大多見於心臟病病人。

4. 竇性停搏（Sinus arrest）：亦稱爲竇性靜止。指在規律的竇性心律中，有時因迷

走神經活動張力增高或竇房結功能障礙，在一段時間內竇房結停止發出激動。心電圖上可見規則的 P-P 間距中突然出現 P 波脫落，形成長 P-P 間距，且 P-P 間距與正常 P-P 間距不成倍數關係，亦會出現交界性逸搏或室性逸搏。

5. 病態竇房結症候群（Silk sinus syndrome, SSS）：指竇房結及其周圍組織的器質性病變，導致傳導功能障礙所產生的一系列慢性心律失常，常會引起頭暈、黑蒙、暈厥等臨床表現。其心電圖的特徵為：(1) 持續的竇性心動過緩，心率＜50 次／分鐘，使用阿托品等藥物不易糾正。(2) 竇性停搏或竇房阻滯。(3) 竇房阻滯伴或不伴隨著交界性逸搏。(4) 在顯著竇性心動過緩基礎上，出現室上性快速心律失常，即慢—快症候群。

心肌梗塞的心電圖定位診斷

導聯	前間壁	前壁	前側壁	高側壁	廣泛前壁	下壁	後壁
V_1	+				+		
V_2	+				+		
V_3	+	+			+		
V_4		+	±		+		
V_5		±	+		+		
V_5			+		+		
V_7							+
V_8							+
V_9							+
I				+	±		
aVL				+	±		
II						+	
III						+	
aVF						+	

註：＋ 表示該導聯出現壞死型圖形
　　± 表示該導聯可能出現壞死型圖形

6-16 常見異常心電圖（五）

（二）期前收縮

期前收縮是指起源於竇房結以外的異位起搏點提前發出的激動，又稱過早搏動。根據異位起搏點的位置不同又分為房性期前收縮、交界性期前收縮、室性期前收縮三種類型。其中以室性期前收縮最為常見。

1. 室性期前收縮（Premature ventricular complex）：由心室中的某一個異位起搏點在竇房結的激動未到達之前提前發生激動，引起心室去極化。其心電圖特徵為：(1) 提前出現的 QRS 波，其前無相關的 P 波。(2)QRS 波群寬大畸形，時限 > 0.12 秒。(3)QRS 波群後大多為完全性代償間歇，即期前收縮前後的兩個竇性 P 波間距等於正常 P-P 間距的兩倍。(4) 繼發 ST-T 改變：以 R 波為主的導聯 S-T 段下降，T 波倒置；以 S 波為主的導聯 S-T 段抬高，T 波直立。(5) 期前收縮會頻發呈現二聯律、三聯律、四聯律。

2. 房性期前收縮（Premature atrial complex）：是指心房內異位起搏點在竇房結激動未到達時首先發生激動。其心電圖特徵為：(1) 提前出現的異位 P 波，其形態與竇性 P 波不同。(2)P'-R 間期 > 0.12 秒。(3)QRS 波群後代償間歇不完全。

3. 交界性期前收縮（Premature junctional complex）：是指房室交界區異位起搏點在竇房結激動未到達時首先發生激動。其心電圖特徵為：(1) 提前出現的 QRS-T 波，其前無竇性 P 波。QRS 波形態與竇性下傳者基本相同。(2) 出現逆行 P' 波，P' 波在 II、III、avF 導聯倒置，avR 導聯直立。(3) 有完全性代償間歇。

（三）異位性心動過速

異位性心動過速是指異位節律點興奮性增高或折返激動引起的快速異位心律。根據異位節律點的部位可分為房性、交界性、室性心動過速，因房性心動過速與交界性心動過速 P' 波不易辨別，故將兩者合稱為室上性心動過速。

1. 陣發性室上性心動過速（Paroxy smal supraventricular tachycardia, PSVT）：陣發性室上性心動過速為連續發生的 3 個或 3 個以上房性或交界性期前收縮。其心電圖特徵為：(1) 連續出現的快而勻齊的 QRS 波群，頻率為 150～250 次 / 分鐘。(2) QRS 時限一般小於 0.12 秒。(3) 具有突發、突止的特色。

2. 室性心動過速（Venttricular tachycardia, PVT）：室性心動過速為連續發生的三個或三個以上室性期前收縮。其心電圖特徵為：(1) 連續出現的 3 個或 3 個以上寬大畸形的 QRS 波群，QRS 時限 ≥ 0.12 秒，R-R 間距略有不齊，頻率為 140～200 次 / 分鐘。(2) 會見到房室脫節，房律慢、室律快，P 波與 R 波無關。(3) 會見到心室奪獲或形成室性融合波。

（四）撲動與顫動

撲動、顫動會出現於心房或心室，主要由於心肌的興奮性增高，不要將期間縮短，伴隨著一定的傳導障礙，形成環形激動及多發微折返所導致。1. 心房撲動（atrial flutter .AFL）：心房撲動的發生機制為房內大折返迴路激動。其心電圖的特色為：(1) P 波會消失，代之以勻齊的鋸齒狀或波浪狀的 F 波，頻率為 250～350 次 / 分鐘。(2) F 波與 R 波以 2：1 傳導較為多見，若傳導比例固定，R-R 間距勻齊；若比例不固定或伴隨著文氏傳導的現象，則 R-R 間距不勻齊。

室性期前收縮心電圖的特徵

提前出現的 QRS 波，其前無相關的 P 波。

QRS 波群寬大畸形，時限 > 0.12 秒。

QRS 波群後大多為完全性代償間歇，即期前收縮前後的兩個竇性 P 波間距等於正常 P-P 間距的兩倍。

繼發 ST-T 改變：以 R 波為主的導聯 S-T 段下降，T 波倒置；以 S 波為主的導聯 S-T 段抬高，T 波直立。

期前收縮會頻發呈現二聯律、三聯律、四聯律。

房性期前收縮心電圖的特徵

提前出現的異位 P 波，其形態與竇性 P 波不同。

P'-R 間期 > 0.12 秒。

QRS 波群後代償間歇不完全。

交界性期前收縮心電圖的特徵

提前出現的 QRS-T 波，其前無竇性 P 波。QRS 波形態與竇性下傳者基本相同。

出現逆行 P' 波，P' 波在 II、III、avF 導聯倒置，avR 導聯直立。

有完全性代償間歇。

陣發性室上性心動過速心電圖的特徵

連續出現的快而勻齊的 QRS 波群，頻率為 150～250 次 / 分鐘。

QRS 時限一般小於 0.12 秒。

具有突發、突止的特色。

室性心動過速心電圖的特徵

連續出現的 3 個或 3 個以上寬大畸形的 QRS 波群，QRS 時限 ≥ 0.12 秒，R-R 間距略有不齊，頻率為 140～200 次 / 分鐘。

會見到房室脫節，房律慢、室律快，P 波與 R 波無關。

會見到心室奪獲或形成室性融合波。

撲動與顫動心電圖的特徵

P 波消失，代之以勻齊的鋸齒狀或波浪狀的 F 波，頻率為 250～350 次 / 分鐘。

F 波與 R 波以 2：1 傳導較為多見，若傳導比例固定，R-R 間距勻齊；若比例不固定或伴隨著文氏傳導現象，則 R-R 間距不勻齊。

6-17 常見異常心電圖（六）

（四）撲動與顫動（續）

2. 心房顫動（Atrial fibrillation, AF）：心房顫動大多與心房擴大和心肌受損有關。其發病機制為多個小折返激動所導致。其心電圖特徵為：(1)P 波消失，代之以大小不等、形狀各異的 f 波，頻率為 350～500 次 / 分鐘。(2)R-R 間距絕對不等，心室率＞100 次 / 分鐘稱為快速心房纖顫；心室率＜50 次 / 分鐘稱為慢速心房纖顫；心室率＞180 次 / 分鐘顯示心房纖顫合併預激症候群。

3. 心室撲動（Ventricular flutter, VF）：心室撲動是心室肌產生環形激動的結果。其心電圖特徵為：並無正常的 QRS-T 波，代之以勻齊的、連續的較大振幅的波，頻率為 200～250 次 / 分鐘。

4. 心室顫動（Ventricular fibrillation, Vf）：心室顫動往往是心臟停跳前的短暫症象，其心電圖特徵為：QRS-T 波完全消失，出現大小不等、極不勻齊的低小波，頻率在 200～500 次 / 分鐘。

（五）傳導阻滯

心臟的傳導阻滯是由於心臟內傳導系統的病理狀態，使激動在傳導過程中發生障礙或時間延長，在心電圖上出現特徵性表現。傳導阻滯按發生的部位可分為竇房阻滯、房內阻滯、房室傳導阻滯和室內阻滯。按照阻滯的程度可以分為一度（傳導延緩）、二度（部分激動傳導中斷）、三度（傳導完全中斷）。

1. 房室傳導阻滯（Atrioventricular block, AVB）：是由於房室交界區不應期延長所引起的房室傳導遲緩或阻斷。按照阻滯的程度可以分為 I 度房室傳導阻滯、II 度房室傳導阻滯、III 度房室傳導阻滯。其中 I 度房室傳導阻滯、II 度房室傳導阻滯屬於不完全性房室傳導阻滯，III 度房室傳導阻滯屬於完全性房室傳導阻滯。

(1) I 度房室傳導阻滯：由於房室交界區的相對不應期延長，而引起房室傳導時間延長，但是每次心房激動都能下傳至心室。其心電圖特徵為：P－R 間期延長＞0.20 秒；並無 QRS 波群脫落的現象；與前次心電圖比較，在心率並沒有明顯變化的情況下，P-R 間期比之前延長 0.04 秒，可以診斷為 I 度房室傳導阻滯。

(2) II 度房室傳導阻滯：II 度房室傳導阻滯又包括 I 型和 II 型兩種。前者大多為功能性改變所導致，預後情況較好；後者大多為器質性損害所導致，易於發展成完全性房室傳導阻滯，預後情況較差。

(a) II 度 I 型房室傳導阻滯：心電圖特徵為：P-R 間期逐漸延長直至 QRS 波群脫落；R-R 間期逐漸縮短，然後又逐漸延長，直至一個長間歇；長間歇之前的 R-R 間距小於長間歇之後的 R-R 間距；長間歇小於任何兩個短間歇之和。

(b) II 度 II 型房室傳導阻滯：其心電圖特徵為：P-R 間期固定；QRS 波群呈現比例脫落，例如呈現 2：1 或 3：2 脫落；R-R 間距勻齊。

(3) III 度房室傳導阻滯：其心電圖特徵為：P-P 間距與 R-R 間距各自勻齊，P 波與 QRS 波毫無關係；心房率大於心室率；可以根據 QRS 波群形態判定起搏點位置：若 QRS 波群時限＜0.12 秒，心室率 40～50 次 / 分鐘，則起搏點在房室交界區；若 QRS 波群寬大畸形，時限＞0.12 秒，心室率 30～40 次 / 分鐘，則起搏點在浦肯野纖維。

2. 束支與分支阻滯：房室束為心臟特殊傳導系統的一部分，房室束在室間隔上部分為兩大分支：右束支支配右心室，左束支支配左心室。左束支又分為左前分支、左後分支及間隔支。它們可以分別發生不同程度的傳導阻滯。

心房顫動心電圖的特徵

P 波消失，代之以大小不等、形狀各異的 f 波，頻率為 350～500 次 / 分鐘。

R-R 間距絕對不等，心室率＞ 100 次 / 分鐘稱為快速心房纖顫；心室率＜ 50 次 / 分鐘稱為慢速心房纖顫；心室率＞ 180 次 / 分鐘顯示心房纖顫合併預激症候群。

心室撲動心電圖的特徵

並無正常的 QRS-T 波，代之以勻齊的、連續的較大振幅的波，頻率為 200～250 次 / 分鐘。

心室顫動心電圖的特徵

QRS-T 波完全消失，出現大小不等、極不勻齊的低小波，頻率在 200～500 次 / 分鐘。

傳導阻滯

是由於房室交界區不應期延長所引起的房室傳導遲緩或阻斷。按照阻滯的程度可以分為Ⅰ度房室傳導阻滯、Ⅱ度房室傳導阻滯、Ⅲ度房室傳導阻滯。其中Ⅰ度房室傳導阻滯、Ⅱ度房室傳導阻滯屬於不完全性房室傳導阻滯，Ⅲ度房室傳導阻滯屬於完全性房室傳導阻滯。

房室傳導阻滯

Ⅰ度房室傳導阻滯	由於房室交界區的相對不應期延長，引起房室傳導時間延長，但每次心房激動都能下傳至心室。
Ⅱ度房室傳導阻滯	Ⅱ度房室傳導阻滯又包括Ⅰ型和Ⅱ型兩種。
Ⅲ度房室傳導阻滯	其心電圖特徵為：P-P 間距與 R-R 間距各自勻齊，P 波與 QRS 波毫無關係；心房率大於心室率；可以根據 QRS 波群形態判定起搏點位置。

Ⅱ度房室傳導阻滯

Ⅱ度Ⅰ型房室傳導阻滯	心電圖特徵為：P-R 間期逐漸延長直至 QRS 波群脫落；R-R 間期逐漸縮短，然後又逐漸延長，直至一個長間歇；長間歇之前的 R-R 間距小於長間歇之後的 R-R 間距；長間歇小於任何兩個短間歇之和。
Ⅱ度Ⅱ型房室傳導阻滯	其心電圖特徵為：P-R 間期固定；QRS 波群呈現比例脫落，例如呈現 2：1 或 3：2 脫落；R-R 間距勻齊。

6-18 常見異常心電圖（七）

（五）傳導阻滯（續）

(1) 左束支阻滯（left bundle branch block, LBBB）：左束支阻滯大多由器質性病變所引起。在左束支阻滯時，由於起始室間隔去極化變爲右向左方向，從而使 I、V₅、V₅ 導聯正常室間隔去極化波（q 波）消失；由於左室去極化是透過心室肌緩慢傳導，故去極化時間明顯延長。根據 QRS 波群的時限是否大於 0.12 秒又分爲完全性左束支阻滯和不完全性左束支阻滯。

完全性左束支阻滯心電圖特徵爲：QRS 波群時限延長≥ 0.12 秒；QRS 波群形態改變，V₁、V₂、V₃ 導聯會呈現 QS 或 RS 型，I、avL、V₅、V₅ 導聯爲寬鈍的 R 波或呈現「M」型；I、V₅、V₅ 導聯 q 波一般消失；V₅、V₅ 導聯 R 峰時間＞ 0.05 秒；ST-T 方向與 QRS 主波方向相反。

(2) 右束支阻滯（right bundle branch block, RBBB）：右束支阻滯可以發生在各種器質性心臟病，也可以見於健康人。在逃束支阻滯時，心室自左向右方向去極化，快速激動左室，透過緩慢的心室肌傳導激動右室。因此表現爲 QRS 波群前半部接近正常，後半部時間延遲，形態發生改變。根據 QRS 波群時限是否大於 0.12 秒又分爲完全性右束支阻滯和不完全性右束支阻滯。

完全性右束支阻滯心電圖特徵爲：QRS 波群時限延長≥ 0.12 秒；V₁ 或 V₂ 導聯 QRS 波呈現 rSR' 型或 M 型，此爲最具特徵性的改變；I、V₅、V₅ 導聯 S 波增寬而有切跡，時限≥ 0.04 秒；V₁ 導聯 R 峰時間＞ 0.05 秒；V₁、V₂ 導聯 ST 段輕度壓較低，T 波倒置；I、V₅、V₅ 導聯 T 波直立。

不完全性右束支阻滯 QRS 波群形態與完全性右束支阻滯相類似，但是 QRS 波群時限＜ 0.12 秒。

左心室去極化綜合向量指向左、前、上，造成心電軸顯著左偏。其心電圖特徵爲：心電軸左偏在 -30°～-90°，以等於或超過 -45° 較有診斷價值；QRS 波群形態的改變，II、III、avF 導聯呈現 rS 型，I、avL 導聯呈現 qR 型；QRS 波群時限輕度延長，但＜ 0.12 秒。

(3) 左後分支阻滯（left posterior fascicular block, LPFB）：在左後分支阻滯時，左室去極化綜合向量指向右、後、下，造成電軸顯著右偏。其心電圖特徵爲：心電軸顯著右偏，在 +90°～+180°，以超過 +120° 有較肯定的診斷價值；QRS 波群形態改變，I、avL 導聯 rS 型，III、avF 導聯呈現 qR 型，R_III＞R_II；QRS 波群時限＜ 0.12 秒。

竇房結的激動在向心室傳導的過程中，有一部分心室肌由於某種原因預先發生激動，與另一部分經正常傳導途徑下傳的激動在心室相融合所形成的一系列心電圖特徵性改變，稱爲預激症候群。預激症候群的發生主要是由於在心房與心室之間存在著附加的傳導徑路，使心房電激動透過附加徑路快速下傳而使一部分心室肌提前激動所導致。目前經組織學證實的附加傳導徑路有肯氏束（Kent）、詹姆束（JameS）及馬漢姆束（Mahaim）三類。

預激症候群在臨床上又分爲下列的類型：

1. WPW 症候群（Wolff-ParkinSon-White Syndrome）：此一類型的解剖學基礎爲房室環存在直接連接心房與心室的肯氏束。其心電圖特徵爲：(1)P-R 間期縮短＜

0.12 秒。(2)QRS 波群增寬，時限 ≧ 0.12 秒。(3)QRS 波群起始部有預激波（δ 波，即 delta 波）。(4)P-J 間期正常 < 0.27 秒。(5) 會伴隨著繼發性 ST-T 改變，T 波方向與 δ 波方向相反。

束支與分支阻滯

左束支阻滯 （left bundle branch block. LBBB）	左束支阻滯大多由器質性病變所引起。在左束支阻滯時，由於起始室間隔去極化變為右向左方向，從而使 I、V₅、V₅ 導聯正常室間隔去極化波（q 波）消失；由於左室去極化是透過心室肌來緩慢地傳導，故去極化的時間會明顯地延長。
右束支阻滯 （right bundle branch block. RBBB）	右束支阻滯可以發生在各種器質性心臟病，也可以見於健康人。
左後分支阻滯 （left poSterior faScicular block. LPFB）	在左後分支阻滯時，左室去極化綜合向量指向右、後、下，造成電軸顯著右偏。

WPW 症候群的心電圖特徵

P-R 間期縮短 < 0.12 秒。
QRS 波群增寬，時限 ≧ 0.12 秒。
QRS 波群起始部有預激波（δ 波，即 delta 波）。
P-J 間期正常 < 0.27 秒。
會伴隨著繼發性 ST-T 改變，T 波方向與 δ 波方向相反。

束支與分支阻滯的心電圖特徵

左束支阻滯	QRS 波群時限延長 ≧ 0.12 秒；QRS 波群形態改變，V₁、V₂、V₃ 導聯呈現 QS 或 RS 型，I、avL、V₅、V₅ 導聯為寬鈍的 R 波或者呈現「M」型；I、V₅、V₅ 導聯 q 波一般消失；V₅、V₅ 導聯 R 峰時間 > 0.05 秒；ST-T 方向與 QRS 主波方向相反。
右束支阻滯	QRS 波群時限延長 ≧ 0.12 秒；V₁ 或 V₂ 導聯 QRS 波呈現 rSR' 型或 M 型，此為最具特徵性的改變；I、V₅、V₅ 導聯 S 波增寬而有切跡，時限 ≧ 0.04S；V₁ 導聯 R 峰時間 > 0.05 秒；V₁、V₂ 導聯 ST 段輕度壓低，T 波倒置；I、V₅、V₅ 導聯 T 波直立。
左後分支阻滯	心電軸顯著右偏，在 +90°～+180°，以超過 +120° 有較肯定的診斷價值；QRS 波群形態改變，I、avL 導聯 rS 型，III、avF 導聯呈現 qR 型，R_III > R_II；QRS 波群時限 < 0.12 秒。

6-19 常見異常心電圖（八）

（五）傳導阻滯（續）

2. LGL 症候群（Lown-Ganong-Levine Syndrome）：此一類型的解剖學基礎是存在繞過房室結傳導的旁路纖維詹姆束。其心電圖特徵為：(1)P-R 間期 < 0.12 秒。(2) QRS 波群起始部並無預激波。

3. Mahaim 型預激症候群：是指由馬漢姆纖維形成的症候群。馬漢姆纖維是一種特殊的房室傳導旁路，傳導緩慢，呈現遞減性傳導。其心電圖特徵為：(1)P-R 間期 > 0.12 秒。(2)QRS 時限 > 0.12 秒，有預激波（δ 波）。

預激症候群的主要危害是它常會引發房室折返性心動過速。WPW 症候群，例如合併心房顫動，會引起快速的心室率，甚至會發生室顫。因此預激症候群屬於一種嚴重的心律失常類型。近年來由於開展導管射頻消融術已可對預激症候群做徹底的根治。

（六）逸搏和逸搏心律

在正常情況下竇房結的自律性最高，為心臟的主要節律點，其他節律點為異位起搏點。當主節律點發生病變或受到抑制而出現停搏或節律明顯減慢（如病態竇房結症候群）、或因為傳導障礙而不能下傳時（如房室傳導阻滯），來作為一種保護性的措施，竇房結以下的異位起搏點就會代替竇房結發出延遲的激動，激動心房或心室，稱為逸搏（escape）。連續發生 3 次或 3 次以上逸搏稱為逸搏心律（escape rhythm）。逸搏或逸搏心律是一種與原發病相伴隨的被動的緩率性心律失常。根據起搏點的部位可以將逸搏與逸搏心律分為房性、交界性、室性三種，臨床上以房室交界性逸搏最為多見，室性逸搏次之，房性逸搏較為少見。

1. 房性逸搏及房性逸搏心律：心房內分布著許多潛在節律點，頻率為 50～50 次 / 分鐘，略低於竇房結。房性逸搏大多發生於竇房阻滯、房性早搏之後。
   房性逸搏的心電圖特色為：(1) 在長間歇之後出現異常 P' 波（P 波倒置或雙向）。(2)P'-R 間期略短，但是 > 0.12 秒。(3)QRS 時限 < 0.12 秒，其形態與竇性下傳之 QRS 波群基本相類似。
   房性逸搏心律的心電圖特色：(1) 房性逸搏連續出現 3 次以上。(2) 頻率為 50～50 次 / 分鐘。

2. 交界性逸搏及交界性逸搏心律：交界區逸搏主要因竇房結本身病變或竇性激動傳出障礙所導致。會見於竇性心動過緩、竇性停搏等。
   交界性逸搏心電圖特色為：(1) 逸搏出現於長間歇之後，一般為 1.0～1.5 秒左右，週期固定。(2) 逸搏 QRS 波群形態與竇性下傳 QRS 波群形態一致，時限 < 0.12 秒。(3)P 波與 QRS 波群的關係有下列三種：竇性 P 波、逆行 P 波、QRS 波群前後無任何 P 波。交界性逸搏心律的心電圖特色：(1) 交界性逸搏連續出現 3 次以上。(2) 節律平整，頻率為 40～50 次 / 分鐘。

3. 室性逸搏及室性逸搏心律：室性逸搏的心電圖特色為：(1) 出現於較長間歇後，一般大於 1.5 秒。(2)QRS 波群寬大畸形，時限 > 0.12 秒。室性逸搏心律的心電圖特色為：(1) 室性逸搏連續出現 3 次以上。(2) 節律可以稍為不勻齊，頻率 20～40 次 / 分鐘。

LGL 症候群的心電圖特徵

P-R 間期 < 0.12 秒。

QRS 波群起始部並無預激波。

Mahaim 型預激症候群的心電圖特徵

P-R 間期 > 0.12 秒。

QRS 時限 > 0.12 秒，有預激波（δ 波）。

房性逸搏的心電圖特色

長間歇後出現異常 P' 波（P 波倒置或雙向）。

P'-R 間期略短，但 > 0.12 秒。

QRS 時限 < 0.12 秒，其形態與竇性下傳之 QRS 波群基本相類似。

房性逸搏心律的心電圖特色

房性逸搏連續出現 3 次以上。

頻率為 50～50 次 / 分鐘。

交界性逸搏的心電圖特色

逸搏出現於長間歇之後，一般為 1.0～1.5 秒左右，週期固定。

逸搏 QRS 波群形態與竇性下傳 QRS 波群形態一致，時限 < 0.12 秒。

P 波與 QRS 波群的關係有下列三種：竇性 P 波、逆行 P 波、QRS 波群前後無任何 P 波。

交界性逸搏心律的心電圖特色

交界性逸搏連續出現 3 次以上。

節律公整，頻率為 40～50 次 / 分鐘。

室性逸搏的心電圖特色

出現於較長間歇後，一般大於 1.5 秒。

QRS 波群寬大畸形，時限 > 0.12 秒。

室性逸搏心律的心電圖特色

室性逸搏連續出現 3 次以上。

節律可以稍不勻齊，頻率 20～40 次 / 分鐘。

6-20 心電圖的臨床應用與分析（一）

一、心電圖分析方法

在臨床上心電圖是重要的客觀資料之一，不同專業水準的人對同一份心電圖會做出不同的診斷。只要熟記正常心電圖的標準範圍及常見異常心電圖的診斷標準，整合病人的實際情況，經過實驗就能分析心電圖。在閱讀時可以按照下列的步驟來進行。

（一）心電圖的分析步驟

1. 檢查心電圖的描記技術：首先大致瀏覽一遍各個導聯的心電圖，注意觀察有無差錯，常見的心電圖差錯有：
   (1) 交流電干擾：心電圖機具有很高的靈敏性，容易受到外界電流的干擾而造成心電圖上的偽差，其特色是在心電圖各個導聯上出現每秒 50～50 次很有規律而纖細的鋸齒狀波形，要將附近可能發生交流電干擾的電源關閉，例如電扇、電燈等，或檢查地線、導聯線有無接觸不良和斷裂。
   (2) 肌肉震顫干擾：由於情緒緊張，寒冷或震顫性麻痺等，在心電圖上會出現雜亂不整的頻率在每秒 10～300 次的小波，有時很像心房顫動的 f 波，使心電圖形失真，甚至無法辨認。
   (3) 基線不穩：由於病人身體移動、呼吸不平穩、電極板生鏽或導線牽拉過緊等，使心電圖基線不在水平線上，而是上下擺動或突然升降。影響對心電圖各波，尤其是 ST-T 段的判斷。
   (4) 導聯線連接錯誤：在描記心電圖時，會因一時匆忙或操作不熟練而將導聯線接錯，常見於左右手互換，使描記出的 5 個肢體導聯心電圖圖形酷似右位心，會使 I 導聯 P-QRS-T 波均呈現倒置，II 和 III 互換，aVR 與 aVL 導聯互換，aVF 正常。
   (5) 導線鬆脫或斷裂：描記的心電圖圖形中突然波形消失，易被誤診為竇性停搏或竇性靜止，仔細觀察發現此段有無任何電子活動。
   (6) 定標電壓因素：在一般的情況下外加上 1mV 的電壓，心電圖筆恰好擺動10mm。電壓過大或過小，會使心電圖筆擺動超過 10mm 或不足，從而造成心電圖分析和判斷上的誤差。
   (7) 送紙速度因素：紙速過慢、過快或快慢不均，均會導致心電圖波形失真與畸形。紙速過快的心電圖易誤診為嚴重的心動過緩或心臟傳導阻滯。紙速不均易被誤診成心律不齊。
   (8) 阻尼的因素：阻尼是為了消除電流計的弦線或線圈在心電流中斷之後的連續震盪，從而防止心電波的變形失真。若阻尼適當，則標準電壓的方形波四角並無圓鈍曲折；若阻尼不足，則方形波的上升及降落開始處均會有小的曲折，證實在電流中斷之後，電流計本身仍會有連續的震盪運動；若阻尼過度，則波形圓鈍，上升及下降角均會較為遲鈍。阻尼不足或過度均會造成心電圖的失真。

2. 判斷心律：找出 P 波，確定主導的心律。根據 P 波的形狀及有無 P 波、P 波與
   QRS 波群的時間關係來確定。P 波在 II、V₁ 導聯最清楚。如果規律出現的 P 波
   形態符合竇性基本特徵，P-R 間期固定且大於 0.12 秒，說明主導心律是竇性心
   律，即心臟電激動起源於竇房結。如果 P 波不規律、形態異常或無 P 波，說明有
   非竇性搏動的存在。比較 P-P 間隔和 R-R 間隔，找出房律與室律的關係，注意有
   無提前、延後或不整齊的 P 波和 QRS 波群，以判定異位心律和心臟傳導阻滯的
   部位。

常見的心電圖差錯

交流電干擾	心電圖機具有很高的靈敏性，易受到外界電流的干擾而造成心電圖上的偽差，其特色是在心電圖各導聯上出現每秒 50～50 次很有規律而纖細的鋸齒狀波形，要將附近可能發生交流電干擾的電源關閉，例如電扇、電燈等，或檢查地線、導聯線有無接觸不良和斷裂。
肌肉震顫干擾	由於情緒緊張，寒冷或震顫性麻痺等，在心電圖上會出現雜亂不整的頻率在每秒 10～300 次的小波，有時很像心房顫動的 f 波，使心電圖形失真，甚至無法辨認。
基線不穩	由於病人身體移動、呼吸不平穩、電極板生鏽或導線牽拉過緊等，使心電圖基線不在水平線上，而是上下擺動或突然升降。
導聯線連接錯誤	在描記心電圖時，會因一時匆忙或操作不熟練而將導聯線接錯
導線鬆脫或斷裂	描記的心電圖圖形中突然波形消失，易被誤診為竇性停搏或竇性靜止，仔細觀察發現此段有無任何電子活動。
定標電壓因素	在一般的情況下外加上 1mV 的電壓，心電圖筆恰好擺動 10mm。電壓過大或過小，會使心電圖筆擺動超過 10mm 或者不足，從而造成心電圖分析和判斷上的誤差。
送紙速度因素	紙速過慢、過快或快慢不均，均會導致心電圖波形失真與畸形。
阻尼因素	阻尼是為了消除電流計的弦線或線圈在心電流中斷後的連續震盪，從而防止心電波的變形失真。

6-21 心電圖的臨床應用與分析（二）

（一）心電圖的分析步驟（續）

3. 計算心率：測量 P-P 或 R-R 間期、心房率、心室率。心房、心室律規則一致者，測其中一個間期即可，算出其心率。如果 P 波與 QRS 波群的關係不規則者，分別測 P-P 間期，計算心房率，測 R-R 間期測心室率。無 P 波而僅有 QRS 波群的測 R-R 間期計算心室率。兩種或兩種以上心律並存時，要按照主導心律來測量。

4. 判斷心電軸：通常採用目測法來測定。在必要時計算 I、III 導聯的電壓代數和作圖或查表來確定電軸，以此判斷電軸是否偏移。

5. 觀察各個導聯的 P 波、QRS 波群、S-T 段和 T 波的形態、方向、電壓和時間是否正常。

6. 測量 P-R 間期和 Q-T 間期：一般篩選有 q 波的導聯，例如 II 或 V1 導聯來做測量。P-R 間期不固定者選擇最短的 P-R 間期為參照的標準。P-R 間期及 Q-T 間期是否正常要參考年齡和心率來加以分析。

7. 判斷 ST-T 有無改變：觀察 ST 段是否在等電位線上，有無下移或上抬。對有診斷意義的形態改變，例如弓背向上型抬高、水平型下移、魚鉤狀下移的變化要做記錄。T 波要整合 QRS 波的主波方向來做分析，對於 T 波有異常改變的要註明所在的導聯及其形態的變化。

8. 最後整合臨床資料，作出心電圖的結論。

   (1) 正常的心電圖：心電圖的各個波型，P 波、QRS 波群、ST 段和 T 波的形態、方向、電壓和時間均在正常範圍之內。

   (2) 大致正常的心電圖：僅在個別導聯上會出現 QRS 波群鈍挫，S-T 段輕微下移或 T 波稍低平者。

   (3) 可疑的心電圖：在若干導聯上出現輕度異常改變，或有一項特殊改變而不能肯定異常者。例如疑有左室大，陳舊性後壁心肌梗塞等。

   (4) 不正常的心電圖：心電圖肯定異常者，要寫出具體的診斷，例如左室肥厚、急性前壁心肌梗塞、右束支傳導阻滯等。

（二）心電圖分析的注意事項

1. 重視與臨床資料整合：心電圖記錄的只是心肌激動的電學活動，其檢測技術的本身具有一定的限制，同時還受到諸多因素的影響。許多心臟疾病的早期，心電圖可以是正常的。同一種圖形的改變可能是由於不同的疾病所引起，例如心肌病、腦血管意外等都會出現病理性 Q 波，而並非是心肌梗塞。因此，對心電圖的判斷之前，要整合病人的病史、診斷及用藥等資料來做精密的分析。

2. 判斷心電圖描記技術：在分析心電圖時，要注意心電圖描記技術的指標，例如定標電壓數值、阻尼是否正常、送紙速度是否穩定等，否則會影響心電圖的判斷。

3. 熟悉心電圖的正常變異：由於心電圖會受到諸多因素的影響，正常的心電圖存在變異，例如 P 波偏小經常毫無意義；P 波在兒童偏尖；由於激動點和體位的關係，P 波在 III、aVF 導聯低平或輕度倒置時，只要在 I 導聯直立、在 aVR 導聯倒置，

也屬於正常的範圍之內。QRS 振幅會隨著年齡的增加而遞減，兒童右室電位占優勢；青年人 ST 段易於出現輕度抬高；T 波受到體位、情緒、飲食等影響而出現振幅減低；兒童和婦女在 $V_1 \sim V_3$ 導聯 T 波倒置較為常見。

心電圖的分析步驟

檢查心電圖的描記技術	先大致瀏覽一遍各個導聯的心電圖，注意觀察有無差錯。
判斷心律	找出 P 波，確定主導的心律。
計算心率	測量 P-P 或 R-R 間期、心房率、心室率。
判斷心電軸	通常採用目測法來測定。在必要時計算 I、III 導聯的電壓代數和作圖或查表來確定電軸，以此判斷電軸是否偏移。
觀察	各個導聯的 P 波、QRS 波群、S-T 段和 T 波的形態、方向、電壓和時間是否正常。
測量 P-R 間期和 Q-T 間期	一般選擇有 q 波的導聯，例如 II 或 V1 導聯來做測量。
判斷 ST-T 有無改變	觀察 ST 段是否在等電位線上，有無下移或上抬。
最後整合臨床資料，作出心電圖的結論	(1)正常的心電圖：心電圖各波 P 波、QRS 波群、ST 段和 T 波的形態、方向、電壓和時間均在正常的範圍之內。 (2)大致正常的心電圖：僅在個別導聯上出現 QRS 波群鈍挫，S-T 段輕微下移或 T 波稍低平者。 (3)可疑的心電圖：在若干導聯上出現輕度異常改變，或有一項特殊改變而不能肯定異常者。例如疑有左室大，陳舊性後壁心肌梗塞等。 (4)不正常的心電圖：心電圖肯定異常者，要寫出具體的診斷，例如左室肥厚、急性前壁心肌梗塞、右束支傳導阻滯等。

心電圖分析的注意事項

重視與臨床資料整合	心電圖記錄的只是心肌激動的電學活動，其檢測技術的本身具有一定的限制，同時還受到諸多因素的影響。
判斷心電圖描記技術	在分析心電圖時要注意心電圖描記技術的指標，例如定標電壓數值、阻尼是否正常、送紙速度是否穩定等，否則會影響心電圖的判斷。
熟悉心電圖的正常變異	由於心電圖受到諸多因素的影響，正常的心電圖存在變異。

6-22 心電圖的臨床應用與分析（三）

二、心電圖的臨床應用價值

Einthoven 是最早倡用臨床心電圖的學者之一，自從標準導聯被確認以來，心電圖廣泛地應用到臨床方面已經有百年的歷史。無論任何先進的儀器檢查仍然代替不了心電圖對心臟電活動所反映的價值。心電圖檢查具有操作方便、判斷及時、價格低廉等優點，且屬於非創傷性的檢查技術，因此，已成為臨床各科較為普遍的檢查方法之一，並在急重症的監護和搶救方面發揮了重要的功能。

1. 對心律失常和急性心急梗塞等心臟疾患具有決定性的診斷價值，並對指導治療、判斷預後有重要的價值。另外，也可以協助診斷對心臟肥大、心包炎、心肌炎、心絞痛（在發作時）、血鉀過高或過低、洋地黃、奎尼丁等藥物中毒等疾病。

2. 對急性或慢性肺源性心臟病和慢性冠狀動脈供血不足等疾病，皆有相當程度的輔助性診斷價值。

3. 心電圖對心臟病診斷的限制

   (1) 心電圖主要反映心臟激動的電子活動過程，並不能反映心臟的功能、瓣膜活動及心音的情況。

   (2) 某些心臟病變的早期，心電圖可以正常，例如瓣膜病變早期或雙側心室肥厚，因此，心電圖正常並不能排除心臟病變的存在，需要整合臨床和其他的檢查綜合判斷。

   (3) 心電圖有些屬非特異性改變，相同形狀的心電圖改變會見於多種心臟病，例如心律失常，心室肥厚，ST-T 改變等。

總之，心電圖在疾病的診斷上有相當程度的價值，但也有所限制，在做出心電圖診斷時，必須整合其他的臨床資料，方能作出比較正確的判斷。

心電圖的臨床應用價值

1. 對心律失常和急性心急梗塞等心臟疾患具有決定性的診斷價值，並對指導治療、判斷預後有重要的價值。另外，也可以協助診斷對心臟肥大、心包炎、心肌炎、心絞痛（發作時）、血鉀過高或過低、洋地黃、奎尼丁等藥物中毒等疾病。

2. 對急性或慢性肺源性心臟病和慢性冠狀動脈供血不足等疾病皆有相當程度的輔助診斷價值。

3. 心電圖對心臟病診斷的限制
   (1) 心電圖主要反映心臟激動的電活動過程，並不能反映心臟的功能、瓣膜活動及心音的情況。
   (2) 某些心臟病變的早期，心電圖可以正常，例如瓣膜病變早期或雙側心室肥厚，因此，心電圖正常並不能排除心臟病變的存在，需要整合臨床和其他的檢查綜合判斷。
   (3) 心電圖有些屬非特異性改變，相同形狀的心電圖改變會見於多種心臟病，例如心律失常，心室肥厚，ST-T 改變等。

✚ 知識補充站

心電圖的臨床應用價值

　　Einthoven 是最早倡用臨床心電圖的學者之一，自從標準導聯被確定以來，心電圖廣泛地應用到臨床方面已經有百年的歷史。無論任何先進的儀器檢查仍然代替不了心電圖對心臟電活動所反映的價值。心電圖檢查具有操作方便、判斷及時、價格低廉等優點，且屬於非創傷性的檢查技術，因此，已成為臨床各科較為普遍的檢查方法之一，並在急重症的監護和搶救方面發揮了重要的功能。

第七章
影像學檢查

本章學習目標

1. 掌握呼吸系統、循環系統、消化系統、骨、關節系統、泌尿系統常見正常的 X 光表現；常見基本病變的 X 光表現。
2. 熟悉呼吸系統、循環系統、消化系統、骨、關節系統、泌尿系統常見病的 X 光表現。
3. 了解 X 光的成像原理、檢查方法、電腦斷層照影（CT）、磁共振照影（MRI）在臨床的應用及各系統放射學檢查方法。
4. 熟悉超音波檢查的臨床應用。
5. 了解超音波檢查的基本原理、方法、主要用途、病人準備。
6. 一般介紹核醫學檢查的臨床應用、病人準備。

7-1 放射線檢查（一）

一、概論

在 1895 年德國物理學家倫琴發現 X 光之後，很快地就被使用於人體疾病診斷，形成了 X 光診斷學（X-rang diagnosis）這一新學科，並爲醫學影像學（medical imaging）奠定了基礎。隨著醫學影像學的飛速發展，相繼出現超音波成像（ultrasonography，USG）、電腦斷層照影（computed tomography，CT）、磁共振照影（magnetic resonance imaging，MRI）、發射體層照影（emission computed tomography，ECT）和介入放射學（interventional radiology，IVR）等。目前，X 光診斷學仍是醫學影像學中主要內容，臨床應用最爲廣泛。了解 X 光特色，熟悉 X 光檢查方法，掌握臨床常見病、多發病的 X 光診斷評估重點，是護理專業人員必備的基本條件。

（一）X 光的產生與特性：X 光是眞空管內高速運行的電子群撞擊鎢靶時所產生的，其產生必須具備三個條件：1. 自由運行的電子群；2. 電子群在高壓電場作用下高速運行；3. 高速運行的電子群在運動中撞擊鎢靶而發生能量轉換。因此 X 光發生裝置主要包括：X 光管及支架、變壓器、操作臺三部分。1.X 光的特性：(1) 穿透性：X 光是波長很短的電磁波，具有強穿透力，能穿透一般可見光不能穿透的物質（包括人體），這是 X 光照影的基礎；(2) 螢光效應：X 光能激發螢光物質，使波長較短的 X 光轉換成長的波長讓肉眼可見的螢光，這是 X 光透視檢查的基礎；(3) 感光效應：在 X 光照射塗有溴化銀的膠片之後，會使其感光產生顯影，經過顯影、定影的處理便會形成了從黑至白不同灰度的影像，這是 X 光攝影的基礎；(4) 電離與生物效應：X 光進入任何物質都發生電離，進入人體會使細胞結構產生損傷，甚至壞死等生物學方面的改變，這是放射治療的基礎，也是在做 X 光檢查時要注意必要防護的原因。前三種特性與 X 光診斷有關。

（二）X 光檢查的基本方法：人體組織結構有密度的差異，在 X 光上形成黑白對比影像，稱爲自然對比。按照人體組織結構密度高低可以分爲高密度（骨骼和鈣化）、中等密度（肌肉、實質器官、液體和軟骨等）、低密度（氣體和脂肪）三類。對於缺乏自然對比影像的組織或器官，人爲地導入一定數量的某種物質（稱造影劑或對比劑），使之產生人工密度差，形成黑白對比影像，稱爲人工對比。自然對比和人工對比是 X 光檢查的基礎。X 光檢查的方法包括普通 X 光照影和數位 X 光照影。1. 普通 X 光照影：(1) 普通性檢查：包括透視和 X 光攝影。①透視：是一種簡便而常用的檢查方法。優點是簡單易行，可以隨意轉動病人的體位，從多方位不同的角度來觀察器官的動態和功能變化及病變的形態，並立即得出診斷的結果。其主要的缺點是影像對比度和清晰度較差，不易發現細微的病變，且不能留下永久的客觀記錄，不便於病例的隨訪與追蹤觀察等。現多用於胃腸道鋇劑造影檢查。② X 光攝影：所得的照片稱

為平片。是臨床使用最為廣泛的檢查方法，其優點是彌補透視的不足，缺點是被檢範圍受到膠片大小所限制、不能動態觀察器官活動、不能從多重角度來觀察病變的形態結構等。被檢部位常需要作正位和側位兩個方位的攝影。(2)特殊性檢查：是指利用特殊裝置做 X 光攝影。包括螢光攝影（fluorography）、軟光攝影（Soft ray radiography）、高千伏攝影（high KV radiography）、斷層攝影（tomography）和放大攝影（magnification radiography）等。目前臨床上的攝影逐漸被 CT 等現代照影技術所取代，只有軟光攝影在臨床上還在使用（主要用於乳腺攝影）。

X 光檢查

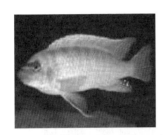
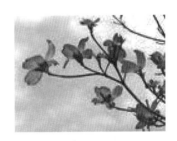
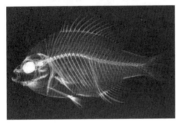
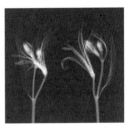

（為編著者群拍攝之照片，擁有相片著作權）

7-2 放射線檢查（二）

一、概論（續）

(3) 造影檢查：是將造影劑引入缺乏自然對比影像的器官內或其周圍間隙，使之產生人工密度差，形成黑白對比影像，以顯示器官形態結構和功能的方法。①造影劑（對比劑）：按照影像密度高低分為兩類。高密度（陽性反應）造影劑有鋇劑和碘劑；低密度（呈現陰性反應）造影劑為氣體，現在臨床已很少使用。鋇劑為醫用硫酸鋇粉末，依照檢查的部位不同，加水和膠配成濃度不同的鋇混懸液。主要用於消化道造影，並可以使用氣鋇雙重造影，提高疾病診斷的正確率。碘劑分有機碘和無機碘製劑兩類。②水溶性有機碘製劑分為兩類：(a) 離子型，例如泛影葡胺（urogrnfin），具有高滲透性，會出現毒副作用；(b) 非離子型，例如碘普羅胺（iopromide）和碘必樂（iopamidol）等，具有相對低滲透性、低黏度和低毒性特色，減少了毒副作用的出現。主要用於心血管、尿道等造影檢查和 CT 增強掃描。無機碘製劑有碘化油（lipoidol）等，主要用於支氣管造影等，現在基本上並不使用。③造影的方法：依照造影劑導入的途徑不同分為兩種：(a) 直接導入法：包括口服法、灌注法和穿刺法；(b) 間接導入法：經由靜脈注入或口服的造影劑，選擇體內某一器官排泄，使該器官顯影。④在造影檢查之前的準備：各種造影檢查前都必須認真準備，嚴格地掌握適應症和禁忌症，以保證檢查的順利進行和患者的安全。在造影劑中，鋇劑造影檢查較為安全。在篩選碘劑造影檢查時要注意：(a) 了解患者有無造影檢查的禁忌症，例如嚴重心、腎疾病和過敏體質等；(b) 作好患者的心理護理工作，取得患者的合作；(c) 碘劑過敏實驗，在造影之前靜脈注射 1ml30% 造影劑，觀察 15 分鐘，若出現胸悶、氣短、咳嗽、噁心、嘔吐、皮膚搔癢和皮疹等，則為碘劑過敏實驗陽性反應，不宜做造影檢查；(d) 碘劑過敏實驗陰性者也可發生反應，所以在造影檢查之前要準備好搶救過敏的藥品和儀器，要具備搶救的能力。⑤造影反應的處理：作好搶救準備，嚴重的反應會出現周圍循環衰竭、心臟驟停、驚厥、喉水腫和哮喘發作等，要立即停止造影檢查，做抗休克、抗過敏和對症治療。在呼吸困難時要吸氧，周圍循環衰竭使用去甲腎上腺素，心臟驟停要立即執行胸外心臟按壓。2. 數位 X 光照影（digital radiography，DR）：是將普通的 X 光裝置與電子電腦整合起來，使 X 光照影由類比影像轉換成數位影像的照影技術。隨著電腦和數位化的發展，近年來數位照影已由 CT 與 MRI 等延伸到 X 光照影，出現了電腦 X 光照影（computed radiography，CR）和直接數位化 X 光照影（direct digital radiography，DDR）設備。CR 的照影原理是 X 光透過人體之後，射到影像板（image plate，IP）上，形成潛影，來代替 X 光膠片，經過影像讀取、處理和顯示等步驟，顯示出數位影像，可以執行影像儲存和遠端的傳輸。DDR 是直接將 X 光轉換成數位訊號而照影，影像儲存、傳輸方便，無需 X 光膠片。普

通 X 光能照影的部位都可行數位照影。數位影像對骨結構、軟性組織的顯示和胃腸黏膜皺襞的顯示均優於普通的 X 光影像，對肺部結節性病變的檢出率高於普通的 X 光影像，目前臨床的應用較為廣泛。

（三）X 光檢查中的防護：X 光檢查在臨床診治疾病的應用相當廣泛。照射人體會產生相當程度的生物效應。過量照射會給人體帶來輻射危害。因此必須做好工作人員和患者的防護工作，避免不必要的損害。可以採用時間防護、距離防護和遮罩防護的原則。對於患者應選擇恰當的 X 光檢查方法和檢查程式。放射工作者要遵照政府有關放射防護衛生標準的規定，正確地做 X 光檢查操作，認真地執行保健條例，加強自我防護意識並運用距離防護的原則。但是照射量在容許範圍之內，一般對人體很少會產生影響。

普通透視檢查

優點	簡便、經濟、可以做多角度的動態觀察。
缺點	影像解析度不足，並無照片的記錄。
適應症	局限於胸部，射線量相對較多。

普通攝影檢查

優點	影像解析度相對較高，永久照片記錄，適應症相對較為廣泛，射線量相對較少。
缺點	不能做動態多角度的動態觀察。

碘過敏實驗

皮下實驗	較少使用。
舌下實驗	將數滴造影劑之餘舌下，直接引入法造影常用。
靜脈注射法	常用，30% 造影劑 1ml 靜脈注射之後觀察 15 分鐘；陽性反應的表現為：胸悶、頭昏、噁心、嘔吐、打噴嚏和蕁麻疹等。

腹部平片　　　　胃腸道造影

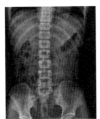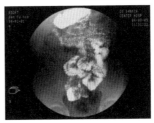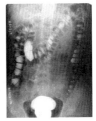

（為編著者群拍攝之照片，擁有相片著作權）

7-3 呼吸系統的X光診斷（一）

一、呼吸系統（Respiratory System）

胸部具有良好的自然對比，X光檢查對常見呼吸系統疾病的診斷、早期發現病變、隨訪複查及族群普查等都是不可或缺的檢查方法。

（一）檢查方法

1. 普通性檢查：胸部透視經常採取立位，在必要時可以採取半臥位或臥位，要按照一定的順序對胸部組織和器官作整體系統的觀察。還可以採取多種體位，從不同的角度來觀察病變和胸部各個器官的形態及動態變化。但是透視並不易於發現細小的病變，不便於訪觀察病變發展、癒合情況，對疾病診斷有一定的限度。
   胸部影片是檢查胸部疾病最常用的首選方法，對早期發現病變和疾病診斷有很大的價值。常用後前位（即正位）、側位、斜位等。後前位採取立位，前胸壁靠片，包括整個胸廓、兩側全部肺野、兩側肋膈角及下頸部；側位時，患側側胸壁靠片，常用於確定病變位置，觀察病變形態；斜位，常用於觀察腋段肋骨的病變；在必要時還可以採用前後位，用於不能站立的患者。
2. 特殊性檢查：主要有斷層攝影及高千伏攝影。斷層攝影用於顯示支氣管和肺內病灶，清楚顯示病變平面的影像，減少其他層面結構對病變影像的重疊影響。高千伏攝影可顯示與肋骨、縱隔或心臟所重疊的肺內或支氣管病變。由於 DR、CT 及 MRI 等現代影像技術的廣泛使用，兩種攝影均使用地比較少。
3. 支氣管造影檢查：主要用於支氣管擴張的明確診斷和範圍確定；支氣管的良、惡性腫瘤的診斷和鑑別診斷；觀察不張肺葉支氣管管腔的結構，確定不張的原因。造影前應作好準備工作和造影劑過敏實驗。此種檢查方法給病人造成一定的痛苦，不易於被病人所接受，目前多數支氣管造影的適應症已由使用廣泛的 CT 檢查來代替。

（二）正常胸部的X光表現

正常胸部 X 光影像是胸腔內、外各種組織和器官的綜合投影（右圖）。只有熟悉胸部各器官結構正常及變異的 X 光表現，才能對胸部疾病的各種異常影像加以識別，對疾病作出正確的判斷。

1. 胸廓：包括軟組織和骨骼，在正常時兩側胸廓會對稱。
   (1) 軟性組織：胸片上顯示較為清楚的軟組織影有：胸鎖乳突肌及鎖骨上皮膚皺褶影、胸大肌影、女性乳房和乳頭影等。
   (2) 骨骼：骨性胸廓由胸骨、胸椎、肋骨、鎖骨及肩胛骨組成。

正位胸片上胸骨、胸椎均與縱隔影重疊；肋骨位於兩側，後段影呈近水平向外走行，前段從外上向內下走行形成肋弓，一般第 6 肋骨前端相當於第 10 肋骨後端的水平。第 1～10 肋骨前端為肋軟骨與胸骨相連，軟骨未鈣化時不顯影，鈣化後形成斑點或斑片骨性緻密影。肋骨及其間隙在臨床常被用作胸部病變的定位標誌；鎖骨影位於

第 1 肋骨前端水平；肩胛骨影的內緣不同程度與肺野外帶重疊，易於認為肺內和胸膜病變。所以在胸部正位投影時，雙臂盡可能內旋，使肩胛骨投影於肺野之外。

正側位胸片

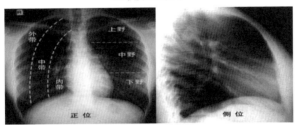

胸廓、縱隔、膈、胸膜、氣管、支氣管與肺

（為編著者群拍攝之照片，擁有相片著作權）

呼吸系統：正常 X 光的表現

1、主氣管
2、右側支氣管
3、左側支氣管
4、左肺動脈
5、右肺動脈
6、右下肺動脈
8、主動脈弓
9、上腔靜脈
10、奇靜脈
11、氣管隆突
12、右心緣
13、胸椎
14、左心緣

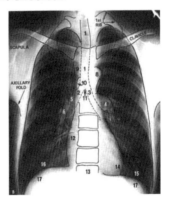

（為編著者群拍攝之照片，擁有相片著作權）

正常 X 光的表現：胸廓

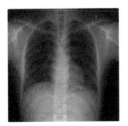

1. 軟性組織：胸鎖乳突肌及鎖骨上皮膚皺褶、胸大肌與女性乳房及乳頭。
2. 骨骼：肋骨、肩胛骨、鎖骨與胸椎。

7-4 呼吸系統的X光診斷（二）

（二）正常胸部的X光表現（續）

2. 縱隔：縱隔解剖位置於兩肺之間，上自胸廓入口下至膈，胸骨之後，胸椎之前。其內包括心臟、大血管、氣管、支氣管、食道、淋巴組織、胸腺、神經及脂肪等器官和組織。胸片上除氣管、支氣管、食道可以分辨外，其餘結構缺乏良好的自然對比，只能觀察其與肺部相鄰的外形輪廓。正常時縱隔影居中，受呼吸和體位的影響，臥位和呼氣時短而寬，立位和吸氣時窄而長。在病理的情況下，一側胸腔壓力增高，縱隔移向健側；一側胸腔壓力降低，縱隔移向患側；縱隔內病變，會導致縱隔呈普遍性或局限性增寬。

3. 膈：膈影位於兩側肺野下緣呈現圓頂狀，左右兩葉。最高點在膈的中點偏內側，稱膈頂。一般右膈頂在第 5～6 前肋間隙水平，右膈常較左膈高 1～2cm。膈在外側及前後方分別與胸壁相交形成肋膈角，在內側與心臟形成心膈角，其中後肋膈角爲胸腔最低位置。兩膈隨呼吸上下對稱運動，平靜呼吸運動幅度爲 1～2.5cm，深呼吸可達 3～6cm。正常時兩側膈面光滑，肋膈角銳利。在病理的情況下，胸、腹腔壓力的改變而致膈位置發生相應的改變。

4. 胸膜、肺葉和肺段：胸膜極薄，分爲髒層和壁層，一般在 X 光上並不顯影。右肺分爲上、中、下三葉；左肺分上、下兩葉，各個肺葉之間有葉間胸膜間隔，可在 X 光胸片上形成細線狀陰影，右肺門外水平裂胸膜影較爲常見。各肺葉在正位元胸片上部分重疊，每個肺葉由 2～5 個肺段構成，X 光胸片不能顯示其界限，在病理的情況下，可以見到肺段的輪廓。

5. 氣管、支氣管：氣管位於縱隔內，在正位胸片上呈現柱狀透亮影。大約在第 5～6 胸推平面分爲左、右主支氣管，在高千伏胸片上可以顯影。兩側主支氣管逐級分出的肺葉、肺段支氣管均可在支氣管斷層片上顯影。

6. 肺野、肺門和肺紋理：充滿空氣的兩肺在胸片上顯示爲均勻一致的透明區域，稱爲肺野。在正常時兩側肺野透明度相等。爲了病變定位，人爲分別將兩側肺野縱行分爲三等分，分別稱內、中、外帶。在兩側第 2、4 肋骨前端下緣連一水平線，分別將兩肺分爲上、中、下三野。兩側第一肋骨下緣以上部分稱爲肺尖區，鎖骨以下至第二前肋下緣爲鎖骨下區。肺門影是肺動靜脈、支氣管和淋巴組織的綜合投影，主要是肺動靜脈的投影。一般在正位胸片上位於兩肺中野內帶，左側比右側高大約 1～2cm。肺紋理是由肺門向肺野發出呈現放射狀分布由粗變細的樹枝狀影，主要由肺動靜脈分支所組成，支氣管和淋巴管也參與其組成。

7. 肺實質和肺間質：肺組織由肺實質和肺間質所組成。肺實質包括肺泡和肺泡壁；肺間質是支氣管和血管周圍、肺泡間隔及髒層胸膜下由結締組織所組成的支架和間隙，正常胸片肺間質不顯影。

（三）基本病變的X光表現

1.支氣管阻塞性表現

主要由支氣管腔內腫塊、異物、發炎性分泌物、水腫、痙攣等原因所導致。依據阻塞程度的不同分爲阻塞性肺氣腫和阻塞性肺不張。

　　支氣管不完全阻塞所導致的肺組織過度充氣而膨脹引起阻塞性肺氣腫。根據阻塞的部位又分為瀰漫性及局限性阻塞性肺氣腫。瀰漫性肺氣腫大多繼發於慢性支氣管炎、支氣管哮喘及塵肺等多種慢性肺疾病，其阻塞部位大多在細支氣管。X 光表現為兩肺野透亮度增加，會見到肺大泡，肺紋理稀疏；胸廓呈現桶狀，肋間隙增寬；膈肌低平，縱隔狹長，心影呈現垂位心型。

正常 X 光的表現：縱隔

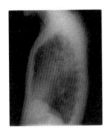

1. 上縱隔：T4 以上
2. 中縱隔：T4-T8
3. 下縱隔：T8 以下
4. 前縱隔：心前緣
5. 中縱隔：食道前壁分界
6. 後縱隔：食道以後部分

（為編著者群拍攝之照片，擁有相片著作權）

正常 X 光的表現：隔

圓頂形，左右兩葉，
在呼吸時活動範圍為 1～3cm。

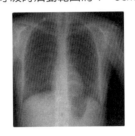

正常 X 光的表現：胸膜

胸膜包括壁層胸膜和髒層胸膜，正常時一般不顯示。

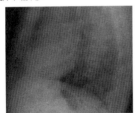

（為編著者群拍攝之照片，擁有相片著作權）

正常 X 光的表現：氣管、支氣管

氣管起於環狀軟骨，在第 5、6 胸椎水準分為左、右主支氣管。

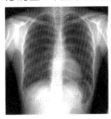

正常 X 光表現：肺

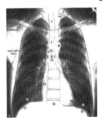

1. 肺野：含氣的肺組織在胸片投影。
2. 肺野的定位。
3. 肺門及肺紋理：肺門影是肺動、靜脈，支氣管和淋巴組織的總合投影。

（為編著者群拍攝之照片，擁有相片著作權）

7-5 呼吸系統的**X**光診斷（三）

（三）基本病變的X光表現（續）

局限性肺氣腫常見於支氣管異物、腫瘤和慢性發炎症等疾病，其阻塞部位大多在較大支氣管。X 光表現為局部肺野透亮度增加，肺紋理稀疏，一側或一個肺葉的肺氣腫還可出現縱隔向健側移位和患側橫膈下降等改變。

支氣管完全阻塞所導致的肺內氣體會減少、肺體積縮小會引起阻塞性肺不張。因為阻塞部位的不同，X 光症象也不同。其共同的 X 光表現為阻塞遠端的肺組織密度均勻增高、肺體積縮小，相鄰的肺組織會有代償性肺氣腫。(1) 一側性肺不張，由一側主支氣管完全阻塞所導致，X 光表現為患側肺野均勻緻密影，胸廓塌陷，肋間隙變窄，橫膈升高，縱隔移向患側，健側肺出現代償性肺氣腫表現（右圖一）。(2) 肺葉不張，是由肺葉支氣管完全阻塞所致，X 光表現為局部肺葉均勻緻密影，葉間裂會向患部呈現向心性移位，肺門會有不同程度的向患部移位，橫膈和縱隔根據不張的範圍可以向患部移位也會毫無改變，鄰近肺葉會出現代償性肺氣腫表現。

2.肺部病變

(1) 滲出和實變影：急性發炎症在肺實質內表現為滲出，肺泡腔內的氣體被滲出的液體、蛋白和細胞所代替。X 光表現為密度不太高較為均勻的小片雲絮狀陰影，邊緣模糊。隨著病情的發展，滲出擴散至肺段及肺葉時則為大片實變影像。在大片實變區中可以見到管狀透亮的支氣管分支影，稱為支氣管氣像。常見於各種急性肺炎、滲出性肺結核、肺出血和肺水腫等。

(2) 增殖性病變：是肺內慢性發炎症在肺組織內形成肉芽組織所致。病灶較小，X 光表現為呈現梅花瓣狀或小點狀的結節影，密度較高，邊緣較為清楚，並無明顯的融合。常見於肺結核、各種慢性肺炎和肉芽腫等。

(3) 纖維化：是從增殖性病變發展而來，主要由纖維組織構成。局限性纖維化 X 光表現為局限性索條狀緻密影，走行較直；若病灶較大，會呈現斑片狀、大片狀緻密影，邊緣清楚，會引起周圍結構向患部移位，常見於慢性肺炎、肺膿腫和肺結核等。瀰漫性纖維化 X 光表現為廣泛分布的索條狀、網狀或蜂窩狀影，其內部會見到瀰漫顆粒狀或小結節狀陰影。常見於瀰漫性間質性肺炎，塵肺及放射性肺炎等。

(4) 鈣化：多發生退行性變和壞死的肺組織內。X 光表現為大小不等、形態不一、邊緣銳利的高密度影。肺結核鈣化表示病變癒合，大多呈現單發或多發斑點狀。腫瘤的鈣化為瘤體成份之一。肺錯構瘤的鈣化呈現「爆米花」狀。

(5) 結節與腫塊：大多為腫瘤或腫瘤狀病變。X 光表現為圓形、類圓形或團塊狀影像，直徑小於或等於 2cm 為結節，直徑大於 2cm 為腫塊。可以單發或多發，常見於支氣管肺癌、結核球、炎性假瘤及肺轉移瘤等。肺良性腫瘤呈現邊緣光滑、銳利的球形塊影；惡性腫瘤大多呈現浸潤性生長，邊緣並不公整，常會有分葉和短毛刺，在靠近胸膜時會有胸膜凹陷症。

(6) 空洞與空腔：空洞是肺內病變組織發生壞死、液化，經由支氣管引流排出形成含氣腔隙。X 光表現為肺內出現大小不等、形態不同有完整洞壁包繞的透明區。空洞壁會由肺內病理組織所形成，大多見於肺結核、肺膿腫和肺癌等。根據洞壁厚度可以分為厚壁空洞和薄壁空洞。空腔為肺內腔隙病理性擴

大，X 光表現為肺內局限性周圍有完整壁的透明影像。壁薄而均勻，內外緣光滑，周圍並無實變影，在合併感染時，腔內會見到液平。肺大泡和含氣肺囊腫均屬於空腔。

基本病變的 X 線表現：支氣管阻塞性改變

1. 阻塞性肺氣腫：瀰漫性、局限性。
2. X 光徵象：胸廓及膈的改變、肺野透亮度改變與心影及肺紋理的改變。

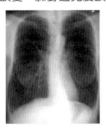

（為編著者群拍攝之照片，擁有相片著作權）

基本病變的 X 光表現：支氣管阻塞性改變

阻塞性肺不張：一側性肺不張、肺葉不張、肺段不張與小葉性肺不張。

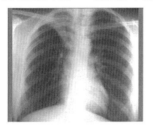 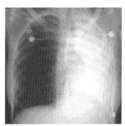

（為編著者群拍攝之照片，擁有相片著作權）

圖一　左側肺不張　　　圖二　左側氣胸

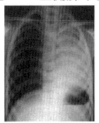 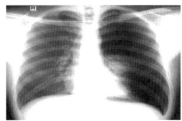

（為編著者群拍攝之照片，擁有相片著作權）

基本病變的 X 光表現：肺部病變

滲出性病變：多數呈現片狀，邊緣模糊。常見於發炎、肺結核、肺出血、肺水腫等。

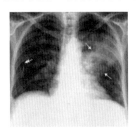

（為編著者群拍攝之照片，擁有相片著作權）

基本病變的 X 線表現：肺部病變

增殖性病變：呈結節狀，密度較高，邊緣清晰，無明顯融合。常見於肺結核、慢性肺炎、肉芽腫性病變。

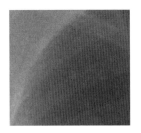

（為編著者群拍攝之照片，擁有相片著作權）

基本病變的 X 線表現：肺部病變

纖維化：病灶為局限性索條影，密度高，走形僵直。見於肺炎肺膿腫、肺結核。

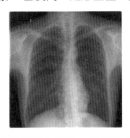

（為編著者群拍攝之照片，擁有相片著作權）

基本病變的 X 線表現：肺部病變

鈣化：高密度，邊緣銳利，形狀不一的斑點狀、團塊狀或球形影。大多見於肺結核、塵肺、錯構瘤。

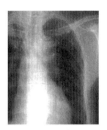

（爲編著者群拍攝之照片，擁有相片著作權）

基本病變的 X 線表現：肺部病變

腫塊：多類圓形，良性形態大多光滑工整，惡性大多呈現分葉狀。

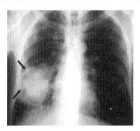

（爲編著者群拍攝之照片，擁有相片著作權）

基本病變的 X 線表現：肺部病變

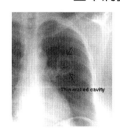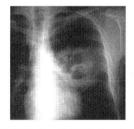

1. 空洞：組織液化壞死，經支氣管咳出，氣體進入形成。分薄壁（＜ 3cm）、厚壁（＞ 3cm）。
2. 空腔：肺內腔隙病理性擴大。

（爲編著者群拍攝之照片，擁有相片著作權）

7-6 呼吸系統的X光診斷（四）

（三）基本病變的X光表現（續）

3.胸膜病變

(1) 胸腔積液：多種疾病波及胸膜會產生胸腔積液，液體可以為滲出液、漏出液、膿液、血液等。X光檢查可以確定積液的有無，但是難以區別積液的性質。①少量胸腔積液時液體最先積聚在後肋膈角，在下正位胸片難以發現；②當積液量高達大約 300ml 以上，表現為側肋膈角變鈍、變平，液體隨呼吸和體位改變而移動。中等量胸腔積液液體上緣達第 4 前肋端以上，表現為患側中下肺野呈均勻緻密影，其上緣呈外高內低的斜形弧線影，膈肌顯示不清，肋膈角消失；③大量胸腔積液液體上緣達第 2 前肋端以上，表現為患側肺野均勻緻密影，僅見肺尖部透明，同側肋間隙增寬，橫膈下降，縱隔向健側移位。

(2) 氣胸和液氣胸：氣體透過胸膜的裂口進入胸膜腔形成氣胸。氣胸的 X 光表現為肺體積縮小，被壓縮的肺邊緣呈纖細的線狀緻密影，與胸壁之間呈現無肺紋理的透明區。在大量的氣胸時可以將肺完全壓縮，表現為肺門區密度均勻的軟性組織影像，並會見到患側膈肌下降，肋間隙增寬，縱隔向健側移位。胸腔內液體和氣體並存時稱液氣胸。X 光立位胸片會見到氣液平面，液面上方為氣體和壓縮的肺組織。

(3) 胸膜肥厚、黏連、鈣化：輕度胸膜肥厚、黏連，X 光表現為患側肋膈角變鈍、變平，呼吸時膈肌活動受限。廣泛胸膜肥厚、黏連，表現為沿胸廓內緣分布的帶狀緻密影，患側胸廓塌陷，肋間隙變窄，膈肌升高，縱隔向患側移位。胸膜鈣化表現為肺野邊緣呈現片狀、不規則點狀或條索狀高密度影。

（四）常見疾病的X光表現

1.支氣管擴張症

是由支氣管慢性反復感染造成繼發性改變或肺內嚴重纖維化對支氣管壁外在性的牽拉引起管腔病理性增寬。好發於兒童和青少年。臨床表現為咳嗽、咳痰和咯血，還會出現發燒、呼吸困難等。

X 光表現：早期輕度支氣管擴張並無異常的發現。較為明顯者可以為肺紋理的增多、紊亂呈現網狀或蜂窩狀。在合併感染時肺紋理會模糊、肺內會出現斑片狀模糊陰影。目前臨床確定支氣管擴張的部位、範圍及類型主要依靠 CT 檢查。

2.肺部發炎症

(1) 大葉性肺炎：大多由肺炎雙球菌感染所引起，會波及整個肺葉或某一肺段或肺段的一部分。青壯年好發。臨床發病急，有發高燒、寒顫、胸痛、咳嗽、咳鐵銹色痰等症狀。在病理上分為主充血期、紅色肝變期、灰色肝變期和消散期四期。X 光表現：在充血期會正常或僅出現病變區肺紋理增多，透明度略低或出現淡片狀模糊陰影；實變期（包括紅肝狀變和灰肝狀變期）為片狀

或大片狀均勻緻密影，邊緣模糊（下圖）。當波及至葉間裂時，病變邊緣清楚。有時在實變的緻密影中會見到支氣管影像；消散期為實變的緻密影範圍逐漸縮小，密度逐漸減低，為散在分布大小不等、密度不均的斑片狀陰影。

(2) 支氣管肺炎：又稱為小葉性肺炎，是發生在細支氣管及肺小葉的發炎症性改變。致病細菌常為金黃色菌等球菌、肺炎球菌和肺炎支原體等多種病原體。多見於嬰幼兒、老年或為手術後併發症。臨床發病較急，發燒、咳嗽、咳痰、呼吸困難等。X 光表現：病變大多見於兩肺中下野的內、中帶。肺紋理增多、增粗且模糊，會見到沿著肺紋理分布的斑片狀模糊緻密影，密度不均，病灶會融合成大片狀模糊陰影，並會見到肺門影增大、模糊，合併肺氣腫或肺不張時，會見到其相應的 X 光徵象。

左肺下葉大葉性肺炎（正、側位）

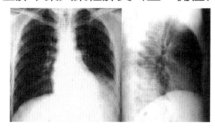

（為編著者群拍攝之照片，擁有相片著作權）

基本病變的 X 光表現：胸膜病變

胸腔積液：游離性胸腔積液、包裹性胸腔積液、葉間積液。

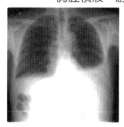 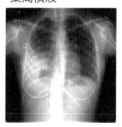

（為編著者群拍攝之照片，擁有相片著作權）

基本病變的 X 光表現：胸膜病變

氣胸、液氣胸

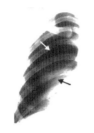
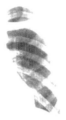
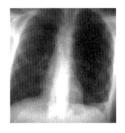

（爲編著者群拍攝之照片，擁有相片著作權）

基本病變的 X 光表現：胸膜病變

胸膜增厚、黏連、鈣化：肋膈角變淺、膈上幕狀突起影、縱隔移位，鈣化表現為片狀、不規則點狀或條狀高密度影。

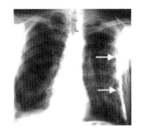
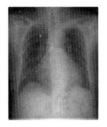

（爲編著者群拍攝之照片，擁有相片著作權）

常見疾病的 X 光表現

慢性支氣管炎	肺紋理的改變。
大葉性肺炎	好發青壯年，大多有受寒史。X線表現為按照肺葉或段分布的密度均勻之緻密影。
支氣管肺炎	大多見於嬰幼兒、老年及體弱人群。X線表現為兩肺中下野、中內帶肺紋理增多、增粗和模糊，間見斑點狀模糊緻密影，密度不均。

慢性支氣管炎伴隨著感染

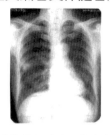

（爲編著者群拍攝之照片，擁有相片著作權）

右肺中葉大葉性肺炎

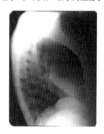

（爲編著者群拍攝之照片，擁有相片著作權）

支氣管肺炎（小葉性肺炎）

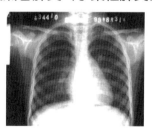

（爲編著者群拍攝之照片，擁有相片著作權）

7-7 呼吸系統的X光診斷（五）

（四）常見疾病的X光表現（續）

3. 肺膿腫：由金黃色葡萄球菌等導致病菌所引起的肺內化膿性發炎症。病原菌主要經由氣道直接吸入或血行蔓延到肺內。臨床發病較急、發高燒、咳嗽、咳大量膿臭痰等。依照病理的發展分爲急性和慢性肺膿腫。病變早期爲肺內化膿性發炎症，繼而發生壞死、液化形成膿腫。

X光表現：急性肺膿腫爲肺內大片狀均勻緻密陰影，邊緣模糊，其內可以見到含有氣液平面的厚壁空洞，內緣大多較爲光滑，外緣模糊，爲滲出的實變影。慢性肺膿腫爲發炎症性滲出逐漸吸收，呈現密度不均，排列紊亂的斑片狀，條索狀緻密影，空洞壁逐漸變薄，洞腔逐漸縮小。血源性肺膿腫爲兩肺大多發散在片狀邊緣模糊的緻密影，其內有較小的空洞形成，會見到液平面。

4. 肺結核：是由結核桿菌侵入人體後引起的肺部慢性傳染性疾病。X光檢查可以早期發現病變，並有助於鑒別診斷和觀察療效。在臨床上並無明顯的病狀，或有咳嗽，咳痰，咳血，胸痛等呼吸系統症狀，或有低燒、盜汗，全身乏力等全身症狀。基本病理變化是滲出、增殖和纖維化，常會同時存在或以一種病變爲主。

(1) 臨床的分類：目前臨床將結核病分爲5個類型：Ⅰ型：原發型肺結核；Ⅱ型：血行播散型肺結核；Ⅲ型：繼發型肺結核；Ⅳ型：結核性胸膜炎；Ⅴ型：其他肺外結核。

(2) 原發型肺結核（Ⅰ型）：爲結核桿菌初次感染肺組織所引起的結核病。大多見於兒童和青少年。典型X光表現爲原發症候群，即原發病灶、淋巴管炎和淋巴結炎會同時出現。原發病灶大多位於中上肺野，爲肺內局限性邊緣模糊的斑片狀陰影；淋巴管炎爲從原發病灶引向肺門的條索狀不規則陰影，一般並不易見到；淋巴結炎爲結核菌沿淋巴管引流至肺門和縱隔淋巴結，引起肺門和縱隔淋巴結腫大，表現爲肺門影增大或縱隔邊緣腫大的淋巴結突向肺野。原發病灶在經過治療之後易於吸收或原發病灶非常輕微，則表現爲胸內或縱隔內淋巴結。會見到邊緣清楚的肺門腫塊影，在伴隨著周圍發炎症時使其邊緣模糊，或見到縱隔陰影增寬及腫塊陰影。

(3) 血行播散型肺結核（Ⅱ型）：爲結核菌經血液循環播散導致肺內的結核。急性血行播散型肺結核又稱爲急性粟粒型肺結核，是大量結核桿菌一次或在短時間內數次經由血液循環播散至肺部。表現爲兩肺密集，分布均勻、大小均勻和密度均勻的粟粒狀結節陰影，其大小爲 1～2mm，邊緣清楚（右圖）。
次急性或慢性血行播散型肺結核，是少量結核桿菌在較長時間內反複多次經血液循環播散至肺部。表現爲兩肺大多發生小結節狀影，大小不等。病灶可以融合，密度不均勻，會有增殖硬結和鈣化灶，也會有纖維索條影，分布不均，大多見於兩肺中、上野。

(4) 繼發型肺結核（Ⅲ型）：身體再次感染結核桿菌而引起。

　① 浸潤型肺結核：爲最常見的繼發型肺結核。大多爲靜止病灶復發或爲再次感染所導致。病變於肺尖或鎖骨下區較爲多見，會發生於一側或兩側肺。X光的表現多樣化，會以一種性質病變爲主，或多種性質的病變並存。會見到斑片狀邊緣模糊陰影，密度較低；會見到斑點狀呈現「梅花瓣」狀邊緣較清楚、密度較高的增殖性病灶；也會見到空洞陰影，呈現圓形或橢圓形，空洞壁薄，有時會見到厚壁不規則空洞；病變內還會見到密度較高的硬結及鈣化灶。

急性血行播散性肺結核

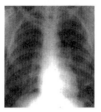

（為編著者群拍攝之照片，擁有相片著作權）

肺結核

肺結核的分型：共分為 5 型，分別為原發性肺結核、血行播散型肺結核、繼發性肺結核、胸膜炎型、肺外肺結核。

原發型肺結核

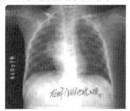

（為編著者群拍攝之照片，擁有相片著作權）

急性粟粒型肺結核（Ⅱ型）

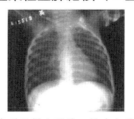

（為編著者群拍攝之照片，擁有相片著作權）

繼發型肺結核

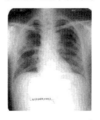

（為編著者群拍攝之照片，擁有相片著作權）

7-8 呼吸系統的X光診斷（六）

（四）常見疾病的X光表現（續）

② 結核球：為此類型肺結核的特殊形態，是乾酪壞死結核病灶被纖維組織包繞所形成。呈現圓形或橢圓形，一般為 2～3cm 大小，密度較高、邊緣光滑清楚。病灶內部會有鈣化和空洞形成，病灶周圍常見散在斑點及條索狀的纖維增殖灶，稱為「衛星灶」。

③ 乾酪性肺炎：會由大片滲出性結核病灶發乾酪壞死而形成。也可以由大量結核桿菌及乾酪狀物質從破潰的淋巴結經支氣管播散至肺內而致。表現為占據肺葉或肺段的高密度實變陰影，其內可見多個大小不等、形態不一的空洞。

④ 慢性纖維空洞型肺結核：是繼發性肺結核的晚期類型。由其他類型肺結核發展而來，表現為一側或兩側中上肺野出現不規則的纖維空洞影，壁較厚，其周圍有大量滲出和乾酪病變及廣泛纖維索條影，病變側肺組織收縮，肺門上移，中下肺野肺紋理紊亂呈現垂柳狀，縱隔向患側移位，其他肺野可見支氣管播散病灶。常會有胸膜增厚和黏連。同時並未波及的肺部會出現代償性肺氣腫的徵象。

(5) 結核性胸膜炎（Ⅳ型）：會單獨發生或與肺結核同時出現。大多見於兒童和青少年。結核性乾性胸膜炎，僅有少量的纖維素滲出，並無異常的表現，或僅表現為患側膈肌活動受限，患側肋膈角略鈍。結核性滲出性胸膜炎，在胸腔內有一定量的漿液滲出，為不同程度的胸腔積液表現，在臨床上較為多見。慢性者會見到胸膜增厚、黏連和鈣化。

6.肺腫瘤：包括原發性與繼發性兩類。原發性腫瘤又分為良性與惡性，肺良性腫瘤少見。

(1) 支氣管肺癌：是肺部最為常見的原發性惡性腫瘤，發生於支氣管上皮、細支氣管或肺泡上皮及腺體。X 光依據肺癌發的部位分為三型：①中央型：腫瘤發生在肺段和肺段以上的較大支氣管；②周圍型：腫瘤發在肺段以下的支氣管；③瀰漫型：腫瘤發生在細支氣管或肺泡，很少見。在臨床上會有咳嗽、咳血、胸痛等症狀。在中央型肺癌咳嗽、咳血症狀出現較早，腫瘤在波及胸膜及胸壁時會引起胸痛。周圍型肺癌早期並無症狀，有時在檢查身體中偶然會發現。① X 光表現：因為腫瘤發部位的不同而不同。②中心型肺癌：肺門區腫塊影為直接徵象，但是早期主要表現為腫瘤引起支氣管不同程度狹窄而導致的繼發性改變，稱為間接徵象，包括局部阻塞性肺氣腫、阻塞性肺炎（在同一部位反覆發作）和阻塞肺不張，會見到相應的 X 光徵象。在中、晚期可以見到肺門腫塊影和阻塞性肺不張徵象，在右上肺中央型肺癌時，可以見到右上葉肺不張影的下緣與肺門腫塊影的下緣連在一起形成典型的「反S 症」（圖一）。③周圍型肺癌：早期表現為密度中等，邊緣模糊的結節狀

影，有時會呈現小片狀發炎症浸潤陰影。當瘤體直徑大於 2cm 時，表現為孤立的分葉狀腫塊影，邊緣毛糙，可以見到短細毛刺及與鄰近胸膜形成線狀或幕狀的胸膜凹陷症（圖二）。生長快較大的腫塊會發壞死而形成癌性空洞。
④瀰漫型肺癌：兩肺大多發生小結節狀或斑片狀陰影。密度相類似，會融合成大片癌性實變。

(2) 肺轉移瘤：人體許多部位的惡性腫瘤可以經由血液運行、淋巴或直接蔓延等途徑轉移至肺。臨床多有原發腫瘤的表現，以及咳嗽、咯血、胸痛等呼吸系統症狀。

① X 光表現：血行性肺轉移瘤表現為單發或多發大小不等，密度均勻的結節或腫塊陰影，病變邊緣相當清楚，以兩肺中下野較為多見。有時病灶內可見空洞影。小結節及粟粒狀病變大多見於甲狀腺癌、胰腺癌、肝癌等轉移。較大的結節及腫塊病變大多見於腎癌、結腸癌、骨肉瘤等轉移。

圖一　右上中心型肺癌「反 S 症」　　　　**圖二　周圍型肺癌**

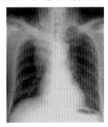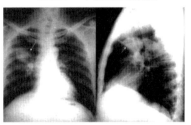

（為編著者群拍攝之照片，擁有相片著作權）

胸膜炎型　　　　　　　　　　**周圍型肺癌**

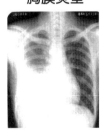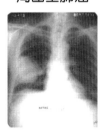

（為編著者群拍攝之照片，擁有相片著作權）

7-9 消化系統（一）

一、消化系統

消化系統的食道和胃腸道為軟性組織密度，與鄰近的組織和器官缺乏良好的自然對比，因此普通 X 光檢查對胃腸道疾病的診斷價值相當有限，造影檢查在胃腸道 X 光檢查中具有重要的價值。胃腸道的臨床檢查方法有多種，纖維內視鏡的臨床使用，對胃腸道疾病早期診斷準確性很高，但較造影檢查痛苦大。超音波和 CT 檢查對了解胃腸道腫瘤的內部結構、胃腸道壁的浸潤程度和有無轉移等有很大價值。血管造影用於胃腸道血管性病變、胃腸道出血的定位檢查和介入治療。因為胃腸道的蠕動和其空間結構比較複雜，在 MRI 胃腸道疾病的診斷中價值較小。常規 X 光檢查對肝、膽、胰及脾臟等實質器官疾病的診斷價值相當有限，臨床主要使用超音波、CT、MRI 等影像檢查。

（一）檢查的方法

1. 普通性檢查：腹部透視和平片主要用於急腹症的診斷和不透 X 光的異物檢查。

2. 鋇劑造影檢查

   (1) 造影劑：胃腸道造影常用的造影劑為醫療用硫酸鋇，其次為空氣和水溶性有機碘化物。硫酸鋇為白色粉末，不溶於水，不被胃腸道所吸收，對人體無毒副作用。鋇的原子量較高，不容易被 X 光所穿透，在進入胃腸道之內會使其顯影並與周圍組織器官形成明暗的對比。在造影之前要依照檢查的部位和造影的需求將硫酸鋇加水調製成不同濃度的混懸液。

   (2) 胃腸道造影檢查按檢查範圍可以分為：①食道造影：主要檢查食道和咽部病變；②上消化道造影（簡稱鋇餐）：主要檢查食道、胃、十二指腸、及上段空腸病變；③小腸造影：主要檢查空、迴腸及迴盲部的病變；④結腸造影：多為鋇劑灌腸造影，主要檢查直腸、結腸和迴盲部的病變。

   (3) 造影的方法：可以分為傳統的鋇劑造影法和氣鋇雙重對比造影法。傳統的鋇劑造影法只使用硫酸鋇作為造影劑，屬於單對比造影，包括黏膜法、充盈法和加壓法。

   氣鋇雙重對比造影法簡稱雙重造影，是目前臨床常用的檢查方法。上消化道造影先口服一定數量的產氣劑，使胃腸充氣擴張，然後吞服少量的鋇劑，使鋇劑均勻塗在食道、胃腸道的黏膜表面，則形成明暗對比影像，以顯示其黏膜表面的細微結構及微小病變，再吞服適量的鋇劑充盈胃腔，獲得充盈的影像，從多重角度的不同體位觀察各個部份的形態結構、功能及其異常的改變。結腸鋇劑灌腸造影是經由肛管先注入適量的一定濃度的鋇劑，使其均勻塗布大腸的黏膜皺襞上，然後注入適量的氣體，使腸管擴張充氣，形成明暗對比的影像，以觀察大腸黏膜皺襞的微細結構和微小病變，觀察大腸輪廓、形態等改變。

   (4) 鋇劑造影檢查輔助性藥物：抗膽鹼藥如鹽酸山莨菪鹼，可以鬆弛平滑肌，降

低食道和胃腸道張力，使鋇劑均勻塗布其黏膜表面，有利於顯示黏膜面的細微結構及微小病變。還可以消除胃腸道痙攣，協助鑒別胃腸道管腔狹窄是痙攣性還是器質性。肌肉注射新斯的明或口服嗎丁啉會增強胃腸道的張力，促進蠕動，加快鋇劑的排空，可以縮短造影檢查時間，適當擴大檢查範圍。

檢查的方法

X光	平片僅用於急腹症；胃腸造影 X 光檢查（重點）；血管造影用於胃腸道出血的檢查。
斷層或切面技術	USG、CT 和 MRI 了解胃腸病變內部的結構，胃壁的改變及腫瘤的分期。

正常胃腸道的 X 線表現

充盈相	使消化道道充以多量鋇劑，將胃腸的輪廓清晰顯示。主要觀察消化道的輪廓、擴張度及柔軟性。
黏膜相	少量鋇劑塗布於黏膜皺襞間的溝內，以顯示黏膜皺襞的情況；例如寬度等。

正常胃腸道的 X 線表現

食道：黏膜皺襞表現為 2-6 條纖細縱行條狀透亮影；充盈時寬達 2-3cm，邊緣光整，蠕動呈現波浪狀，對稱性，至上而下。

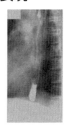

正常胃腸道的 X 線表現：黏膜相

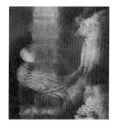

（為編著者群拍攝之照片，擁有相片著作權）

胃腸 X 線正常表現：小腸

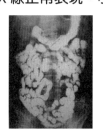

胃腸的 X 光表現

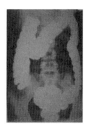
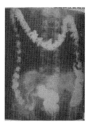

結腸充鋇相，排鋇後，氣鋇相：結腸袋呈現對稱袋狀突出，及半月形皺襞。

（為編著者群拍攝之照片，擁有相片著作權）

7-10 消化系統（二）

（一）檢查的方法（續）

(5) 胃腸道銀劑造影在檢查之前的準備及注意事項：上消化道造影需要禁食、水 6小時；對胃內有大量滯留液者，要先抽出再行檢查；結腸造影需要在檢查 之前清潔腸道，臨床常用口服硫酸鎂或甘露醇等藥物；在檢查之前三天禁用 含有重金屬（鉍劑、鐵劑、鈣劑等）和影響胃腸功能的藥物；懷疑有胃腸道 穿孔、腸梗塞的患者，禁止執行銀劑造影檢查，可以使用泛影葡胺檢查；近 期有上消化道大出血患者，在出血停止之後10～15天可以做銀劑造影檢查。

3. 血管造影：主要用於銀劑造影檢查未能發現的胃腸道出血和腫瘤。對急性上消化 道大出血和腹部外傷出血患者，可以確認出血的部位，以做血管栓塞治療或外科 手術治療。

（二）正常胃腸道X光表現

1. 食道：食道位於後縱隔內，分為上、中、下三段，主動脈弓水平以上為上段，以 第8胸椎水平高度分為中段和下段。

口服銀劑後正位見食道位於中線偏左，輪廓光整，管壁柔軟，食道充盈寬度為 2～3cm。右前斜位是觀察食道的常用位置，其前緣可以見到三個壓跡，由上至 下分別為主動脈弓壓跡、左主支氣管壓跡和左心房壓跡。

食道的黏膜皺襞影為數條縱行纖細且相互平行的條紋影，經過賁門與胃小彎的黏 膜皺襞相連續。食道蠕動使食物由上至下運行，波形呈現對稱，由吞咽動作激發 或食物團對食道壁的壓力所導致。

2. 胃：賁門入口水平以上的胃腔稱為胃底，在立位時含有氣體，又稱為胃泡。由 賁門至幽門的內上緣稱為胃小彎，外下緣稱為胃大彎。胃小彎的彎曲處稱為角切 跡。由賁門至角切跡的胃腔稱為胃體，角切跡與幽門之間的部分稱為胃竇。幽門 為連接胃與十二指腸的短管，長大約5～10mm，寬度隨著括約肌的收縮而異。 胃的位置和形狀與體型、胃張力、體位和神經功能狀態等因素有關。常分為四種 類型：

(1) 牛角型胃：胃的位置和張力均高，呈現橫置牛角形，胃腔上寬下窄，胃角切 跡不明顯，胃的最下端常在肚臍水平上方，大多見於矮胖體型者。

(2) 鉤型胃：胃的位置和張力中等，胃角切跡明顯，胃的最下端極常位於髂脊水 平，最常見，大多見於勻稱體型者。

(3) 長型胃：又稱為無力型胃，胃的位置和張力均低，胃腔上窄下寬有如水袋 形，胃的最下端常在髂脊水平以下，可以達到骨盆的入口，大多見於瘦長體 型者。

(4) 瀑布型胃：胃的位置和張力均高，胃底呈現囊袋狀後傾，胃泡大，胃體小， 在造影時銀劑先進入後傾的胃底處，在充滿之後再猶如瀑布狀傾瀉而下，溢 入胃體。大多見於均稱體型或矮胖體型者。

　　正常胃小彎和胃竇大彎側輪廓光滑整齊，胃底和胃體大彎側輪廓略不規則，常呈現為鋸齒狀。

　　胃黏膜皺襞呈現條紋狀影，胃底部的黏膜皺襞較粗而彎曲，呈現不規則網狀。胃體部黏膜皺襞為垂直條紋影，胃小彎處平行整齊，向大彎處逐漸變粗為橫行或斜行而呈鋸齒狀。胃竇部黏膜皺襞為胃體小彎側黏膜皺襞的延續，可以斜行或與胃小彎平行（下圖）。

正常的胃黏膜

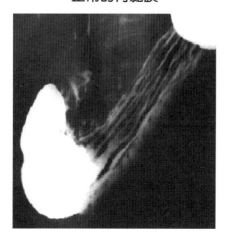

（為編著者群拍攝之照片，擁有相片著作權）

胃的四種類型

(1) 牛角型胃	胃的位置和張力均高，呈現橫置牛角形，胃腔上寬下窄，胃角切跡不明顯，胃的最下端常在肚臍水平上方，大多見於矮胖體型者。
(2) 鉤型胃	胃的位置和張力中等，胃角切跡明顯，胃的最下端常位於髂脊水平，最為常見，大多見於勻稱體型者。
(3) 長型胃	又稱為無力型胃，胃的位置和張力均低，胃腔上窄下寬有如水袋形，胃的最下端常在髂脊水平以下，可以達到骨盆的入口，大多見於瘦長體型者。
(4) 瀑布型胃	胃的位置和張力均高，胃底呈現囊袋狀後傾，胃泡大，胃體小，在造影時鋇劑先進入後傾的胃底處，在充滿之後再猶如瀑布狀傾瀉而下，溢入胃體。大多見於均稱體型或矮胖體型者。

7-11 消化系統（三）

（二）正常胃腸道X光表現（續）

在胃雙重造影片上，正常胃黏膜皺襞影像會消失而顯示胃微皺襞影像，包括為小溝和其勾劃出的胃社區，是肉眼所見的最小單位。在胃竇部很容易見到。胃蠕動為胃的肌肉收縮，大多由胃體上部開始，可以同時見到 2～3 個蠕動波。胃竇部分是整體性向心性收縮，因而見不到蠕動波。一般胃的排空時間為 2～4 小時。

3. 十二指腸：分為球部、降部、水平部和升部，全程呈現「C」字形，將胰頭包繞其中。球部呈現近似等腰三角形或圓錐形，兩緣對稱，球底部中央為幽門管開口，尖端指向右後上方，稱頂部，連接降部。十二指腸球部輪廓光整，黏膜皺襞像為縱行的條紋影集中於球頂部。降部以下腸管黏膜皺襞影與空腸相似，可呈縱行、橫行的羽毛狀影。十二指腸球部蠕動為整體性收縮，降部以後的蠕動多呈波浪狀向前推進。在正常時會見到十二指腸逆蠕動。

4. 空腸和迴腸：空腸上接十二指腸，迴腸經由迴盲瓣與結腸相連，空腸和迴腸之間無明顯分界。空腸主要位於左上、中腹部，黏膜皺襞較密集，呈環狀條紋或羽毛狀影，蠕動活躍。迴腸位於右中、下腹和盆腔，腸腔變小、腸壁變薄，黏膜皺襞少而淺，蠕動慢而弱，迴腸末段的黏膜皺襞常為縱向走行的條紋影。正常腸管柔軟，移動性較大，輪廓平整。一般在服用鋇劑之後 2～6 小時，鋇的先端會到達盲腸，小腸的排空時間大約為 7～9 小時。

5. 結腸：包括盲腸、升結腸、橫結腸、降結腸、B 型結腸和直腸。會見到結腸袋呈現基本對稱的袋狀凸出影，自降結腸以下結腸袋逐漸變淺，B 型結腸基本消失，直腸沒有結腸袋。過度充盈鋇劑可使結腸袋變淺或消失。結腸黏膜皺襞為縱、橫、斜行相互交錯的不規則條紋影。結腸蠕動主要為整體蠕動。一般大腸的排空時間為 24～48 小時。

（三）基本病變的X光表現

胃腸道發炎症、潰瘍、腫瘤等疾病均會造成形態（輪廓、黏膜皺襞、管腔大小等）和功能（張力、蠕動、排空及分泌功能）的改變。1. 輪廓的改變：可以分為突向腔外、伸向腔內兩種情況。(1) 充盈缺損：胃腸道內占位性病變形成局限性的腫塊向腔內生長，占據一定的空間，不能被硫酸鋇充填，切線位上表現為胃腸輪廓某局部向腔內突入的密度減低區，稱充盈缺損。多見於消化道腫瘤、肉芽腫和異物等。良性腫瘤其邊緣多光滑整齊，惡性腫瘤邊緣不規則。(2) 龕影：胃腸道壁上潰瘍性病變形成局限性缺損被硫酸鋇充填，X 光切線位上表現為胃腸輪廓某局部向腔外突出的含鋇影像，稱龕影。大多見於潰瘍，且為消化道潰瘍的直接徵象。胃腸道惡性腫瘤潰瘍型也可以見到龕影的徵象，兩者的區別是：潰瘍型腫瘤所致龕影是由於腫瘤表面潰破造成腫瘤局限性缺損被硫酸鋇充填，在切線位上表現為胃腸輪廓某局部向腔內突入的近似半月形不規則的含鋇影像，且外緣平直，內緣不整。見於潰瘍型癌。2. 黏膜皺襞的改變：(1) 黏膜皺襞的破壞、中斷或消失，表現為正常的黏膜皺襞影消失，可以見到

雜亂不規則的鋇影或黏膜皺襞中斷的影像，與正常黏膜皺襞分界清楚，常見於惡性腫瘤。(2) 黏膜皺襞的糾集，又稱爲黏膜皺襞集中，表現爲條紋狀黏膜皺襞影從四周向病變區呈放射狀集中，常見於慢性潰瘍病變。(3) 黏膜皺襞的平坦，表現爲條紋狀黏膜皺襞影變淺、模糊不清甚至消失，見於惡性腫瘤破壞區周圍或潰瘍龕影周圍。(4) 黏膜皺襞的迂曲和增寬，表現爲透明的條紋狀影增寬，常會伴隨著迂曲、紊亂，常見於慢性胃炎和黏膜下靜脈曲張。

基本病變的 X 光表現

龕影	是指胃壁局限性的潰瘍所形成的凹陷爲鋇劑所充盈。在切線位投照時呈現局限性突出胃輪廓之外的鋇影。
充盈缺損	指鋇劑充盈時胃輪廓由於來自胃壁的腫塊向腔內突出而造成局部鋇劑不能充盈。

基本病變的 X 光表現

黏膜皺襞破壞，代之以雜亂不規則的鋇影，大多顯示惡性，與正常黏膜皺襞分界截然（相當明確）。

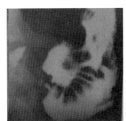
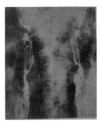

（爲編著者群拍攝之照片，擁有相片著作權）

基本病變的 X 光表現

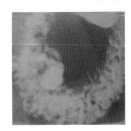
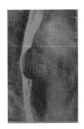

輪廓：向內突：充盈缺損　　　　向外突：龕影

（爲編著者群拍攝之照片，擁有相片著作權）

基本病變的 X 光表現

溃瘍軸位黏膜相鈣斑：切線位充盈相呈現錐狀及乳頭狀龕影。

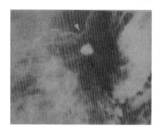
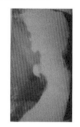

（為編著者群拍攝之照片，擁有相片著作權）

基本病變的 X 光表現

溃瘍軸位黏膜相鈣斑：切線位充盈相呈現錐狀及乳頭狀、不規則狀龕影。

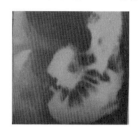
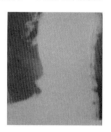

（為編著者群拍攝之照片，擁有相片著作權）

基本病變的 X 光表現

充盈缺損：充盈相見未被造影劑所充填的透亮影。良性大多邊緣光滑，惡性大多邊緣不規則。

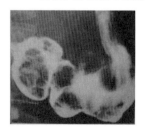
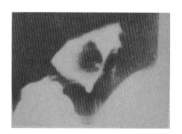

（為編著者群拍攝之照片，擁有相片著作權）

7-12 消化系統（四）

（三）基本病變的X光表現（續）

3. 管腔大小的改變：

管腔狹窄常見於胃腸道發炎症、腫瘤、黏連、痙攣、外在壓迫或先天發育不良等。狹窄的邊緣可整齊、對稱或不規整。管腔擴張常見於管腔狹窄和梗塞的近側，並伴有近段管腔內積氣、積液和蠕動增強，梗塞時可見階梯狀氣液平面。

4. 功能性改變：

(1) 張力的改變：正常胃腸道管腔具有一定的張力，以維持管腔的正常大小。張力增高表現為管腔縮小，緊張有力。張力低落表現為管腔擴張，鬆弛無力。張力改變可由胃腸道本身病變引起，也可以是神經功能障礙所導致。

(2) 蠕動的改變：包括蠕動波多少、深淺、速度和方向的改變。蠕動增強表現為蠕動波增多、加深、加快，見於局部發炎症或遠端梗塞；蠕動減弱或消失表現為蠕動波減少、變淺、減慢或長時間無蠕動波出現，見於惡性腫瘤浸潤；逆蠕動是與正常蠕動方向相反的蠕動，見於胃腸道梗塞的近段，十二指腸在正常的情況下也會有逆蠕動。

(3) 排空功能改變：與胃腸道的張力、蠕動等有關，表現為排空延遲或排空過快。若口服鋇劑後超過 4 小時，胃內鋇劑尚未排空，則為胃排空延遲。

(4) 分泌改變：正常空腹胃腸道內並無液體的積存。在分泌增加或遠端有梗塞時，會出現液體增多，而表現為鋇劑不能正常附著在胃腸道黏膜上，黏膜皺襞顯影不清，鋇劑呈現斑片狀或雪片狀分布。在胃液分泌增多時，空腹會見到胃內氣液平面，為空腹滯留液。

（四）常見疾病的X光表現

1. 食道靜脈曲張：是門靜脈高壓的重要併發症，常見於肝硬化。肝硬化引起門靜脈血液受阻時，造成胃底靜脈和食道黏膜下靜脈淤血與擴張，形成胃底和食道靜脈曲張。

X 光的表現：食道鋇劑造影檢查是臨床有效的主要診斷方法。早期表現為食道下段黏膜皺襞迂曲增寬，食道邊緣略微呈現鋸齒狀。隨著靜脈曲張的加重而出現典型表現，為食道中、下段黏膜皺襞明顯增寬、迂曲，呈現蚯蚓狀或串珠狀充盈缺損，食道邊緣不規則呈現鋸齒狀，並會出現食道壁張力降低、管腔擴張、蠕動減弱及排空延遲。

2. 胃、十二指腸潰瘍：胃、十二指腸潰瘍是消化道較常見的疾病。潰瘍大多單發，也可以多發，胃和十二指腸同時發潰瘍為複合性潰瘍。臨床上十二指腸潰瘍較胃潰瘍多發，胃潰瘍可以發生惡變。臨床主要症狀為反覆發作的上腹部疼痛，有一定的規律性和週期性。(1)X 光的表現：鋇劑造影檢查能明確診斷此病。常用直接徵象和間接徵象來描述。直接徵象，為潰瘍本身的形態改變；間接徵象，為潰瘍所導致的功能性和瘢痕性改變。(2) 胃潰瘍：大多見於小彎側角切跡附近，直接症像是龕影。切線位龕影位於胃輪廓外，呈現邊緣光滑公整，密度均勻的乳頭狀、錐狀或其他形狀鋇影。潰瘍口部可見由黏膜炎性水腫所導致的透亮帶影，是良性潰瘍的特徵（右圖），切線位觀為龕影口部呈帶狀透亮影，猶如一個項圈，稱為「項圈症」；龕影口部明顯狹窄猶如狹長的頸狀，稱為「狹頸症」。潰瘍慢性癒合形成瘢痕收縮造成周圍的黏膜皺襞呈現放射狀向龕影口部集中，並逐漸變窄，是良性潰瘍的另一特徵。

胃小彎潰瘍

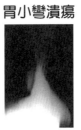

（爲編著者群拍攝之照片，擁有相片著作權）

食道靜脈曲張

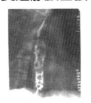

（爲編著者群拍攝之照片，擁有相片著作權）

胃與十二指腸潰瘍的臨床特色與好發部位

X光的特色	直接徵象輪廓的龕影改變（輪廓外龕影、黏膜線、狹頸症、項圈症）。
間接的徵象	黏膜；功能（痙攣切跡、分泌增加、蠕動等）；管腔變形等。
十二指腸球部潰瘍	常見的X光徵象：球部恆久變形（病理基礎：痙攣、水腫、疤痕）。

胃竇癌：局限浸潤

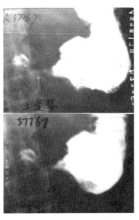

（爲編著者群拍攝之照片，擁有相片著作權）

7-13 消化系統（五）

（四）常見疾病的X光表現（續）

胃潰瘍的間接徵象主要有：①痙攣性改變，表現為潰瘍對應部位胃壁上的凹陷，若小彎側潰瘍時，大彎側的相對部位會出現深的胃壁凹陷，即為痙攣性切跡。②分泌增加，表現為空腹滯留液增多。③胃蠕動增強或減弱，張力增高或減低，排空加快或延遲。④瘢痕性改變，瘢痕收縮會造成胃腔的變形和狹窄。

(3) 十二指腸潰瘍：龕影是十二指腸潰瘍的直接徵象。十二指腸潰瘍 90% 以上發在球部，且大都在球的前壁或後壁，因此常為正位加壓觀，表現為類圓形的邊緣光整的鋇斑影，周圍會見到黏膜炎性水腫所形成的「月暈症」，周圍黏膜因為瘢痕收縮而呈現放射狀向龕影部位集中。

十二指腸潰瘍間接徵象有：①球部變形，由於十二指腸球部腔小壁薄，潰瘍易於導致球部變形，會呈現出山字形、三葉形和葫蘆形等；②球部激惹症，表現為鋇劑不在球部停留，會迅速排出；③幽門痙攣、排空延遲；④胃分泌液會增多；⑤局部壓痛。

3. 食道癌、胃癌和結腸癌：早期癌瘤是指病變限於黏膜和黏膜下層，中晚期是指腫瘤侵及肌層及其以下者。大體的病理形態分為增生型、浸潤型和潰瘍型。潰瘍型癌又稱為惡性潰瘍。

(1) 共同的 X 光表現：①早期黏膜皺襞平坦、迂曲或僵直；中晚期黏膜皺襞破壞、中斷或消失。②充盈缺損：鋇劑充盈時為大小不等、形態不整的向腔內突入的密度減低區；③管腔狹窄：由癌組織浸潤、腫瘤腔內占位而導致；④管壁僵硬：癌組織浸潤管壁肌層而使其增厚，蠕動消失；⑤龕影：是潰瘍型癌瘤的典型表現，龕影位於管腔輪廓之內且形態不規則，外緣平直，內緣有多個尖角，稱為「尖角症」，其周圍呈現寬窄不一的透亮帶影，稱為「環堤症」，其中可以見到指壓跡狀的充盈缺損，稱為「指壓症」。胃腸道腔內突入的龕影及其周圍不規則的環堤，稱為「半月症候群」。

(2) 不同的部位、不同類型消化道癌瘤的 X 光表現：浸潤型癌以管腔呈現向心性狹窄為主，會有不同程度的梗塞徵象，瀰漫性浸潤者還會出現管壁僵硬、蠕動消失等徵象；增生型癌，以大小不等、形態不規則的腔內充盈缺損為主，大多形成偏側性狹窄；潰瘍型癌，以突入管腔輪廓線內不規則的龕影為主，其內可以見到半月症候群。結腸癌還可以見到結腸袋不對稱或消失徵象。

4. 腸結核：腸結核大多繼發於肺結核，以青壯年較多，常與其他的腹部結核同時存在。臨床主要症狀有腹痛、腹瀉或便秘，會有全身結核中毒的症狀。好發於迴盲部，其次為升結腸。迴盲瓣常會受到波及。病理改變常分為潰瘍型和增值型。

(1) X 光的表現：潰瘍型腸結核主要表現為局部黏膜皺襞紊亂、破壞，腸管痙攣收縮，病變腸管無鋇劑充盈或只有少量鋇劑呈細線狀充盈，稱為「跳躍症」，是因為發炎症和潰瘍刺激腸管引起激惹所導致，是潰瘍型腸結核典型的 X 光表現。增殖型腸結核主要表現為腸腔變窄，腸壁僵硬，腸管縮短，輪

廓不規則，黏膜皺襞紊亂或消失，常見大小不等的息肉狀充盈缺損。迴盲瓣受侵犯而表現為增生肥厚，使盲腸內側壁凹陷變形，末端迴腸擴大，小腸排空延遲。

潰瘍型胃癌

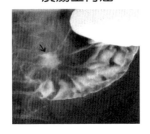

十二指腸球部潰瘍（球變形及發炎徵象）

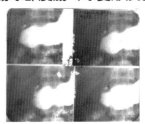

（為編著者群拍攝之照片，擁有相片著作權）

食道與胃腸癌腫

基本的分類	增生型、浸潤型、潰瘍型。
共同的 X 光表現	複述基本病變的 X 光表現特色。
以胃癌為例講述，重點講述潰瘍型胃癌	臨床特色、好發部位，X 光特色（「環堤症」「半月症」。

食道癌：蕈傘型

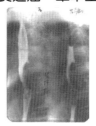

食道癌：潰瘍型

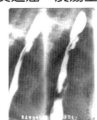

（為編著者群拍攝之照片，擁有相片著作權）

橫結腸癌（環狀）浸潤型

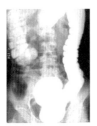

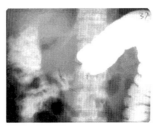

（為編著者群拍攝之照片，擁有相片著作權）

7-14 骨、關節系統（一）

一、骨與關節系統

外傷、發炎症、腫瘤和一些全身性疾病（例如營養代謝性和內分泌）等均會引起骨骼的改變，X 光能反映這些疾病的部分病理變化。人體組織結構中骨骼密度最高，與周圍軟組織形成良好的自然對比。同時骨皮質密度較高，與內部密度較低的骨鬆質和骨髓也能形成良好的自然對比。X 光能使骨關節清楚顯影，檢查方法相當簡單，能夠顯示病變的部位、範圍和程度，還可以對病變做質化診斷，因此，X 光檢查是診斷骨關節疾病常用的方法。

（一）檢查的方法

1. 普通性檢查
- (1) 透視：要用於外傷性骨折、關節脫位的診斷與復位，不透 X 光異物的定位與摘除。
- (2) 影片：X 光平片。X 光平片是骨、關節及軟性組織疾病首選的檢查方法。影片位置除了常規的正位、側位兩個投照位置外，某些部位，包括脊柱、頭顱和手足等還要加攝斜位、切線位和軸位等投照位置。

2. 造影檢查
- (1) 關節造影：臨床大多用於膝關節造影，是將造影劑注入關節腔內，使 X 光平片不能顯示的關節軟骨、半月板、關節囊及韌帶等結構透過人工對比得以觀察。主要用於檢查半月板的損傷。隨著現代醫學影像技術的使用，目前臨床大多使用 MRI 來取代。
- (2) 血管造影：大多用於肢體動脈，主要用於良、惡性腫瘤的鑑別。屬於介入放射學的一部分。

（二）正常骨與關節的X光表現

骨與軟骨屬於結締組織。在軟骨未鈣化時，在 X 光上不顯影。骨在人體組織結構中密度最高，X 光片上呈現高密度影。人體骨骼因為形狀不同可以分為長骨、短骨、扁骨和不規則骨四類。骨質按照其結構分為密質骨和鬆質骨兩種。長骨的骨皮質和扁骨的內外板均為密質骨，主要由多數哈氏系統所組成，含鈣鹽較多，骨結構密實，X 光片為均勻高密度影。鬆質骨由多數骨小梁所組成，骨小梁自骨皮質向骨髓腔延伸並相互連接成網狀，其間充之以骨髓，X 光片為密度低於密質骨的網狀緻密影。

l. 長骨：
- (1) 兒童長骨：長骨一般有 3 個以上的骨化中心，一個在骨幹，其餘在骨端。兒童在出生時，長骨骨幹已大部分骨化，為原始骨化中心。骨幹兩端仍為軟骨，為骺軟骨。兒童出生後，隨著骨發育，骨幹兩端軟骨出現骨化，為繼發或二次骨化中心，又稱為骺核。因此，兒童長骨的主要特色是：有骺軟骨，且未完全骨化；可以分為骨幹、幹骺端、骨骺和骨骺板等部分。

小博士解說

骨骼因為含有大量的鈣鹽，密度高，與周圍軟性組織有鮮明的對比，所以普通 X 光檢查是該系統疾病臨床診斷最常用和首選的檢查方法。

兒童的長骨

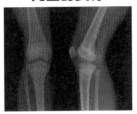

（為編著者群拍攝之照片，擁有相片著作權）

骨與關節系統的普通性檢查

(1) 透視	要用於外傷性骨折、關節脫位的診斷與復位，不透X光異物的定位與摘除。
(2) 影片	X光片。X光平片是骨、關節及軟性組織疾病首選的檢查方法。影片位置除了一般性的正位、側位兩個投照位置外，某些部位，包括脊柱、頭顱和手足等還要加攝斜位、切線位和軸位等投照位置。

骨與關節系統的造影檢查

(1) 關節造影	臨床大多用於膝關節造影，是將造影劑注入關節腔內，使X光片不能顯示的關節軟骨、半月板、關節囊及韌帶等結構透過人工對比得以觀察。主要用於檢查半月板的損傷。隨著現代醫學影像技術的使用，目前臨床大多使用 MRI 來取代。
(2) 血管造影	大多用於肢體動脈，主要用於良、惡性腫瘤的鑑別。屬於介入放射學的一部分。

成年的長骨

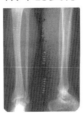

（為編著者群拍攝之照片，擁有相片著作權）

7-15 骨、關節系統（二）

（二）正常骨與關節的X光表現（續）

　　①骨幹：長骨骨幹呈現管狀，周圍由密質骨構成，為骨皮質，X光表現為外緣清楚的均勻緻密影，在骨幹中部最厚，向兩端逐漸變薄。骨幹中央為骨髓腔，內含造血組織和脂肪組織，為由骨皮質包繞的條帶狀半透明區。骨皮質的外面和裡面（除關節囊內部分以外）分別覆蓋有骨外膜和骨內膜，正常時不顯影。②幹骺端：為骨幹兩端向骨骺移行的較粗大部分，主要由鬆質骨構成，骨小梁相互交錯排列成網狀，周邊為薄層骨皮質。幹骺端頂端為一橫行薄層緻密條帶影，為幹骺端的臨時鈣化帶。它隨著軟骨內成骨而逐漸向骨骺側移動，使骨不斷地成長。骨幹與幹骺端間並無明顯的分界。③骨骺：為長骨未完成發育的一端。在胎兒及新生嬰兒大多為軟骨，即骺軟骨。在X光片上並不顯影。隨著骨發育，軟骨不斷骨化，出生之後不同時期在骺軟骨中相繼會出現一個或幾個二次骨化中心，即骺核，表現為小點狀或斑點狀骨性高密度影。隨後骺軟骨發育，其中的骺核因骨化而增大，形成由骨小梁組成的鬆質骨結構，邊緣由不規則變為光滑整齊。④骨骺板（骨骺盤）：隨著骨發育成熟，骨骺與幹骺端不斷骨化，二者之間的軟骨逐漸變薄而呈現板狀時，稱為骨骺板，其表現為橫行帶狀透明區，年齡越小，透明區越寬。在骨骼發育趨於成熟時，骨骺板變薄呈線狀則稱骨骺線，為橫行線狀透明區。骨骺與幹骺端癒合時，骨骺線消失，完成骨的發育，可以見到原骨骺線處呈現橫行不規則線狀緻密影，為骨骺痕跡。成年之後會逐漸消失。

(2) 成人的長骨：成人長骨的外形與兒童長骨相類似，但骨骺線完全消失，骨發育完全。可以分為骨幹和由鬆質骨構成的膨大的骨端兩部分。骨端的頂有一薄層殼狀骨板為骨性關節面，表面光滑平整。其外方覆蓋一層軟骨，即關節軟骨，X光片上不顯影。

2. 四肢關節：關節由兩骨或多骨所組成，在解剖上主要包括關節骨端、關節腔和關節囊。X光片上主要顯示關節骨端的骨性關節面，為邊緣光滑整齊的線狀緻密影；還會顯示關節間隙，為兩個骨性關節面之間的透亮區，包括關節軟骨、關節腔和少量滑液的投影。關節間隙的寬度因為部位和年齡而異。

3. 脊柱：脊柱由脊椎和其間的椎間盤所組成。除了頸1、頸2和骶尾椎之外，每一個脊椎分為椎體及椎弓兩部分。X光表現為椎體呈現代長方形，從上向下依次增大，主要由鬆質骨所構成，周圍是一層均勻緻密的骨皮質，邊緣光滑與平整。椎間盤位於相鄰椎體之間，為軟性組織密度，呈現寬度均勻的橫行帶狀透明影，稱之為椎間隙。椎體兩側有橫突影，在其內側會見到橢圓形環狀緻密影，為椎弓根橫斷面，稱為椎弓環。在椎弓根的上、下方分別為上、下關節突的影像。椎弓板由椎弓根向後內延續，於中線聯合成棘突，投影於椎體中央的偏下方，呈現尖向上類似三角形的線狀緻密影，大小與形狀會有所不同。椎體後緣與椎弓圍成椎

管，脊髓由此透過，在椎體後方呈現縱行的半透明區。相鄰的椎弓、椎體、關節突及椎間盤構成椎間孔，呈現類圓形半透明影，頸椎於斜位顯示清楚，胸腰椎於側位顯示清楚。

兒童長骨的分類

骨幹	長骨骨幹呈現管狀，周圍由密質骨構成，為骨皮質，X光表現為外緣清楚的均勻細緻密影，在骨幹中部最厚，向兩端逐漸變薄。骨幹中央為骨髓腔，內含造血組織和脂肪組織，為由骨皮質包繞的條帶狀半透明區。
幹骺端	為骨幹兩端向骨骺移行的較粗大部分，主要由鬆質骨構成，骨小梁相互交錯排列成網狀，周邊為薄層骨皮質。幹骺端頂端為一橫行薄層緻密條帶影，為幹骺端的臨時鈣化帶。
骨骺	為長骨未完成發育的一端。在胎兒及新生嬰兒大多為軟骨，即骺軟骨。在X光片上並不顯影。
骨骺板（骨骺盤）	隨著骨發育成熟，骨骺與幹骺端不斷骨化，二者之間的軟骨逐漸變薄而呈現板狀時，稱為骨骺板，其表現為橫行帶狀透明區，年齡越小，透明區越寬。

脊柱

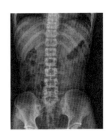 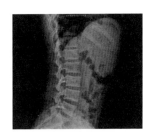

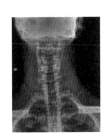 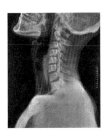

（為編著者群拍攝之照片，擁有相片著作權）

7-16 骨、關節系統（三）

（三）基本病變的X光表現

I. 骨骼的基本病變

(1) 骨質疏鬆：指一定單位體積內正常鈣化的骨組織減少，即骨組織的有機成分和鈣鹽含量都減少，骨內的有機成分和鈣鹽含量比例正常。X光表現主要為骨密度減低。在長骨見鬆質骨中骨小梁細少，間隙增寬，骨髓腔增寬，骨皮質出現分層和變薄現象。在脊椎見椎體內骨小梁呈現縱形條紋，周圍骨皮質變薄，嚴重時椎體內結構消失，椎體變扁，其上下緣內凹，椎間隙呈現梭形增寬。疏鬆的骨骼易發骨折，椎體會壓縮成楔狀。廣泛性骨質疏鬆多見於老年人、絕經期後婦女、代謝或內分泌障礙等。局限性骨質疏鬆多見於骨折後、感染和惡性腫瘤等，屬於繼發性骨質疏鬆。

(2) 骨質軟化：指一定單位體積內骨組織有機成分正常，而礦物質減少。X光表現為骨密度減低，骨小梁細少，骨皮質變薄等。與骨質疏鬆不同的是骨小梁和骨皮質粗糙模糊，是因骨組織內含有大量未鈣化的骨狀組織所導致。承重骨骼會發生變形，例如膝內翻、骨盆內陷、椎體雙凹變形等；可以見到假骨折線；還可以出現佝僂病的表現。骨質軟化發生於兒童骨生長發育期為維生素D缺乏性佝僂病，成年期為骨質軟化症。

(3) 骨質破壞：指局部正常骨質結構被病理組織（發炎症、肉芽腫、結核、腫瘤或腫瘤狀病變）所代替，形成局部骨組織缺失，會發生於骨皮質或骨鬆質。X光表現為片狀或斑片狀局限性密度減低區，即骨質缺損區，邊界可清楚、光整、模糊或毛糙。囊性、膨脹性的破壞會表現為局限性骨皮質變薄，缺損區邊緣光整、清楚、範圍局限，大多見於良性病變。溶骨性、篩孔狀或蟲蝕狀的破壞會表現為局限性骨質密度減低，進而呈現局部骨質缺損區，邊緣模糊，境界不清，大多見於惡性病變。

(4) 骨質增生硬化：指一定單位體積內骨量增多。X光表現為骨質密度增高，骨小梁增粗、密集，骨皮質增厚、緻密，骨髓腔變窄或消失，或骨骼粗大、變形。會見於慢性發炎症、外傷、骨折和骨腫瘤、副甲狀腺功能低落等。

(5) 骨膜增生：又稱為骨膜反應，是因為骨膜受發炎症、外傷、腫瘤等病理因素刺激，骨膜內層成骨細胞活動增加所引起的。正常時骨膜不顯影，骨膜增生證實有病變存在。骨膜增生X光表現早期可見與骨皮質平行長短不一的細線狀緻密影，與骨皮質間有1～2mm寬的透明間隙，繼而骨膜新生骨逐漸增厚。由於新生骨小梁排列型式不同而X光的表現各異，常見的有線狀、層狀、蔥皮狀、花邊狀、垂直狀和放射狀骨膜反應等。

(6) 骨質壞死：指骨組織局部血液供應中斷，代謝停止。壞死的骨質稱為死骨。骨質發生壞死之後周圍會產生肉芽組織，不斷地球將死骨吸收，繼而產生新生骨。死骨X光表現為骨質局限性密度增高影，可以為砂粒狀、碎片狀、長條狀等，其周圍呈低密度影。其原因為：①死骨骨表面新生骨形成，使骨小梁增粗，骨髓內亦有新生骨形成，使死骨絕對密度增高。②死骨周圍骨質被吸收，或在肉芽組織、膿液包繞襯托下，死骨為相對高密度影。骨質壞死大多見於化膿性骨髓炎，骨結核、骨缺血性壞死、外傷骨折後及服用大量激素、酒精中毒等。

基本病變的 X 光表現 (1)：骨質疏鬆

骨質疏鬆	單位體積內正常鈣化的骨組織減少，但是比例正常。
X光的表現	1. 骨密度減低。 2. 骨小梁變細、減少，間隙增寬。 3. 骨皮質出現分層和變薄。
大多見於	老年人、停經期婦女、營養不良等。局限性則見於骨折後、感染、關節活動障礙。

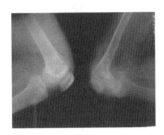

（為編著者群拍攝之照片，擁有相片著作權）

基本病變的 X 光表現 (2)：骨質軟化

骨質軟化	單位體積內骨組織有機成分正常，而礦物質含量減少。（與疏鬆有所區別）
X光的表現	1. 骨密度減低。 2. 骨小梁和骨皮質邊緣模糊。 3. 骨骼變形。 4. 假骨折線。
大多見於	缺乏維生素 D。

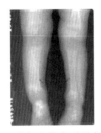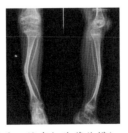

（為編著者群拍攝之照片，擁有相片著作權）

基本病變的 X 光表現 (3)：骨質破壞

骨質破壞	局限性骨質為病理組織所代替而造成的骨組織缺失。
X光的表現	局限性骨質密度減低，骨小梁稀疏消失而形成骨質缺損。
大多見於	發炎症、腫瘤、瘤狀病變。

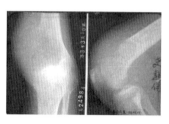

（為編著者群拍攝之照片，擁有相片著作權）

基本病變 X 線表現 (4)：骨質增生硬化

骨質增生硬化	一定單位體積內的骨量會增多（與骨質疏鬆相反）。
X光的表現	骨質密度增高，會導致骨髓腔變窄消失。
大多見於	慢性發炎症、外傷、成骨性腫瘤。

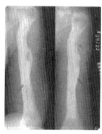

（為編著者群拍攝之照片，擁有相片著作權）

基本病變 X 線表現 (5)：骨膜增生

骨膜增生	骨膜受到刺激，骨膜內層成骨細胞活動增加所引起的骨質增生。
X光的表現	與骨皮質平行排列的線狀緻密影。有線狀（骨折）、花邊狀（慢性骨髓炎）、放射狀（骨肉瘤）、層狀（骨肉瘤）。
大多見於	發炎症、腫瘤、外傷。

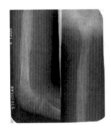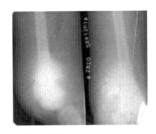

（為編著者群拍攝之照片，擁有相片著作權）

基本病變 X 線表現 (6)：骨質壞死

骨質壞死	骨組織局部代謝停止，壞死的骨質為死骨。
X光的表現	骨質局限性密度增高。
大多見於	慢性化膿性骨髓炎、骨缺血性壞死、外傷骨折後。

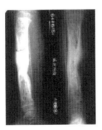

（為編著者群拍攝之照片，擁有相片著作權）

7-17 骨、關節系統（四）

（三）基本病變的X光表現（續）

(7) 骨骼變形：指骨骼形態發病理性改變。會波及單一骨、多骨或全身骨骼，局部病變或全身性病變均會引起。骨腫瘤可以使骨骼局部膨大、變形；骨軟化症和成骨不全使全身骨骼變形；兒童佝僂病可使承重骨骼變形。

(8) 周圍軟性組織的改變：骨骼 X 光片上可以見到肌肉、肌間隙和皮下脂肪等影像。在外傷和感染引起軟性組織腫脹時，則 X 光表現為局部軟性組織影增厚，密度增高，正常肌間隙和皮下脂肪層模糊或消失。軟性組織腫瘤或惡性骨腫瘤侵犯軟組織時，會見到軟性組織內密度較高的腫塊影。在肢體運動長期受到限制時，會見到患肢纖細、肌肉萎縮變薄。在外傷之後會導致骨化性肌炎，會見到軟性組織內鈣化或骨化影。觀察軟性組織病變，CT、MRI 檢查明顯優於 X 光片檢查，其臨床的使用較為廣泛。

2.關節的基本病變

(1) 關節腫脹：由關節積液或關節囊及其周圍軟性組織腫脹所導致。X 光表現為關節周圍軟性組織腫脹徵象，大量關節積液可以見到關節間隙增寬。常見於關節發炎症、外傷和出血性疾病。

(2) 關節破壞：是關節軟骨及骨性關節面骨質被病理組織侵犯、代替所導致。X 光表現：在關節破壞僅波及關節軟骨時，僅會見到案關節間隙變窄；在波及骨性關節面骨質時，則會出現局部骨質破壞缺損，關節面並不平整。在嚴重時會引起病理性關節脫位和關節變形等。

(3) 關節退行性變：病變早期關節軟骨變性、壞死和溶解，逐漸為纖維組織或纖維軟骨所代替，廣泛軟骨壞死會導致關節間隙狹窄，繼而會出現骨性關節面骨質增生硬化，在其邊緣形成骨贅。關節退行性變早期 X 光表現為骨性關節面模糊、中斷、消失，在中晚期會表現為關節間隙變窄或消失，軟骨下骨質囊狀變，骨性關節面不規整，邊緣見骨贅形成。大多見於老年人，以承重的脊柱、髖、膝關節明顯。也常見於運動員和搬運工人，其由於慢性創傷和長期承重所導致。

(4) 關節僵直：在多種疾病造成關節破壞之後，組成關節的骨端由骨組織或纖維組織連接，導致關節運動功能的喪失，前者稱為骨性關節僵直，後者稱為纖維性關節僵直。

骨性關節僵直 X 光表現為關節間隙明顯變窄或消失，並有骨小梁透過連接組成關節的兩側骨端。大多見於急性化膿性關節炎癒合後。纖維性僵直 X 光上仍會見到狹窄的關節間隙，但是並無骨小梁通過。常見於關節結核。

(5) 關節脫位：是組成關節的骨端脫離、錯位，而失去正常解剖的對應關係。X 光表現為構成關節的骨端間隙會加大、分離或錯位。按照脫位的程度可以分為完全脫位和半脫位兩種。按照脫位的原因可以分為外傷性、病理性和先天性三種。外傷、發炎症、腫瘤均會導致關節脫位。

（四）常見疾病的X光表現

1. 骨關節外傷：骨關節外傷主要引起骨折和關節脫位。X光檢查不僅可明確診斷，
   還可以詳細了解骨折和脫位情況，以指導臨床治療，以及觀察重定癒合的情況。
   (1) 骨折：指骨結構的完整性和連續性中斷。以長骨骨折和脊椎骨折較為常見。
   在臨床上常會有明顯的外傷史。

關節腫脹

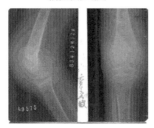

關節破壞

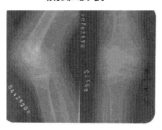

（為編著者群拍攝之照片，擁有相片著作權）

關節僵直

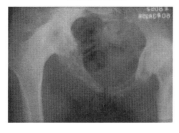

（為編著者群拍攝之照片，擁有相片著作權）

骨折

骨折的定義	骨的連續性中斷。
X光的表現	骨折線，骨小梁中斷、扭曲、錯位。嵌入性或壓縮性骨折看不到骨折線。
兒童骨折的特點	骺離骨折（epiphyseal fracture）、青枝骨折（greenstick fracture）。

7-18 骨、關節系統（五）

（四）常見疾病的X光表現（續）

① X 光的表現：局部不規則的透明線，稱為骨折線，是骨折常見的基本 X 光徵象。於骨皮質顯示清楚整齊，鬆質骨則表現為骨小梁中斷、扭曲、錯位。有些骨折會看不到骨折線，例如兒童青枝骨折、骨骺分離、嵌入性或壓縮性骨折等。

② 骨折的移位：判斷骨折移位，以骨折近端為準，確定骨折遠端的移位方向和程度。會呈現橫向移位、縱向移位和成角移位等。

③ 常見部位的骨折：(a) 橈骨遠端 Colles 骨折：又稱為伸展型橈骨遠端骨折，為橈骨遠端距關節面 2～3cm 內的橫行骨折，骨折遠端向背側或橈側移位，向掌側成角畸形，會伴隨著尺骨莖突骨折。(b) 肱骨髁上骨折：大多見於兒童，骨折線橫過喙突窩或鷹嘴窩，遠側端多移向背側。(c) 股骨頸骨折：大多見於老年，骨折會發生在股骨頭下、中部或基底部。股骨頭下骨折在關節囊內，造成關節囊損傷，影響囊內血管對股骨頭、頸部的血供，使骨折癒合緩慢，還會發生股骨頭缺血性壞死。(d) 脊椎骨折：突然暴力使脊柱過度彎曲，引起椎體壓縮性骨折，多發於活動度較大的胸椎下段和腰椎上段，單一的椎體較為多見。X 光表現為椎體壓縮成前窄後寬楔形變，椎體中央會見到橫行不規則緻密帶影，病變處上下椎間隙多正常（右圖）。嚴重時常併發脊椎後突畸形和向側方移位，甚至發椎體錯位，壓迫脊髓而導致截癱。

(2) 關節脫位：外傷性關節脫位大多發生在活動範圍較大、關節囊和周圍韌帶不堅實、結構不穩定的關節。以肩、肘關節脫位常見。臨床有明顯的外傷史。多見於青壯年。

X 光的表現：常見的關節脫位有：①肩關節脫位：分前脫位和後脫位，多為前脫位。在肱骨頭前脫位時常向內下方移位，會伴隨著肱骨撕脫骨折。②肘關節脫位：好發青少年，後脫位較為多見，表現為尺、橈骨向肱骨下端的後上方移位，嚴重者常會伴隨著骨折、血管和神經的損傷。在臨床上成人小關節脫位和兒童骨發育期的關節脫位，X 光的徵象並不顯著，常需要加上依照健側相同的部位來做比較，才能確診。

(3) 椎間盤突出：是相鄰椎體的椎間盤病變的結果，包括髓核和纖維環病變。以下段腰椎多見。可有患部脊椎運動受限，疼痛和神經根受壓症狀，疼痛可呈放射性。椎間盤前突、側突較為少見。

X 光的表現：可以見到間接徵象為椎間隙均勻或不對稱性狹窄；椎體邊緣，尤其是後緣骨質增生形成骨贅。髓核向椎體突出稱 Schmorl 結節，可於椎體上或下面顯示一圓形或半圓形凹陷區，邊緣有硬化線。X 光平片一般不能明確診斷，主要依靠臨床表現、CT 和 MRI 檢查來做診斷。

2.骨、關節化膿性感染：(1) 急性化膿性骨髓炎：常由金黃色葡萄球菌進入骨髓所導致，大多為血源性感染，好發於兒童。臨床發病較急、發高燒，都會有紅、腫、熱、痛等炎性表現。病菌最先停留在血管豐富、血流緩慢的幹骺端鬆質骨內，局部出現發炎性充血、水腫，形成局部的膿腫，引起骨質破壞。膿腫會局限成慢性骨膿腫，也會向周圍蔓延。兒童期骺軟骨對化膿性感染有相當程度的阻擋功能，感染不能穿過骺軟骨而侵入關節。但在成年，感染可以直接侵入關節面而形成化膿性關節炎。

椎體壓縮性骨折

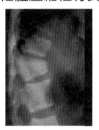

（為編著者群拍攝之照片，擁有相片著作權）

完全性骨折

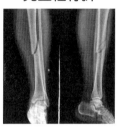

（為編著者群拍攝之照片，擁有相片著作權）

粉碎性骨折

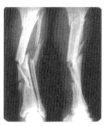

（為編著者群拍攝之照片，擁有相片著作權）

7-19 骨、關節系統（六）

（四）常見疾病的X光表現（續）

(1) 急性化膿性骨髓炎（續）

X 光的表現：在發病 2 周內，臨床表現明顯，X 光片無明顯骨質改變，可以見到軟性組織的層級次模糊或消失。在發病 2 周之後會見到骨骼的改變：①幹骺端鬆質骨內會出現局限性骨質疏鬆，繼而出現散在不規則的骨質破壞缺損區，其邊緣模糊。破壞區有融合的趨勢。②因為骨膜下膿腫會刺激骨膜，骨皮質周圍出現骨膜增生，為與骨幹平行的一層緻密新生骨影，新生骨廣泛則形成骨包殼，表現為骨幹增粗。③因骨皮質供血發生障礙而出現骨質壞死，表現為小塊狀或長條狀密度增高影，與周圍骨質分界相當清楚。④會發生病理性骨折。

(2) 慢性化膿性骨髓炎：是急性化膿性骨髓炎未癒合的結果。臨床以局部腫痛、竇道形成為主要表現。

X 光的表現：①骨質破壞區周圍廣泛骨質增生硬化，骨膜的新生骨增厚，與骨皮質融合相同，導致骨幹增粗、輪廓不整。②骨內膜的增生，使骨密度增高，甚至會使骨髓腔變窄或閉塞。③可以見到長軸與骨幹平行的長條狀死骨，周圍為膿液或肉芽組織形成的透亮帶包繞（右圖）。

(3) 化膿性關節炎：為化膿性細菌經由多種的途徑侵犯關節而引起的急性發炎症，常由金黃色葡萄球菌經血源感染而導致。大多見於承重的髖和膝關節。

X 光的表現：急性期為關節腫脹和關節間隙增寬，會見到局部骨質疏鬆。繼而隨著骨質的破壞出現關節間隙變窄，關節面骨質局限性缺損、中斷，以承重部位相當明顯。還會出現病理性脫位。隨著病變的癒合而出現骨質增生硬化，會導致骨性關節僵直。

3. 骨、關節結核：屬於繼發性結核病，原發灶主要在肺部，結核桿菌大多經由血液運行到骨和關節。大多發生於兒童和青年。脊椎是好發部位，其次是髖和膝關節。基本病理改變有滲出、增殖及乾酪狀壞死，可以一種病變為主，也可以同時出現。

(1) 脊椎結核：是骨、關節結核中最常見者，好發於兒童和青年。以胸椎下段和腰椎上段較為多見，常會波及相鄰的兩個以上椎體。

X 光的表現：椎體內或其邊緣骨質破壞；椎體變扁或呈現楔形；椎間隙變窄或消失；脊柱後突畸形或側彎；病變周圍軟性組織內會出現椎旁冷膿腫。

(2) 骨骺、幹骺端結核：經血行的結核菌最易侵犯長骨中血運豐富的鬆質骨內。

X 光的表現：骨骺、幹骺端會見到一個局限性類圓形、邊緣較清的骨質缺損區，周圍並無明顯的骨質增生硬化現象。在骨質破壞區有時會見到「泥沙」狀死骨，密度不高，邊緣模糊。病變發展易破壞骨骺而侵入關節，形成關節結核。還會形成竇道，引起繼發感染。

(3) 關節結核：關節結核會繼發於骨骺、幹骺端結核，爲骨型關節結核，也可經血行直接波及滑膜，爲滑膜型關節結核。後者較爲常見，並以髖、膝關節常見。

長條狀死骨

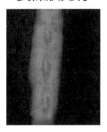

（爲編著者群拍攝之照片，擁有相片著作權）

急性化膿性骨髓炎 X 光的表現

幹骺端鬆質骨內會出現局限性骨質疏鬆，繼而出現散在不規則的骨質破壞缺損區，其邊緣模糊。破壞區有融合的趨勢。

因為骨膜下膿腫會刺激骨膜，骨皮質周圍出現骨膜增生，為與骨幹平行的一層緻密新生骨影，新生骨廣泛則形成骨包殼，表現為骨幹增粗。

因骨皮質供血發生障礙而出現骨質壞死，表現為小塊狀或長條狀密度增高影，與周圍骨質分界相當清楚。

會發生病理性骨折。

骨結核（tuberculosis of bone）

兒童和青年較為多見，係繼發結核病，主要是肺結核。

X 光的表現：
長骨結核：好發與骨骺和幹骺端；骨松質中出現一局限性類圓形、邊緣較清楚得骨質破壞區，內有「泥沙狀」死骨。

脊椎結核：大多見於腰椎。會波及相鄰椎體及軟骨板，兩個椎體互相嵌入融合，密度下降，椎弓大多正常。

慢性化膿性骨髓炎 X 光的表現

骨質破壞區周圍廣泛骨質增生硬化，骨膜的新生骨增厚，與骨皮質融合相同，導致骨幹增粗、輪廓不整。

骨內膜的增生，使骨密度增高，甚至會使骨髓腔變窄或閉塞。

可以見到長軸與骨幹平行的長條狀死骨，周圍為膿液或肉芽組織形成的透亮帶包繞。

7-20 **骨與關節系統（七）**

（四）**常見疾病的X光表現（續）**

　　X光的表現：早期爲關節軟性組織腫脹，關節間隙增寬及局部輕度骨質疏鬆。繼而病變侵犯關節軟骨和關節面，先波及關節面非持重的部位或邊緣，造成關節面蟲蝕狀骨質破壞區，關節軟骨破壞出現較晚，當關節軟骨破壞較多時，則關節間隙變窄，此時會發生半脫位，局部骨質疏鬆相當明顯。在癒合之後會發生纖維性關節僵直。

4. 骨腫瘤：可以分爲良性和惡性骨腫瘤。X光檢查不僅能夠準確地顯示腫瘤發的部位、大小和周圍組織器官的改變，還能初步判斷腫瘤的良性與惡性。

(1) 骨軟骨瘤：又稱爲外生骨疣，是最常見的良性骨腫瘤。大多爲單發，多發者則認爲有家族遺傳性。大多見於青少年，好發於長骨的幹骺端，以脛骨上端、股骨下端較爲多見。腫瘤生長緩慢，隨著骨的發育成熟而停止生長。

　　X光的表現：爲長骨幹骺端骨性突起，背向關節方向生長。以蒂或寬基底與局部骨相連，瘤體內鬆質骨與正常骨小梁相連續，其外緣骨皮質由骨幹起始延續至腫瘤，頂部覆蓋一層軟骨，軟骨鈣化時，則爲點狀或斑片狀不規則緻密影。

(2) 骨巨細胞瘤：是一種破壞性較大、生長活躍的腫瘤，爲常見的骨腫瘤，大多爲良性。大多見於青壯年，好發於長骨的骨端，以脛骨上端、股骨下端和橈骨下端常見。病理可以分爲良性、生長活躍、惡性三級。

　　X光的表現：爲偏側性、膨脹性骨質破壞，邊界清楚，骨皮質變薄，會呈現一個薄層骨殼，在其內見到纖細骨脊，呈現大小不等分房狀或皂泡狀影。腫瘤周圍大多無骨膜增生。因爲骨度質變薄，易於發生病理性骨折。腫瘤破壞區骨殼並不完整，於周圍軟性組織中出現腫塊影者，表示腫瘤生長活躍。若腫瘤呈瀰漫浸潤性破壞，骨皮質或骨殼破壞中斷，周圍軟組織腫塊影明顯，出現明顯的骨膜增生時，即爲惡性骨巨細胞瘤。

(3) 骨肉瘤（osteosarcoma）：是常見的原發性惡性骨腫瘤。多見於青少年，好發於長骨幹骺端，以股骨下瑞、脛骨上端和肱骨上端較爲多見。病程進展迅速，容易出現肺內轉移。X光的表現：①爲幹骺端骨髓腔內不規則骨質破壞；②不同型式（平行、層狀或放射針狀）骨膜增生，腫瘤破壞並吸收骨膜新生骨時，其兩端殘留的骨膜新生骨與骨皮質構成近似三角形狀，稱爲Codman三角；③腫瘤侵蝕周圍軟組織形成邊界不清的軟組織腫塊影；④腫瘤破壞區有腫瘤新生骨形成，可呈象牙質狀、棉絮狀、針狀和磨砂玻璃狀瘤骨影像（右圖）。根據其瘤骨形成和骨質破壞的程度不同大致分爲成骨型、溶骨型和混合型骨肉瘤，其X光表現也各有不同。(a) 成骨型骨肉瘤：病變區大量瘤骨形成爲主，爲不同形狀的均勻骨化影，常伴明顯的骨膜增生和軟性組織腫塊影。(b) 溶骨型溶骨型：病變區骨質破壞爲主，呈現不同形狀的溶骨性破壞影，會見到骨膜增生和軟組織腫塊影，很少或沒有瘤骨形成。(c) 混合型骨肉瘤：成骨與溶骨程度大致相同。在溶骨性骨破壞中可見瘤骨的形成。

骨軟骨瘤

最常見的良性骨腫瘤。	
易於診斷	生長於長骨幹骺端，背向骨骺生長，內含骨松質或骨密質，頂部有軟骨。

股骨下端成骨肉瘤（成骨型）

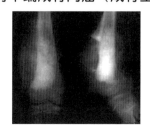

骨瘤與軟骨

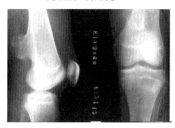

（為編著者群拍攝之照片，擁有相片著作權）

骨肉瘤

最常見原發惡性骨腫瘤。
大多發生於青年，預後較差。
好發部位為股骨下端、脛骨上端、肱骨上端。
症狀明顯：腫、痛、功能障礙。
分為三類：成骨型、溶骨型、混合型。

成骨型骨肉瘤

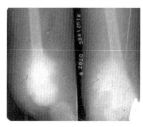

溶骨型骨肉瘤

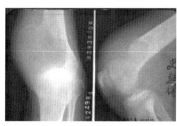

混合型骨肉瘤

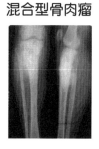

（為編著者群拍攝之照片，擁有相片著作權）

7-21 泌尿系統（一）

一、泌尿系統

（一）檢查的方法

泌尿系統檢查常用的方法是腹部平片和尿道造影等。

1. 腹部平片：透過腹部平片可以觀察泌尿系統陽性反應結石和鈣化，有時會顯示出腎輪廓。泌尿系統器官組織均為軟性組織的影像，缺乏自然的對比，在腹部平片上顯示不佳，因此腹部平片只能作為泌尿系統的初步檢查。

2. 尿道造影：根據造影劑引入途徑，分為排泄性尿道造影和逆行性尿道造影。
   (1) 排泄性尿道造影：腎臟具有排泄含碘造影劑的能力，因此透過排泄性尿道造影，不僅能夠顯示腎盂、腎盞、腎盂、輸尿管及膀胱內腔，而且可以大致了解腎的排泄功能。碘過敏實驗陽性反應及嚴重心、腎疾病、甲亢等禁忌使用。
   (2) 逆行性尿道造影：逆行性尿道造影可清晰顯示尿道內腔，適用於腎功不佳者。

（二）正常的X光表現

1. 腎：在腹部平片上，可以看到位於脊柱兩側的腎臟輪廓。正常腎邊緣光滑，密度均勻。腎影長大約 12～13cm，寬大約 5～6cm。其上緣大約在第 12 胸椎上緣，下緣相當於第 3 腰椎下緣水平。一般右腎略低於左腎。腎的長軸自內上斜向外下，腎與脊柱之間形成的角度稱為腎脊角，正常為 15°～25°。尿道造影主要觀察腎盞和腎盂。腎盞包括腎小盞和腎大盞。造影顯示每側腎臟有 6～14 個腎小盞，2～3 個腎小盞合為一個腎大盞，共有 2～4 個腎大盞，腎大盞匯合為腎盂。腎盂大多位於第 2 腰椎水平，正常腎盂形態有很大的變異，會呈現三角形、壺腹狀等，上緣隆凸，下緣微凹，邊緣光滑整齊。

2. 輸尿管：正常輸尿管全長大約 25cm，上端與腎盂相連，在腹膜之後沿著脊柱旁向前下行，入盆腔在骶髂關節內側走行，越過骶骨水平後先彎向外，再斜入膀胱。輸尿管有 3 個生理狹窄，即與腎盂相連處、跨越骨盆緣處、膀胱入口處。輸尿管邊緣光滑，走行柔和，也會有折曲。

3. 膀胱：在膀胱充盈時會呈現橢圓形，位於恥骨聯合上方，邊緣光滑整齊，密度均勻，充盈不全時頂部可以下凹。膀胱容量為 200～350ml。兩個輸尿管開口之間有時會見到一個橫行透亮帶為輸尿管間脊。

4. 尿道：男性尿道開口於膀胱尿道內口，止於陰莖頭尿道外口，長為 13～17cm。可以分為前列腺部、膜部和海綿體部。男性尿道有 3 個生理狹窄，分別位於尿道內口、膜部和尿道外口，以尿道外口最窄。女性尿道較寬，較直，長大約 3～5cm，形如倒置錐形。

（三）常見疾病的X光表現

1. 尿道結石：尿道結石是泌尿系統常見病之一，會發生在泌尿系統的任何部位。典型的臨床症狀為急性發作的腎絞痛、血尿、排尿困難與繼發感染等。多數結石含

鈣，密度較高，能在 X 光片上顯影，為陽性結石；少數含鈣少，X 光平片上不能顯影，稱為陰性結石，需尿道造影診斷。腎結石 X 光平片顯示腎結石大多位於腎竇部，可以為單一個或多個、單側或雙側，表現為腎區圓形、橢圓形、桑椹狀或鹿角狀高密度影，密度可以均勻一致，也可以濃淡不均或分層，邊緣光滑或不光滑。結石充滿腎盂或腎盞時其形態與腎盂或腎盞形態一致，呈現珊瑚狀或鹿角狀，此為腎結石的特徵性表現。尿道造影能確定結石是否在腎內，陰性結石在造影上會顯示為充盈缺損。

腎與輸尿管的檢查技術

X 光檢查	1. 腹部 X 光片：常規攝仰臥前後位 X 光片。 2. 尿道造影：(1) 排泄性尿道造影（IVP）造影劑：泛影葡胺、優維顯，了解器官內腔和兩腎排泄的功能，檢查前的準備為碘過敏實驗，清潔灌腸；(2) 逆行性尿道造影（RP）：適用於排泄性尿道路造影顯影不佳的患者；(3) 腹主動脈造影與選擇性腎動脈造影。
USG 檢查	
CT 檢查	1. 平面掃描檢查 2. 增強檢查。
MRI 檢查	1. 平面掃描檢查 2. 增強檢查：MRU 和 MRA。

正常泌尿系統的 X 光表現

腎	長 12～13cm，寬 5～6cm，左腎稍高。
輸尿管	3 個生理狹窄。
膀胱	橢圓形，恥骨聯合上方，邊緣光滑。

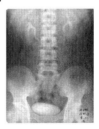

（為編著者群拍攝之照片，擁有相片著作權）

常見泌尿系統疾病的 X 光表現

泌尿系統結石	X 光平片為高密度（陽性結石），約占 90%，X 光平片上並不顯示（陰性結石），會為 CT，USG 檢查所發現。
腎結石	大多位於腎盂或腎盞內，形態會呈現圓形，橢圓形，鹿角形等。
輸尿管結石	常位於輸尿管生理狹窄處，其上方輸尿管擴張，腎盂、腎盞積水。
膀胱結石	大多位於骨盆中部，形態大多規則。

腎結石

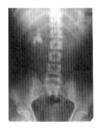

（為編著者群拍攝之照片，擁有相片著作權）

右輸尿管結石伴積水

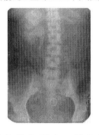

（為編著者群拍攝之照片，擁有相片著作權）

膀胱結石形如年輪

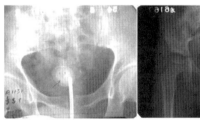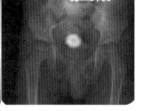

（為編著者群拍攝之照片，擁有相片著作權）

7-22 泌尿系統（二）

（三）常見疾病的X光表現（續）

2. 泌尿系結核：泌尿系結核大多為繼發性，原發灶大多在肺部。結核主要侵犯腎，然後向下蔓延，引起輸尿管結核、膀胱結核。在病變局限於腎皮質時，大多數並無臨床的症狀。當病變到達腎盂、輸尿管、膀胱時會出現頻尿、尿急、血尿或膿尿。X光並無異常的表現，有時會見到腎內鈣化，鈣化呈現雲絮狀、斑點狀，在出現腎自截時表現為全腎鈣化。尿道造影早期表現為腎小盞杯口邊緣不齊有如蟲蝕狀，當腎實質形成空洞並與腎小盞相通時，表現為腎小盞外方實質內有一團造影劑與之相連，其邊緣不整齊。病變發展使腎盂、腎盞廣泛破壞形成腎盂積膿時，排泄性造影常不顯影，逆行性尿道造影見腎盞腎盂形成一個不規則的空腔，會波及整個腎。輸尿管結核造影表現為輸尿管邊緣不整，粗細不均，管腔不規則，有時呈串珠狀或縮短僵直。膀胱結核早期造影表現不明顯，會出現輪廓模糊不清、邊緣不整齊，晚期則為膀胱變形、收縮、容積變小、邊緣不規則。

3. 腎癌：腎癌在腎惡性腫瘤中占85%，大多發生於中老年人，男性多於女性，典型臨床表現為無痛性血尿，腫瘤較大時可觸及腫物。X光平片會見到腎影增大，呈現分葉狀，或有局限性隆凸。少數腫瘤會出現鈣化，呈現斑點狀或弧形緻密影。尿道造影時由於腫瘤的壓迫，會使腎伸長、狹窄和受壓變形，在腫瘤較大時會壓迫多個腎盞，會使各個腎盞互相分離、移位，形成「手握球」或「蜘蛛足」狀表現。在腫瘤壓迫和侵蝕腎盂時，會造成腎盂變形出現充盈缺損，甚至移位。

4. 腎盂癌：腎盂癌好發於40歲以上男性，典型臨床表現為無痛性全程血尿。病理上大多為移行細胞癌，呈現乳頭狀狀生長，又稱為乳頭狀癌。腎盂癌大多靠尿道造影診斷，造影顯示腎盂腎盞內有固定不變的充盈缺損，形狀不規則。腎盂腎盞會有不同程度的擴張。當腫瘤侵犯到腎實質時，會使腎盞移位、變形。

5. 單純性腎囊腫：單純性腎囊腫是一種薄壁且充滿液體的囊腫，會單發或多發。臨床並無明顯的症狀，若有感染會出現膿尿。尿道造影檢查顯示局部腎盂腎盞受到壓迫。

6. 膀胱癌：主要為移行細胞癌。臨床表現以血尿為主，會伴隨著尿痛、尿急及膀胱區疼痛。尿道造影表現為自膀胱壁突向腔內的結節狀或菜花狀充盈缺損，表面凹凸不平，輪廓大多不規則，在侵犯肌層時，局部膀胱壁會僵硬。

小博士解說

重點
1. 腎、輸尿管、膀胱的正常形態。
2. 輸尿管的3個生理狹窄處。
3. 腎結石的形態。
4. 輸尿管結石發生的位置。

腎與輸尿管結核

病理	TB 菌、皮質、髓質（乾酪化壞死）、腎乳頭（潰瘍）、腎盞腎盂破壞、空洞形成、輸尿管、膀胱。當纖維增生、鈣化、全腎鈣化、腎功能完全喪失、腎自截。
輸尿管 TB	發炎症潰瘍、增生 - 管腔狹窄，造影顯 示串珠狀、僵硬。
膀胱 TB	壁炎症潰瘍、增生 - 小膀胱，造影顯示 邊鋸齒狀、形態小。

左腎結核（腎下極）伴腸繫膜鈣化：男 27 歲

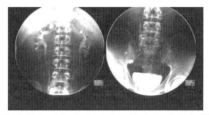

（為編著者群拍攝之照片，擁有相片著作權）

腎癌

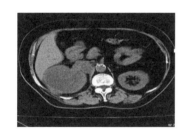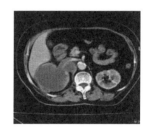

（為編著者群拍攝之照片，擁有相片著作權）

左腎實質腫瘤

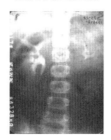

（為編著者群拍攝之照片，擁有相片著作權）

7-23 電腦斷層造影（一）

Hounsfiled 於 1969 年首先設計成電腦造影（computer tomography, CT）裝置，CT 掃描機於 1972 年誕生。CT 不同於普通的 X 光線造影，它是使用 X 光線束對人的斷層面加以掃描，獲取資訊，經由電腦處理重建而形成影像。CT 影像在解剖層級和密度解析度上明顯優於傳統的 X 光影像，從而顯著擴大了人體的檢查範圍，提高了病變的檢出率和診斷的準確率。CT 首先開發的數位造影大大地促進了其他數位影像的發展。由於此一貢獻，Hounsfiled 獲得 1979 年諾貝爾獎金。

（一）CT的成像原理

CT 是用 X 光線束對人體某部位一定厚度的層面做多方向的掃描，由探測器接收透過該層面的 X 射線並轉變為可見光之後，由光電轉換器轉換為電子訊號，再經類比 / 數位轉換器轉為數位，輸入電腦處理。在處理之後的數位矩陣經由數位 / 類比轉換器轉變為由黑到白不等灰度的小方塊，即圖元，並按照矩陣順序來排列，而形成 CT 影像。

（二）CT的設備

CT 裝置發展很快，性能不斷地提升，最初設計的 CT 設備，只能一個層面一個層面掃描，掃描時間較長，一個層面的掃描時間在 4 分鐘以上，影像品質較差，並且只適合頭部掃描。經過不斷的改進，縮短了掃描的時間，改善了影像品質，也可以做全身掃描（但是仍然為層面掃描）。1989 年設計成功了螺旋式 CT，之後經過改進發展為多層螺旋掃描，此時由層面掃描改為容積掃描，縮短了掃描時間，提高了 CT 的性能，同時出現了許多臨床使用新技術。此前，在 1980 年代還設計出電子束 CT。

1. 普通的 CT：主要有下列三部分 (1) 資訊採集部分，由 X 光管、探測器和掃描架所組成，用於對受檢的部位做掃描；(2) 資訊處理系統，將掃描收集到的人體斷層資訊資料加以儲存運算；(3) 影像顯示和儲存系統，將電腦處理、重建的影像顯示在顯示器上並用照相機將影像攝於照片上，資料也可以儲存於光碟中。

2. 螺旋式 CT：螺旋式 CT 是在旋轉式掃描基礎上，透過滑環技術與掃描床連續平直移動而實現的。在掃描期間，床沿人體縱軸連續勻速平直移動。連續動床和連續管球旋轉同時進行，使 X 光掃描在人體上描出螺旋狀軌跡，故得名螺旋掃描。螺旋 CT 在 CT 發展史中是一個重要的里程碑，也是今後 CT 發展的方向。近年開發的多層螺旋 CT，進一步提高了螺旋 CT 的性能。多層螺旋 CT 可以是 2 層，4 層，8 層，乃至 16 層。

3. 電子束 CT：其結構與普通 CT 和螺旋 CT 不同，不用 X 光管。電子束 CT 是用由電子槍發射電子束轟擊 4 個環靶所產生的 X 光進行掃描。電子束 CT 對心臟大血管檢查有獨到之處，掃描時間短，有利於對兒童、老年和急症病人的檢查。

（三）CT影像的基本概念

1. 圖元與體素：CT 的影像實際上是人體某一部位有一定厚度為（如 10mm、5mm、1.5mm 等）斷層的影像。我們將造影的斷層分成按矩陣排列的若干個較小的基本單元，而以一個 CT 值代表每一個小單元內的物質的密度，這些小單元我

們稱之爲體素。同樣，一幅 CT 影像是由許多按照矩陣排列的小單元所組成的，這些組成影像的基本單元被稱之爲圖元。圖元是一個二維的概念，而體素是一個三維的概念。圖元實際上是體素在造影時的表現，圖元越小，數目越多，構成的影像越精密，即空間解析度越高。普通 CT 影像的空間解析度不如 X 光影像高。

影像醫學的發展史

1895	德國物理學家侖琴發現 X 光。
1896	愛迪生製造 X 光透視機。
1898	居里夫婦發現釙及鐳。
1901	侖琴獲得第一屆諾貝爾物理獎。
1903	居里夫婦得第三屆諾貝爾物理獎。
1934	Irene Curie 及 Frederic Joliot（居里夫婦的大女兒及女婿）因為製造人工同位素，而獲得諾貝爾物理獎。
1949	美國醫師 Howry 建立初步超音波儀器。
1952	發現核磁共振現象的 Bloch 和 Purcell 獲得諾貝爾物理獎。
1971	首部頭部型 CT 在英國發明。
1977	首部 MRI 在美國問世。
1979	CT 發明人英國的 Hounsfield 及 Cormack 獲得諾貝爾醫學獎。
1985	FDA 核准 MRI 臨床使用。
1991	發明核磁共振高解像技術的 Ernst 獲得諾貝爾化學獎。
1995	PET 由 FDA 認可臨床使用。
2002	發明核磁共振三度空間解像的 Wuthrich 獲諾貝爾化學獎。
2003	MRI 發明人 Lauterbur 和 Mansfield 獲諾貝爾醫學獎。 影像檢查技術雖屢屢造成醫學突破，但是諾貝爾醫學獎只在 1979 和 2003，分別表揚 CT 和 MRI 的發明人。而有趣的是，這些得獎人中沒有一個學醫。 明顯見證了：科學進步常是科際整治所努力的結晶。

CT 的設備

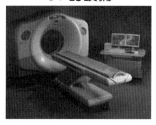

（爲編著者群拍攝之照片，擁有相片著作權）

7-24 電腦斷層造影（二）

（三）CT影像的基本概念（續）

2. CT 值：X 光影像可以反映正常與病變組織的密度，例如高密度和低密度，但是並沒有數量的概念。CT 影像不僅使用不同灰度顯示其密度的高低，還可以使用組織對 X 光的吸收係數來說明其密度高低的程度，具有一個量的標準。但是在工作中，不用吸收係數。而是把它換算成 CT 值，用 CT 值代表密度，單位為 HU（Hounsfield Unit）。將吸收係數（μ 值）換算成 CT 值的換算公式如下：CT 值＝（μM－μW）／μW×α，式中 α 為分度因子，分度因子為 1000μM 為受測物質的吸收係數，其中骨皮質的吸收係數為 2.0，空氣的吸收係數為 0；μW 為水的吸收係數，為 1.0，代入公式得水的 CT 值為 0HU，人體中密度最高的骨皮質吸收係數最高，CT 值為 +1000HU，而空氣密度最低，為 –1000HU。人體中密度不同的各種組織的 CT 值則居於 - 1000 到 +1000HU 的 2000 個分度之間。CT 影像是由一定數目從黑到白不同灰度的圖元按照矩陣排列所構成的灰階影像。器官和組織對 X 光的吸收程度，是以不同的灰度來表示。因此，與 X 光影像所示的黑白影像一樣，黑影表示低吸收區，即低密度區，白影表示高吸收區，即高密度區。但是 CT 具有高度的密度解析度。因此，人體軟性組織的密度差別雖小（吸收係數大多接近於水），也能形成對比而造影。另外 CT 影像是斷層影像，常用的是橫斷面或稱為軸面，為了顯示整個器官，需要多訊框連續的斷層影像。透過 CT 設備上影像重組程式的使用，可以重組冠狀面和矢狀面的斷層影像。

（四）CT的檢查技術

普通 CT 掃描讓病人臥於檢查床上，擺好位置，選定層面厚度與掃描範圍，並使受檢部位伸入掃描孔內，即可以進行掃描。大都使用橫斷面掃描，層厚使用 5mm 或 10mm，若有需要則可以選擇薄層，例如 1mm 或 2mm。因為輕微的移動或活動會造成偽影，影響影像的品質，因此此掃描時病人要制動，胸、腹部掃描要屏氣。CT 檢查分平掃、對比增強掃描和造影掃描。

1. 平掃：即普通掃描。在腹部檢查之前要禁食 4～8 小時。在上腹部檢查之前半小時口服 2% 的泛影葡胺 300～600ml，在檢查之前追加 200ml。中腹部檢查提前 1 小時口服 2% 的泛影葡胺 300ml，其餘與上腹部檢查相同。盆腔檢查前 1 小時需要清潔灌腸，口服造影劑方法與中腹部檢查相同，在檢查時再使用 2% 泛影葡胺 600～1000ml 來保留灌腸，已婚女性病人同時放置陰道塞。檢查膀胱者需等膀胱充盈尿液時再掃描。對臨床疑有膽道結石、畸胎瘤者，可以改為口服白開水或脂性造影劑。其他部位的檢查無需上述的準備。

2. 對比增強掃描：是經由靜脈給予水溶性碘造影劑，以增加病變組織與正常組織之間的差別，再執行掃描，從而提高病變檢出率的方法。在增強掃描之前 15 分鐘必須作碘過敏實驗，例如過敏實驗陽性禁忌檢查。在腹部檢查時，於檢查之前 4～6 小時空腹，並口服 1.5%～2% 的泛影葡胺 300～500ml，在掃描之前再服用 200ml。以充盈消化道，有利於顯示實質的器官。在注射造影劑時，使用頭皮針經由肘靜脈或手背靜脈注入，可以用手推或機械高壓注射器。對比增強掃描的方法有兩種：(1) 靜脈滴注法：是以 20～30ml/ 分鐘的速度注入含碘 300mg/ml 的造影劑 100ml 再執行掃描的方法，此方法不利於顯示微細結構及微小病灶，血管顯示也較差，現在已經很少使用；(2) 團注法：是將一定劑量的高濃度造影劑加壓快速注入靜脈，然後立即執行增強掃描的方法，一般要求用 60% 的碘造影劑 80～100ml，以每 S2ml 的速度注射。其特色是增強效果較好，節省時間，但是產生副作用的機會增多。團注法已經取代靜脈滴注法。

CT 檢查：CT 影像的特色

CT 影像是灰度影像，不同灰度反映器官和組織對 X 線的吸收程度。

CT 影像是橫斷面影像，並沒有解剖結構的重疊。

CT 影像的密度解析度較高，解剖結構及病變顯示清晰。

CT 影像可以測量 CT 值，反映組織密度高低的程度。

CT 值的概念

CT 值一是物質對 X 線的吸收係數（μ 物質 ）與水的吸收係數（μ 水）的相對偏離值。

$$CT\ 值 = \frac{\mu\ 物質 - \mu\ 水}{\mu\ 水} \cdot 1000$$

CT 值是無量綱物理量，沿用發明人 Hounsfield 以（Hu）作為 CT 值的單位

CT 值與組織密度

皮質骨	CT 值≈ +1000
水	CT 值 = 0
空氣	CT 值≈ -1000
CT 值反映組織的密度，若 CT 值越高，則組織的密度越高	

CT 的檢查技術

平掃：普通掃描、非增強掃描	一般為橫斷面掃描、掃描層厚 1～10 MM，層距 1～10 MM；腹部掃描，口服造影劑。
增強掃描	指靜脈內注射水溶性有機碘劑之後所做的 CT 掃描，有動脈期增強掃描、靜脈期增強掃描，平衡期增強掃描及延遲期增掃描等。CT 造影劑最後經由泌尿道排泄，在增強掃描之前 15 分鐘必須做碘過敏實驗。
CT 的特殊檢查技術	1. 螺旋 CT：容積式採集資料，有利於保證影像後處理的品質，例如三維重建等。 2. CT 血管造影：螺旋 CT 增強掃描後獲取。 3. CT 模擬內視鏡檢查：螺旋 CT 模擬三維成像。 4. 定量 CT：主要測量人體骨礦的含量。 5. 多層的 CT 掃描：螺旋 CT 的換代產品，採取多層探測器一次 360 度掃描獲取多層的影像。

7-25 電腦斷層造影（三）

（四）CT的檢查技術（續）

3. 造影掃描：是先執行器官或結構的造影，然後再作執行掃描的方法。在臨床上使用不多。例如向腦池內注入碘苯六醇或注入空氣行腦池造影再執行掃描稱為腦池造影 CT 掃描，還有脊髓造影 CT、膽囊造影 CT 等。

   另外在工作中常會提及高解析度 CT（high resolutionCT, HRCT），是指獲得良好空間解析度 CT 影像的掃描技術。高解析度 CT，對顯示微小的組織結構、顯示小病灶及病變的輕微變化優於普通 CT 掃描。

4. 影像後處理技術

   螺旋式 CT 掃描時間與造影時間短，掃描範圍大，層厚較薄並獲得連續橫斷層面資料，經過電腦之後序處理，可以重組冠狀、矢狀乃至任意方位的斷層影像，並可以得到其他顯示方式的影像。

   (1) 再現技術：再現技術有三種，即表面再現、最大強度投影和容積再現技術。再現技術可獲得 CT 的三維立體影像，使被檢查器官的影像有立體感，旋轉影像可以在不同方位上觀察，大多用於骨骼的顯示和 CT 血管造影（CTangiography, CTA）。容積再現技術是利用全部體素的 CT 值，執行表面遮蓋技術並與旋轉相互整合，加上假彩色編碼和不同程度的透明化技術，使表面與深部結構同時立體地顯示。例如在胸部用於支氣管、肺、縱隔、肋骨和血管的造影，影像清晰、逼真。

   (2) 模擬內視鏡顯示技術：模擬技術是電腦與 CT 或 MRI 整合而開發出模擬內視鏡功能的技術。容積資料與電腦領域的虛擬實境整合，例如管腔導航技術或漫遊技術可以模擬內視鏡檢查的過程，即從一端向另一端逐步顯示管腔器官的內腔。行假彩色編碼，使內腔顯示更為逼真。有模擬血管鏡、模擬支氣管鏡、模擬喉鏡、模擬鼻竇鏡、模擬膽管鏡和模擬結腸鏡等，模擬效果較好。目前幾乎所有的管腔器官都可以執行模擬內視鏡顯示，毫無痛苦，容積易為病人所接受。模擬結腸鏡可以發現直徑僅為 5mm 的息肉，尤其是帶蒂息肉。不足的是容易受到偽影的影響和不能做活體檢查。

5. CT 灌注造影

   CT 灌注造影是經由靜脈團注有機水溶性碘造影劑之後，對特定器官（例如腦或心臟），在固定的層面執行連續掃描，得到多重訊框的影像，透過不同時間影像密度的變化，繪製出每一個圖元的時間 - 密度曲線，而算出造影劑到達病變的峰值時間、平均透過時間、局部腦血容量和局部腦血流量等參數，再經由假彩色編碼處理即可以得到 4 個參數圖。分析這些參數與參數圖可以了解特定區毛細管血流動力學，即血流灌注狀態。所以這是一種功能造影，目前主要用於急性或超急性腦局部缺血的診斷、腦梗塞及缺血半暗帶的判斷以及腦瘤新生血管的觀察，以便區別腦膠質細胞瘤的惡性程度。也使用於急性心肌缺血的研究，其結果已經接近 MR 灌注造影。近來也有用於肺、肝、胰和腎的研究報告。CT 灌注造影比 MR 灌注造影操作相當簡單、快捷，是有發展前途的造影技術。

CT 的檢查技術

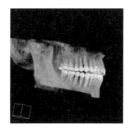

（爲編著者群拍攝之照片，擁有相片著作權）

CT 檢查前病人的準備

在檢查之前要詳細而準確地填寫 CT 檢查申請單。

在檢查前 4 小時禁食。在腹部檢查之前 1 週不做鋇劑造影檢查。

增強檢查必須經過患者本人或家屬簽字之後執行碘過敏實驗，呈現陰性反應者方可以進行。

去除檢查部位衣服上的金屬物品及飾品。

在檢查時保持體位不動，配合檢查做平靜呼吸或屏氣等。

生命垂危的急診病人，必須在急診醫護人員監護之下做檢查。

妊娠婦女、情緒不穩定或急性持續痙攣者不宜做本項的檢查。

不能配合的兒童必須在鎮靜之後才做檢查。

CT 的檢查技術

造影掃描	是先執行器官或結構的造影，然後再作執行掃描的方法。在臨床上使用不多。
影像後處理技術	螺旋式 CT 掃描時間與造影時間較短，掃描範圍較大，層厚較薄並獲得連續橫斷層面資料，經過電腦之後序處理，可以重組冠狀、箭矢狀乃至任意方位的斷層影像，並可以得到其他顯示方式的影像。
CT 灌注造影	CT 灌注造影是經由靜脈團注有機水溶性碘造影劑之後，對特定器官（例如腦或心臟），在固定的層面執行連續掃描，得到多重訊框的影像，透過不同時間影像密度的變化，繪製出每一個圖元的時間 - 密度曲線，而算出造影劑到達病變的峰值時間、平均透過時間、局部腦血容量和局部腦血流量等參數，再經由假彩色編碼處理即可以得到 4 個參數圖。

7-26 電腦斷層造影（四）

（五）CT診斷的臨床應用

1. 頭顱：CT問世以來最先使用的領域就是頭部，因為頭部是身體中唯一含有重要器官而能在造影中保持不動的部位。頭顱與中樞神經系統疾病的診斷中，CT已是首選的檢查方法，完全取代了頭顱平片、腦室造影和腦池造影。適用於腦血管疾病和腦腫瘤、外傷血腫、腦損傷、寄生蟲病及大部分先天性畸形的定位、質化與量化診斷。尤其腦血管疾病診斷較為可靠，對腦出血的診斷率可達100%。隨著CT影像後序處理技術和新的檢查方法的成熟，使得CT對顱腦診斷越來越精確和整體化。CT血管造影技術可以在注射造影劑知後三維顯示顱內的血管系統，可以取代部分DSA檢查；CT的重組處理影像可以提供各種結構的空間關係，例如固有血管與病變的關係、腦內病變與顱骨的關係等；CT灌注造影可以在注射造影劑之後顯示若干參數性資訊，例如局部腦血容量、局部腦血流量、平均透過時間等，並可以偽彩顯示，從而會將腦缺血性疾病的診斷提早到發病之後2小時；更新的技術還會顯示腦腫瘤的灌注特徵；影像融合技術可以將CT影像和其他影像學資訊整合在一起，例如CT與MRI影像整合可以兼顧CT對顱骨的顯示和MR所提供的高度的軟性組織解析度影像，CT與核醫學影像整合可以同時顯示形態學資訊與功能性資訊。CT檢查可以和放射治療的定位與計畫系統整合，從而把CT得到的資訊直接用於顱內腫瘤（以及其他部位腫瘤）的放射治療計畫。

2. 胸部：胸部CT大多用於鑒別診斷，例如腫塊的性質、病灶的數目、氣管及支氣管有無梗塞、縱膈內外病變以及X光胸片診斷困難的疾病。普通CT設備由於掃描速度較慢，在每一層採集之後，光管必須在機架之內復位，故每次呼吸只能採集一個層面，在相當的程度上限制了CT在胸部的使用。螺旋CT，特別是多重層面螺旋CT，執行容積性採集資料，可以一次屏氣期間使用很薄的層厚（例如0.5mm）掃描全肺，不僅可以提高影像的空間解析度，而且不會像層面採集CT那狀遺失資訊。因而已經成為肺部疾病，特別是腫瘤的重要診斷方法。利用空間重組技術，可以顯示腫塊的血液供給、邊緣毛刺特徵和與胸膜及相鄰結構的關係等。利用現有的軟體技術，可以將肺內可疑的團塊病變單獨分離出來，作放大和三維顯示，以更明確地顯示團塊病變的特徵及作定量測量，便於定量比較。利用薄層掃描和高解析度重建技術，可以極清晰地顯示肺間質病變的特徵。對肺癌及縱膈腫瘤等的診斷也很有幫助。利用模擬內視鏡技術可以作遠達七級支氣管的內視鏡顯示，且於必要時還可進一步用層面影像顯示病變處支氣管壁內、外的改變。利用多層螺旋CT可以執行低劑量全肺掃描（20～25mA），然後作各方向的重組，執行肺的普查，可以比常規平片普查具有較高的敏感性和特異性。心臟和大血管為動態性器官，長期以來不是常規CT掃描的臨床使用領域。電子束CT（超高速CT）是唯一具有可行心臟及大血管檢查的CT設備，可以顯示心腔、心壁及冠狀動脈的形態學改變。多層螺旋CT可以藉助於心電、呼吸門控技術及膈肌導航門控技術在選擇的時相採集心臟影像，除了冠狀動脈之外，還可以得到清晰的心腔與心肌影像。心腔的觀察可以顯示形態學及功能性改變。

CT 檢查的診斷基礎：異常 CT 影像的表現

密度的異常表現	高密度：出血、鈣化、結石、骨化。 低密度：發炎症、水腫、絕大部分器官內腫瘤。 混雜密度：惡性腫瘤（腫瘤內囊變壞死出血）及部分良性腫瘤（瘤內囊變）。 等密度：非常少見，部分腫瘤（以良性居多）。
增強之後掃描密度的變化	混雜強化：以惡性腫瘤居多。 均勻強化：良性腫瘤居多。 環形強化：膿腫，腫瘤壞死。 不強化：水腫、壞死、囊變、鈣化、囊腫等。

CT 檢查的臨床應用

中樞神經系統	一般為首選。適用於腫瘤、外傷、血管性疾病、發育異常、發炎症等。
脊柱	椎間盤首選，椎體的各種病變。
面頸部	首選，腫瘤、發炎症、外傷等。
呼吸系統	診斷準確性、敏感性最高。
胃腸道	向腔外生長的胃腸道病變首選，食管異物患者首選食道鋇餐。
循環系統	動脈瘤首選，顯示冠狀動脈鈣化的最佳 ，CTA 現在已經較為廣泛地開展。
腹部盆腔	診斷準確性相對最高，廣泛適用於腹部盆腔諸器官，一般超音波檢查可以作為篩選發現病變，CT 進一步質化診斷與分期診斷。
四肢骨骼	X 光首選，解剖複雜部位的骨折 CT 選擇性應用。

左肺結核

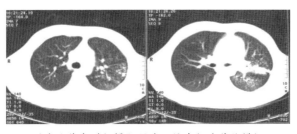

（為編著者群拍攝之照片，擁有相片著作權）

7-27 電腦斷層造影（五）

（五）CT診斷的臨床應用（續）

3. 腹部：腹部及盆腔疾病的 CT 檢查使用地較為廣泛，主要用於肝、膽、胰、脾、腹膜腔及腹膜之後間隙以及泌尿和生殖系統的疾病診斷，尤其是占位性、發炎症性和外傷性疾病等。普通的 CT 掃描（非多層螺旋 CT）對腹部和盆腔器官病變檢出率與超音波檢查差別不大，唯有 CT 可以更直覺化地顯示出相應的形態學改變。多層螺旋 CT 由於具有更高的時間解析度，可以獲得各方向同性體素的資料用於影像重組，因而在腹部檢查中具有了更大的優勢。時間解析度的提高（可以達到 0.5 秒／層）可以在增強檢查中觀察到更豐富的期相改變，例如肝臟的 CT 檢查就可以把原有的「動脈期」進一步分為「動脈早期」和「動脈晚期」，從而捕捉到更多的時相依賴性資訊。各向同性體素意味著採集的每一個體素在三個軸向上是等長的，從而資訊可以做任意方向的重組處理而不失真。高的時間解析度在肝臟、胰腺和腎病變的增強掃描顯示方面很有意義；各方向同性體素則利於腹部、特別是盆腔器官影像的重組，充分顯示各器官的空間結構關係。CT 血管造影技術在腹部使用很廣泛，可以使用多種重組方式顯示腹部的動脈與靜脈。CT 血管造影技術不僅可以直接顯示腹主動脈及其主要分支的形態學改變，還可以很好地顯示門靜脈、腔靜脈、腸系膜靜脈，透過各血管顯影期相的分析可以得到有意義的血流動力學資訊圖。CT 模擬模擬內視鏡技術可以用於整個胃腸道內部結構的觀察，在病變部位可以立即獲得與相應節段胃腸道垂直顯示的影像，以同時觀察管腔內、外的結構。

4. 脊柱：CT 檢查對椎管腫瘤、椎間盤突出和椎管狹窄等疾病，具有較高的診斷價值。普通的 CT 雖然可以用於脊柱的檢查，但是主要是作橫斷層面來顯示，主要用於骨骼結構的觀察，對椎管內的結構分辨不清。由於脊柱是縱向結構，掃描距離長；脊柱存在生理彎曲，調節掃描架角度不方便等原因，在相當長的時間內限制了 CT 在脊柱的檢查方面的使用。因為多層螺旋 CT 具有長距離容積性採集能力，因此可以適應脊柱的結構特徵採集影像資訊。基於容積採集資料的各類重組影像可以克服單純橫斷層面顯示的不足，特別是冠狀與矢狀面重組影像顯示脊柱全貌是以往的 CT 技術不可能做到的。現代的 CT 設備可以同時顯示 3 個軸向的脊柱影像，以互相參考。儘管 CT 影像顯示脊髓仍有一定限度，但是脊柱的 MRI 影像可以和其影像互補。

5. 複雜的關節：普通的 CT 掃描僅以橫斷層面來顯示複雜的關節，僅可以提供局部解剖學關係的一些細節，一直以來並不是骨肌系統的首選檢查方法。螺旋 CT 執行容積性採集伴複雜的重組技術可以三維顯示關節表面的全貌及各種結構間的複雜的空間關係，可以為臨床提供極為直觀的形態學資訊，使複雜關節病變的形態學識別更加方便。目前已經一般性用於骨科和整形外科。

6. 創傷：在多層螺旋 CT 問世前，嚴重創傷的部位和程度的判斷極為困難，一些損

傷也很難及時地發現，特別是內臟和大血管的損傷。多層螺旋 CT 為重度創傷提供了一個極為方便、有效的檢查方法。在多層螺旋 CT 設備上，用很短的時間即可完成從頭至腳的完整的掃描，然後根據觀察的目的，使用不同的重組方式顯示不同的結構，例如骨骼、器官、大血管等，並可以偽彩的方式三維地顯示各種結構的空間關係，醫師可以直觀地了解到所有的重要損傷。除了短暫的掃描時間之外，整個過程並不需要病人參與，更不需要多次搬動病人，可以讓醫師及時地搶救病人。因此多層螺旋 CT 已經是重度的創傷病人的首選檢查方法，可以挽救更多的急重症病人的生命。

CT 診斷的臨床應用

頭顱	CT 問世以來最先使用的領域就是頭部，因為頭部是身體中唯一含有重要器官而能在造影中保持不動的部位。
胸部	胸部 CT 大多用於鑑別診斷，例如腫塊的性質、病灶的數目、氣管及支氣管有無梗塞、縱膈內外病變以及 X 光胸片診斷困難的疾病。
腹部	腹部及盆腔疾病的 CT 檢查使用較廣泛，主要用於肝、膽、胰、脾、腹膜腔及腹膜後間隙以及泌尿和生殖系統的疾病診斷，尤其是占位性、發炎症性和外傷性疾病等。
脊柱	CT 檢查對椎管腫瘤、椎間盤突出和椎管狹窄等疾病，具有較高的診斷價值。
複雜的關節	普通的 CT 掃描僅以橫斷層面來顯示複雜的關節，僅可以提供局部解剖學關係的一些細節，一直以來並不是骨肌系統的首選檢查方法。
創傷	在多層螺旋 CT 問世之前，嚴重創傷的部位和程度的判斷極為困難，一些損傷也很難及時地發現，特別是內臟和大血管的損傷。

CT 檢查的優缺點

優點	斷層圖像、密度解析度高，拓展檢查的範圍，提高診斷敏感性與準確性。
缺點	X 光輻射，難以檢查功能性的變化，某些部位會有偽影干擾，增強掃描造影劑可能會有副作用。

7-28 核磁共振造影（一）

一、核磁共振造影

核磁共振造影（magnetic resonance imaging, MRI）是利用原子核在磁場內所產生的訊號經重建造影的一種影像技術。早在 1946 年美國斯丹佛大學的 Block 和哈佛大學的 Purcell 就各自獨立發現了物質的核磁共振現象。1973 年 Lauterbur 獲得了第一幅磁共振影像，1978 年在英國取得第一幅人體頭部磁共振影像，1980 年磁共振機使用於臨床。MRI 的造影參數較多，只要有 1 個參數發變化，就可在 MRI 訊號上得到反映。因此，MRI 可以提供多層級的診斷資訊。

（一）MRI造影的基本原理

在靜磁場中物質的原子核受到一定頻率的電磁波作用時，在它們的能級之間發生共振躍遷，這就是核磁共振的現象。物質吸收電磁波能量而躍遷之後，又會釋放電磁能量恢復到起始狀態，如果用特殊裝置接收這部分訊號，就採集了磁共振訊號。因此，磁共振訊號產生應具備三個條件：能夠共振躍遷的原子核；恒定的靜磁場和能產生一定頻率電磁波的交變磁場；交變磁場也稱射頻磁場。氫的原子核最為簡單，只有單一的質子，具有最強的磁矩，最易受外來磁場的影響而產生共振躍遷，並且氫質子在人體內分布最廣，含量最高，因此醫學使用的 MRI 均選擇 H 為靶原子核。靜磁場的作用是將無序的質子磁化。人體內的每一個氫質子可被視作為一個小磁體，將人體置入在一個強大靜磁場中，這些小磁體將被迫沿靜磁場方向重新排列。大部分順磁力線排列，它們的位能低，狀態穩；小部分逆磁力線排列，其位能高。兩者的差稱為剩餘自旋，由剩餘自旋產生的磁化向量稱為淨磁化向量，我們將這個過程稱為磁化。淨磁化向量平行於靜磁場，無法單獨檢測出來，因此須在靜磁場垂直方向上加一射頻磁場，使淨磁化向量偏離靜磁場，才能被檢測出。與氫質子運動頻率相同的射頻脈衝，使之產生共振，形成橫向磁化向量。當外來射頻脈衝停止後，產生的橫向磁化向量在晶格磁場（環境磁場）作用下，將逐漸恢復到靜磁場方向，同時以射頻訊號的型式放出能量，其質子自旋的相位一致性亦逐漸消失，並恢復到原來的狀態。這些被釋放出的射頻訊號被體外線圈接收，經過電腦處理之後重建成影像。

在 MRI 的使用中經常涉及下列幾個概念：弛豫是指磁化向量恢復到平衡態的過程，磁化向量越大，MRI 探測到的訊號就越強。縱向弛豫又稱自旋一晶格弛豫（Spin-lattice relaxation）或 T1 弛豫，是指 90° 射頻脈衝停止後縱向磁化向量逐漸恢復至平衡的過程。其快慢用時間常數 T1 來表示，可定義為縱向磁化向量從最小值恢復至平衡態的 63% 所經歷的弛豫時間。不同的組織 Tl 時間不同，其縱向弛豫率的快慢亦不同，故產生了 MR 訊號強度上的差別，它們在影像上則表現為灰階的差別。由於縱向弛豫是高能原子核釋放能量恢復至低能態的過程，所以它必須透過有效途徑將能量傳遞至周圍環境（晶格）中去，晶格是影響其弛豫的決定因素。大分子物質如蛋白質熱運動頻率太慢，而小分子物質如水熱運動太快，兩者都不利於自旋能量的有效傳遞，故其 T1 值長，MR 訊號強度低，只有中等大小的分子如脂肪其熱運動頻率接近

Larmor 頻率，故能有效快速傳遞能量，所以 T1 值短，MR 訊號強度高。透過採集部分飽和的縱向磁化產生的 MR 訊號，具有 T1 依賴性，其重建的影像即為 T 1 加權影像。橫向弛豫又稱為自旋 - 自旋弛豫（Spin-Spin relaxation）或 T2 弛豫。橫向弛豫的實質是在射頻脈衝停止後，質子又恢復到原來各自相位上的過程，這種橫向磁化逐漸衰減的過程稱為 T2 弛豫。

核磁共振現象的發明年表

1946	1946 年美國物理學家 Felix Bloch 和 Edward Purcell 發現了核磁共振現象，兩人共同榮獲 1952 年的諾貝爾物理學獎。
1971	1971 年達馬迪安在美國「科學」雜誌發表論文聲稱他已成功地用核磁共振技術來分辨癌組織和正常組織。1977 年，達馬迪安和其研究生建造了第一台 MRI 全身掃描儀並獲得了第一張人體掃描影像。
1973	1973 年 Lauterbur 和 Mansfield 同時、分別發表了磁共振成像論文，共同獲得了 2003 年諾貝爾生理或醫學獎。
1991	恩斯特，瑞士科學家，他發明了傅立葉變換核磁共振分光法和二維核磁共振技術而獲得 1991 年諾貝爾化學獎。

世界上第一張 MRI 影像

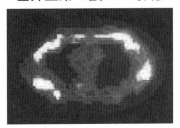

（為編著者群拍攝之照片，擁有相片著作權）

幾種典型的 MRI

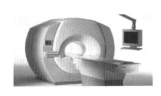 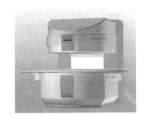 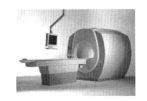

封閉式　　　　　　　　　封閉式　　　　　　　　　開放式

（為編著者群拍攝之照片，擁有相片著作權）

7-29 核磁共振造影（二）

（一）MRI造影的基本原理（續）

橫向弛豫中斷射頻脈衝，質子不再被強制於同步狀態（同相位），由於質子有各自的不同頻率，指向同一方向的質子散開（失去同相位），導致橫向磁化減小，此過程為橫向弛豫。T2 為橫向弛豫時間常數，它等於橫向磁化由最大值衰減至 37% 時所經歷的時間，它是衡量組織橫向磁化衰減快慢的一個尺度。T2 值也是一個具有組織特異性的時間常數，不同組織以及正常組織和病理組織之間有不同的 T2 值。大分子如蛋白質和固體的分子晶格固定，分子間的自旋—自旋作用相對恒定而持久，故它們的橫向弛豫衰減過程快，所以 T2 短，MR 訊號強度低，而小分子及液體分子因具有快速平動性，使橫向弛豫衰減過程變慢，故 T2 值長，MR 訊號強度高。MR 訊號主要依賴 T2 而重建的影像稱為了 T2 加權影像。

（二）MRI設備

核磁共振造影設備包括 5 個系統：磁系統統、梯度系統、射頻系統、資料處理系統以及顯示、儲存系統。磁體分常導型、永磁型和超導型等 3 種，目前常用的有超導型磁體和永磁體。磁體性能的主要參數有磁場強度、磁場均勻性、磁場穩定性等。常導型的線圈用銅、鋁線繞成；永磁型的磁體由磁性物質製成的磁磚所組成，較重，磁場強度偏低，最高可以達到 0.3T；超導型的線圈用鈮—鈦合金線繞成。梯度系統由梯度放大器及 X、Y、Z 三組梯度線圈組成。它的功能是修改主磁場，產生梯度磁場。其磁場強度雖只有主磁場的幾百分之一，但是梯度磁場可以對人體 MRI 訊號做空間定位的三維編碼。射頻系統用來發射射頻脈衝，使磁化的氫質子吸收能量而產生共振。在弛豫過程中氫質子釋放能量並發出 MRI 訊號，後者被檢測系統接收。射頻系統主要由發射與接收兩部分組成，其部件包括射頻發射器、功率放大器、發射線圈、接收線圈以及雜訊訊號放大器等。MRI 設備中的電腦系統主要包括模／數轉換器、陣列處理器及用戶電腦等。其資料獲取、處理和影像顯示，除了影像重建由傅麗葉變換代替了反投影外，其他與 CT 設備非常相似。

（三）MRI的影像特色

MRI 影像與 CT 一樣，也是重建的灰階造影。人體不同器官的正常組織與病理組織的 T1 值是相對固定的，而且它們之間有相當程度的差異，T2 值也是如此。這種組織間弛豫時間上的差別，在 MRI 上呈現不同灰度影像，是磁共振造影診斷的基礎。MRI 的影像雖然也以不同的灰度來顯示，但其反映的是 MRI 訊號強度的高低或弛豫時間 T1 與 T2 的長短，而 CT 影像，灰度反映的是組織密度。一般而言，組織訊號越強，MRI 影像所相應的部分就越亮，組織訊號越弱，MRI 影像所相應的部分就越暗，由組織反映出的不同的訊號強度變化，就構成組織器官之間、正常組織和病理組織之間影像明暗的對比。MRI 的影像若主要反映組織之間 T1 差別，為 T1 加權像（T1WI），T1WI 有利於觀察解剖結構。若主要反映組織之間 T2 差別，則為 T2 加權像（T2WI），T2WI 對顯示病變組織較好。還有一種稱為質子密度加權像（PdWI）

的影像，其影像的對比主要依賴於組織的質子密度，又簡稱為質子加權像。MRI 是多參數造影，因此，在 MRI 造影技術中，採用不同的掃描序列和造影參數，可以得到 T1 加權像、T2 加權像和質子加權像。而 CT 造影只有密度一個參數。在 T1WI 上，脂肪的 MR 訊號強，影像亮；腦和肌肉訊號居中，影像灰；腦脊液、骨與空氣訊號弱，影像黑。在 T2WI 上，則與 T1WI 不同，例如腦脊液 MR 訊號較強，影像呈現白影。

人體組織中的磁性核

組織含量最豐富的元素及磁性核	1H ，12C ，14N，16O 是組織含量最豐富的元素，至少構成了組織質量的 99%，但是，只有 1H 是磁性核。
低濃度元素中的磁性核	19F，23Na，31P，39K，15N，17O，13C。

MRI 影像的知識重點

人體組織間弛豫時間的差別是核磁共振成像的基礎。	
T1WI	即 T1 時間加權成像，主要反映組織之間 T1 弛豫時間差異的磁共振成像。有利於觀察解剖結構。
T2WI	即 T2 時間加權成像，是反映組織之間 T2 弛豫時間差別的磁共振成像。顯示病變組織較好。
PdWI	質子密度加權成像，反映組織之間質子密度差別的磁共振成像。

T1 對照組，
TE = 14 ms
TR = 400 ms

T2 對照組，
TE = 100 ms
TR = 1500 ms

質子的密度
TE = 14 ms
TR = 1500

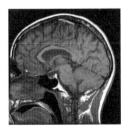
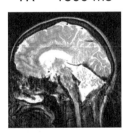
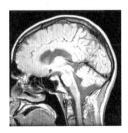

（為編著者群拍攝之照片，擁有相片著作權）

7-30 核磁共振造影（三）

（四）MRI的檢查技術

　　MRI 造影技術有別於 CT 掃描，它不僅可以執行橫斷面，還可以執行冠狀面、矢狀面以及任意面的直接造影。同時還可以獲得多種類型的影像，例如 T1WI、T2WI 等。若要獲取這些影像必須選擇適當的脈衝序列和造影參數。

1. 序列技術：MRI 造影的高敏感性以正常組織與病理組織弛豫時間 T1 及 T2 的不同為基礎，並受到質子密度、脈衝序列的影響，常用的脈衝序列有：

    (1) 自旋回波（SE）序列：是目前臨床 MR 造影中最基本、最常用的脈衝序列。採用「90°～180°」脈衝組合型式構成。其特色為可克服由於磁場不均勻性所致的去相位效應。但其掃描時間較長，尤其是使用長 TR 和長 TE 的 T2 加權造影。

    (2) 反轉恢復（IR）序列：是最早使用的脈衝序列。採用「180°～90°～180°」脈衝組合型式構成。其特色為不同組織間具有較強的 T1 對比，短反轉時間（TI）的反轉恢復序列。還可以根據需求來設定 TI，飽和特定組織產生具有特徵性對比的影像，例如脂肪抑制（STIR）、水抑制（FLAIR）等序列。

    (3) 快速自我迴旋波（TSE 或 FSE）序列：是為了解決 SE 掃描時間長而產生的。採用「90°～180°～180°… 」脈衝組合型式構成。其影像對比性特徵與 SE 相類似，但是造影速度加快，使用多個 180° 射頻脈衝，使人體射頻吸收量增大，其中 T2 加權影像中脂肪高訊號現象是 TSE 與 SE 序列的最大區別。

    (4) 梯度回波（GRE）序列：梯度回波技術中，激勵脈衝小於 90°，翻轉脈衝不使用 180°，取而代之的是一對極性相反的去相位梯度磁場及相位重聚梯度磁場。由於小翻轉角使縱向磁化快速恢復，縮短了重複時間 TR，也不會產生飽和效應，故使資料獲取週期變短，提高了造影速度。同時具有較高的信噪比，保持了影像的品質。其最常用的兩個序列是快速小角度激發（FIASH）序列和穩態進動快速造影（FISP）序列。

    (5) 快速梯度自旋回波（TGSE）序列：TGSE 是在 TSE 的每個自旋回波的前面和後面，再產生若干個梯度回波，使 180° 翻轉脈衝後形成一組梯度和自旋的混合回波訊號，從而提高單位重複時間（TR）的回波數。該序列具有 SE 及 TSE 的對比特色，且較之具有更高的磁敏感性，採集速度進一步加快。

    (6) 單次激發半傅裡葉採集快速自旋回波（HASTE）序列：該序列在一次激勵脈衝之後使用 128 個 180° 聚焦脈衝，採集 128 個回波訊號。僅採集一半多一點的資料，降低掃描時間。HASTE 序列主要生成 T2 加權影像，因為僅需一次激勵便可以完成資料獲取，所以相當大地減少了運動偽影。

    (7) 平面回波造影（EPI）：EPI 技術是迄今最快的 MRI 造影技術，它是在一次射頻脈衝激勵後在極短的時間內（30～100ms）連續採集一系列梯度回波，用於重建一個平面的 MRI 影像。EPI 技術已在臨床廣泛使用，單次激發 EPI，

以擴散造影、灌注造影、腦運動皮層功能造影爲目前主要的使用領域，多次激發 EPI 則在心臟快速造影、心臟電影、血管造影、腹部快速造影等領域取得進展。

檢查的技術

平掃	1. 不同檢查部位採用不同的射頻線圈和接受線圈。 2. 多參數加權成像：PWI、T1WI、T2WI、FLAIR、DWI 等。 3. 常規橫斷面：在必要時要加上冠狀面、矢狀面、斜面。
增強掃描	1. 造影劑 Gd-DTPA（釓製劑），在注射之後做 T1 加權掃描。 2. 造影劑無須做過敏實驗，對碘過敏而不宜做 CT 增強檢查者，可以做 MRI 增強檢查。
MRI特殊成像技術	1. MRA 血管成像。 2. 磁共振水成像：MRCP、MRU、MRM 等。 3. 瀰散、灌注成像。 4. 功能成像。 5. 脂肪抑制成像。 6. 波譜成像。

MRI 的檢查方法

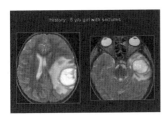

T2WI

FLAIR　　　DWI

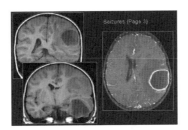

T1WI 平掃　　　T1WI 增強

（爲編著者群拍攝之照片，擁有相片著作權）

MRA 血管成像

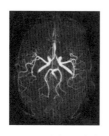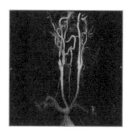

（為編著者群拍攝之照片，擁有相片著作權）

MRCP

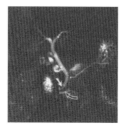

MRU

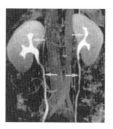

（為編著者群拍攝之照片，擁有相片著作權）

DWI

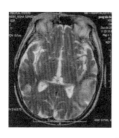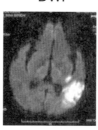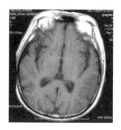

（為編著者群拍攝之照片，擁有相片著作權）

7-31 核磁共振造影（四）

（四）MRI的檢查技術（續）

2. MRI 對比增強檢查：MRI 造影劑可以克服普通造影序列的限制，它能夠改變組織和病變的弛豫時間，從而提高正常組織與病變之間的對比。MRI 造影劑按照增強的類型可以分為陽性造影劑（例如釓－二乙三胺五乙酸，即 Gd--DTPA）和陰性造影劑（例如超順磁氧化鐵即 SPIO）。按照造影劑在體內分布分為細胞外間隙造影劑（例如 Gd－DTPA）、細胞內分布或與細胞整合造影劑（例如肝細胞靶向性造影劑釓卞氧丙基四乙酸鹽 Gd--EOB--DTPA），網狀內皮細胞向性造影劑（例如 SPIO）和胃腸道磁共振造影劑。目前在臨床上最常用的 MRI 造影劑為 Gd--DTPA。其用藥劑量為 0.1mmol／kg，採用靜脈內快速團注，大約在 60 秒之內注射完畢。對於垂體、肝臟及心臟、大血管等檢查還可以採用壓力注射器注射，執行雙期或動態掃描。一般選擇 T1WI 序列，整合脂肪抑制或磁化傳遞等技術可以增加對比的效果。

3. MR 血管造影技術：磁共振血管造影（Magnetic resonance angiography, MRA）是對血管和血流訊號特徵顯示的一種技術。MRA 為一種無創傷性的檢查，其與 CT 及常規放射線相比具有特殊的優勢，並無需使用造影劑，血液的流動即是 MRI 造影固有的生理造影劑。流體在 MRI 影像上的表現取決於其組織特徵，流動速度、流動方向、流動方式及所使用的序列參數。常用的 MRA 方法有時間飛越（time of flight, TOF）法和相位對比（phase contrast, PC）法。三維 TOF 法的主要優點是訊號的失漏較少，空間的解析度較高，採集的時間較短，對任何方向的血流都相當敏感，對腦動脈的顯示具有相當程度的優勢。但是並不適合於慢血流的顯示；二維 TOF 法飽和效應較小，可以用於大範圍血管造影，及非複雜性慢流血管；三維 PC 法可以用於分析可疑病變區的細節，檢查血液流量與方向；二維 PC 法可以用於顯示需要極短時間造影的病變，例如單一視角觀察心動週期。近年來發展起來一種新的 MRA 方法，稱為對比增強 MRA（contrast enhancement MRA, CE-MRA），其方法是靜脈內團注 2～3 倍於常規劑量的 Gd－DTPA 造影劑，採用超短的 TR、TE 快速梯度回波技術，三維採集，該方法對胸腹部及四肢血管的顯示極其優越。

4. MR 電影造影技術：磁共振電影（Magnetic resonance cine, MRC）造影技術是利用 MRI 快速造影序列對運動器官執行快速造影，產生一系列運動過程的不同時段的「靜態」影像。將這些「靜態」影像對應於器官的運動過程依次連續顯示，即產生了運動器官的電影影像。MRC 造影不僅具有很好的空間解析度，更重要的是它具有優良的時間解析度，對運動器官的運動功能評估具有重要的價值。對於無固定週期運動的器官，例如膝關節、顳頜關節等，其 MRC 的方法是將其運動的範圍分成若干相等的空間等分，在第一個等分點採集一幅影像，然後將每一個空間位置的影像放在一個序列內連續顯示即成為關節運動功能的電影影像。

MRI 的檢查技術

序列技術	MRI 造影的高敏感性以正常組織與病理組織弛豫時間 T1 及 T2 的不同為基礎，並受到質子密度、脈衝序列的影響。
MRI 對比增強檢查	MRI 造影劑可以克服普通造影序列的限制，它能夠改變組織和病變的弛豫時間，從而提高正常組織與病變之間的對比。
MR 血管造影技術	磁共振血管造影（magnetic resonance angiography, MRA）是對血管和血流訊號特徵顯示的一種技術。
MR 電影造影技術	磁共振電影（magnetic resonance cine, MRC）造影技術是利用 MRI 快速造影序列對運動器官執行快速造影，產生一系列運動過程的不同時段的「靜態」影像。
MR 水造影技術	磁場共振水造影（MR hydrography）技術主要是利用靜態液體具有長 T2 弛豫時間的特色在使用重 T2 加權造影技術時，稀膽汁、胰液、尿液、腦脊液、內耳淋巴液、唾液、淚水等流動緩慢或相對靜止的液體均會呈現高訊號，而 T2 較短的實質器官及流動血液則表現為低訊號，從而使含液體的器官顯影。
腦功能造影	腦功能性磁共振造影（functional MRI, fMRI）可以提供人腦部的功能性資訊，為 MRI 技術又開啟了一個全新的研究領域，它包括擴散造影（diffusion imaging, DI）、灌注造影（perfusion imaging, PI）和腦活動功能造影，三種不同功能性造影的生理基礎不同。
MR 波譜技術	磁共振波譜（magnetic resonance spectroscopy, MRS）技術是利用 MR 中的化學位移現象來測定分子組成及空間分布的一種檢測方法。

7-32 核磁共振造影（五）

（四）MRI的檢查技術（續）

5. MR 水造影技術：磁場共振水造影（MR hydrography）技術主要是利用靜態液體具有長 T2 弛豫時間的特色在使用重 T2 加權造影技術時，稀膽汁、胰液、尿液、腦脊液、內耳淋巴液、唾液、淚水等流動緩慢或相對靜止的液體均會呈現高訊號，而 T2 較短的實質器官及流動血液則表現為低訊號，從而使含液體的器官顯影。磁場共振水造影為一種安全、無需造影劑、無創傷性的影像學檢查方式，MR 水造影技術已經提供了有價值的診斷資訊，在某種程度上可代替診斷性 ERCP、PTC、IVP、X 光椎管造影、X 光涎管造影及淚道造影等傳統檢查。MR 水造影技術包括 MR 胰膽管造影（MRCP）、MR 泌尿系造影（MRU）、MR 椎管造影（MRM）、MR 內耳造影、MR 涎腺管造影、MR 淚道造影及 MR 腦室系統造影等。

6. 腦功能造影：腦功能性磁共振造影（Functional MRI, fMRI）可以提供人腦部的功能性資訊，為 MRI 技術又開啟了一個全新的研究領域，它包括擴散造影（diffusion imaging, DI）、灌注造影（perfusion imaging, PI）和腦活動功能造影，三種不同功能性造影的生理基礎不同。(1) 擴散造影：目前的 DI 主要用於急性腦缺血的檢查。由於腦細胞及不同神經束的缺血改變，導致水分子的擴散運動受到限制，此種擴散受限可以透過擴散加權造影（diffusion weighted imaging, DWI）顯示出來。DWI 在對早期腦梗塞的檢查中具有重要的臨床價值。腦組織在急性或超急性梗塞期，首先會出現細胞毒性水腫，使局部梗塞區組織的自由水減少，表觀擴散係數（ADC 值）顯著地下降，因而在 DWI 上表現為高訊號區，但這在常規 T1、T2 加權造影上的變化不明顯。DWI 技術可以由快速梯度回波序列來完成，但是在 EPI 技術中表現得更為完備。(2) 灌注造影：PI 是透過引入順磁性造影劑，使造影組織的 T1、T2 值縮短，同時利用超快速造影方法獲得造影的時間解析度。透過靜脈團注順磁性造影劑後周圍組織微循環的 T1、T2 值的變化率，計算組織血流灌注功能；或者以血液為內源性示蹤劑（透過利用動脈血液的自旋反轉或飽和方法）來顯示腦組織局部訊號的微小變化，而計算局部組織的血流灌注功能。PI 還可用於肝臟病變的早期診斷、腎功能灌注以及心臟的灌注分析等。(3) 腦活動功能造影：是利用腦活動區域局部血液中氧合血紅蛋白與去氧血紅蛋白比例的變化，所引起局部組織 T2 的改變，從而在 T2 加權像上可以反映出腦組織局部活動功能的造影技術。這一技術又稱之為血氧水平依賴性 MR 造影。它是透過刺激周圍神經，啟動相應的皮層中樞，使中樞區域的血流量增加，進而引起血氧濃度及磁化率的改變而獲得的。

7. MR 波譜技術磁共振波譜（Magnetic resonance spectroscopy, MRS）技術是利用 MR 中的化學位移現象來測定分子組成及空間分布的一種檢測方法。隨著臨床 MRI 造影技術的發展，MRS 與 MRI 相互滲透，產生了活體磁共振波譜分析技術

及波譜造影技術，對一些由於體內代謝物含量改變所導致的疾病有相當程度的診斷價值。在均勻磁場中，同一種元素的同一種原子由於其化學結構的差異，其共振頻率也不相同，這種頻率差異稱化學位移。MRS 實際上就是某種原子的化學位移分布圖。其橫軸表示化學位移，縱軸表示各種具有不同化學位移原子的相對含量。目前常用的局部 ^{1}H 波譜技術，是由一個層面選擇激勵脈衝緊跟二個層面選擇重聚脈衝，三者相互垂直，完成「定域」共振，使興趣區的 ^{1}H 原子產生共振，其餘區域則不產生訊號。定域序列的一個主要特色是能在定域區產生局部勻場。脈衝間隔時間決定回波時間。在 ^{1}H 波譜中，回波時間通常為 20～30ms，此時質子波譜具有最確定的相位，從而產生最佳解析度的質子共振波譜。

腦功能造影

擴散造影	目前的 DI 主要用於急性腦缺血的檢查。由於腦細胞及不同神經束的缺血改變，導致水分子的擴散運動受到限制，此種擴散受限可以透過擴散加權造影（diffusion weighted imaging, DWI）顯示出來。DWI 在對早期腦梗塞的檢查中具有重要的臨床價值。腦組織在急性或超急性梗塞期，首先會出現細胞毒性水腫，使局部梗塞區組織的自由水減少，表觀擴散係數（ADC 值）顯著地下降，因而在 DWI 上表現為高訊號區，但這在常規 T1、T2 加權造影上的變化不明顯。DWI 技術可以由快速梯度回波序列來完成，但是在 EPI 技術中表現得更為完備。
灌注造影	PI 是透過引入順磁性造影劑，使造影組織的 T1、T2 值縮短，同時利用超快速造影方法獲得造影的時間解析度。透過靜脈團注順磁性造影劑後周圍組織微循環的 T1、T2 值的變化率，計算組織血流灌注功能；或者以血液為內源性示蹤劑（透過利用動脈血液的自旋反轉或飽和方法）來顯示腦組織局部訊號的微小變化，而計算局部組織的血流灌注功能。PI 還可用於肝臟病變的早期診斷、腎功能灌注以及心臟的灌注分析等。
腦活動功能造影	是利用腦活動區域局部血液中氧合血紅蛋白與去氧血紅蛋白比例的變化，所引起局部組織 T2 的改變，從而在 T2 加權像上可以反映出腦組織局部活動功能的造影技術。這一技術又稱之為血氧水平依賴性 MR 造影。它是透過刺激周圍神經，啟動相應的皮層中樞，使得中樞區域的血流量增加，進而引起血氧濃度及磁化率的改變而獲得的。

7-33 核磁共振造影（六）

（五）MRI診斷的臨床應用

由於 MRI 磁場對電子儀器及鐵磁性物質的功能，有些病人不宜執行此項檢查，例如置有心律調整器的病人；顱腦手術之後動脈夾存留的病人；鐵磁性植入物者（例如槍炮傷後彈片存留及眼內金屬異物等）；心臟手術之後，換有人工金屬瓣膜病人；金屬假肢、關節病人；體內有胰島素泵、神經刺激器的病人，以及妊娠三個月之內的早孕病人等均要視為 MRI 檢查的禁忌症。

MRI 的多方位、多參數、多軸傾斜切層對中樞神經系統病變的定位定性診斷極其優越。在對中樞神經系統疾病的診斷中，除了對顱骨骨折及顱內急性出血不敏感之外，其他例如對腦部腫瘤、顱內感染、腦血管病變、腦白質病變、腦發育畸形、腦退行性病變、腦室及蛛網膜下腔病變、腦挫傷、顱內次急性血腫以及脊髓的腫瘤、感染、血管性病變及外傷的診斷中，均具有較大的優勢。fMRI 可以診斷超急性期腦梗塞。MRI 不產生骨偽影，對後顱凹及顱頸交界區病變的診斷優於 CT。

MRI 具有軟性組織高解析度的特色及血管流空效應，可以清晰地顯示咽、喉、甲狀腺、頸部淋巴結、血管及頸部肌肉。

由於縱隔內血管的流空效應及縱隔內脂肪的高訊號特色，形成了縱隔 MRI 影像的優良對比。MRI 對縱隔及肺門淋巴結腫大和占位性病變的診斷具有較高的價值，但是對肺內鈣化及小病灶的檢出並不敏感。運用心電門控觸發技術，可以對心肌、心包病變、某些先天性心臟病作出準確診斷。MRI 可以顯示心臟大血管內腔，故對心臟大血管的形態學與動力學的研究可以在無創傷的檢查中完成。特別是 MR 電影、MRA 的使用，使得 MRI 檢查在對心血管疾病的診斷方面具有良好的使用前景。

多重參數技術在肝臟病變的鑑別診斷中具有重要的價值。有時並不需要造影劑即可以透過 T1 加權像和 T2 加權影像來直接鑑別肝臟囊腫、海綿狀血管瘤、肝癌及轉移癌。MRCP 對胰膽管病變的顯示具有獨特的優勢。胰腺周圍有脂肪襯托，採用抑脂技術可使胰腺得以充分顯示。腎與其周圍脂肪囊在 MRI 影像上形成鮮明的對比，腎實質與腎盂內尿液也會形成良好的對比。MRI 對腎臟疾病的診斷具有重要的價值。MR 泌尿系造影（MRU）可以直接顯示尿道，對輸尿管狹窄、梗塞具有重要的診斷價值。MRI 多方位、大視野造影可以清晰地顯示盆腔的解剖結構。尤其對女性盆腔疾病診斷具有價值，對盆腔內血管及淋巴結的鑑別較為容易，它是盆腔腫瘤、發炎症、子宮內膜異位症、轉移癌等病變的最佳影像學檢查方式。MRI 也是診斷前列腺癌、尤其是早期者的有效方法。

MRI 對四肢骨骨髓炎、四肢軟性組織內腫瘤及血管畸形具有較好的顯示效果，可以清晰地顯示軟骨、關節囊、關節液及關節韌帶，對關節軟骨損傷、韌帶損傷、關節積液等病變，對其診斷具有其他影像學檢查所無法比擬的價值，在關節軟骨的變性與壞死診斷中，早於其他的影像學方法。

MRI 還有望對於血液流量、生物化學及代謝功能方面加以研究，給惡性腫瘤的早期診斷也帶來了希望。

MRI 診斷的臨床應用

由於 MRI 磁場對電子儀器及鐵磁性物質的功能，有些病人不宜執行此項檢查。

MRI 的多方位、多參數、多軸傾斜切層對中樞神經系統病變的定位定性診斷極其優越。

MRI 具有軟性組織高解析度的特色及血管流空效應，可以清晰地顯示咽、喉、甲狀腺、頸部淋巴結、血管及頸部肌肉。

由於縱隔內血管的流空效應及縱隔內脂肪的高訊號特色，形成了縱隔 MRI 影像的優良對比。

多重參數技術在肝臟病變的鑑別診斷中具有重要的價值。

MRI 對四肢骨骨髓炎、四肢軟性組織內腫瘤及血管畸形具有較好的顯示效果，可以清晰地顯示軟骨、關節囊、關節液及關節韌帶，對關節軟骨損傷、韌帶損傷、關節積液等病變，對其診斷具有其他影像學檢查所無法比擬的價值，在關節軟骨的變性與壞死診斷中，早於其他影像學方法。

MRI 還有望對於血液流量、生物化學及代謝功能方面加以研究，給惡性腫瘤的早期診斷也帶來了希望。

✚ 知識補充站

MRI 檢查的禁忌症

1. 置有心臟起搏器的患者。
2. 顱腦手術之後動脈夾存留的患者。
3. 鐵磁性植入物者（例如眼內金屬異物等）。
4. 在心臟手術之後，患有人工金屬瓣膜患者。
5. 金屬假肢、關節患者。
6. 體內有胰島素泵、神經刺激器患者。
7. 妊娠 3 個月之內的早孕患者。

7-34 核磁共振造影（七）

（六）MRI檢查前病人的準備

1. 正確詳細填寫 MRI 檢查申請單，並帶相關檢查資料。
2. 腹部 MRI 檢查前 4 小時禁食禁水。
3. MRCP 檢查前一天晚上 10 點之後禁食禁水。
4. 檢查禁忌症：裝有心臟起搏器、體內金屬植入物患者及早期妊娠（3 個月內）。
5. 去除身上所有金屬及金屬飾品。
6. 向患者解釋 MRI 檢查的特色：雜訊大、時間長，協助其克服恐懼的心理。
7. 意識障礙、昏迷及精神症狀等不易檢查。
8. 不能配合的兒童必須保持鎮靜。
9. 女性在做盆腔檢查時必須取出子宮內的金屬節育環。

（七）MRI的臨床應用

1. 中樞神經系統：顯示佳，並無顱底僞影。
2. 脊柱：脊髓病變（首選的最佳檢查方式）；椎間盤效果也比較好。
3. 面頸部：適用於腫瘤、發炎症、外傷等。
4. 呼吸系統：肺內病變效果欠佳，縱隔內病變效果較好。
5. 循環系統：動脈瘤等血管病變可以作爲首選。
6. 腹部盆腔：實質性臟器尤其是肝臟診斷敏感性、準確性較高，可以選擇使用；MRI 水成狀有優勢，對前列腺、子宮的診斷與 CT 比較也有優勢。
7. 四肢骨骼：軟性組織病變診斷價值較高，例如膝關節韌帶等損傷、軟性組織損傷、腫瘤等可以作爲首選。

（八）MRI影像的優缺點

1. 優點：
   (1) 無放射性輻射。
   (2) 多重軸位（任意面）直接成像。
   (3) 並無骨骼僞影的干擾。
   (4) 造影劑在基本上並無副作用（Gd-DTPA 釓製劑）。
   (5) 多重參數成像，影像的資訊量較大。
2. 缺點：
   (1) 成像的時間相對較長（序列較多）。
   (2) 磁性物體的干擾相當嚴重。
   (3) 鈣化、骨化及肺組織等含氫質子很少的組織成像解析度較差。
   (4) 設備相對較爲昂貴。

多發腦膜瘤

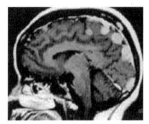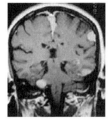

頸髓內腫瘤

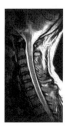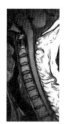

（爲編著者群拍攝之照片，擁有相片著作權）

動脈瘤

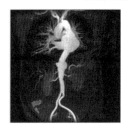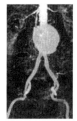

金屬假牙所導致的影像僞影

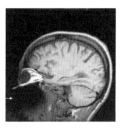

（爲編著者群拍攝之照片，擁有相片著作權）

肝細胞肝癌伴假包膜

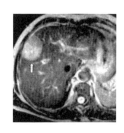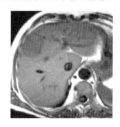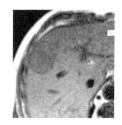

（爲編著者群拍攝之照片，擁有相片著作權）

7-35 循環系統（一）

一、循環系統

　　心臟、大血管位於縱隔內，分別與兩側胸腔相鄰，並與兩側含氣的肺組織形成良好的自然對比，但心臟各房室及其內部結構之間缺乏自然對比，故普通的 X 光檢查不能顯示其內部結構，只顯示心臟、大血管的邊緣和輪廓，以判斷心臟各房室是否增大並確定其位置。可觀察心臟大血管的搏動幅度和節律，以判斷受檢者的心功能狀態。還能顯示肺循環的情況，早期發現肺水腫，及時做出左心功能不全的診斷，及早指導臨床治療，這是其他影像學所不能比擬的。心血管造影可以觀察與研究心臟、大血管的內部結構及血流動力學情況。目前隨著醫學影像學的飛速發展，超音波、多層螺旋CT 和 MRI 的廣泛使用，可以觀察心臟的運動、準確評估心臟功能，還能夠測量心臟大血管的血流，診斷的水準不斷地提升，特別是在此基礎上介入放射學的開展對一些心血管疾患的病人能夠直接進行治療，使傳統的放射診斷學增加了新的內容。

（一）檢查的方法

1. 一般性檢查

　　(1) 透視：簡單易行，便於觀察心臟、大血管的搏動幅度和節律；可以轉動體位，從不同角度觀察心臟、大血管的輪廓，分析各房室增大情況，了解其功能變化；可以了解肺部、胸膜病變，有助於心血管疾病的診斷。常作為心血管影片的補充應用，而彌補影片的一些缺點。

　　(2) 影片：雖然醫學影像學的新技術不斷地出現，但是普通 X 光心血管攝影檢查仍然廣泛地使用於臨床，與 X 光透視整合，提高心血管疾病的診斷正確率。對於較複雜的先天性心臟病必須依靠造影來診斷。影片常用的位置有：後前位（正位）、左前斜位、右前斜位和左側位。後前位是最基本的投照位置，便於心臟徑線的測量和心血管的追蹤觀察；左前斜位是在正位的基礎上約向右轉 60°，主要觀察心臟各房室及主動脈全貌；右前斜位大約向左轉 45°，主要觀察左心房和右心室漏斗部，同時服用硫酸鋇觀察左心房與食道關係，以判斷左心房增大的程度；左側位片主要觀察左心房和左心室、心胸的前後徑、胸廓形狀及縱隔腫瘤的鑒別等。在臨床上常採用前三種投影位置，亦稱為心臟三位像。

2.造影檢查

　　心血管造影是將造影劑經導管快速注入心臟和大血管腔內，使其顯影，以觀察其內部的解剖結構、運動及血流動力學改變的一種有創傷性的影像學檢查方法，能為臨床診斷與治療提供重要的資料。目前臨床多用數字減影血管造影（digital subtraction angiography，DSA），因為其並沒有骨骼與軟性組織的重疊，可以使血管和病變敵顯示更為清楚。臨床常用的造影劑為水溶性有機碘劑，分為離子型和非離子型兩種。離子型造影劑為泛影葡胺，在使用之前要作碘過敏實驗；非離子型造影劑常用的有碘普羅胺等。造影劑要求濃度高、毒性小和黏稠度較低。造影劑用量要以能得到滿意顯

影效果的最小劑量爲最佳。心血管造影是一種有創傷性的較複雜的檢查方法，有相當程度的痛苦和危險。在造影檢查之前要作好各種充分的準備工作，包括患者的心理護理和緊急救治措施。對於原因不明的發燒；嚴重肝、腎功能損害或有明顯的出血傾向者；造影劑過敏實驗陽性反應或過敏體質；急性、次急性細菌性心內膜炎和心肌炎；嚴重心律失常、心力衰竭和嚴重冠狀動脈病變，均不宜作此項檢查。

檢查的方法

一般性檢查	1. 透視：簡單易行，便於觀察心臟、大血管的搏動幅度和節律；可以轉動體位，從不同角度觀察心臟、大血管的輪廓，分析各房室增大情況，了解其功能變化；可以了解肺部、胸膜病變，有助於心血管疾病的診斷。常作爲心血管影片的補充應用，而彌補影片的一些缺點。 2. 影片：雖然醫學影像學的新技術不斷地出現，但是普通 X 光心血管攝影檢查仍廣泛使用於臨床，與 X 光透視整合，提高心血管疾病的診斷正確率。對於較複雜的先天性心臟病須依靠造影來診斷。
造影檢查	心血管造影是將造影劑經導管快速注入心臟和大血管腔內，使其顯影，以觀察其內部的解剖結構、運動及血流動力學改變的一種有創傷性的影像學檢查方法，能爲臨床診斷與治療提供重要的資料。目前臨床多用數字減影血管造影（digital subtraction angiography, DSA），因爲其並沒有骨骼與軟性組織的重疊，可以使血管和病變敏顯示更爲清楚。臨床常用的造影劑爲水溶性有機碘劑，分爲離子型和非離子型兩種。離子型造影劑爲泛影葡胺，在使用之前要作碘過敏實驗；非離子型造影劑常用的有碘普羅胺等。造影劑要求濃度高、毒性小和黏稠度較低。造影劑用量要以能得到滿意顯影效果的最小劑量爲最佳。心血管造影是一種有創傷性的較複雜的檢查方法，有相當程度的痛苦和危險。在造影檢查之前要作好各種充分的準備工作，包括患者的心理護理和緊急救治措施。

7-36 循環系統（二）

（二）正常心臟、大血管的X光表現

心臟各房室和大血管在普通 X 光的投影相互重疊，必須透過不同角度，多種投影位置來觀察，才能了解心臟各個房室及大血管較完整的形態。臨床常用心臟三維影像來做投影觀察。

1. 心臟與大血管在各個投影位置上的正常影像

(1) 後前位（又稱爲正位）：心臟和大血管投影位於胸部中線偏左側，顯示左、右兩個邊緣。心右緣分上、下兩段，之間有一較淺的切跡。上段並無明顯的向外突出，爲上腔靜脈與升主動脈複合陰影；下段弧度較深，向外突出較爲明顯，由右心房所組成。心左緣可以分 3 段，均呈現弧形向外突出，上段爲主動脈結，呈現半球形突出，由主動脈弓與降主動脈起始部所構成；中段爲肺動脈段，此段弧度最小也會稍爲平直或稍爲凹陷，主要由肺動脈主幹所構成；下段爲左心室，此段最長，呈現明顯的弧形突出影，由左心室所構成。左室的下部形成心尖，向左下方突出。左心室和肺動脈段之間有長約 1.0cm 的小段由左心耳所構成，在正常時與左心室並不能區分。

(2) 右前斜位：心臟呈現斜卵形位於前胸和脊柱之間，顯示前、後兩個邊緣。心前緣自上而下爲主動脈弓、肺動脈主乾和肺動脈圓錐部，下段大部分爲右心室，僅最下段心尖的一小部分爲左心室。心影前緣與胸壁間會見到一尖端向下，近似於三角形的透亮區，稱爲心前間隙。心後緣上段爲左心房，下段右心房構成，二者之間並無明顯的分界。心影後緣與脊柱之間稱爲心後間隙，食道和降主動脈在此間隙通過。食道與左心房的後緣相互鄰接，可以透過吞硫酸鋇食道顯影，觀察食道以判斷左心房有無增大。

(3) 左前斜位：心前緣上段爲右心房，下段爲右心室。心前間隙呈現上下等寬近似於長方形的透亮區。心後緣上段爲左心房，占心後緣的小部分，下段爲左心室，與脊椎前緣相鄰近。左前斜位會見到到升主動脈和弓降部，並與心影上緣圍成稱爲主動脈窗的透明區。其中會見到肺動脈、氣管分叉、左主支氣管與其伴行的左肺動脈。

2. 心臟與大血管的大小與形態

心臟後前位片上測量心胸比率是判斷心臟有無增大最簡單的方法。心胸比率是心影最大橫徑與胸廓最大橫徑之比。心影最大橫徑是心影左右兩緣最突出一點到胸正中線的垂直距離之和。胸廓最大橫徑是在右膈頂平面兩側胸廓肋骨內緣間的距離。正常成人心胸比率 ≤ 0.5（右圖）。

心臟後前位片上，正常心臟大血管的形態可以分爲橫位心、斜位心和垂位心。橫位型心臟常見於矮胖體型者，胸廓較寬，心臟橫徑增大，心胸比率常大於 0.5；垂位型心臟常見於瘦長體型者，胸廓、心影狹長，心胸比率小於 0.5，有時小於 0.4，此型較少見；斜位型心臟常見於適中體型者，胸廓介於上述兩型之間，心胸比率在 $0.4 \sim 0.5$ 之間，此型最爲多見，以青壯年較爲常見。

3.影響心臟大血管形態和大小的生理因素

正常心臟大血管形態和大小的變化常受到年齡、呼吸和體位等多重因素的影響。新生嬰兒、嬰幼兒心臟類似球形，橫徑較大。心胸比率較大會達到 0.55，7～12 歲會達到 0.5，與成年人接近或相同；老年人胸廓較寬，膈位置較高，心影趨於橫位。深吸氣時膈位置下降，心膈接觸面減少，心影趨向垂位心；深呼氣時膈上升，心影趨向橫位心。臥位時膈升高，心臟上移，心影趨於橫位心，由於腔靜脈回流受阻，上腔靜脈影增寬，心影增大，在立位時膈會下降，心影相應地狹長。

心胸比率測量示意圖

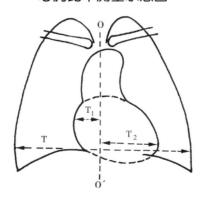

（為編著者群繪製之圖形，擁有圖片著作權）

心臟與大血管在各個投影位置上的正常影像

後前位（又稱為正位）	心臟和大血管投影位於胸部中線偏左側，顯示左、右兩個邊緣。
右前斜位	心臟呈現斜卵形位於前胸和脊柱之間，顯示前、後兩個邊緣。
左前斜位	心前緣上段為右心房，下段為右心室。心前間隙呈現上下等寬近似於長方形的透亮區。

心臟與大血管的大小與形態

心臟後前位片上測量心胸比率是判斷心臟有無增大最簡單的方法。
心胸比率是心影最大橫徑與胸廓最大橫徑之比。
心影最大橫徑是心影左右兩緣最突出一點到胸正中線的垂直距離之和。
胸廓最大橫徑是在右膈頂平面兩側胸廓肋骨內緣間的距離。
正常成人心胸比率 ≤ 0.5（參見上圖）。

7-37 循環系統（三）

（三）基本病變的X光表現

1. 心臟形態的異常：心臟、大血管疾病導致在心臟房室增大時，心臟會失去正常的形態，後前位觀察可以分為下列 3 種心型：(1) 二尖瓣型心臟：又稱為梨形心，心臟呈現梨形，主動脈結變小，肺動脈段凸出，右心室增大，心尖部圓鈍上翹。常見於二尖瓣病變、肺源性心臟病和先天性心臟病間隔缺損及肺動脈狹窄。(2) 主動脈型心臟：形如靴形，主動脈結凸出，肺動脈段凹陷，左心室增大，心尖向左下延伸。常見於主動脈瓣病變和高血壓性心臟病。(3) 普大型心臟：心臟輪廓均勻向兩側增大，肺動脈段平直，主動脈結大多正常。常見於心肌炎和全心衰竭。在心包積液時心臟會為普大型，但是並非心臟本身的增大。

2. 心臟的增大：是心臟病的重要徵象，包括心肌肥厚、心腔擴張或兩者並存。可以為一個或多個房室增大，也可以為全心的增大。(1) 左心房增大：後前位見心左緣肺動脈段的下方左心耳擴張出現新三弓而使心臟左緣呈現四弓影，心右緣呈現雙弧症，心底部出現雙房影；右前斜位會見到吞鋇的食道局限性壓跡或受到壓迫的移位徵象；左前斜位會見到心後緣上段左心房向後上方隆起，左主支氣管受壓變窄或移位，支氣管分叉角度開大。臨床常以壓跡和移位程度判斷左心房增大的程度。常見於風濕性心臟病二尖瓣病變、左心衰竭、動脈導管未閉和室間隔缺損等。(2) 左心室增大：後前位會見到心臟呈現主動脈型，左心室段延長，心尖向左下移位；左前斜位會見到心後緣下段向後下膨凸及延長，心後緣與脊柱重疊即心後間隙消失。常見於高血壓性心臟病、主動脈瓣病變、二尖瓣關閉不全及動脈導管未閉等。(3) 右心室增大：後前位會見到心臟向兩側增大主要向左增大，心尖上翹、圓隆，肺動脈段突出；右前斜位心前緣之圓錐部明顯膨凸，心前間隙變窄或消失；左前斜位心前下緣向前膨凸，心前間隙變窄或消失。常見於二尖瓣狹窄、肺源性心臟病和房室間隔缺損等。(4) 右心房增大：後前位見右心緣下段延長向右膨凸；右前斜位心後緣下段向後突出；左前斜位心前緣上段向前或向下膨凸可與其下方的心室段成角。常見於三尖瓣關閉不全、右心衰竭、房間隔缺損等。

3. 肺循環異常：在心血管的疾病診斷中，X 光檢查不僅會觀察心血管變化，還要觀察肺血管的情況，對疾病做及早的診斷和治療。

   (1) 肺血增多：指肺動脈血流量異常增多，又稱肺充血。後前位見肺動脈段突出，右下肺動脈擴張；肺血管紋理成比例增粗、增多，邊緣清楚；肺野透亮度正常；肺門和肺動脈乾搏動增強，被稱為「肺門舞蹈」。常見於左向右分流的先天性心臟病（房、室間隔缺損和動脈導管未閉）、甲狀腺功能亢進和貧血等。

   (2) 肺血減少：為肺動脈血流量異常減少，又稱為肺缺血。後前位見肺門影縮小，搏動減弱；右下肺動脈乾變細；肺血管紋理普遍變細、稀疏；肺野透亮

度增加，在嚴重的肺血減少時肺野內會見到形成側枝循環的走行紊亂的網狀血管影。常見於右心排血受阻（例如肺動脈狹窄）、肺動脈阻力增高（如肺源性心臟病）等。

(3) 肺淤血：指肺靜脈回流受阻而導致血液瘀滯於肺內，肺靜脈擴張。後前位會見到上肺靜脈增粗，下肺靜脈變細或正常；兩肺門陰影增大模糊；肺血管紋理增多、增粗，邊緣模糊；肺野透亮度降低。常見於二尖瓣狹窄和左心衰竭等。

(4) 肺水腫：是指肺靜脈壓升高血漿外滲導致肺毛細管內的大量液體滲入肺間質或肺泡之內。是肺淤血的進一步發展，二者屬於同一病理過程的不同發展階段。因爲滲入部位的不同，肺水腫分爲間質性和肺泡性肺水腫。

心臟形態的異常

二尖瓣型心臟	又稱為梨形心，心臟呈現梨形，主動脈結變小，肺動脈段凸出，右心室增大，心尖部圓鈍上翹。常見於二尖瓣病變、肺源性心臟病和先天性心臟病間隔缺損及肺動脈狹窄。
主動脈型心臟	形如靴形，主動脈結凸出，肺動脈段凹陷，左心室增大，心尖向左下延伸。常見於主動脈瓣病變和高血壓性心臟病。
普大型心臟	心臟輪廓均勻向兩側增大，肺動脈段平直，主動脈結大多正常。常見於心肌炎和全心衰竭。在心包積液時心臟會為普大型，但是並非心臟本身的增大。

心臟的增大

左心房增大、動脈導管未閉和室間隔缺損等	後前位見心左緣肺動脈段的下方左心耳擴張出現新三弓而使心臟左緣呈現四弓影，心右緣呈現雙弧症，心底部出現雙房影；右前斜位會見到吞鋇的食道局限性壓跡或受到壓迫的移位徵象；左前斜位會見到心後緣上段左心房向後上方隆起，左主支氣管受壓變窄或移位，支氣管分叉角度開大。臨床常以壓跡和移位程度判斷左心房增大的程度。常見於風濕性心臟病二尖瓣病變、左心衰竭。
左心室增大	後前位會見到心臟呈現主動脈型，左心室段延長，心尖向左下移位；左前斜位會見到心後緣下段向後下膨凸及延長，心後緣與脊柱重疊即心後間隙消失。常見於高血壓性心臟病、主動脈瓣病變、二尖瓣關閉不全及動脈導管未閉等。
右心室增大	後前位會見到心臟向兩側增大主要向左增大，心尖上翹、圓隆，肺動脈段突出；右前斜位心前緣之圓錐部明顯膨凸，心前間隙變窄或消失；左前斜位心前下緣向前膨凸，心前間隙變窄或消失。常見於二尖瓣狹窄、肺源性心臟病和房室間隔缺損等。
右心房增大	後前位見右心緣下段延長向右膨凸；右前斜位心後緣下段向後突出；左前斜位心前緣上段向前或向下膨凸可與其下方的心室段成角。常見於三尖瓣關閉不全、右心衰竭、房間隔缺損等。

7-38 循環系統（四）

（三）基本病變的X光表現（續）

① 間質性肺水腫：除了肺淤血的 X 光表現之外，在肺野內有間隔線出現（克氏 B、A 和 C 線），為肺靜脈壓升高引起滲出液體留滯在小葉間隔內形成。B 線最為常見，為在肋膈角區見到與側胸壁垂直的長 2～3cm，寬 1～3mm 的水平線狀影像。常會伴隨著胸腔少量積液。② 肺泡性肺水腫：常與間質性肺水腫並存，但是滲出液體主要存留在肺泡之內。後前位會見到一側或兩側肺野內中帶有廣泛分布斑片狀模糊陰影，會融合成一大片，兩側肺波及會呈現「蝶翼狀」，為其典型的表現。病變在短時間變化較大。常見於左心衰竭和尿毒症等。

(5) 肺動脈高壓：意指肺動脈收縮壓＞ 30mmHg 或平均壓＞ 20mmHg，由肺血流量增加或肺循環阻力增高所導致。後前位見肺動脈段明顯凸出，右下肺動脈增粗；肺門動脈擴張、增粗、搏動增強；如果肺門動脈明顯擴張增粗，肺動脈週邊分支纖細稀疏，出現肺門「截斷現象或殘根症」，則為肺循環阻力增高所導致，稱為阻塞性肺動脈高壓。如果肺動脈成比例擴張，則為肺血流量增多所導致，稱為高流量性肺動脈高壓；還會有右心室不同程度的擴大。

（四）常見疾病的X光表現

1. 風濕性心臟病：急性期以心肌炎為主，在急性期過後常會遺留風濕性心瓣膜損害。波及的瓣膜以二尖瓣最為多見，其次是主動脈瓣和三尖瓣，會導致瓣膜狹窄或關閉不全。大多發生於 20～40 歲的青壯年。(1) 二尖瓣狹窄：是風濕性心臟瓣膜病中最為常見的。二尖瓣狹窄使左心房排血受阻，左心房因為壓力升高而擴張和肥厚，出現肺淤血徵象。繼而肺循環阻力增加，最後導致肺循環高壓，使右心室因為排血負荷增加而擴大。左心室及主動脈因為血流量的減少而會縮小。在臨床上為心悸、氣短，重者會出現咯血、呼吸困難、端坐呼吸並有典型的「二尖瓣面容」。X 光的表現：心影呈現二尖瓣型；左心房增大，是二尖瓣狹窄定性診斷的徵象；右心室增大；左心室及主動脈結縮小；會出現肺淤血，病情發展會出現間質性肺水腫，在肺野內有克氏 B 線的出現（右圖）。(2) 二尖瓣關閉不全：常繼發於二尖瓣狹窄之後，並與之並存。二尖瓣關閉不全，左心室收縮時左心室內部分血液返流入左心房，使左心房血量增加而擴大。左心房內壓力升高到一定的程度繼而導致不同程度的肺循環高壓。在左心室舒張時左心房內相應過多血液又流入左心室，使左心室血流量負荷加重而增大。臨床為心悸、氣短及咳嗽、咳痰、呼吸困難等左心功能不全表現。X 光的表現：心影為二尖瓣型；左心房和左心室增大相當明顯；右心室亦會增大，但是不如左心室增大明顯；重者會出現肺瘀血。

2. 慢性肺源性心臟病：是長期肺實質或肺血管的原發病變和其他胸部病變所引起的心臟病。慢性支氣管炎、阻塞性肺氣腫、支氣管哮喘、肺結核、廣泛的胸膜增厚、肺動脈血栓栓塞等皆是常見的病因。由於缺氧引起肺小動脈痙攣，肺循環阻力增加而導致肺動脈高壓、右心室肥大和右心功能不全。X 光的表現：慢性肺原

發病變，有慢性支氣管炎、阻塞性肺氣腫等表現；心影呈現二尖瓣型；會見到肺動脈高壓影像特徵；右心房、右心室增大，以右心室最爲顯著；肺血增多，會見到「肺門舞蹈」症。

3. 高血壓性心臟病：高血壓在臨床爲一種常見病症、多發病症，可以分爲原發性和繼發性兩類。長期動脈血壓過高會引起左心室肥大和心功能不全即爲高血壓性心臟病。原發性高血壓爲廣泛的小動脈痙攣，周圍循環阻力會增加，動脈血壓會升高，造成左心室負荷增大，導致心肌肥厚，以至於擴大。主動脈因爲管腔壓力增加而引起擴張、迂曲，會發生管壁的退行性改變。X 光的表現：早期左心室呈現向心性肥厚，心影外形並無明顯的改變；持續血壓增高會使左心室心肌肥厚，左心室增大；主動脈擴張、迂曲，主動脈結明顯凸出，心影呈現主動脈型；在左心衰竭時，左心室、左心房會增大，會出現肺瘀血改變，甚至出現肺水腫。

二尖瓣狹窄 X 光表現

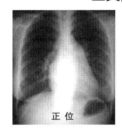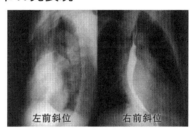

正 位　　　　　　　　　　左前斜位　　　　　右前斜位

（爲編著者群繪製之圖形，擁有圖片著作權）

基本病變的 X 光表現

間質性肺水腫	除了肺淤血的 X 光表現之外，在肺野內有間隔線出現（克氏 B、A 和 C 線），爲肺靜脈壓升高引起滲出液體留滯在小葉間隔內形成。B 線最爲常見，爲在肋膈角區見到與側胸壁垂直的長 2～3cm，寬 1～3mm 的水平線狀影像。常會伴隨著胸腔少量積液。
肺泡性肺水腫	常與間質性肺水腫並存，但是滲出液體主要存留在肺泡之內。後前位會見到一側或兩側肺野內中帶有廣泛分布斑片狀模糊陰影，會融合成一大片，兩側肺波及會呈現「蝶翼狀」，爲其典型的表現。病變在短時間變化較大。常見於左心衰竭和尿毒症等。

常見疾病的 X 光表現

風濕性心臟病	急性期以心肌炎爲主，在急性期過後常會遺留風濕性心瓣膜損害。波及的瓣膜以二尖瓣最爲多見，其次是主動脈瓣和三尖瓣，會導致瓣膜狹窄或關閉不全。大多發生於 20～40 歲的青壯年。
慢性肺源性心臟病	是長期肺實質或肺血管的原發病變和其他胸部病變所引起的心臟病。
高血壓性心臟病	高血壓在臨床爲一種常見病症、多發病症，可以分爲原發性和繼發性兩類。

7-39 超音波檢查（一）

一、概論

超音波檢查是利用超音波波的物理特性和人體器官組織聲學特性互動之後產生的資訊，並將資訊接收、放大和處理之後形成圖形、曲線或其他的資料，藉此做疾病診斷的檢查方法。在過去的半個世紀中，超音波診斷進展地非常迅速。隨著聲學理論的深入化、電腦技術的發展，使超音波診斷取得了前所未有的進步。從早期的 A 型（amplitude mode）和 M 型（motion mode）一維超音波造影及超音波二維造影，演進到動態即時三維造影；由黑白灰階超音波造影發展到彩色血流顯像。諧波造影、組織都普勒造影等新型造影技術和各項新的超音波檢查技術（例如腔內超音波檢查、器官聲學造影檢查、介入超音波）逐漸使用於臨床方面。目前超音波診斷已成為一門成熟的學科，不僅能夠觀察形態，而且能檢測人體器官功能和血流狀態，在臨床診斷與治療決策上發揮了重要的功能，成為醫學影像學中的重要部分。

（一）超音波檢查的基本原理

1. 超音波：超音波是指振動頻率在 2 萬赫茲（Hz）以上的機械波。它是相對於聲波而言的，頻率在 20Hz～2 萬 Hz 之間的機械波能被人耳所感知，稱為聲波。頻率低於 20Hz 的機械波稱次聲波。超音波之波長較短，頻率較高，人耳聽不到。它以縱波的型式在彈性介質之內傳播。醫學診斷用超音波的頻率在 1～40MHz 之間。

2. 超音波的發生
   (1) 壓電效應：目前，醫學診斷使用超音波發生裝置，大多採用壓電晶體作為換能器。在某些晶體的一定方向上施加壓力或拉力時，晶體的兩個表面將分別出現正、負電荷，即機械能轉變為電能，此種現象稱為正壓電效應；將壓電晶體置於交變電場中，晶體就沿著一定的方向壓縮或膨脹，即電能轉變為機械能，此種現象稱為逆壓電效應。
   (2) 超音波的產生和接收：醫療用超音波診斷儀主要由兩部分所組成，即主機和探頭。探頭即換能器，由壓電晶體所組成，用來產生和接收超音波。超音波的產生即是利用壓電晶體的逆壓電效應。當壓電晶體受到儀器產生的高頻交變電壓作用時，壓電晶體將在厚度方向上產生脹縮現象，即機械振動，產生了超音波，在人體組織中傳播時，常會穿透多層介面，在每一層介面上均會發生不同程度的反射或 / 和散射，這些反射或散射聲波含有超音波傳播途中所經過的不同組織的聲學資訊。超音波的接收則是利用壓電晶體的正壓電效應。當回聲訊號作用於壓電晶體上，相當於對其施加一外力（機械能），根據正壓電效應晶體兩邊將產生攜帶人體組織聲學資訊的微弱電壓訊號，將這種電訊號經過放大、處理之後，即能在顯示幕上顯示出用於診斷的影像圖。

3. 超音波傳播的特色
   (1) 束射性或指向性：超音波與一般聲波不同，由於頻率極高，而波長很短，在

介質中呈現直線傳播，具有良好的束射性或指向性。這便是可以使用超音波對人體器官做定向探測的基礎。但是超音波聲束在遠場區則有相當程度的擴散，遠場區開始點（即與聲源距離 L）與聲源半徑（r）及波長有關，即：L $= r^2/\lambda$。擴散聲場的兩側邊緣所形成的角度即擴散角（θ），擴散角與聲源直徑（D）及波長（λ）有關：$\sin\theta = 1.22\lambda / D$。超音波造影中大多使用聚焦式聲束，以提高影像的品質。

超音波檢查的基本原理

超音波	超音波是指振動頻率在 2 萬赫茲（Hz）以上的機械波。它是相對於聲波而言的，頻率在 20Hz～2 萬 Hz 之間的機械波能被人耳所感知，稱為聲波。頻率低於 20Hz 的機械波稱次聲波。超音波之波長較短，頻率較高，人耳聽不到。它以縱波的型式在彈性介質之內傳播。醫學診斷用超音波的頻率在 1～40MHz 之間。
超音波的發生	1. 壓電效應：目前，醫學診斷使用超音波發生裝置，大多採用壓電晶體作為換能器。在某些晶體的一定方向上施加壓力或拉力時，晶體的兩個表面將分別出現正、負電荷，即機械能轉變為電能，此種現象稱為正壓電效應；將壓電晶體置於交變電場中，晶體就沿著一定的方向壓縮或膨脹，即電能轉變為機械能，此種現象稱為逆壓電效應。 2. 超音波的產生和接收：醫用超音波診斷儀主要由兩部分所組成，即主機和探頭。
超音波傳播的特色	1. 束射性或指向性：超音波與一般聲波不同，由於頻率極高，而波長很短，在介質中呈現直線傳播，具有良好的束射性或指向性。 2. 反射、折射和散射：超音波在介質中傳播與介質的聲阻抗密切相關。 3. 吸收與衰減：超音波在介質中傳播時除了聲束的遠場擴散、介面反射和散射使其聲能衰減之外，還有介質吸收導致的衰減，包括介質的黏滯性、導熱率和弛豫性。 4. 都普勒效應：超音波束遇到運動的反射介面時，其反射波的頻率將發生改變，此即超音波的都普勒（Doppler）效應。 5. 非線性傳播：在傳統的超音波造影過程中，用於超音波造影的反射波頻率與發射的超音波頻率相同，反射波的強度與發射超音波的強度成正比。

7-40 超音波檢查（二）

（一）超音波檢查的基本原理（續）

(2) 反射、折射和散射：超音波在介質中傳播與介質的聲阻抗密切相關。聲阻抗（Z）為聲波傳遞介質中某點的聲壓和該點速度的比值，它等於密度（ρ）與聲速（C）的乘積，$Z = \rho \cdot C$。兩種不同聲阻抗物體的接觸面，稱介面。超音波束在具有同一聲阻抗比較均勻的介質中呈現直線傳播。超音波束傳播途中遇到大於波長且具有不同聲阻抗的介面時，部分聲束發折射（refraction）進入另一種介質，部分聲束發反射（reflection）。反射聲束的多少與兩介質間聲阻抗差的大小有關，即聲阻抗差越大，反射越多。發射聲束的方向與入射波束和介面間夾角（即入射角）有關。若超音波束波長遇到遠遠小於聲波波長且聲阻抗不同的介面（例如紅血球）時，則會發生散射，其能量向各個方向輻射，朝向探頭方向的散射稱為背向散射或後散射（backscatter）。目前，根據背向散射積分可計算背向散射積分指數、背向散射積分心動週期變化幅度和跨壁背向散射積分梯度等，可以評估人體組織器官組織聲學特性和功能狀態。

(3) 吸收與衰減：超音波在介質中傳播時，除了聲束的遠場擴散、介面反射和散射使其聲能衰減之外，還有介質吸收導致的衰減，包括介質的黏滯性、導熱率和弛豫性。不同生物組織對入射超音波的吸收衰減程度不一，主要與組織中蛋白質和水的含量有關，且在同一種組織中又會隨著超音波頻率的增高而增大。

(4) 都普勒效應：超音波束遇到運動的反射介面時，其反射波的頻率將發生改變，此即為超音波的都普勒（Doppler）效應。這一物理特性已經廣泛地使用於心臟、血管等活動器官的檢測。

(5) 非線性傳播：在傳統的超音波造影過程中，用於超音波造影的反射波頻率與發射的超音波頻率相同，反射波的強度與發射超音波的強度成正比。在實際上，超音波在組織中傳播時呈現非線性傳播。超音波在組織中傳播時形成壓縮區和稀疏區，前者壓力高，後者壓力低，兩者間的壓力差引起聲波傳播速度的改變。這種聲波傳播過程中各點的傳播速度不同導致波形逐漸畸變並導致諧波的產生。因此，在介質中傳播的超音波除了與發射頻率一樣的超音波（稱為基波）以外，還含有整倍於（例如 2 倍、3 倍等…）基波頻率的波（諧波）。諧波的次數越高，頻率越高，組織中衰減越大，振幅也越小，故目前可用於超音波造影的多為二次諧波。這種接收和利用由超音波非線性傳播所產生的二次諧波訊號進行超音波造影的技術叫二次諧波造影。如利用人體組織來源的二次諧波進行造影，叫自然組織諧波造影（native tissue harmonic imaging）；例如利用聲學造影劑來源的二次諧波來做造影，則稱為造影劑諧波造影，或簡稱為二次諧波造影（second harmonic imaging）。

（二）超音波檢查的方法

按照顯示迴音的方式不同可以分爲下列幾類：

1. A 型（Amplitude mode）診斷法：又稱爲幅度調製型。此法是以波幅的高低代表介面反射訊號的強弱，可以探測介面的距離，測量器官的徑線及鑒別病變的物理特性，可以用於對組織結構的定位及定性。目前，由於此法過分粗略已基本淘汰。

超音波傳播的特色

束射性或指向性	超音波與一般聲波不同，由於頻率極高，而波長很短，在介質中呈現直線傳播，具有良好的束射性或指向性。
反射、折射和散射	超音波在介質中傳播與介質的聲阻抗密切相關。
吸收與衰減	超音波在介質中傳播時，除了聲束的遠場擴散、介面反射和散射使其聲能衰減之外，還有介質吸收導致的衰減，包括介質的黏滯性、導熱率和弛豫性。
都普勒效應	超音波束遇到運動的反射介面時，其反射波的頻率將發生改變，此即為超音波的都普勒（Doppler）效應。這一物理特性已經廣泛地使用於心臟、血管等活動器官的檢測。
非線性傳播	在傳統的超音波造影過程中，用於超音波造影的反射波頻率與發射的超音波頻率相同，反射波的強度與發射超音波的強度成正比。

超音波檢查的方法

A型 (amplitude mode) 診斷法	又稱為幅度調製型。此法是以波幅的高低代表介面反射訊號的強弱，可以探測介面的距離，測量器官徑線及鑒別病變的物理特性，可以用於對組織結構的定位及定性。
B型 (brightness mode) 診斷法	又稱為亮度調製型。此法是以不同亮度的光點來表示介面反射訊號的強弱，反射強則亮，反射弱則暗，稱為灰階造影。
M型 (motion mode) 診斷法	此法係將單音束超音波所經過的人體各層解剖結構的迴音以運動曲線的型式顯示的一種超音波診斷法。
D型 (dopplertmodc) 診斷法	利用都普勒效應對心臟血管內血流方向、速度和狀態做顯示的方式稱為都普勒顯示法，此類儀器稱為多普勒超音波儀。
超音波檢查的新方法	(1) 組織都普勒造影、(2) 彩色都普勒能量圖、(3) 腔內超音波檢查、(4) 聲學造影檢查、(5) 三維超音波造影。

7-41 **超音波檢查（三）**

（二）超音波檢查的方法（續）

2. B 型（Brightness mode）診斷法：又稱為亮度調製型。此法是以不同亮度的光點來表示介面反射訊號的強弱，反射強則亮，反射弱則暗，稱為灰階造影。其採用多聲束連續掃描，每一單條聲束上的光點連續地分布成一幅切面影像，可以顯示器官的二維影像。其影像縱軸表示人體組織深度，即介面至探頭的距離，橫軸表示超音波束在掃描方向上的位置，反映切面影像的寬度。若掃描速度超過每 S24 訊框時則能顯示器官的實際活動狀態，稱為即時（real-time）顯像。B 型診斷法可以清晰地顯示器官外形與毗鄰關係及軟組織的內部迴音、內部結構、血管等分布情況。因此，本法是目前臨床使用最為廣泛、最重要、最基本的一種超音波診斷法。

3. M 型（Motion mode）診斷法：此法係將單音束超音波所經過的人體各層解剖結構的迴音以運動曲線的型式顯示的一種超音波診斷法。其影像縱軸代表迴音介面至探頭的距離即人體組織深度，橫軸代表掃描時間，實際上屬於輝度調製型。此法主要用於探測心臟，稱 M 型超音波心動圖。本法常與扇形掃描心臟即時造影相整合使用。

4. D 型（Dopplertmodc）診斷法：利用都普勒效應對心臟血管內血流方向、速度和狀態做顯示的方式稱為都普勒顯示法，此類儀器稱為都普勒超音波儀。根據其儀器性能及顯示方式，大致可以分為兩類：其一為頻譜型都普勒；其二為彩色都普勒血流顯像（color Doppler flow imaging, CDFI）。頻譜都普勒是將一個取狀容積（脈衝波都普勒）或一條狀線（連續波都普勒）上的都普勒頻移訊號以頻譜的方式顯示，即朝向換能器流動的血流都普勒頻移訊號顯示在頻譜圖基線上方，背向換能器流動的血流都普勒頻移訊號顯示在頻譜圖基線下方，頻譜圖的橫軸和縱軸分別代表時間和頻移的大小。彩色都普勒血流顯像通常是用自相關技術快速處理一個切面內多點都普勒頻移訊號，彩色編碼紅、藍、綠三色顯示血流都普勒頻移訊號，並將此彩色血流資訊重疊顯示於同一幅二維灰階影像的相應區域內。其中朝向探頭的正向血流以紅色代表，背離探頭的負向血流以藍色代表，湍流方向複雜多變，以綠色來代表。速度越快者彩色越鮮亮，速度緩慢者彩色較暗淡，故由彩色的類別、亮度即可以了解血流的情況。彩色都普勒血流顯像不僅能清楚顯示心臟大血管的形態結構與活動情況，而且能直觀和形象地顯示心內血流的方向、速度、範圍、有無血流紊亂及異常通路等，故有人稱之為非損傷性心血管造影法，這是自心血管技術建立以來，在心血管疾病檢查方法中最有意義的進步。

5. 超音波檢查的新方法：(1) 組織多普勒造影：心臟大血管腔內的紅血球運動速度較快，故其產生的都普勒頻移較高且振幅較低；而心壁、瓣膜和大血管壁的運動速度相對較慢，故其產生的都普勒頻移較低而振幅較高。傳統的都普勒顯像技術透過高通濾過器，將室壁等結構運動產生的低頻移高振幅都普勒頻移訊號濾除，

只顯示心腔內紅血球運動產生的高頻移低振幅都普勒頻移訊號。故傳統的都普勒用於觀察心腔及大血管內的血流情況，稱為都普勒血流造影。組織都普勒造影（Doppler tissue imaging）則正好相反，此種技術採用低通濾過器，將來自於心腔內紅血球運動的高頻移低振幅都普勒頻移訊號去除，只萃取來自運動心壁的低頻高振幅都普勒頻移訊號，將其輸送到自相關系統和速度計算單元來做彩色編碼，透過數模轉換器以二維和 M 型的顯示。該方法主要用於量化觀察和分析心肌的局部運動情況。

超音波檢查的新方法

組織都普勒造影	心臟大血管腔內的紅血球運動速度較快，故其產生的都普勒頻移較高且振幅較低；而心壁、瓣膜和大血管壁的運動速度相對較慢，故其產生的都普勒頻移較低而振幅較高。傳統的都普勒顯像技術透過高通濾過器，將室壁等結構運動產生的低頻移高振幅都普勒頻移訊號濾除，只顯示心腔內紅血球運動產生的高頻移低振幅都普勒頻移訊號。
彩色都普勒能量圖	該技術是依據血管腔內紅血球等運動散射體的都普勒頻移訊號的強度或能量為造影參數做二維彩色造影的一種檢查方法。與普通彩色都普勒血流顯像不同，彩色都普勒能量圖的色彩亮度不代表速度，而代表都普勒頻移訊號的能量大小，與產生都普勒頻移訊號的紅血球數有關。該技術可以單獨使用，但經常和聲學造影技術合併使用，主要用於觀察器官的血流灌注情況。
腔內超音波檢查	包括經由食道超音波心動圖、心腔內超音波、血管內超音波、經由胃十二指腸超音波、經由直腸超音波和陰道超音波。前三者主要用於診斷心血管疾病。經胃十二指腸超音波和經直腸超音波分別用於胃、十二指腸和直腸及其毗鄰器官疾病的觀察和診斷。經陰道超音波主要用於診斷婦產科疾病。
聲學造影檢查	聲學造影檢查是將含有微小氣泡的造影劑經血管注入人體之內。使相應的心腔大血管和標靶器官顯影，為臨床疾病診斷提供重要的參考。包括右心系統聲學造影、左心系統聲學造影和心肌及實質器官灌注聲學造影。
三維超音波造影	由於電腦技術的進步，三維超音波造影逐漸由三維超音波重建向即時三維超音波造影發展。新的即時三維超音波造影能即時三維顯示器官的活動情況、心臟瓣膜開放等，對疾病的診斷將發揮巨大的功能。

7-42 超音波檢查（四）

（二）超音波檢查的方法（續）

(2) 彩色都普勒能量圖：該技術是依據血管腔內紅血球等運動散射體的都普勒頻移訊號的強度或能量為造影參數做二維彩色造影的一種檢查方法。與普通彩色都普勒血流顯像不同，彩色都普勒能量圖的色彩亮度並不代表速度，而是代表都普勒頻移訊號的能量大小，與產生都普勒頻移訊號的紅血球數目有關。該技術可以單獨使用，但是經常和聲學造影技術合併使用，主要用於觀察器官的血流灌注情況。

(3) 腔內超音波檢查：包括經由食道超音波心動圖、心腔內超音波、血管內超音波、經由胃十二指腸超音波、經由直腸超音波和陰道超音波。前三者主要用於診斷心血管疾病。經由胃十二指腸的超音波和經由直腸的超音波分別用於胃、十二指腸和直腸及其毗鄰器官疾病的觀察和診斷。經由陰道超音波主要用於診斷婦產科疾病。

(4) 聲學造影檢查：聲學造影檢查是將含有微小氣泡的造影劑經血管注入體之內。使相應的心腔大血管和標靶器官顯影，為臨床疾病診斷提供重要的參考。包括右心系統聲學造影、左心系統聲學造影和心肌及實質器官灌注聲學造影。前兩種方法主要用於觀察心內有無右向左和左向右分流，以診斷先天性房、室間隔缺損。心肌及實質器官灌注聲學造影目前正處於研究階段，隨著新型造影劑的開發，各種新的造影方式（例如二次諧波造影技術、間歇造影技術）的使用，其將成為一種無創傷性觀察心肌供血狀況、診斷心肌缺血、判斷其他實質性器官病變的方法。

(5) 三維超音波造影：由於電腦技術的進步，三維超音波造影逐漸由三維超音波重建向即時三維超音波造影發展。新的即時三維超音波造影能即時三維顯示器官的活動情況、心臟瓣膜開放等，對疾病的診斷將發揮鉅大的功能。

（三）超音波檢查之前病人的準備

1. 常規肝、膽囊、膽道及胰腺檢查通常需要空腹。在必要時要飲水 400～500ml，使胃充盈作為音窗，以利於胃後方的胰腺及腹部血管等結構能夠充分地顯示出來。胃的檢查需要飲水並服用胃造影劑，以顯示胃黏膜及胃腔。

2. 早孕、婦科、膀胱及前列腺檢查的病人於檢查之前 2 小時飲水 400～500ml 以充盈膀胱。

3. 心臟、大血管及外圍血管、淺表器官及組織、顱腦檢查，一般並不需要做特殊的準備。

4. 嬰幼兒及檢查不合作者，可以給予水合氯醛灌腸，待安靜入睡之後再執行檢查。

5. 在腹部檢查 2 日之內要避免執行胃腸鋇劑造影和膽系造影，因為鋇劑可能會干擾到超音波檢查。

二、超音波檢查的臨床應用

（一）肝音像圖

1. 正常音像圖及超音波的測量參考值：正常肝被膜整齊、表面光滑，呈現瀰漫點狀中等強度迴音。肝具有弧形膈面和內凹或較平坦的臟面，邊界線清晰，左葉下緣角小於 45°，右葉下緣角小於 75°。肝上界大多位於第 6 肋間，在平靜呼吸時，劍突下長度不超過 5cm，右葉多不超過肋緣。經由肝右靜脈注入下腔靜脈的右肋下緣斜切面圖測量肝右葉最大斜徑大約爲 10～14cm。經由腹主動脈長軸切面來測量肝左葉，前後徑不超過 5～6cm，上下徑不超過 5～9cm。肝實質呈現均勻瀰漫分布的點狀中低迴音。肝內所顯示的管道結構主要是門靜脈與肝靜脈，前者管壁較厚，迴音較強，其主幹內徑小於 1.4cm；後者管壁較薄，迴音較弱，匯流至下腔靜脈。

超音波檢查之前病人的準備

1. 常規肝、膽囊、膽道及胰腺檢查通常需要空腹。在必要時要飲水 400～500ml，使胃充盈作為音窗，以利於胃後方的胰腺及腹部血管等結構能夠充分地顯示出來。胃的檢查需要飲水並服用胃造影劑，以顯示胃黏膜及胃腔。

2. 早孕、婦科、膀胱及前列腺檢查的病人於檢查之前 2 小時飲水 400～500ml 以充盈膀胱。

3. 心臟、大血管及外圍血管、淺表器官及組織、顱腦檢查，一般並不需要做特殊的準備。

4. 嬰幼兒及檢查不合作者，可以給予水合氯醛灌腸，待安靜入睡之後再執行檢查。

5. 在腹部檢查 2 日之內要避免執行胃腸鋇劑造影和膽繫造影，因為鋇劑可能會干擾到超音波檢查。

正常音像圖及超音波的測量參考值

正常肝被膜整齊、表面光滑，呈現瀰漫點狀中等強度迴音。肝具有弧形膈面和內凹或較平坦的髒面，邊界線清晰，左葉下緣角小於 45°，右葉下緣角小於 75°。

肝上界大多位於第 6 肋間，在平靜呼吸時，劍突下長度不超過 5cm，右葉多不超過肋緣。經由肝右靜脈注入下腔靜脈的右肋下緣斜切面圖測量肝右葉最大斜徑大約為 10～14cm。

經由腹主動脈長軸切面來測量肝左葉，前後徑不超過 5～6cm，上下徑不超過 5～9cm。

肝實質呈現均勻瀰漫分布的點狀中低迴音。

肝內所顯示的管道結構主要是門靜脈與肝靜脈，前者管壁較厚，迴音較強，其主幹內徑小於 1.4cm；後者管壁較薄，迴音較弱，匯流至下腔靜脈。

7-43 超音波檢查（五）

二、超音波檢查的臨床應用

2. 異常的音像圖：(1) 肝癌：典型的原發性肝癌具有下列的特色：①直接徵象：肝實質內部會出現單發、多發的圓形或橢圓形實質性迴音，其迴音強度和分布與癌腫病理組織學改變密切相關，可以為均勻或不均勻的弱迴音、強迴音和混雜迴音。一般腫塊與正常肝組織邊界模糊，且大多不規則，腫瘤周圍會見到完整或不完整的低迴音包膜，在側後方出現側後音影。②間接的徵象：肝局部腫大或全肝腫大，失去正常形態，肝邊緣角變鈍。淺表腫塊呈現膨脹生長而引起肝包膜隆起，肝外緣變形，呈現駝峰症狀改變，腫瘤周圍有血管繞行產生窄帶的低迴音，或邊緣血管中斷形成在擴張的血管內的高迴音灶。腫瘤擠壓肝內管狀結構使其發變形、移位、扭曲、狹窄或閉塞，擠壓鄰近器官使其移位。晚期病例可在門靜脈或肝靜脈內發現癌栓光團，胸、腹水形成時可在胸、腹腔內出現無迴音區。繼發性肝癌表現為在肝內出現多發的、大小及形態特徵相似的強或弱迴音結節。淋巴瘤、肉瘤及霍奇金病的肝轉移瘤表現為迴音減弱區；乳腺癌、肺癌轉移瘤呈「牛眼症」或「聲暈狀」聲像圖；結腸癌、胃癌、食道癌及泌尿系統癌腫肝轉移灶多為高迴音結節。彩色多普勒血流顯像：原發性肝癌彩色血流會呈現網籃狀包繞腫物，也有伸向瘤內，在瘤內呈現散在彩點分布，常會測出高速動脈性血流和門靜脈血流。轉移性肝腫瘤多數為低速血流。(2) 肝硬化：其音像圖的典型特色：①肝的形態、大小失常，右葉、方葉萎縮，左葉及尾葉腫大或萎縮，肝各葉比例失調，少數會出現全肝萎縮。肝表面高低不平，呈現波浪狀；②肝實質迴音不均勻增強；③肝內門靜脈變細，扭曲，並且模糊不清，④門脈高壓徵象：門靜脈主乾、脾靜脈以及腸系膜上靜脈擴張，側支循環開放、臍靜脈再通，脾腫大。(3)脂肪肝：肝臟增大，肝實質表現「光亮肝」，肝輪廓不清，肝角變為圓鈍。肝內血管與肝實質迴音的水準接近，迴音的落差會消失，致使肝內的血管結構不清。

（二）膽道系統的音像圖

1. 正常的音像圖：正常的膽囊切面呈現梨型或橢圓形，向頸部移行逐漸變細，膽囊壁薄，光滑清晰，厚度不超過 0.3cm，膽囊內為無迴音區。後壁迴音增強。正常膽囊超音波測值：長徑不超過 8cm，短徑不超過 4cm，短徑對膽囊大小的判斷意義較大。膽總管音像圖可以分為上、下兩段。上段位於門靜脈前方，顯示長度大約 4cm，與門靜脈形成雙管結構；下段因為受到腸道氣體的干擾，超音波不易顯示。膽總管內徑小於 0.6～0.8cm。正常肝內膽管一般不顯示，其內徑大約為 2～3mm。

2. 異常的音像圖：

(1) 膽囊炎：①急性膽囊炎：單純性膽囊炎膽囊稍大，囊壁稍厚而粗糙。化膿性膽囊炎會見到膽囊增大，膽囊輪廓線模糊，厚度超過 0.3cm，增厚膽囊壁呈現強迴音帶，中間出現弱迴音，呈現「雙邊影」。若膽囊內出現瀰散分布的

雲霧狀、斑點狀迴音，透聲度降低，大多會伴隨著膽囊結石。②慢性膽囊炎：輕者音像圖特徵並不明顯，或僅有囊壁稍增厚。典型者會見到膽囊增大，膽囊壁增厚，迴音增強。膽囊輪廓迴音模糊。腔內會見到結石或由組織碎屑所導致的沉積性迴音影像。膽囊收縮的功能會減弱。

異常的音像圖

肝癌	典型的原發性肝癌有下列的特色：(1) 直接徵象：肝實質內部會出現單發、多發的圓形或橢圓形實質性迴音，其迴音強度和分布與癌腫病理組織學改變密切相關，可以為均勻或不均勻的弱迴音、強迴音和混雜迴音。一般腫塊與正常肝組織邊界模糊，且大多不規則，腫瘤周圍會見到完整或不完整的低迴音包膜，在側後方出現側後音影。(2) 間接的徵象：肝局部腫大或全肝腫大，失去正常形態，肝邊緣角變鈍。淺表腫塊呈現膨脹生長而引起肝包膜隆起，肝外緣變形，呈現駝峰症狀改變，腫瘤周圍有血管繞行產生窄帶的低迴音，或邊緣血管中斷形成在擴張的血管內的高迴音灶。
肝硬化	其音像圖的典型特色：(1) 肝的形態、大小失常，右葉、方葉萎縮，左葉及尾葉腫大或萎縮，肝各葉比例失調，少數會出現全肝萎縮。肝表面高低不平，呈現波浪狀；(2) 肝實質迴音不均勻增強；(3) 肝內門靜脈變細，扭曲，並且模糊不清；(4) 門脈高壓徵象：門靜脈主乾、脾靜脈以及腸系膜上靜脈擴張，側支循環開放、臍靜脈再通，脾腫大。 脂肪肝：肝臟增大，肝實質表現「光亮肝」，肝輪廓不清，肝角變為圓鈍。肝內血管與肝實質迴音的水準相接近，迴音的落差會消失，致使肝內的血管結構不清。

異常的音像圖：膽囊炎

急性膽囊炎	單純性膽囊炎膽囊稍大，囊壁稍厚而粗糙。化膿性膽囊炎會見到膽囊增大，膽囊輪廓線模糊，厚度超過 0.3cm，增厚膽囊壁呈現強迴音帶，中間出現弱迴音，呈現「雙邊影」。若膽囊內出現瀰漫分布的雲霧狀、斑點狀迴音，透聲度降低，大多會伴隨著膽囊結石。
慢性膽囊炎	輕者音像圖特徵並不明顯，或僅有囊壁稍增厚。典型者會見到膽囊增大，膽囊壁增厚，迴音增強。膽囊輪廓迴音模糊。腔內會見到結石或由組織碎屑所導致的沉積性迴音影像。膽囊收縮的功能會減弱。

7-44 超音波檢查（六）

（二）膽道系統的音像圖（續）

(2) 膽囊與膽道結石：超音波檢查是膽囊結石最為簡便、最為準確的診斷方法，其正確率高達 95% 以上。因為受到胃腸氣體的干擾，肝外膽管結石的超音波診斷準確性略低。①膽囊結石：膽囊結石的聲像圖為：膽囊腔內有一個或數個形態穩定的新月形或不規則形強迴音團；在強迴音團後方有清晰的直線迴音暗帶，其寬度與結石大小一致；變換病人體位，該強迴音團可隨體位變動而移動。此外，在膽囊充滿結石時，正常膽囊的無迴音區會消失，僅在膽囊區呈現一個圓形或弧形強迴音團，其後伴隨著明顯的聲影，有時會出現增厚膽囊壁環繞強迴音結石，顯示合併有膽囊炎。泥沙狀的結石表現為強迴音，但是音影並不明顯，變動體位會見到強迴音移動。膽囊壁內膽固醇結晶結石表現為膽囊壁會見到 2～3mm 大小的強迴音斑點並拖有彗星尾狀的強迴音。②膽管結石：肝外膽管結石常會引起膽道梗塞，其表現為有結石的膽管近端擴張，管壁增厚，迴音較強。並在管腔內發現強迴音團，後方伴隨著音影，強迴音團呈現圓形、斑點狀、條索狀或不規則片狀，主要沿著左、右肝管分布。強迴音團與膽管壁之間的界線清晰，典型的會見到細窄的無迴音帶包繞結石強迴音團而成為「靶環狀」。

（三）腎、膀胱、前列腺音像圖

1.正常的音像圖

(1) 腎：腎的被膜輪廓清晰光滑，呈現較強的迴音線。腎中央偏內側為腎竇區（包括腎盂、腎內血管及脂肪），呈現不規則密集的強迴音區，其寬度大約占腎斷面寬度的 1／2～2/3。腎被膜與腎竇之間為腎實質，呈現均勻低迴音區，在切面通過腎竇時為「C」形，在切面未透過腎竇時為「O」形。腎正常超音波測量值長 9～12cm，寬 4～6cm，厚 3～5cm。

(2) 膀胱：在膀胱充盈時，橫切面會呈現圓形、橢圓形或類似方形，縱切面呈現邊緣圓鈍的三角形。膀胱壁呈現強迴音帶，一般厚為 1～3mm，在充盈時較薄且光滑整齊。膀胱內部呈現液性無迴音區。

(3) 前列腺：可以經由腹壁、直腸或會陰部探查。在經由腹壁橫向探查時，前列腺會呈現三角形或粟子形，邊緣圓鈍，前列腺包膜整齊而明亮，實質呈現略低迴音，內有均勻分布的細小光點迴音。於中央部位會見到強迴音的尿道。其左右徑、上下徑和前後徑分別為 4cm、3cm 和 2cm。

2.異常的音像圖

(1) 腎結石：腎竇區內會出現單發或多發點狀或團塊狀強迴音。直徑大於 0.3cm 結石後方常會伴隨著音影。在腎結石嵌頓導致腎積水時，其表現為不規則無迴音區。超音波檢查會發現 X 光平片檢查陰性反應的結石。

(2) 膀胱結石：膀胱無迴音區內出現點狀或團塊狀強迴音，其後伴隨著音影。強

迴音團會隨著體位的改變而移動。超音波檢查對於 0.3cm 以上的膀胱結石幾乎都能顯示出來，但對小於 0.3cm 的結石，如果數量少，無堆積，則易於漏診。

(3) 腎癌：腎形態失常，表面隆起，腫塊邊緣不光滑平整。小腎癌大多呈現高迴音，大腎癌內由於出血、壞死、囊變鈣化，大多呈現混雜迴音或液性無迴音區。若血管內部有瘤栓，會見到腔內有散在或稀疏迴音；在淋巴結轉移時，在腎動脈和主動脈周圍會出現低迴音結節。

(4) 前列腺增生症：是指前列腺徑線超過正常值。前列腺增生症以前後徑增大為主，嚴重者增生的前列腺會突入膀胱的腔內。大多數病人的前列腺外形公整，左右對稱，也會呈現分葉狀，其包膜完整、光滑，並無中斷的現象，但是可以增厚。多數增生的前列腺內部迴音均勻；少數迴音會增強。在與前列腺結石合併存在時，其表現為沿著內外腺交界處呈現弧形排列的散在強迴音點或強迴音團，有時會伴隨著音影。部分的病例會伴隨著尿瀦留、腎積水與膀胱結石等。

膽囊與膽道結石的音像圖

膽囊與膽道結石	超音波檢查是膽囊結石最為簡便、最為準確的診斷方法，其正確率高達 95% 以上。因為受到胃腸氣體的干擾，肝外膽管結石的超音波診斷準確性較低。
膽囊結石	膽囊結石的音像圖為：膽囊腔內有一個或數個形態穩定的新月形或不規則形強迴音團；在強迴音團後方有清晰的直線迴音暗帶，其寬度與結石大小一致；若變換病人體位，該強迴音團可以隨體位變動而移動。
膽管結石	肝外膽管結石常會引起膽道梗塞，其表現為有結石的膽管近端擴張，管壁增厚，迴音較強。

腎、膀胱、前列腺正常的音像圖

腎：腎的被膜輪廓清晰光滑，呈現較強的迴音線。腎中央偏內側為腎竇區（包括腎盂、腎內血管及脂肪），呈現不規則密集的強迴音區，其寬度大約占腎斷面寬度的 1 / 2～2/3。腎被膜與腎竇之間為腎實質，呈現均勻低迴音區，在切面通過腎竇時為「C」形，在切面未透過腎竇時為「O」形。腎正常超音波測量值長 9～12cm，寬 4～6cm，厚 3～5cm。
膀胱：在膀胱充盈時，橫切面會呈現圓形、橢圓形或類似方形，縱切面呈現邊緣圓鈍的三角形。膀胱壁呈現強迴音帶，一般厚為 1～3mm，在充盈時較薄且光滑整齊。膀胱內部呈現液性無迴音區。
前列腺：可以經由腹壁、直腸或會陰部探查。在經由腹壁橫向探查時，前列腺會呈現三角形或栗子形，邊緣圓鈍，前列腺包膜整齊而明亮，實質呈現略低迴音，內有均勻分布的細小光點迴音。於中央部位會見到強迴音的尿道。其左右徑、上下徑和前後徑分別為 4cm、3cm 和 2cm。

腎、膀胱、前列腺異常的音像圖

腎結石：腎竇區內會出現單發或多發點狀或團塊狀強迴音。直徑大於 0.3cm 結石後方常會伴隨著音影。在腎結石嵌頓導致腎積水時，其表現為不規則無迴音區。超音波檢查會發現 X 光平片檢查陰性反應的結石。

膀胱結石：膀胱無迴音區內出現點狀或團塊狀強迴音，其後伴隨著音影。強迴音團會隨著體位的改變而移動。

腎癌：腎形態失常，表面隆起，腫塊邊緣不光滑平整。

前列腺增生症：是指前列腺徑線超過正常值。前列腺增生症以前後徑增大為主，嚴重者增生的前列腺會突入膀胱的腔內。

第八章
實驗室檢查

本章學習目標

1. 掌握檢驗標本的採集和處理。
2. 熟悉實驗室檢查在健康評估中的功能、影響檢驗結果的因素。
3. 了解現代實驗室檢查的主要內容。
4. 掌握紅血球、白血球檢查、紅血球沉降率檢查。
5. 了解血液分析儀檢測參數及其臨床意義。
6. 熟悉溶血性貧血的一般檢查。
7. 了解溶血性貧血的特殊檢查。
8. 熟悉骨髓細胞形態檢查的臨床應用、常見血液病血液學特徵。
9. 骨髓細胞形態學的檢查方法及結果分析。
10. 掌握血管壁和血小板功能、凝血和抗凝功能檢測。
11. 熟悉纖維蛋白溶解功能檢測。
12. 熟悉血型鑑定和交叉配血實驗、血型檢查的臨床意義。
13. 掌握尿液一般檢查（性狀檢查、尿液化學檢查、尿顯微鏡檢查）。
14. 熟悉尿液自動化檢查。
15. 了解尿沉渣定量檢查、尿液其他檢查。
16. 了解糞便的檢查內容及臨床意義。
17. 掌握腦脊液檢查的臨床意義。
18. 熟悉腦脊液檢查的一般性狀檢查、化學檢查及顯微鏡檢查。
19. 了解腦脊液的細菌學檢查及免疫學檢查。
20. 掌握漏出液和滲出液的鑑別
21. 熟悉漿膜腔積液檢查內容（一般性狀、化學檢查、顯微鏡檢查）。
22. 了解免疫學檢查、細菌學檢查、染色體檢查。
23. 了解關節腔腔積液檢查內容及臨床應用。
24. 了解痰液檢查內容及臨床意義。
25. 了解陰道分泌物檢查內容及臨床應用。
26. 了解精液檢查內容及臨床應用。
27. 了解前列腺液檢查內容及臨床應用。
28. 了解羊水檢查內容及臨床應用。
29. 掌握腎小球、腎小管功能檢查的臨床意義。
30. 熟悉腎小球、腎小管功能檢查內容。
31. 掌握蛋白質檢查、膽紅素檢查、血清酶學檢查的內容及臨床應用。
31. 熟悉血清總膽汁酸測定。
33. 掌握血糖及其代謝物、血清脂質及脂蛋白、血清電解質檢測內容及臨床應用。
34. 了解血清鐵及其代謝產物、心肌酶和心肌蛋白、胰腺疾病相關酶檢測內容及臨床應用。
35. 了解心臟標誌物監測的內容及意義。
36. 掌握病毒性肝炎血清標誌物檢查、腫瘤標誌物、自身免疫檢測內容及臨床應用。
37. 熟悉免疫球蛋白、血清補體、感染免疫檢測內容。
38. 了解抗鏈球菌溶血素 O 測定、肥達反應、結核桿菌相關檢查內容。
39. 了解內分泌激素檢查的內容及意義。
40. 掌握血氣分析採血部位、方法和注意事項。
41. 熟悉血氣分析和酸鹼平衡常用檢查專案。
42. 學會動脈血採集的方法。
43. 掌握病原微生物標本採集送檢的方法及原則、醫院感染的概念。
44. 了解病原微生物檢測的方法和項目、醫院感染檢查內容。

8-1 實驗室檢查概論（一）

　　實驗室檢查是臨床一項重要的輔助性項目，它運用物理學、化學、生物學等學科的實驗技術，對病人的血液、尿液、糞便以及其他排泄物、分泌物、脫落物、穿刺物等標本做檢測，直接或間接反映身體功能狀態或病理變化，不但為診斷、治療疾病提供參考，而且為護士觀察、判斷病情，做出護理診斷提供客觀的資料。同時，在臨床工作當中由於大部分的實驗室檢查標本需要護士採集，因此，護生學習實驗室檢查知識尤為重要。

一、實驗室檢查（實驗診斷）的基本概念

1. 使用物理、化學、生物學的實驗技術。
2. 對血液、體液、組織、細胞等做檢驗的工作。
3. 了解身體的功能狀態及病理、生理變化。
4. 用於協助疾病診斷、治療及判斷預後的病況。

二、現代實驗室檢查的主要內容

1. 檢驗科（實驗診斷中心）的專業設置：
   (1) 臨床生化檢驗專業：①方法：分光光度法、電泳法、離心分離法、色譜法、電極法、原子吸收分光光度法等方法②測定：人體血液和體中的生化物質和治療藥物濃度，例如各類代謝物、酶類、水鹽、血氣內分泌激素、療藥物濃度與微量元素。
   (2) 臨床免疫學檢驗專業：①方法：細胞免疫、體液免疫、抗原抗體反應或各種免疫標記技術 ②檢測：血液和體液中的內分泌激素、血液濃度、腫瘤標記物、各類傳染病抗原抗體、細胞因數。
   (3) 臨床病原生物學檢驗專業：①方法：細菌培養與藥物敏感實驗、血清學反應、免疫學方法、分子生物學方法。②檢測：傳染病抗體、傳染病抗原、醫院內感染的微生物檢測。
   (4) 臨床血液學檢驗專業：①方法：血液細胞的數目、形態學、骨髓細胞形態學、組織化學染色。②檢查：血液病及各種貧血、凝血及止血各個成份、出血性疾病的實驗室診斷。
   (5) 臨床一般檢驗（血液與體液一般檢驗）：①血液一般檢驗②尿液的化學試驗分析與尿沉渣檢驗③漿膜腔液分析與細胞形態，細菌學檢查④腦脊液及其它體液分析⑤各種分泌物及脫落細胞。
   (6) 血庫與輸血：血型學檢查與交叉配血，輸血安全有關實驗室檢查，血型有關的免疫學檢查，成份輸血、HLA 配型等。
   (7) 分子生物學及遺傳學檢驗：使用染色體檢查及基因診斷的方法來進行：遺傳病檢查，微生物基因檢驗，腫瘤相關基因檢驗，基因晶片技術及在臨床的應用。

實驗室檢查（實驗診斷）的基本概念

| 使用物理、化學、生物學的實驗技術 | 對血液、體液、組織、細胞等做檢驗 | 了解身體功能狀態及病理、生理變化 | 用於協助疾病診斷、治療及判斷預後 |

臨床生化檢驗科檢查的主要內容

方法	分光光度法、電泳法、離心分離法、色譜法、電極法、原子吸收分光光度法等方法。
測定	人體血液和體中的生化物質和治療藥物濃度，例如各類代謝物、酶類、水鹽、血氣內分泌激素、療藥物濃度與微量元素。

臨床免疫學檢驗科檢查的主要內容

方法	細胞免疫、體液免疫、抗原抗體反應或各種免疫標記技術。
檢測	血液和體液中的內分泌激素、血液濃度、腫瘤標記物、各類傳染病抗原抗體、細胞因數。

8-2 實驗室檢查概論（二）

三、現代實驗室檢查的特色

標本微量化、檢測自動快速、報表電腦化、高科技不斷湧現，使得測定結果的準確性和可重複性不斷地提升。

1. 標本受到採集、轉運等中間部位的影響較大。
2. 同一項檢查會因為檢測原理、方法以及儀器、試劑不一而得出不同的結果，致使臨床診斷的敏感性和特異性有所差異。
3. 檢測結果在生理變化與病理變化之間常會有重疊，因而單獨一次實驗檢測難以整體反映身體複雜的動態變化。要對實驗室檢查資料的合理解讀，除了考慮到疾病引起的病理性因素之外，還需要考慮到非疾病性因素對實驗結果的影響。
4. 同一項檢驗結果異常會見於多種疾病，同一種疾病又會出現多項檢驗結果的異常。
5. 在確定檢查結果的臨床意義時，必須要有動態的觀點，並整合全部的臨床資料來做具體的分析，才能作出合理的解釋。

四、實驗診斷在健康評估中的功能

實驗診斷是健康評估中的重要內容之一，其與臨床護理關係密切：

1. 大多數標本由護士所採集，檢驗的測定前品質管制與護理息息相關。
2. 檢驗結果會用於護理實務工作：觀察、判斷病情，來確定護理診斷

若要了解實驗診斷在健康評估中的功能，要熟悉：

1. 了解檢驗目的及臨床價值

實驗診斷可以用於：臨床診斷、療效觀察、預後判斷、健康檢查，但其功能不盡相同：有些稱為黃金指標可以直接依此做結論，有確診的意義，例如 HCG 水準診斷妊娠，骨髓檢查對血液病的診斷，細菌培養對感染的診斷等。也有些只能作輔助性診斷：例如白血球數目與分類對發炎症的判斷，轉氨酶高低對肝損壞的判斷，因此，不同的指標有不同的診斷價值。

2. 標本採集方法和主要干擾因素
3. 檢定的參考值與醫學決定水準

　(1) 參考值：是指對抽樣的個人進行某項目檢測所得的值；所有抽樣組的值的平均數加減其標準差即為參考範圍。是量化的健康人調查，標本量較大，與年齡、姓名、職業、地區分布、嗜好等相關，具有代表性的平均數範圍，供病人結果對照參考。它可以來自於相關文獻，最好各個實驗室皆有自己的參考值。

　(2) 醫學決定水準：所謂醫學的決定水準就是指該項結果若高於或低於某個值，則具有直接的臨床意義，針對這個值，醫生要採取相當程度的臨床措施。醫學決定水準有不同的極限值，這個極限值可以由醫生根據理論與經驗來確定，例如 AFP（甲胎蛋白）的正常參考範圍是小於 25ng/ml，大於 40ng/ml 即會有肝損害，大於 600ng/ml 即會有肝癌的診斷價值。後二者即是不同的醫學決定水準極限值。

現代實驗室檢查的特色

1. 標本受到採集、轉運等中間部位的影響較大。

2. 同一項檢查會因為檢測原理、方法以及儀器、試劑不一而得出不同的結果，致使臨床診斷的敏感性和特異性有所差異。

3. 檢測結果在生理變化與病理變化之間常會有重疊，因而單獨一次實驗檢測難以整體反映身體複雜的動態變化。要對實驗室檢查資料的合理解讀，除了考慮到疾病引起的病理性因素之外，還需要考慮到非疾病性因素對實驗結果的影響。

4. 同一項檢驗結果異常會見於多種疾病，同一種疾病又會出現多項檢驗結果的異常。

5. 在確定檢查結果的臨床意義時，必須要有動態的觀點，並整合全部的臨床資料來做具體的分析，才能作出合理的解釋。

實驗診斷與臨床護理關係密切

1. 大多數標本由護士所採集，檢驗的測定前品質管制與護理息息相關。

2. 檢驗結果會用於護理實務工作：觀察、判斷病情，來確定護理診斷。

檢定的參考值與醫學決定水準

參考值	是指對抽樣的個人進行某項目檢測所得的值；所有抽樣組的值的平均數加減其標準差即為參考範圍。是量化的健康人調查，標本量較大，與年齡、姓名、職業、地區分布、嗜好等相關，具有代表性的平均數範圍，供病人結果對照參考。它可以來自於相關文獻，最好各個實驗室皆有自己的參考值。
醫學決定水準	所謂醫學決定水準就是指該項結果如高於或低於某個值，具有直接的臨床意義，針對這個值，醫生要採取相當程度的臨床措施。醫學決定水準有不同的極限值，這個極限值可以由醫生根據理論與經驗來確定，例如 AFP（甲胎蛋白）的正常參考範圍是 < 25ng/ml，> 40ng/ml 即會有肝損害，> 600ng/ml 即會有肝癌的診斷價值。後二者即是不同的醫學決定水準極限值。

8-3 **實驗室檢查概論（三）**

四、實驗診斷在健康評估中的功能（續）

4.檢驗結果的報告方式與結果分析：(1) 質化的結果：使用陰性反應或陽性反應來表示，而使用陽性反應表示時又可以寫成（＋）～（＋＋＋＋）反映陽性反應的強度。

(2) 量化結果與計量單位（國際計量單位：SI 制）。

① 計數量：例如血球使用 6×109/L 來表示。

② 濃度單位：凡是分子量明確的使用 mmol/L 或 umol/L 來表示；分子量不明確或混合物（血清蛋白）用 g/L、mg/L、ug/L、ng/L、pg/L 來表示。名稱、縮寫、結果、計量單位、參考值範圍顯示為「H 或↑，L 或↓」。

③ 其他計量單位：酶的活性用單位（U 或 IU）來表示，部分免疫反使用滴度表來示，1：512 陽性反應使用時間表示，例如 PT 13 秒，血沉 10mm/h 等等，計量單位用錯或看錯會造成醫療失誤，尤其與傳統慣用單位換算更要注意。

④ 使用文字來表示：例如細菌培養結果與藥物過敏實驗，寄生蟲的篩檢與形態，細胞形態的描述與異常細胞。

五、檢驗標本的採集與影響因素

（一）標本採集的基本要求：要完整與新鮮

（二）血液標本：1. 方式：毛細管採血、靜脈採血、動脈採血 2. 血液標本的種類：全血、血清、血漿 3. 採血容器：標準真空採血管包括真空採血管包括穿刺針和真空試管兩部分 4. 抗凝劑的正確選擇使用。

許多血液分析需要使用抗凝血，不同檢驗專案抗凝劑不同。例如血液常規檢查要用 EDTA-K2，血沉與血凝實驗要用枸櫞酸鈉，血氣分析要使用 1000U/ml 的肝素，否則就會影響結果。一般的檢驗科將會提供指定的抗凝劑。

（三）影響檢驗結果的因素

影響檢驗結果的因素為生理因素、飲食因素、藥物因素與其他因素，例如：

1. 空腹血：有些生化物質消化吸收較快，受到進餐的影響較大。例如血葡萄糖、甘油三酯，只有空腹才會反映真正的水準；有些餐後的高脂血症血漿混濁，會干擾生化反應，因此這些項目盡可能要使用空腹血。

2. 其他的一些重要的臨床常見影響因素：溶血標本對 K+ 測定的影響。在採血不暢通（部分凝固）時，對血小板與凝血因數測定的影響，輸液汙染對 K+、葡萄糖濃度的影響。標本放置時間過長對結果的影響，例如葡萄糖。RBC 代謝對血氣的影響，K+ 濃度等。採血時間的影響為：糖耐量實驗，餐後 2 小時的血糖；血藥濃度的峰值與穀值的掌握等等。尿液放置紅血球溶解；24 小時尿防腐劑的正確使用等。

檢驗結果的報告方式與結果分析

質化的結果	使用陰性反應或陽性反應來表示，而使用陽性反應表示時又可以寫成（+）～（++++）反映陽性反應的強度。
量化結果與計量單位	國際計量單位：SI 制。

檢驗結果的報告方式與結果分析

計數量	例如血球使用 $6×10^9$/L 來表示。
濃度單位	凡是分子量明確的使用 mmol/L 或 umol/L 來表示；分子量不明確或混合物（血清蛋白）用 g/L、mg/L、ug/L、ng/L、pg/L 來表示。名稱、縮寫、結果、計量單位、參考值範圍顯示為「H 或↑，L 或↓」。
其他計量單位	酶的活性用單位（U 或 IU）來表示，部分免疫反使用滴度表來示，1：512 陽性反應使用時間表示，例如 PT 13 秒，血沉 10mm/h 等等，計量單位用錯或看錯會造成醫療失誤，尤其與傳統慣用單位換算更要注意。
使用文字來表示	例如細菌培養結果與藥物過敏實驗，寄生蟲的篩檢與形態，細胞形態的描述與異常細胞。

血液標本的採集與影響因素

方式	毛細管採血、靜脈採血、動脈採血。
血液標本的種類	全血、血清、血漿。
採血容器	標準真空採血管包括真空採血管包括穿刺針和真空試管兩部分。
抗凝劑	正確選擇使用。

採血容器：標準真空採血管

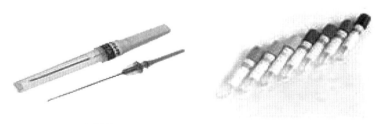

穿刺針　　　　　　　　　　　真空試管

（為編著者群拍攝，擁有照片著作權）

8-4 血液的一般性檢查（一）

一、血液常規檢查

傳統的血液常規檢測（blood routine teSt）包括血紅蛋白（Hb）測定、紅血球（RBC）數目、白血球（WBC）數目及白血球分類數目（DC），是臨床使用最廣泛的檢驗項目之一。近年來由於廣泛使用血液學分析器，血液常規檢查的項目增多，包括紅血球數目、血紅蛋白測定、紅血球平均數測定及紅血球形態檢測；白血球數目及其分類數目；血小板數目、血小板平均數值測定和血小板形態檢測。

（一）紅血球數目和血紅蛋白測定

1.標本採集方法
  (1) 手工法：使用非抗凝毛細管血 1 滴；血液分析儀器法：使用乙二胺四乙酸（EDTA）抗凝靜脈血 1ml。①注意事項：在靜脈採血時，止血帶使用時間要短，否則，紅血球數目和血紅蛋白濃度會增高。②臨床意義：紅血球和血紅蛋白增多：指單位容積血液中血紅蛋白量及紅血球數高於參考值上限。多次檢查成年男性血紅蛋白＞ 170 g／L，紅血球＞ 6.0×10^{12}/L；成年女性血紅蛋白＞ 160 g／L，紅血球＞ 5.5×10^{12}/L 時即認為增多。可以分為相對性增多和絕對性增多兩類。
  (2) 相對性增多：是由於血液濃縮使紅血球容積和血紅蛋白相對增多。見於嚴重嘔吐、腹瀉、大面積燒傷、出汗過多、慢性腎功能減退、尿崩症等。
  (3) 絕對性增多：生理性增多見於紅血球生成素代償性增多，例如新生兒、高原居民或劇烈運動等。病理性增多見於嚴重的慢性心、肺疾病（例如發紺型先天性心臟病、阻塞性肺氣腫、肺源性心臟病）、真性紅血球增多症等。
2.紅血球和血紅蛋白減少：指單位容積血液中紅血球數及血紅蛋白含量低於正常值。
  (1) 生理性減少：嬰幼兒及 15 歲以前的兒童（紅血球及血紅蛋白一般比正常成人大約低 10%～20%）、妊娠中、晚期和部分老年人。
  (2) 病理性減少：會由造血原料不足、造血功能障礙及紅血球丟失、破壞過多等原因所引起。見於各種原因所導致的貧血，例如缺鐵性貧血、再生障礙性貧血、溶血性貧血和失血性貧血等。

（二）白血球數目及分類

1.標本採集方法：與紅血球數目相同。
2.白血球分類數目：白血球可以分為 5 種類型，即中性粒細胞、嗜酸性粒細胞、嗜鹼性粒細胞、淋巴細胞和單核細胞，各種類型白血球正常百分數和絕對值見右表。
  (1) 注意事項：由於肝素抗凝劑會引起白血球聚集，在採集血液時要避免使用。
  (2) 臨床的意義：成人白血球總數高於 10×10^9/L，稱為白血球增多；低於 4×10^9/L，稱為白血球減少。由於中性粒細胞的百分率占 50%～70%，故白血球增多或減少主要受到中性粒細胞數量的影響。

紅血球數目和血紅蛋白測定的參考值

	血紅蛋白（g／L）	紅血球數目（×10^{12}/L）
成年男性	120～160	4.0～5.5
成年女性	110～150	3.5～5.0
新生嬰兒	170～200	6.0～7.0

白血球數目及分類的參考值

白血球數目	成人	（4～10）×10^9/L
白血球數目	新生嬰兒	（15～20）×10^9/L
白血球數目	6 個月～2 歲	（11～12）×10^9/L

5 種白血球正常百分數和絕對值

細胞類型	百分數（%）	絕對值（×10^9/L）
中性粒細胞（N）	無數字（N/A）	無數字（N/A）
桿狀核（St）	0～5	0.04～0.05
分葉核（Sg）	50～70	2～7
嗜酸性粒細胞（E）	0.5～5	0.05～0.5
嗜鹼性粒細胞（B）	0～1	0～0.1
淋巴細胞（L）	20～40	0.8～4
單核細胞（M）	3～8	0.12～0.8

血液常規檢測的分析參數

紅血球系列參數	紅血球數目（RBC）、血紅蛋白值（Hb）、血球比容（Hct）、紅血球平均體積（MCV）、紅血球平均血紅蛋白量（MCH）、紅血球平均血紅蛋白濃度（MCHC）、紅血球分布寬度（RDW）
白血球系列參數	白血球數目（WBC）： ■ 中性粒細胞百分率（Ne%） 　絕對值（Ne#） ■ 淋巴細胞百分率（Ly%） 　絕對值（Ly#） ■ 單核細胞百分率（Mo%） 　絕對值（Mo#） ■ 嗜酸性粒細胞百分率（Eo%） 　絕對值（Eo#） ■ 嗜鹼性粒細胞百分率（Ba%） 　絕對值（Ba#）
血小板系列參數	❑ 血小板數目（PLT） ❑ 血小板平均體積（MPV） ❑ 血小板分布寬度（PDW） ❑ 血小板比容（Pct）

8-5 血液的一般性檢查（二）

（二）白血球數目及分類（續）

(1) 中性粒細胞（neutropil, N）：在外圍血液中中性粒細胞可以分爲中性桿狀核粒細胞和中性分葉核粒細胞兩類。胞質豐富，染色呈現粉紅色，含有較多細小均勻的淡粉色中性顆粒。胞核爲深紫紅色，染色質緊密成塊狀。核彎曲呈現桿狀者稱桿狀核，核呈現分葉狀稱爲分葉核，通常爲 2～5 葉，葉與葉之間經由細絲相連。

① 中性粒細胞增多（neutrophilia）：在生理情況下，妊娠後期及分娩時、寒冷、飽餐、劇烈運動之後等均會使其暫時性增高。在一天內下午比早晨爲高。

病理性增多見於：(a) 急性感染，特別是化膿性球菌（例如金黃色葡萄球菌、溶血性鏈球菌等）感染最爲常見；(b) 嚴重組織損傷或壞死，例如在大手術之後、嚴重外傷、大面積燒傷，急性心肌梗塞及嚴重的血管內溶血12～36 小時之內；(c) 急性大出血 1～2 小時內；(d) 急性中毒，化學物質或藥物（例如鉛、汞、安眠藥等）中毒，尿毒癥，糖尿病酮症酸中毒；生物性中毒，例如昆蟲、蛇毒等；(e) 非造血系統惡性腫瘤、白血病等。

② 中性粒細胞減少（neutropenia）：中性粒細胞的絕對值低於 $1.5 \times 10^9/L$ 稱爲粒細胞減少症，低於 $0.5 \times 10^9/L$ 稱爲粒細胞缺乏症。引起中性粒細胞減少的原因有：(a) 感染性疾病：病毒性感染，例如病毒性肝炎、流感、風疹、巨細胞病毒等感染，細菌感染如傷寒、副傷寒桿菌感染等；(b) 血液系統疾病：常見於再生障礙性貧血、粒細胞缺乏症、非白血性白血病、惡性組織細胞病、嚴重缺鐵性貧血、陣發性睡眠性血紅蛋白尿以及骨髓轉移癌等，常會同時伴隨著血小板及紅血球減少；(c) 化學因素和物理因素：化學因素如苯、鉛、汞等，藥物因素，例如使用抗腫瘤、抗甲狀腺藥物、氯黴素、免疫抑制劑等，物理因素如放射線損害等，此類因素是引起白血球減少的常見原因；④脾功能亢進、淋巴瘤及某些自身免疫性疾病，例如系統性紅斑狼瘡等。

③ 中性粒細胞的核象變化：核象標示了粒細胞的成熟程度，主要是指粒細胞的分葉狀況。正常周圍血液中的中性粒細胞以 3 葉的分葉核占多數，有少量桿狀核，桿狀核與分葉核的正常比值爲 1：13。在病理的情況下，中性粒細胞核象會發生變化，出現核左移或右移現象。(a) 核左移：周圍血液中出現不分葉核粒細胞（包括桿狀核粒細胞及幼稚階段的粒細胞）的百分數超過 5% 時，稱爲核左移。常見於急性化膿性細菌所導致的感染、急性失血、急性中毒及急性溶血反應等。中性粒細胞增多，伴隨著核輕度左移，顯示感染輕或者處於感染早期；伴核明顯地左移，表示感染加重；核顯著左移但中性粒細胞不增高或減低，常會顯示感染極爲嚴重；(b) 周圍血液

中 5 葉以上的粒細胞百分數超過 3% 時稱爲核右移。主要見於造血功能衰退、巨幼細胞貧血、也可以見於使用抗代謝藥物等。在發炎症的恢復期，會出現過性核右移。若在疾病進展期突然出現核右移的變化，則表示預後不良。

④ 中性粒細胞形態異常：會表現爲 (a) 中性粒細胞的中毒性改變：在嚴重傳染性疾病、各種化膿性感染、惡性腫瘤、中毒及大面積燒傷等病理情況下會出現細胞大小不均、中毒顆粒、空泡形成、杜勒小體、核變性等變化，會單獨出現，也會同時出現；(b) 巨多葉核中性粒細胞：大多見於巨幼細胞貧血或使用抗代謝藥物治療後，細胞胞體較大，核染色疏鬆，核分葉過多，常超過 5 葉以上，甚至 10 葉以上；(c) 棒狀小體：爲在白血球的胞質中出現一個或數個，長大約 1～6μm 的紅色細桿狀物質，一旦出現，即可以擬定診斷爲急性白血病。

中性粒細胞的一般性檢查

中性粒細胞增多 (neutrophilia)	在生理情況下，妊娠後期及分娩時、寒冷、飽餐、劇烈運動之後等均會使其暫時性增高。一天內下午比早晨為高。
中性粒細胞減少 (neutropenia)	中性粒細胞的絕對值低於 1.5×10^9/L 稱為粒細胞減少症，低於 0.5×10^9/L 稱為粒細胞缺乏症。
中性粒細胞的核象變化	核象標示了粒細胞的成熟程度，主要是指粒細胞的分葉狀況。
中性粒細胞形態異常	

中性粒細胞形態異常的表現

中性粒細胞的中毒性改變	在嚴重傳染性疾病、各種化膿性感染、惡性腫瘤、中毒及大面積燒傷等病理情況下會出現細胞大小不均、中毒顆粒、空泡形成、杜勒小體、核變性等變化，會單獨出現，也會同時出現。
巨多葉核中性粒細胞	大多見於巨幼細胞貧血或使用抗代謝藥物治療後，細胞胞體較大，核染色疏鬆，核分葉過多，常會超過 5 葉以上，甚至 10 葉以上。
棒狀小體	為在白血球的胞質中出現一個或數個，長大約 1～6μm 的紅色細桿狀物質，一旦出現，即可以擬定診斷為急性白血病。

8-5 血液的一般性檢查（二）

（二）白血球數目及分類（續）

(2) 嗜酸性粒細胞：為直徑 13～15μm 的圓形細胞，胞質內充滿粗大、整齊、均勻、緊密排列的磚紅色或鮮紅色嗜酸性顆粒，折光性強。胞核為大多為兩葉呈現眼鏡狀，深紫色。①嗜酸性粒細胞增多（eoSinophilia）見於變態反應性疾病，例如支氣管哮喘、藥物過敏反應、蕁麻疹等；寄生蟲病如血吸蟲病、蛔蟲病等；皮膚病，例如濕疹、牛皮癬等；血液病，例如淋巴瘤、慢性粒細胞白血病等。②嗜酸性粒細胞減少（eoSinopenia）見於傷寒、副傷寒及長期使用腎上腺皮質激素之後。

(3) 嗜鹼性粒細胞：為直徑 10～12μm 的圓形細胞。胞質紫紅色內有少量粗大但大小不均、排列不規則的黑藍色嗜鹼性顆粒，胞核一般為 2～3 葉，因被顆粒遮蓋，核著色較淺，而使分葉有模糊不清感。①嗜鹼性粒細胞增多（baSophilia）：見於慢性粒細胞性白血病、嗜鹼性粒細胞白血病、骨髓纖維化等。還見於藥物、食物所導致的超過敏反應等。②嗜鹼性粒細胞減少（baSophilopenia）：並無臨床的意義。

(4) 淋巴細胞：可以分為大淋巴細胞和小淋巴細胞兩種。胞體呈現圓形或橢圓形。大淋巴細胞的胞質豐富，呈現蔚藍色，內含少量紫紅色嗜天青顆粒，直徑為 10～15μm，占 10%；小淋巴細胞胞質很少，甚至完全看不見，呈深藍色，直徑為 6～10μm，占 90%；兩者的胞核均呈圓形或橢圓形，偶見凹陷，深紫色，染色質聚集成塊狀。①淋巴細胞生理性增多：見於出生 1 周之後的嬰兒，可以持續到 6～7 歲，其淋巴細胞的百分數比成人高。②淋巴細胞病理性增多：見於病毒、結核、傳染性單核細胞增多症等感染性疾病及淋巴細胞性白血病、淋巴瘤、自身免疫性疾病、移植抗宿主反應或移植抗宿主病等。③淋巴細胞減少：見於放射病、先天性或獲得性免疫缺陷症候群、使用烷化劑及長期使用腎上腺皮質激素等。

(5) 單核細胞：為胞體較大，直徑為 14～20μm，呈現圓形或不規則形。胞質較多，染淡藍色或灰藍色，內含較多的細小、灰塵狀的紫紅色顆粒。細胞核大，核形不規則，淡紫紅色，染色質精密、疏鬆如網狀。①單核細胞增多：單核細胞生理性增多，見於嬰幼兒及兒童。病理性增多，見於瘧疾、活動性肺結核、單核細胞性白血病、淋巴瘤、急性感染恢復期等。②單核細胞減少：一般並無臨床的意義。

二、血液常規檢查的內容及其臨床的意義

1. 標本：EDTA-K2 抗凝靜脈血 1～2mL 或毛細管採血

(1) 紅血球的相關檢查：(a)Hb：指單位容積內血紅蛋白的含量。(b) 參考的範圍：成年男性：(120～160)g/L，成年女性：(110～150)g/L，新生嬰兒：(170～200)g/L。

(2) RBC：指單位容積（每升）血液內紅血球的數量：參考的範圍：成年男性：(4.0～5.5)×10^{12}/L，成年女性：(3.5～5.0)×10^{12}/L，新生嬰兒：(6.0～7.0)×10^{12}/L(b)。

(3) 臨床的意義：

① 增多：(a) 相對性增多：例如嘔吐、燒傷、大量出汗時導致血液濃縮。(b) 絕對增多：病理性增大多見於繼發性紅血球增多症，例如各種心肺疾病所導致的紅血球增加；真紅。

② 減少：(a) 生理性減少，例如妊娠、老年等。(b) 病理性減少見於各種貧血。

嗜酸性粒細胞

嗜酸性粒細胞增多（eoSinophilia）見於變態反應性疾病，例如支氣管哮喘、藥物過敏反應、蕁麻疹等；寄生蟲病如血吸蟲病、蛔蟲病等；皮膚病，例如濕疹、牛皮癬等；血液病，例如淋巴瘤、慢性粒細胞白血病等。

嗜酸性粒細胞減少（eoSinopenia）見於傷寒、副傷寒及長期使用腎上腺皮質激素之後。

嗜鹼性粒細胞

嗜鹼性粒細胞增多（baSophilia）：見於慢性粒細胞性白血病、嗜鹼性粒細胞白血病、骨髓纖維化等。還見於藥物、食物所導致的超過敏反應等。

嗜鹼性粒細胞減少（baSophilopenia）：並無臨床的意義。

淋巴細胞

淋巴細胞生理性增多：見於出生 1 周之後的嬰兒，可以持續到 6～7 歲，其淋巴細胞的百分數比成人高。

淋巴細胞病理性增多：見於病毒、結核、傳染性單核細胞增多症等感染性疾病及淋巴細胞性白血病、淋巴瘤、自身免疫性疾病、移植抗宿主反應或移植抗宿主病等。

淋巴細胞減少：見於放射病、先天性或獲得性免疫缺陷症候群、使用烷化劑及長期使用腎上腺皮質激素等。

單核細胞

單核細胞增多：單核細胞生理性增多，見於嬰幼兒及兒童。

病理性增多，見於瘧疾、活動性肺結核、單核細胞性白血病、淋巴瘤、急性感染恢復期等。

單核細胞減少：一般並無臨床上的意義。

紅血球的相關檢查：Hb

Hb	指單位容積內血紅蛋白的含量。
參考的範圍	成年男性：$(4.0\text{-}5.5)\times10^{12}/L$，成年女性：$(3.5\text{-}5.0)\times10^{12}/L$，新生嬰兒：$(6.0\text{-}7.0)\times10^{12}/L(b)$。

紅血球的相關檢查：RBC

參考的範圍	成年男性：$(4.0\text{-}5.5)\times10^{12}/L$，成年女性：$(3.5\text{-}5.0)\times10^{12}/L$，新生嬰兒：$(6.0\text{-}7.0)\times10^{12}/L(b)$。
臨床的意義	1. 增多：(1) 相對性增多：例如嘔吐、燒傷、大量出汗時導致血液濃縮。 (2) 絕對性增多：病理性增多大多見於繼發性紅血球增多症，例如各種心肺疾病所導致的紅血球增加；真紅。 2. 減少：(1) 生理性減少，例如妊娠、老年等。(2) 病理性減少見於各種貧血。

8-6 血液的一般性檢查（三）

二、血液常規檢查的內容及其臨床的意義（續）

(4) Hct（血球比容、血球比積、血球壓積）：①在單位體積血液中紅血球所占容積的比值②測定的方法：溫氏法（抗凝全血經過離心沉澱之後，所測得的紅血球占全血的容積百分比）、血液分析儀法（經過血液分析儀測定之後所計算的紅血球占全血的容積百分比）。其臨床的意義與 RBC 和 Hb 相同，與紅血球的大小與數量有關。計算 MCV、MCH、MCHC 有助於貧血的鑑別與分類。

(5) 紅血球的平均指數
　① 平均紅血球容積 MCV：係指全血中每個紅血球的平均體積，以飛升（fl）為單位。
　② 平均紅血球血紅蛋白量 MCH：係指每個紅血球內所含血紅蛋白的平均量，以皮克（pg）為單位。
　③ 平均紅血球血紅蛋白濃度 MCHC：係指每升紅血球中平均所含血紅蛋白濃度，以 g/L 表示。
　上述三個參數互相關聯，可以測定或計算得出。

(6) RDW（red blood cell volume distribution width）：
　紅血球體積（容積）分布寬度：RDW 由血液分析儀器測量之後獲得，是反映外圍血紅細胞體積異質性的參數。簡而言之，是反映紅血球大小不等的客觀指標。其對貧血的診斷具有重要的意義。

(7) 網織紅血球的計數（reticulocyte count）：①網織紅是未完全成熟的紅血球，是晚幼紅血球脫核後到完全成熟的紅血球之間的過渡型紅血球，其胞漿內殘有少量嗜鹼性物質（RNA），經過焦油蘭活體染色，嗜鹼性物質凝集顆粒，其顆粒又聯綴成線，而構成淺藍色或深藍色的網狀結構②網織紅細胞的增減既反映骨髓紅血球增生的情況，也會反映骨髓的造血功能，可以用於增生性與非增生性貧血的鑑別及治療監測。
　(a) 參考的範圍：Ret 百分數 (0.005～0.015)，Ret 絕對值 (24～84)×10^9/L。
　(b) 臨床的意義。
　　● Ret 增高：骨髓細胞增生活躍
　　　➢ 溶貧：高達 20%～40% 以上。
　　　➢ 巨幼貧、缺鐵貧：輕度升高，在有效治療之後會迅速增高。
　　　➢ 急性失血：5～10 天 Ret 升高相當明顯，在 2 週之後會恢復。
　　　➢ 慢性失血：Ret 持續增高。
　　● Ret 下降：造血機能減弱，主要見於再度障礙。
　　● 白血球的檢查：白血球計數（WBC）和白血球分類計數（DC）。
　　● 參考的範圍
　　● WBC：成人 (4～10)×10^9/L
　　　➢ DC：Ne　　50～70%
　　　　　　Ly　　20～40%
　　　　　　M　　 3～8%
　　　　　　Eo　　0.5～5%
　　　　　　Ba　　0～1%

貧血的細胞形態學分類

形態學分類	MCV (80～100 fl)	MCH (27～34pg)	MCHC (32%～36%)	病因
大細胞性貧血	> 100	> 34	32～36	葉酸及維生素 B_{12} 缺乏所引起的巨幼細胞貧血。
正常細胞性貧血	80～100	27～34	32～36	再生障礙性貧血，急性失血性貧血，溶血性貧血，骨髓病性貧血。
單純小細胞性貧血	< 80	< 27	32～36	慢性發炎症性貧血，腎性貧血。
小細胞低色素性貧血	< 80	< 27	< 32	缺鐵性貧血，鐵粒幼細胞性貧血，珠蛋白生成障礙性貧血，慢性失血性貧血。

MCV、RD W貧血形態學分類

RDW	MCV	常見貧血
正常	正常	失血性貧血，某些慢性疾病性貧血等。
增高	正常	早期缺鐵性貧血，鐵粒幼細胞貧血，血紅蛋白性貧血，骨髓纖維化。
正常	增高	再生障礙性貧血，骨髓增生異常症候群。
增高	增高	巨幼細胞貧血，冷凝集素症候群等。
正常	低	慢性疾病貧血，珠蛋白生成障礙性貧血。
增高	低	缺鐵性貧血，HbH 病。

網織紅血球的計數

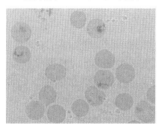

（為編著者群拍攝，擁有照片著作權）

8-7 血液的一般性檢查（四）

二、血液常規檢查的內容及其臨床的意義（續）

2.白血球分類計數的臨床意義

(1) Ne：①增多：例如急性感染或炎症、急性溶血、失血、粒細胞白血病等。②減少：感染性疾病如病毒感染及傷寒、血液系統疾病，例如再度障礙、物理化學因素，例如接受射線、脾功能亢進等。

(2) Ly：①增多：感染性疾病如病毒感染、腫瘤性疾病及移植排斥反應等。②減少：使用腎上腺皮質激素等。

(3) M：①增多：某些感染，例如瘧疾、結核等，血液病，例如單核細胞白血病等。②減少：並無重要的臨床意義。

(4) Eo：①增多：變態反應性疾病、寄生蟲病、皮膚病、某些惡性腫瘤及傳染病等。②減少：並無重要的臨床意義。

(5) Ba：①增多：見於慢性粒細胞白血病、骨髓纖維化、重金屬中毒等。②減少：並無臨床的意義。

3.血小板數量的檢查

(1) 參考的範圍：PLT：（100-300）×109/L

(2) 臨床的意義：(a)PLT 減少：造血功能障礙如再度障礙；血小板破壞過多，例如特發性血小板減少性紫癜；血小板消耗亢進，例如 DIC。(b)PLT 增多：骨髓增生性疾病；反應性會增多。

三、血球自動化分析及臨床應用

1.血細胞自動化分析原理：

(1) 三分類：電阻法原理（coulter 原理）

在 1950 年代初，庫爾特（Coulter）發明並申請了粒子計數技術的設計專利，其原理是由於電解質是導體，血球是不良導體，當血球通過小孔時，會引起一個瞬間的電阻變化，將電阻的變化量轉換成脈衝，脈衝的數量代表血球的數量，脈衝的大小反映血球的大小，血球類型根據細胞的大小來判定。此種方法稱為電阻抗法，也稱為庫爾特原理。

儀器在檢測時，有兩個帶有小孔的計數池同時在工作，一個稱為紅血球計數池，用來分析生理狀態下的紅血球和血小板，將 2～20fl 認定為 PLT，將 36～360fl 認定為 RBC（其中混有的白血球因為數量的比例十分微小而被忽略掉）；一個稱為白血球計數池，用來測定血紅蛋白及分析皺縮態的白血球。

(2) 分類的原理：①三分類：經過溶血劑處理之後的白血球可以根據體積大小初步確認其相應的細胞群：第一群是小細胞區（35～90fl），主要是淋巴細胞。第二群是中間細胞（MID）（90～160），包括單核細胞、嗜酸性粒細胞、嗜鹼性粒細胞、各階段幼稚細胞及白血病細胞。第三群是大細胞區（160～

450），主要是中性粒細胞（GRAN）。儀器根據各個次群占整體的比例計算出各個次群的百分率，如果與該標本的白血球總數相乘，即得到各類細胞的絕對值。

白血球分類計數的臨床意義

Ne	a. 增多：例如急性感染或炎症、急性溶血、失血、粒細胞白血病等。b. 減少：感染性疾病如病毒感染及傷寒、血液系統疾病，例如再度障礙、物理化學因素，例如接受射線、脾功能亢進等。
Ly	a. 增多：感染性疾病如病毒感染、腫瘤性疾病及移植排斥反應等。b. 減少：使用腎上腺皮質激素等。
M	a. 增多：某些感染，例如瘧疾、結核等，血液病，例如單核細胞白血病等。b. 減少：並無重要的臨床意義。
Eo	a. 增多：變態反應性疾病、寄生蟲病、皮膚病、某些惡性腫瘤及傳染病等。b. 減少：並無重要的臨床意義。
Ba	a. 增多：見於慢性粒細胞白血病、骨髓纖維化、重金屬中毒等。b. 減少：並無臨床的意義。

血小板數量的檢查

參考的範圍	PLT：(100-300)×10^9/L。
臨床的意義	1. PLT 減少：造血功能障礙如再度障礙；血小板破壞過多，例如特發性血小板減少性紫癜；血小板消耗亢進如 DIC。 2. PLT 增多：骨髓增生性疾病；反應性增多。

8-8 血液的一般性檢查（五）

三、血球自動化分析及臨床應用（續）

(2) 分類的原理（續）

可以看出，電阻法只是根據細胞體積的大小，將白血球分成幾個族群。在一個族群中，可能以某種細胞為主（例如小細胞區主要是淋巴細胞），但由於細胞體積之間的交叉，可能還有其他細胞的存在。習慣上稱之為「三分類」血細胞分析儀。

②五分類技術：為流式通道導向的三維分析技術，V 代表細胞體積分析，C 為高頻傳導，代表細胞特異性分析，測定細胞的內部結構及顆粒特性，S 代表細胞的雷射散射性分析，測定細胞表面的特性和內部顆粒的特性。

2. 細胞體積分布直方圖：可以顯示細胞群分布情況的圖形，橫坐標表示細胞體積，縱坐標表示細胞的相對數量。

(1) 白血球分布直方圖（三分類）：

在做白血球的計數時，細胞根據經由溶血劑處理之後的白血球體積大小，得到白血球體積分布直方圖。反之從圖形的變化可以估計被測血液中細胞族群的變化。這種變化細胞圖形並無特異性。例如中間細胞群會包括大淋巴細胞、原始細胞、幼稚細胞、嗜酸性粒細胞、嗜鹼性粒細胞，其中任何一類細胞的增多，均會使直方圖產生相類似的變化，只是顯示檢查者粗略者判斷細胞比例變化或有無明顯的異常細胞出現，進而在顯微鏡檢查中注意這些變化或在正常人體檢之中，篩選是否需要進一步作血塗片檢查。

(2) 紅血球分布的直方圖：

① 正常人紅血球分布直方圖呈現對數常態分配，即高斯分配。

② 與紅血球直方圖相關的有兩個參數，即 MCV 和 RDW，MCV 代表紅血球平均體積，與紅血球峰在 X 軸上的位置有關，RDW 反映紅血球體積大小的變異性，變異性較大，波峰的基底會增寬，反之，基底會變窄。

與白血球直方圖的意義並不相同，某些貧血紅血球體積的直方圖，各有其特點，此種圖形變化再整合其他的參數來做分析，對鑑別診斷頗有價值。在分析時，要注意觀察圖形的位置，峰底的寬度、峰頂的形態及有無雙峰的出現。

(3) 血小板分布的直方圖：

① 正常血小板分布直方圖呈現對數常態分配。

② 大小為 2～20fl。

③ 當被測標本中小細胞增多或出現細胞碎片或血小板凝聚時，會影響實驗的結果，血小板體積直方圖均會反映這些變化。因此在發出血小板報告之前，首先要觀察其圖形是否正常。

不同類型貧血紅細胞體積分布直方圖

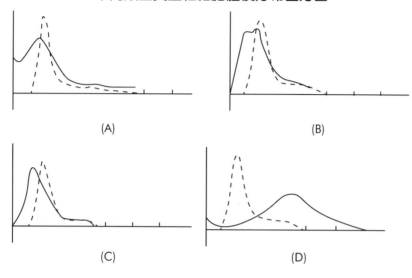

(A)　　　　　　　　　　　　　(B)

(C)　　　　　　　　　　　　　(D)

紅血球分布的直方圖

正常人紅血球分布直方圖呈現對數常態分配，即為高斯分配。

與紅血球直方圖相關的有兩個參數，即 MCV 和 RDW，MCV 代表紅血球平均體積，與紅血球峰在 X 軸上的位置有關，RDW 反映紅血球體積大小的變異性，變異性較大，波峰的基底會增寬，反之，基底會變窄。

血小板分布的直方圖

正常血小板分布直方圖呈現對數常態分配。

大小為 2～20fl。

當被測標本中小細胞增多或出現細胞碎片或血小板凝聚時，會影響實驗的結果，血小板體積直方圖均會反映這些變化。因此在發出血小板報告之前，首先要觀察其圖形是否正常。

8-9 骨髓細胞學檢查（一）

一、骨檢的臨床應用

骨檢的臨床應用包含適應症、禁忌症與臨床的功能。

1. 骨檢的適應症
   (1) 鑑別診斷不明原因的肝、脾、淋巴結腫大，發燒、黃疸、骨痛、骨質破壞、血沉明顯增加等。
   (2) 不明原因外圍血球計數或分類異常。
   (3) 其他：診斷感染性疾病、診斷惡性疾病骨髓轉移、診斷類脂質疾病及化療和放療的監測等。

2. 骨檢的禁忌症
   (1) 嚴重出血的疾病（例如血友病病人）禁用。
   (2) 晚期妊娠的孕婦慎用

3. 骨檢的臨床功能
   (1) 疾病診斷：肯定性診斷、提示性診斷、符合性診斷、懷疑性診斷、形態學描述與稀釋骨髓象。
   (2) 觀察療效：緩解、改善、退步、復發。

二、血液細胞的生成、發育規律及形態特色

血液細胞的生成、發育規律及形態特色分為血球的生成、血球的發育規律與各系血球的形態特色。

三、骨髓穿刺術的注意事項

1. 抽吸的骨髓液一般 < 0.2ml，取有黃色小粒的骨髓液塗片，骨髓塗片的製備要好、要快，塗片上要註明患者的姓名。骨髓塗片製作較佳的特色為厚薄均勻，頭體尾分明，兩邊留有空隙，尾巴呈現鋸齒狀，頭部要留有大約 2cm 的空間。

2. 初診病人治療之前的骨穿，初診病人一定要送檢血片，而某些病人可以乾抽，骨髓申請單填寫要標準化與正確。

四、骨髓細胞的增生程度

骨髓細胞的增生程度為有核細胞數 / 1 個高倍鏡視野，其中 > 100 為增生極度活躍，50-100 為增生明顯活躍，20～50 為增生活躍，5～10 為增生減低，< 5 為增生極度減低。

1. 結果的計算：(1) 各系、各期有核細胞的百分比 (2) 粒紅的比值：所有粒細胞百分比總和 / 所有有核紅細胞百分比總和

2. 正常的骨髓象 (1)：(1) 增生程度：增生活躍 (2) 粒紅的比值：2～4：1(3) 粒系：0.40～0.60，以中性中幼粒以下為主 (4) 紅系：0.20，以中晚幼紅小血球為主。

3. 正常的骨髓象 (2)：淋系：0.20，為成熟淋巴細胞，單核系：< 0.04，為成熟單

核細胞，漿細胞：＜ 0.02，爲成熟漿細胞，巨系：7〜35 個 / 片，以顆粒型和產血小板型巨核細胞爲主，會見到少量的內皮細胞、網狀細胞等骨髓特有的細胞。

4. 細胞化學的染色

(1) 血細胞化學染色的定義：是一種以細胞形態學爲基礎，根據化學反應的原理，將骨髓塗片按照固定的程序來染色，然後在顯微鏡下觀察細胞化學成分及其變化的一項檢查方法。爲血球化學染色的功能輔助性疾病的診斷和細胞系列的判斷不同的細胞系列，其所含的化學物質各有不同，血球在病理的情況下，其化學物質成分及含量會發生改變。

血球的生成

成熟 C →原始 C →幼稚 C、早幼、中幼、晚幼
粒 C 系列：原粒→早幼粒→中幼粒→晚幼粒→粒 C
紅 C 系列：原紅→早幼紅→中幼紅→晚幼紅→紅 C
單核 C 系列：原單→幼單→單核 C
巨核 C 系列：原巨→幼巨→成熟巨核 C
淋巴 C 系列：原淋→幼淋→淋巴 C 原漿→幼漿→漿 C

血球的發育規律

胞體大小	大→小
胞核大小	胞核大小：大→小 核仁：有→無 染色質：細緻→粗 核形：圓形→橢圓形→腎形→桿狀→分葉
胞漿量	胞漿量：少→多 嗜鹼性：強→弱、消失 顆粒：無→有

粒細胞系列

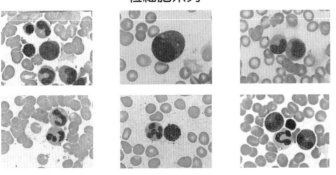

原粒→早幼粒→中幼粒→晚幼粒→桿狀核粒→分葉核粒

（爲編著者群拍攝，擁有照片著作權）

8-10 骨髓細胞學檢查（二）

(2) 過氧化物酶染色（POX）：輔助性鑑別急性白血病細胞類型分爲急粒：陽性反應、陰性反應、急單：陰性、弱陽性反應與急淋：陰性反應。

(3) 酯酶染色

輔助性鑑別急性白血病細胞的類型：

① 特異性酯酶（SE）：急粒呈現陽性反應。

② 非特異性酯酶（NSE）：急單呈現陽性反應或強陽性反應，加上 NaF 會抑制急淋、急粒呈現陰性或陽性反應，加上 NaF 不會抑制。

(4) 中性粒細胞鹼性磷酸酶染色（NAP）

報告的型式爲陽性率及積分：

① 增加：細菌性感染、類白血病反應、急淋、再度障礙。

② 減少：慢粒（活性明顯地減低）、急粒、夜間陣發性睡眠性血紅蛋白尿。

(5) 鐵的染色

骨髓鐵分爲細胞外鐵、內鐵，骨髓鐵減少爲缺鐵性貧血，骨髓鐵增加爲鐵粒幼紅細胞性貧血。

5. 常見血液學疾病的特徵

常見血液學疾病的特徵包含缺鐵性貧血、再生障礙性貧血、溶血性貧血、白血病與特發性血小板減少性紫癜。

(1) 缺鐵性貧血（IDA）

缺鐵性貧血爲由於儲存鐵缺乏使 Hb 減少所引起的貧血，其臨床表現爲貧血，血象特點爲小細胞低色素性貧血（ MCV、MCHC、MCH 均會下降），骨髓的特點爲幼紅細胞呈現幼漿老核的改變，鐵的代謝爲骨髓鐵、血清鐵、鐵蛋白均會下降。

(2) 再生障礙性貧血（AA）

多種的原因會導致骨髓造血組織明顯減少的疾病，其臨床表現爲貧血、出血、感染，血象爲 Hb 會下降、白血球會下降與血小板會下降（三系皆爲下降），骨髓象爲造血細胞會下降與非造血細胞會上升，骨髓活體檢查爲造血組織會下降，脂肪組織會上升。

(3) 白血病

白血病是造血系統的常見惡性腫瘤，俗稱爲血癌，臨床爲貧血、感染、出血和侵潤四大症狀，血象爲白血球數目增多或減少，個別部份相當正常。骨髓象爲白血病細胞明顯或極度增生。

① 白血病的分類：根據發病及病程：

(a) 急性白血病：發病較急、病程較短，自然病程＜ 6 個月，骨髓及外圍血液之中以原始及幼稚細胞增生爲主。

(b) 慢性白血病：發病緩慢，病程較長，自然病程＞ 1 年，骨髓及外圍血液之中以成熟、較成熟的細胞增生爲主。

② 常見白血病的分類法：
　　(a) 急性白血病：急淋（ALL1、ALL2、ALL3）與急非淋（M1 至 M7）。
　　(b) 慢性白血病：慢粒（CML）、慢淋（CLL）。
6.特發性血小板減少性紫癜
　　特發性血小板減少性紫癜是一種常見的自身免疫性疾病，其臨床表現為皮膚、黏膜出血，血像為血小板會下降，骨髓象為：巨系明顯增生伴隨著成熟障礙，其他的檢查為血小板壽命會下降，血小板相關抗體或補體會上升。

過氧化物酶染色（POX）

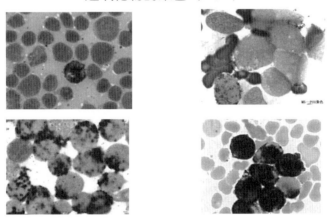

（為編著者群拍攝，擁有照片著作權）

輔助性鑒別急性白血病細胞

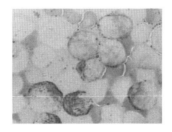

（為編著者群拍攝，擁有照片著作權）

M5

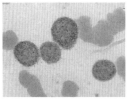
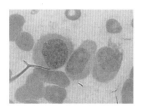
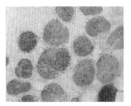
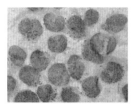

（為編著者群拍攝，擁有照片著作權）

中性粒細胞鹼性磷酸酶染色（NAP）

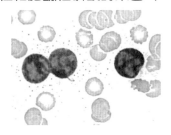

（為編著者群拍攝，擁有照片著作權）

骨髓外鐵染色

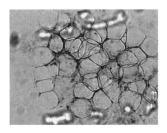

（為編著者群拍攝，擁有照片著作權）

細胞內鐵染色

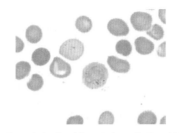

（爲編著者群拍攝，擁有照片著作權）

缺鐵性貧血（IDA）

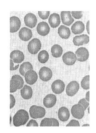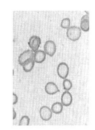

（爲編著者群拍攝，擁有照片著作權）

再生障礙性貧血（AA）

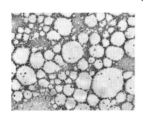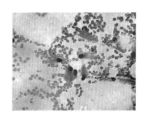

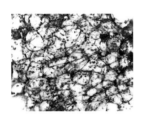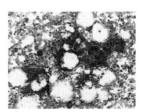

（爲編著者群拍攝，擁有照片著作權）

三種常見原始細胞形態的特色

	原淋	原粒	原單
胞體的大小	小	中	大
胞漿量	少	中	多
漿色	淡藍	淡藍	灰藍
核形	規則	規則	不規則
染色質	較粗	細緻	纖細
核仁	較小與較少	小、多清	大、少清
Auer 小體	無	可有	可有

三種常見原始細胞形態的特色

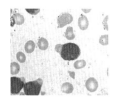 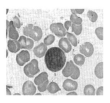 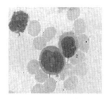

（為編著者群拍攝，擁有照片著作權）

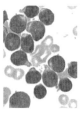 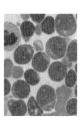 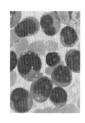

急淋 　　　 急粒 　　　 急單

（為編著者群拍攝，擁有照片著作權）

棒狀小體（Auer 小體）

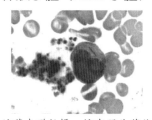

（為編著者群拍攝，擁有照片著作權）

柴捆細胞

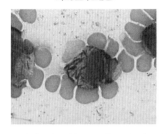

（爲編著者群拍攝，擁有照片著作權）

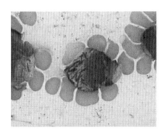

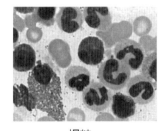
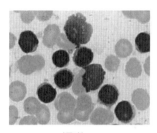

慢粒　　　　　　　　　　　　　　　　慢淋

（爲編著者群拍攝，擁有照片著作權）

原發性血小板減少性紫癜骨髓象

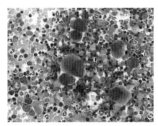

（爲編著者群拍攝，擁有照片著作權）

8-11 出血、血栓與止血檢測（一）

在生理的條件下，人體內存在著止血和凝血系統與抗凝血和纖維蛋白溶解（纖溶）系統，相互制約，但處於動態平衡的狀態，以維持血管內的血液不斷循環流動，因此即使血管局部有輕微損傷，既不會出血不止，也不會因為局部止血而發生廣泛血栓或栓塞，在病理的情況下，無論哪一個系統的功能發生異常，都可能會導致出血或血栓形成。

一、基礎理論（止血、凝血和纖溶機制）

（一）止血的機制：身體的正常止血，主要依賴於完整的血管壁結構和功能，有效的血小板品質和數量，正常的血漿凝血因子活性及健全的神經體液調節。

（二）凝血的機制：血液由液體狀態變為凝膠狀態稱為血液凝固，此一過程分為三條途徑兩個系統。

凝血機制（瀑布學說）：認為血液凝固是一系列凝血因子的酶促反應過程，每個凝血因子都被其前面因子或其他有關因素所啟動，最後生成纖維蛋白。分為三條途徑兩個系統。

（三）抗凝系統：抗凝系統為細胞抗凝作用、體液抗凝作用、AT-Ⅲ（體內最主要的生理抗凝活性物質）與蛋白 C 和蛋白 S 系統。

二、血栓與止血檢測

身體的止血與凝血過程牽涉到多個系統的多個部位，因此相關的檢測項目也極其複雜。其中最基本也是最重要的檢測是一些篩檢實驗。運用篩檢實驗，可以大致明確止、凝血障礙的相關部位，在篩檢實驗的基礎之上再篩選確診實驗。

（一）血管壁和血小板功能檢測

1.毛細管脆性實驗（毛細管抵抗力實驗、束臂實驗，CRT）

(1) 原理：毛細管脆性實驗是在上臂給靜脈及毛細血管外加「標準壓力」、增加血管負荷，觀察前臂一定範圍內皮膚出血點數量的方法。因為毛細管壁的完整性有賴於毛細管的結構、功能和血小板質和量的正常，也與血漿 vWF 等有關。當這些因素有缺陷時，毛細管的完整性就會受到破壞。本實驗主要反映毛細管結構和功能，也與血小板的品質和數量有關。

(2) 參考值：陽性反應（男性＞ 5 個出血點；女性＞ 10 個出血點）。

(3) 臨床的意義：①病理性 CRT 陽性反應見於：(a) 毛細管壁有缺陷的疾病：例如遺傳性出血性毛細管擴張症，本實驗比較有價值，還有壞血病、過敏性紫癜、老年性紫癜等；(b) 血小板有缺陷的疾病：原發性血小板減少性紫癜（ITP）、血小板無力症等；(c) 血管性血友病（von willebrand disease, VWD）②少數正常人 CRT 會呈現陽性反應，尤其是婦女。因此 CRT 臨床價值不大。

2.出血時間的測定

(1) 原理：在刺破皮膚毛細管之後，從血液自然流出到自然停止所需的時間，稱為出血時間測定（bleeding time，BT）。BT 測定受到血小板的數量和品質、毛細管結構和功能以及血小板與毛細管之間相互作用的影響，而受到血漿凝血因子含量及活性作用影響較小。

(2) 方法：傳統的方法有 Duke 法（已棄用）和 IVY 法，目前推薦使用標準化出血時間測定器法。

止血機制示意簡圖

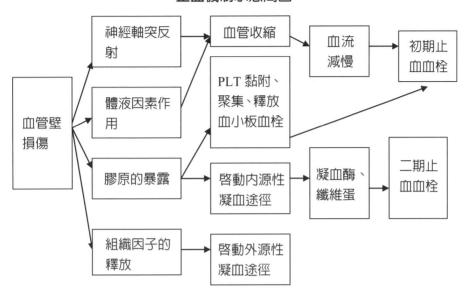

基礎理論（止血、凝血和纖溶機制）

止血的機制	身體的正常止血，主要依賴於完整的血管壁結構和功能，有效的血小板品質和數量，正常的血漿凝血因子活性及健全的神經體液調節。
凝血的機制	血液由液體狀態變為凝膠狀態稱為血液凝固，此一過程分為三條途徑兩個系統。
抗凝系統	抗凝系統為細胞抗凝作用、體液抗凝作用、AT-Ⅲ（體內最主要的生理抗凝活性物質）與蛋白 C 和蛋白 S 系統。

原理	毛細管脆性實驗是在上臂給靜脈及毛細血管外加「標準壓力」、增加血管負荷，觀察前臂一定範圍內皮膚出血點數量的方法。
參考值	陽性反應（男性 > 5 個出血點；女性 > 10 個出血點）。
臨床的意義	1. 病理性 CRT 陽性反應見於：(1) 毛細管壁有缺陷的疾病：例如遺傳性出血性毛細管擴張症，本實驗較有價值，還有壞血病、過敏性紫癜、老年性紫癜等；(2) 血小板有缺陷的疾病：原發性血小板減少性紫癜（ITP）、血小板無力症等；(3) 血管性血友病（von willebrand disease, VWD）。 2. 少數正常人 CRT 會呈現陽性反應，尤其是婦女。因此 CRT 的臨床價值不大。

8-12 出血、血栓與止血檢測（二）

（一）血管壁和血小板功能檢測（續）

(3) 臨床的意義：BT 延長見於：①血小板數量異常：原發性血小板減少性紫癜、血栓性血小板減少性紫癜等。②血小板功能缺陷：先天性血小板病，例如血小板無力症；獲得性血小板病，例如藥物所引起的血小板病等。③血管性血友病（VWD）。④血管壁及結構異常如遺傳性出血性毛細管擴張症等。⑤藥物干擾：例如服用阿司匹靈、潘生丁等。

3.血小板功能檢測：黏附、聚集實驗

臨床的意義：PLT 黏附、聚集功能降低常見於 PLT 無力症、VWD、骨髓增生性疾病等。升高常見於一些高凝狀態的疾病：例如心梗、腦梗、靜脈血栓形成等。

三、凝血功能檢查

1.活化部分凝血活酶時間測定：APTT）－內源凝血系統的篩選實驗

(1) 原理：在抗凝血漿中，加入足量的活化接觸因子啟動劑和部分凝血活酶（代替血小板的磷脂），再加入適量的鈣離子即可以滿足內源性凝血的全部條件。從加入鈣離子到血漿凝固所需要的時間即稱爲活化部分凝血活酶時間（activated partial thromboplastin time, APTT）。APTT 的長短反映了血漿中內源凝血系統凝血因子及共同途徑中凝血酶原、纖維蛋白原和因子 V、X 的水準。本實驗是目前最常用的敏感的檢查內源凝血系統是否正常的篩選實驗。

(2) 參考值：32～43 秒，超過正常對照 10 秒以上即爲異常。

(3) 臨床的意義：① APTT 延長：APTT 是內源凝血因子缺乏最可靠的篩選實驗，主要用於發現輕型的血友病。雖然可以檢查出因子Ⅷ：C 水準低於 25%A 型血友病，但對於次臨床型血友病（因子Ⅷ大於 25%）和血友病攜帶者敏感性欠佳。結果延長也見於因子Ⅸ（B 型血友病）、XI 和 XII 缺乏症；當共同途徑的凝血酶原、纖維蛋白原及因子 V、X 缺乏時也可以延長，但是敏感性略差；血中的抗凝物，例如凝血因子抑制物或肝素水準增高時；其他尚有肝病、DIC、大量輸入庫存血等。② APTT 縮短：見於 DIC，血栓前狀態及血栓性疾病等。③肝素治療監護：由於 APTT 對肝素的高敏感性，目前廣泛使用在普通肝素抗凝治療監護中。一般在肝素治療期間，APTT 維持在正常對照的 1.5～2.5 倍爲宜。對於低分子量肝素，APTT 不敏感。

2.血漿凝血酶原時間測定（PT）：外源凝血系統的篩選實驗

(1) 原理：在抗凝血漿中，加入足夠量的組織凝血活酶（組織因數，TF）和適量的鈣離子，即可以滿足外源凝血的全部條件。從加入鈣離子到血漿凝固所需要的時間即稱爲血漿凝血酶原時間。PT 的長短反映了血漿中凝血酶原（因子Ⅱ）、纖維蛋白原和因子 V、Ⅶ、X 的水準。

(2) 參考值：①凝血酶原時間：11～13 秒，超過正常對照 3 秒以上爲異常。②凝血酶原比值（PTR）：即被檢血漿的凝血酶原時間／正常血漿的凝血酶原時間比值。③國際標準化比值（INR）：即 PTRISI，ISI 爲國際敏感度指數。

出血時間的測定

原理	在刺破皮膚毛細管之後，從血液自然流出到自然停止所需的時間，稱爲出血時間測定（bleeding time，BT）。BT 測定受到血小板的數量和品質、毛細管結構和功能以及血小板與毛細管之間相互作用的影響，而受到血漿凝血因子含量及活性作用影響較小。
方法	傳統的方法有 Duke 法（已棄用）和 IVY 法，目前推薦使用標準化出血時間測定器法。
臨床的意義	BT 延長見於：(1) 血小板數量異常：原發性血小板減少性紫癜、血栓性血小板減少性紫癜等。(2) 血小板功能缺陷：先天性血小板病，例如血小板無力症；獲得性血小板病，例如藥物所引起的血小板病等。(3) 血管性血友病（VWD）。(4) 血管壁及結構異常如遺傳性出血性毛細管擴張症等。(5)藥物干擾：例如服用阿司匹靈、潘生丁等。

血小板功能檢測（黏附、聚集實驗）的臨床意義

PLT 黏附、聚集功能降低常見於 PLT 無力症、VWD、骨髓增生性疾病等。升高常見於一些高凝狀態的疾病：例如心梗、腦梗、靜脈血栓形成等。

血漿凝血酶原時間測定（PT）：外源凝血系統的篩選實驗

原理	在抗凝血漿中，加入足夠量的組織凝血活酶（組織因數，TF）和適量的鈣離子，即可以滿足外源凝血的全部條件。從加入鈣離子到血漿凝固所需要的時間即稱爲血漿凝血酶原時間。PT 的長短反映了血漿中凝血酶原（因子 II）、纖維蛋白原和因子 V、VII、X 的水準。
參考值	1. 凝血酶原時間：11～13 秒，超過正常對照 3 秒以上為異常。 2. 凝血酶原比值（PTR）：即被檢血漿的凝血酶原時間／正常血漿的凝血酶原時間比值。 3. 國際標準化比值（INR）：即 PTRISI，ISI 為國際敏感度指數。

8-13 出血、血栓與止血檢測（三）

三、凝血功能檢查（續）

(3) 引入 INR 的原因：組織凝血活酶試劑品質是影響 PT 測定準確性最重要的因素之一。組織凝血活酶的不同來源，不同製備方法，使得各個實驗室之間及每批試劑之間 PT 測定的結果差異較大，可比性較差，特別影響對口服抗凝劑患者治療效果的判斷。因此引入 ISI 及 INR 的概念，ISI 為所用凝血活酶試劑利用標準品的凝血活酶做校正而得出的，致使每個實驗室及每批試劑所測的 INR 具有可比性。WHO 等規定口服抗凝劑的患者必須使用 INR 作為 PT 結果報告的格式，並用以為抗凝治療監護的指標。

(4) 臨床的意義

① PT 延長：(a) 先天性因子 II、V、VII、X 減少及纖維蛋白原的缺乏（低或無纖維蛋白血症）；(b) 獲得性凝血因子缺乏，例如 DIC、原發性纖溶亢進症、維生素 K 缺乏、嚴重肝病等。

② PT 縮短常見於血液高凝狀態：DIC 早期、心梗、腦梗、靜脈血栓形成、口服避孕藥等。

③ 口服抗凝藥的監護：在臨床上對口服抗凝劑雙香刀豆素（華法令）的病人常用 INR 為 2～4 時為抗凝治療的合適範圍（國內一般維持在 INR2-3）。國內法令的抗凝機理主要在於拮抗 vitK，使得依照 K 因子活性的下降而影響 PT，對 APTT 影響較小。

四、纖溶功能檢查

1.血漿硫酸魚精蛋白副凝固實驗（3P 實驗）

(1) 原理：纖維蛋白原在凝血酶作用下釋放出 A 肽和 B 肽後轉變成纖維蛋白單體（FM），FM 具有自行聚合呈現肉眼可見的纖維絮狀或膠凍狀的特性。若發生繼發纖溶時，則存在纖維蛋白降解產物，可以與 FM 形成可溶性合成物，而硫酸魚精蛋白具有分離此種合成物的能力，使得 FM 游離出來，形成肉眼可見的纖維狀物，稱為 3P 實驗陽性反應。

(2) 臨床的意義：3P 實驗陽性反應主要說明體內凝血酶的生成，並已啟動了纖溶系統。因此在 DIC 陽性反應是相當明顯的，同樣，在創傷、大手術之後、上消出血等的病人陽性反應是可能的。而原發性纖溶症、DIC 晚期及正常人則呈現 3P 陰性反應。

2.FDP 與 D- 二聚體測定

(1) FDP 是纖維蛋白原（Fbg）和纖維蛋白（Fb）被纖溶酶降解產物的總稱。D- 二聚體是交聯的纖維蛋白在纖溶酶降解下產生的 FDP 的一個成分，是目前認為 DIC 實驗診斷中一個特異性較強的指標。

(2) 臨床的意義：體內總 FDP 升高是體內纖溶亢進的指標，但是並不能鑑別原發和繼發纖溶。而 D- 二聚體是繼發纖溶的指標。

五、檢測項目的適度選擇和應用

1. 篩選實驗的選擇：一期止血缺陷（血小板計數（PLT）、出血時間（BT））、二期止血缺陷（APTT、PT）與纖維蛋白溶解綜合症（纖溶亢進）（FDP、D- 二聚體）。

血漿凝血酶原時間測定（PT）：外源凝血系統的篩選實驗

PT延長	a. 先天性因子 II、V、VII、X 減少及纖維蛋白原的缺乏（低或無纖維蛋白血症）；b. 獲得性凝血因子缺乏，例如 DIC、原發性纖溶亢進症、維生素 K 缺乏、嚴重肝病等。
PT縮短常見於血液高凝狀態	DIC 早期、心梗、腦梗、靜脈血栓形成、口服避孕藥等。
口服抗凝藥的監護	在臨床上對口服抗凝劑雙香刀豆素（華法令）的病人常用 INR 為 2～4 時為抗凝治療的合適範圍（國內一般維持在 INR2-3）。國內法令的抗凝機制主要在於拮抗 vitK，使得依照 K 因子活性的下降而影響 PT，對 APTT 影響較小。

血漿硫酸魚精蛋白副凝固實驗（3P 實驗）

原理	纖維蛋白原在凝血酶作用下釋放出 A 肽和 B 肽後轉變成纖維蛋白單體（FM），FM 具有自行聚合呈現肉眼可見的纖維絮狀或膠凍狀的特性。若發生繼發纖溶時，存在纖維蛋白降解產物，可以與 FM 形成可溶性合成物，而硫酸魚精蛋白具有分離此種合成物的能力，使得 FM 游離出來，形成肉眼可見的纖維狀物，稱為 3P 實驗陽性反應。
臨床的意義	3P 實驗陽性反應主要說明體內凝血酶的生成，並已啟動了纖溶系統。因此在 DIC 陽性反應是相當明顯的，同樣，在創傷、大手術之後、上消出血等的病人陽性反應是可能的。而原發性纖溶症、DIC 晚期及正常人則呈現 3P 陰性反應。

檢測項目的適度選擇和應用：篩選實驗的選擇

一期止血缺陷（血小板計數（PLT）、出血時間（BT））、二期止血缺陷（APTT、PT）與纖維蛋白溶解綜合症（纖溶亢進）（FDP、D- 二聚體）。

8-14 尿液檢驗（Urine examination）（一）

尿液是血液經過腎小球濾過、腎小管和集合管重吸收和排泌所產生的終端代謝產物。尿液的成分和性狀不僅反應身體的代謝情況，而且反映身體各個系統的功能狀態。因此，尿液檢查對多種疾病的診斷和病情的觀察都有重要的意義。

一、尿標本的採集

正確的收集、留取、保存尿標本和準確記錄尿量，對保症檢驗結果的可靠性十分重要。因此在採集尿標本的過程中，要注意下列幾個方面：

（一）容器

因為各種非標本物質會干擾測定的結果，因此要使用一次性專用的有蓋塑膠容器；例如使用其他的容器，需要在洗淨、晾乾之後才能使用。

（二）避免汙染

不可混有糞便，男性病人避免混入前列腺液和精液，女性病人避免混入經血或陰道分泌物。

（三）時間

從標本收集到檢驗完成所間隔的時間，夏天不要超過 1 小時，冬天不要超過 2 小時，以免細菌汙染和原有的各種成分改變。

（四）標本種類

1. 晨尿：為早晨第一次尿，因為尿液在膀胱留 8 小時以上，各種成分濃縮，可以獲得較多的資訊，例如蛋白、細胞和管型等。
2. 隨機尿：病人任何時間內自然排泄的尿液標本，此類標本最適合門診、急診病人。在餐後兩小時留尿，對病理性糖尿、蛋白質檢測較為敏感。
3. 定時尿：適用於一日之內尿液成分波動較大、使用隨意尿標本難以確定其參考值範圍的多種化學物質的檢測。12 小時尿要求在前一天晚上 8 時排盡餘尿之後，開始收集直至第二天早晨 8 時之內的全部尿液，主要用於尿中有形成分的數目。24 小時尿標本的採集方法與 12 小時尿相同，主要用於蛋白、糖等化學物質的檢驗。
4. 尿培養：使用 0.1% 的新潔爾來滅消毒外陰和尿道口，收集中段尿於清潔、無菌容器中，主要用於細菌培養和藥物敏感實驗。
5. 標本保存：尿標本若不能及時檢查，需要作適當的保存（因為各種物質容易遭受微生物等的孳生破壞）。常用方法有冷藏法和化學法。冷藏以 4℃為佳，避免結冰；化學法可以篩選甲苯、甲醛、濃鹽酸等防腐劑。

二、尿常規檢查

（一）一般性狀檢查

1. 尿量（Urine volume）：(1) 標本的採集方法：收集 24 小時尿量測定容積，並要加入防腐劑。(2) 參考值：成人為 1000～2000ml/24h。(3) 臨床的意義：①多尿：尿量＞ 2500ml/24h 稱為多尿。見於：(a) 暫時性多尿，見於飲水過多、使用

利尿劑、輸液過多等；(b) 病理性多尿，見於尿崩症、糖尿病、慢性腎小球腎炎及慢性腎盂腎炎後期等。②少尿：尿量＜ 400ml/24h 或＜ 17ml/h 稱爲少尿，＜ 100ml/24h 稱爲無尿。見於：(a) 各種原因所導致的休克、嚴重脫水、心衰等；(b) 各種腎實質性病變，例如急性腎小球腎炎、慢性腎衰竭等；(c) 各種原因所導致的尿道梗塞。

臨床的應用

1. 泌尿系疾病診斷及療效。

2. 其他系統疾病的診斷。

3. 安全用藥的監測。

尿液標本的收集、保存與處理

收集尿液標本的注意事項	容器：要清潔乾燥，最好是一次性使用的紙製或薄型塑膠容器。避免汙染：女性要避免陰道分泌物或月經血混入尿內，男性則要避免前列腺液或精液混入。時間：尿液標本收集後要立即送檢。
尿液標本的收集方法	首次晨尿、隨機尿、餐後尿、定時尿（24 小時尿，添加防腐劑）、清潔中段尿（培養用）。

尿液檢測的內容

一般性狀的檢查	尿量、外觀、比重、氣味、酸鹼反應。
化學檢測	蛋白質 PRO、酮體 KET、葡萄糖 GLU、膽紅素 BIL、尿膽原 URO、亞硝酸鹽 NIT、隱血 BLD。
顯微鏡檢測	1. 細胞成分：紅血球，白血球，上皮細胞。 2. 管型：(1) 尿蛋白的存在構成管型基質；(2) 腎小管有使尿液濃縮酸化功能；(3) 具有可供交替使用的腎單位。 3. 結晶。

尿量

1. 1000-2000ml/24h 為正常。

2. ＞ 2500ml/24h 為多尿。

3. 100-400ml/24h 為少尿無尿。

8-15 尿液檢驗（Urine examination）（二）

（一）一般性狀檢查（續）

2. 尿液外觀：(1) 標本採集的方法：新鮮晨尿或隨時尿，立即送檢。(2) 參考值：正常尿液為淡黃色至深黃色透明液體，顏色的深淺受某些食物、藥物和尿量等的影響。(3) 臨床的意義：①血尿：尿中含有一量化的紅血球，稱為血尿。每升尿中含血量超過 1 ml，尿液外觀呈淡紅色、紅色、洗肉水狀或混有血凝塊，稱為肉眼血尿。若尿液外觀變化並不明顯，在離心沉澱之後，鏡檢每高倍視野紅血球平均大於 3 個，稱為鏡下血尿。見於急性腎小球腎炎、腎結核、腎和尿道結石、腎腫瘤、泌尿系統感染以及出血性疾病等。②血紅蛋白尿及肌紅蛋白尿：濃茶色或醬油色，由於血紅蛋白和肌紅蛋白出現於尿中所致。見於血型不合的輸血反應、陣發性睡眠性血紅蛋白尿、進食卟啉類食物色素等。正常人劇烈運動後也可偶見肌紅蛋白尿。③膽紅素尿：尿液中含有大量的整合膽紅素，尿液呈現深黃色改變，在振盪之後出現泡沫也會呈現黃色，見於阻塞性黃疸及肝細胞性黃疸。在尿液濃縮、服用　喃唑酮、維生素 B、大黃等藥物之後尿色也會呈現黃色，但是尿泡沫不黃，膽紅素定性實驗呈現陰性反應。④菌尿或膿尿：新鮮尿液呈現雲霧狀混濁。見於泌尿系統感染，例如腎盂腎炎、膀胱炎、尿道炎等。⑤乳糜尿：尿液呈現乳白色混濁，見於絲蟲病。

3. 氣味
   (1) 標本採集方法：新鮮晨尿或隨時尿，立即送檢。
   (2) 參考值：正常尿液因為含有揮發性的酸性物質而呈現芳香氣味。在久置之後會有氨臭味。
   (3) 臨床的意義：新鮮尿即有氨臭味見於膀胱炎或尿瀦留。糖尿病酮症酸中毒會有爛蘋果味。有機磷中毒者，尿帶蒜臭味。進食蔥、蒜等含有特殊氣味的食品過多時，尿液也會出現相應的特殊氣味。

4. 酸鹼反應：一般採用廣泛 pH 值試紙來測定，在精確測定時，改用 pH 值計來測定，通常用 pH 值來表示測定的結果。
   (1) 標本採集方法：在普通的飲食情況下，留取新鮮晨尿 100mL，立即送檢。
       參考值：正常尿液 pH 值大多在 6.0～6.5。波動在 4.5～8.0 之間。
   (2) 臨床的意義：正常尿液酸鹼度受到飲食的影響，肉食為主者尿偏酸性，素食者尿液偏鹼性。因此，在排除干擾因素之後出現的 pH 過高或過低才稱為尿液酸鹼度異常。①尿酸度增高：見於酸中毒、糖尿病、發高燒、痛風或口服氯化銨、維生素 C 等酸性藥物。低鉀性代謝性鹼中毒時，排酸性尿為其特徵之一。②尿鹼度增高：見於鹼中毒、膀胱炎、腎小管性酸中毒及服用利尿劑等。

5. 尿液的比重：尿比重是指在 4℃時，與體積尿與純水的重量比相同。目前尿比重測定大多使用尿試紙條來做篩檢，其他方法有比重計法、折射儀法等。

(1) 標本採集的方法：晨尿 100mL。
(2) 參考值：1.015～1.025 之間。晨尿最高，一般大於 1.020，嬰幼兒尿比重偏低。
(3) 臨床意義
　　① 尿比重增高：血容量不足導致的腎前性少尿、糖尿病、急性腎小球腎炎、脫水、發高燒等。
　　② 尿比重降低：見於慢性腎功能衰竭、尿崩症、慢性腎小球腎炎、大量飲水等。

外觀

正常	淡黃至深黃色透明。
正常尿混濁	尿酸鹽、磷酸鹽和碳酸鹽。

常見的尿外觀的改變

血尿、血紅蛋白尿、膿尿、膽紅素尿與乳糜尿。

氣味

DM 酮症、苯丙酮酸尿、慢性膀胱炎、苯丙酮酸尿、揮發酸、爛蘋果味、新鮮氨臭與鼠臭味。

酸鹼反應

正常值	4.5～8.0。
臨床的意義	1. 酸度增高：酸中毒、痛風、服用氯化銨、低鉀性代謝性鹼中毒。 2. 鹼度增高：鹼中毒、腎小管性酸中毒與服用小蘇打等鹼性藥物。

比密（specific gravity）

正常的參考範圍為 1.015～1.025。

脫水、糖尿病等會上升。

尿崩症、慢腎衰等會下降。

8-16 尿液檢驗（Urine examination）（三）

（二）化學檢查

1.尿蛋白質定性檢驗

(1) 標本採集方法：晨尿 100mL。

(2) 參考值：呈現陰性反應

(3) 臨床的意義：尿蛋白質定性實驗呈現陽性反應時，稱爲蛋白尿。

① 生理性蛋白尿：指泌尿系統無器質性病變，尿內暫時會出現蛋白質，尿蛋白定性一般不超過（＋），量化測定不超過 0.5g/24h，持續時間較短，在誘因解除之後會消失。見於劇烈活動、發燒、受寒或精神緊張等。

② 病理性蛋白尿：(a) 腎小球性蛋白尿：是最常見的一種蛋白尿。見於腎小球腎炎、腎病症候群等原發性腎小球損害性疾病以及糖尿病、系統性紅斑狼瘡、高血壓等引起的繼發性腎小球疾病；(b) 腎小管性蛋白尿：常見於腎盂腎炎及汞、苯、磺胺、氨基糖苷類抗生素等化學物質及藥物中毒；(c)混合性蛋白尿：見於腎小球和腎小管同時受損的疾病，例如腎小球腎炎或腎盂腎炎後期、糖尿病、系統性紅斑狼瘡等；(d) 溢出性蛋白尿：因爲血漿中出現異常增多的小分子蛋白質，經過腎小球濾出過多，超過腎小管的重新吸收能力所導致的蛋白尿。見於血紅蛋白尿、急性溶血性疾病等。

2.尿糖定性實驗

常用的方法有兩種：①試紙法：該法相當簡單方便，是目前臨床最常用的方法；②班氏定性實驗：現在趨於淘汰。

(1) 標本採集方法：使用晨尿、隨時尿或餐後新鮮尿，立即送檢。

(2) 參考值：呈現陰性反應。

(3) 臨床的意義：尿糖定性實驗呈現陽性反應，稱爲糖尿。

① 血糖增高性糖尿：糖尿病最爲常見。其他使血糖升高的內分泌疾病，例如甲狀腺功能亢進、嗜鉻細胞瘤、Cushing 症候群等均會出現糖尿。還會見於胰腺癌、肝功能不全等。

② 血糖正常性糖尿：也稱爲腎性糖尿。見於家族性腎性糖尿、慢性腎小球腎炎或腎病症候群等。

③ 暫時性糖尿：在短時間之內進食大量碳水化合物或靜脈注入大量葡萄糖會引起血糖暫時性升高從而出現尿糖陽性反應稱爲生理性糖尿。顱腦外傷、腦血管意外、急性心肌梗塞及精神刺激等因素，使腎上腺素、腎上腺糖皮質激素大量分泌而導致尿糖陽性反應稱爲應激性糖尿。

④ 其他糖尿：肝功能嚴重破壞所導致的果糖或半乳糖性糖尿；妊娠期及哺乳期婦女產生的乳糖尿；經由尿液中所排出的藥物，例如阿司匹靈、異煙肼等以及尿中含有維生素 C、尿酸等物質濃度過高時，均會使尿糖定性實驗試劑中的成分產生還原反應而造成假性糖尿。

3.尿膽紅素與尿膽原測定

　(1) 標本採集方法：使新鮮晨尿，不使用防腐劑，需要光冷藏。

　(2) 參考值：手工或尿液分析儀法：尿膽紅素：定性，陰性反應；尿膽原：陰性反應（在尿1：20稀釋後應為陰性反應）。

　(3) 臨床的意義：尿膽紅素和尿膽原檢查在黃疸鑒別診斷中有較大價值，尿膽紅素陽性反應見於肝細胞性黃疸或阻塞性黃疸。尿膽原陽性反應見於肝細胞性黃疸。

化學檢查

蛋白質	PRO
酮體	KET
葡萄糖	GLU
膽紅素	BIL
尿膽原	URO
亞硝酸鹽	NIT
隱血	BLD

蛋白尿

正常	20～80mg/L，定性實驗呈現（-）。
蛋白尿	含量＞100mg/L或150mg/24h，定性實驗（＋）。
臨床意義	生理性蛋白尿與病理性蛋白尿。

葡萄糖

正常	尿液葡萄糖＜2.8mmol/24h，定性（-）。
腎糖閾	血糖＝8.88mmol/L。
尿糖	血糖升高、血糖正常、暫時性或其他糖尿。

尿膽色素檢查

	尿膽紅素	尿膽原
溶血性黃疸	－	＋＋
肝細胞性黃疸	＋	＋
阻塞性黃疸	＋	－

8-17 尿液檢驗（Urine examination）（三）

（三）顯微鏡檢查

指用顯微鏡對新鮮尿液標本中的沉渣來做內視鏡檢查，尋找有無各種類型的細胞、管型和結晶體等有形成分。現代尿液檢查，增添了尿液分析儀和尿沉渣分析儀檢查法，使得檢查更為簡便，快速而準確。

1. 標本採集的方法：使用新鮮晨尿。
2. 參考值
   (1) 紅血球：玻片法 0～3 個／HP。
   (2) 白血球：玻片法 0～5 個／HP。
   (3) 腎小管上皮細胞：無。
   (4) 移行上皮細胞：少量。
   (5) 鱗狀上皮細胞：少量。
   (6) 透明管型：0～1 個／HP。
   (7) 生理性結晶：會見到磷酸鹽、草酸鈣、尿酸等結晶。
3. 注意事項：在必要時，每 30ml 尿液中加上甲醛 1 滴。
4. 臨床的意義
   (1) 上皮細胞：尿液中的上皮細胞來自腎至尿道的整個泌尿系統，若出現腎小管上皮細胞則顯示腎實質已有損害，見於急性或慢性腎小球腎炎、腎移植後排異反應期。出現移行上皮細胞則顯示腎盂、輸尿管、膀胱、尿道的發炎症，大量出現應警惕移行上皮細胞癌。
   (2) 白血球：若發現每高倍視野中白血球超過 5 個即為增多，稱為鏡下膿尿。若有大量白血球，大多為泌尿系統感染，例如腎盂腎炎、膀胱炎等，也會見於腎移植手術之後。
   (3) 紅血球：每高倍視野中平均見到 3 個以上紅血球，稱為鏡下血尿。多形性紅血球＞ 80% 時，稱腎小球源性血尿，見於急、慢性腎小球腎炎、腎結核、腎結石、腫瘤及出血性疾病等。
   (4) 管型：常見的有：
       ① 透明管型：大多見於腎病症候群、慢性腎炎、惡性高血壓和心力衰竭的病人。正常人清晨濃縮尿中會偶而見到；在劇烈運動及體力活動之後、在發燒時會出現：過性增多。
       ② 顆粒管型：見於慢性腎炎、腎盂腎炎、某些（藥物中毒）原因引起的腎小管損傷、急性腎小球腎炎後期。
       ③ 細胞管型：腎小管上皮細胞管型為腎實質損害的最可靠實驗診斷之一；紅血球管型常見於急性腎小球腎炎、慢性腎炎急性發作；白血球管型常見於腎盂腎炎、間質性腎炎等；混合性管型見於各種腎小球疾病。
       ④ 臘狀管型：顯示嚴重的腎小管病變性、壞死，預後差。見於慢性腎小球腎炎晚期、腎衰竭及腎澱粉狀變性等。
   (5) 結晶：①生理性結晶：有磷酸鹽、碳酸鈣、尿酸鹽、尿酸及草酸鈣結晶，少量出現並無臨床的意義，若磷酸鹽、尿酸及草酸鈣結晶持續出現在新鮮尿中並伴隨著較多的紅血球，疑有結石的可能。②病理性結晶：膽紅素結晶僅見於阻塞性黃疸和肝細胞性黃疸；亮氨酸、酪氨酸結晶見於急性肝壞死、白血

病等；胱氨酸結晶僅出現於遺傳性胱氨酸尿症病人尿中；膽固醇結晶見於尿道感染、乳糜尿病人等；磺胺類藥物結晶見於服用磺胺類藥物病人，在尿中磺胺類藥物結晶析出較多時，要停藥。

顯微鏡檢查的參考值

紅血球	玻片法 0～3 個 / HP
白血球	玻片法 0～5 個 / HP
腎小管上皮細胞	無
移行上皮細胞	少量
鱗狀上皮細胞	少量
透明管型	0～1 個 / HP
生理性結晶	會見到磷酸鹽、草酸鈣、尿酸等結晶

管型的臨床意義

透明管型	大多見於腎病症候群、慢性腎炎、惡性高血壓和心力衰竭的病人。正常人清晨濃縮尿中會偶而見到；在劇烈運動及體力活動之後、在發燒時會出現：過性增多。
顆粒管型	見於慢性腎炎、腎盂腎炎、某些（藥物中毒）原因引起的腎小管損傷、急性腎小球腎炎後期。
細胞管型	腎小管上皮細胞管型為腎實質損害的最可靠實驗診斷之一；紅血球管型常見於急性腎小球腎炎、慢性腎炎急性發作；白血球管型常見於腎盂腎炎、間質性腎炎等；混合性管型見於各種腎小球疾病。
臘狀管型	顯示嚴重的腎小管病變性、壞死，預後差。見於慢性腎小球腎炎晚期、腎衰竭及腎澱粉狀變性等。

結晶的臨床意義

生理性結晶	有磷酸鹽、碳酸鈣、尿酸鹽、尿酸及草酸鈣結晶，少量出現並無臨床的意義，若磷酸鹽、尿酸及草酸鈣結晶持續出現在新鮮尿中並伴隨著較多的紅血球，疑有結石的可能。
病理性結晶	膽紅素結晶僅見於阻塞性黃疸和肝細胞性黃疸；亮氨酸、酪氨酸結晶見於急性肝壞死、白血病等；胱氨酸結晶僅出現於遺傳性胱氨酸尿症病人尿中；膽固醇結晶見於尿道感染、乳糜尿病人等；磺胺類藥物結晶見於服用磺胺類藥物病人，在尿中磺胺類藥物結晶析出較多時，要停藥。

8-18 尿液檢驗（Urine examination）（四）

（四）尿沉渣細胞的數目

1. 標本採集的方法：(1)AddiS 尿沉渣的數目：需要留取病人 12 小時尿，現在已經很少使用。(2)1 小時細胞排泄率的測定：準確收集晨 5：30～8：30 內 3 小時全部尿液，不加防腐劑，不必限制飲食，但是病人不能大量飲水。
2. 參考值：(1) 男性：紅血球＜ 3 萬個 / 小時，白血球＜ 7 萬個 / 小時 (2) 女性：紅血球＜ 4 萬個 / 小時，白血球＜ 14 萬個 / 小時 (3) 男女性：管型＜ 3400 個 / 小時
3. 臨床的意義：與尿顯微鏡檢查相同。

三、尿液的其他檢查

（一）尿蛋白量化測定：測定24小時尿內排出的蛋白總量。

1. 標本採集的方法：留取 24 小時尿液（加上少量的防腐劑），一般在記錄總量之後，將尿液混勻，取 100mL 送檢。
2. 參考值：0～80mg / 24h 尿。尿蛋白含量達 150mg/24h 尿時稱為蛋白尿。蛋白尿可以分為：(1) 輕度，120～500mg/24h 尿；(2) 中度，500～4000mg/24h 尿；(3) 重度，＞ 4000mg/24h 尿。
3. 臨床的意義：與尿蛋白定性檢驗的臨床意義一致。

（二）尿糖量化測定：測定24小時尿內排出的葡萄糖量。

1. 標本採集的方法：與尿蛋白量化檢查相同。
2. 參考值：尿糖量化為 0.56～5.0mmol/24h 尿。
3. 臨床的意義：與尿糖定性檢驗的臨床意義一致。尿糖量化檢驗主要用於糖尿病病人治療過程中的療效觀察。

（三）尿酮體測定

尿酮體（ketone body）是 β－羥丁酸、乙醯乙酸和丙酮的總稱。尿中出現酮體稱為酮體尿（ketonuria），簡稱為酮尿。

1. 標本採集的方法：使用新鮮尿液。
2. 參考值：定性（人工或尿液分析儀法）：呈現陰性反應。
3. 注意事項：尿久置，細菌可以分解酮體，使尿酮體出現假陰性反應。
4. 臨床的意義：(1) 糖尿病性酮尿：尿酮體測定是糖尿病酮症酸中毒昏迷的早期指標；在酮尿時大多會伴隨著高糖血症和糖尿；在糖尿病腎損害時，有時雖然有酮血症，而尿酮體會減少或呈現陰性反應。(2) 非糖尿病性酮尿：見於發高燒、嚴重嘔吐、腹瀉、長期饑餓、禁食、妊娠嘔吐、酒精性肝炎、肝硬化、嗜鉻細胞瘤。

（四）腎小管性蛋白尿

由於發炎症或中毒引起近曲小管對低分子量蛋白質的重吸收障礙而導致的以低分子量蛋白質為主的蛋白尿。此類蛋白尿的特點是以 SS2 微球蛋白，A1 微球蛋白等低分子量蛋白質增多為主，白蛋白正常或輕度增多見於腎盂腎炎，間質性腎炎。

（五）混合性蛋白尿

由於腎病同時波及腎小球和腎小管而產生的蛋白尿。此類特點是白蛋白和 SS2 微球蛋白同時增多。見於同時波及腎小球和腎小管的疾病。

1. 正常的參考值：：0-3 個 / HP 增多見於腎小球腎炎，泌尿系結石，結核，腫瘤等。平均＞ 5 個 /HP，爲不正常增多。見於泌尿系統感染，例如急性腎盂腎炎、尿道炎等。
2. 用於了解消化道有無發炎症、出血、寄生蟲、腫瘤等病變，推斷肝、膽、胰等器官功能，了解消化道內有無致病細菌的感染。

尿沉渣顯微鏡檢查

尿沉渣（urinary sediment）檢查是使用顯微鏡對尿沉澱物做檢查，識別尿液中細胞、管型、結晶、細菌、寄生蟲等各種病理成分；輔助對泌尿系統疾作出的診斷、定位、鑒別診斷及預後判斷的重要常規實驗項目。

尿沉渣需至少觀察 20 個低倍視野、10 個高倍視野，以視野中所見的最低和最高數目表示，例如 RBC：3～5/HP。

顯微鏡檢查的內容

細胞的成分	RBC、WBC、上皮細胞
管型	1. 尿蛋白的存在構成管型基質 2. 腎小管有使尿液濃縮酸化功能 3. 具有可供交替使用的腎單位
結晶	

腎小球性蛋白尿

腎小球性蛋白尿 § 由於腎小球濾過膜受損而使通透性增加，濾出較多的血漿蛋白，超過腎小管重吸收能力。此型蛋白尿最爲常見。

蛋白尿以白蛋白爲主，也含有一些分子量較大的球蛋白，分子量 4 萬以下的蛋白質含量極少。

見於腎小球腎炎，原發性及狼瘡性腎炎，繼發性腎小球性疾病等。

腎小管性蛋白尿

腎小管性蛋白尿由於發炎症或中毒引起近曲小管對低分子量蛋白質的重新吸收障礙而導致的以低分子量蛋白質爲主的蛋白尿。

此類蛋白尿的特點是以 SS2 微球蛋白，A1 微球及蛋白等低分子量蛋白質增多爲主，白蛋白正常或者輕度增多。

見於腎盂腎炎，間質性腎炎。

8-19 **糞便檢查（一）**

一、糞便標本的採集

1. 宜採用自然排便法留取糞便標本。無糞便又必須檢測時，可以經由肛門指診來採集糞便。但是需要說明。

2. 一般留取拇指狀大小的糞便。作血吸蟲毛蚴孵化、數目寄生蟲蟲卵或成蟲等應留取全部糞便。蟯蟲的蟲卵檢查要使用透明薄膜拭子於清晨排便前自肛門周圍的皺襞處拭取標本送檢。

3. 注意採集病理性糞便成分。要選取含有膿、血、黏液處的糞便，但不能只取膿液、黏液或血液。若無明顯的膿血黏液，則要在糞便的多個部位，各取一點後再混合，以提高篩檢率。

4. 必須用乾淨、不透水的一次性容器。若執行細菌培養則要使用經過滅菌之後封口的容器內。

5. 糞便標本不要混入其他物質，若混入尿液會使原蟲死亡，混入汙水等雜物會明顯地混淆檢驗的結果。

6. 若檢查阿米巴滋養體，標本要 25℃保溫並立即送檢，以提高陽性篩檢率。

7. 若用化學法作糞便隱血實驗，要在實驗前三天禁食肉類、動物血、鐵劑或維生素 C 等。

8. 糞便標本在採集之後要儘早送檢，一般不要超過 1 小時。

二、糞便常規檢查

（一）一般性狀檢查

1. 顏色與性狀：正常糞便為棕黃色成形軟便，嬰兒略為呈現金黃色。糞便顏色與性狀會因為食物、藥物的影響而改變。在病理的情況下常會有下列的改變：(1) 黏液、膿狀或膿血便：見於腸道下段有病變，例如痢疾、潰瘍性結腸炎、局限性腸炎、結腸及直腸癌等。(2) 食糜狀或稀汁狀便：見於各種感染性和非感染性腹瀉，尤其是急性腸炎。偽膜性腸炎時出現含有膜狀物的大量黃色稀便；愛滋病伴隨著腸道隱孢子蟲感染時會出現大量稀水便。(3) 柏油狀便：為稀薄、黏稠、漆黑、發亮的黑色糞便，呈現柏油狀，見於各種原因引起的上消化道出血。服用活性炭、鉍劑等之後大便也會呈現黑色，但是並無光澤且隱血實驗陰性反應。食用大量動物血、肝、口服鐵劑也會使糞便呈現黑色，隱血實驗陽性反應，要注意鑒別。(4) 鮮血便：鮮血大多附著於糞便表面，或排便後滴落在糞便上，呈現鮮紅色。見於腸道下段出血性疾病，例如痢疾、結腸及直腸癌、痔瘡等。(5) 白陶土狀便：由於膽汁缺乏，使糞膽素相應地減少所導致，見於各種原因所引起的膽管阻塞。(6) 米泔狀便：呈現白色淘米水狀，量多，見於霍亂和副霍亂。(7) 綠色稀便：見於乳兒消化不良時，因為腸蠕動過快，膽綠素由糞便中排出所導致。(8) 細條狀便：糞便常會呈現細條狀或扁條狀，顯示直腸狹窄，大多見於直腸癌。(9) 乳凝塊便：在嬰兒糞便中會出現，常見於嬰兒消化不良、嬰兒腹瀉。

2. 氣味：正常糞便因為含有吲哚及糞臭素，故有臭味。慢性胰腺炎及血腸癌潰爛繼發感染時會有惡臭。

3. 寄生蟲體：糞便中會出現寄生蟲蟲體，蛔蟲、蟯蟲、條蟲等較大蟲體及片段混在糞便中肉眼即可辨認，鉤蟲蟲體常需要將糞便沖洗過篩後才能看到。服用驅蟲劑者要檢驗糞便中有無排出的蟲體以判斷驅蟲的效果。

標本採集與送檢要求

自然排便法。
要在膿血黏液處選材。
做糞便隱血實驗前要三天素食。

糞便常規檢查：一般性狀檢查

顏色	正常：黃色；黑便或柏油狀便：上消出血；鮮紅色：下消出血；白色：梗塞性黃疸。
性狀	正常：軟；糊狀或汁狀稀便：急性胃腸炎；蛋花狀：嬰兒腹瀉，偽膜性腸炎；米泔水狀：霍亂，副霍亂；黏液膿血便：痢疾。

一般性狀檢查的顏色與性狀

黏液、膿狀或膿血便	見於腸道下段有病變，例如痢疾、潰瘍性結腸炎、局限性腸炎、結腸及直腸癌等。
食糜狀或稀汁狀便	見於各種感染性和非感染性腹瀉，尤其是急性腸炎。偽膜性腸炎時出現含有膜狀物的大量黃色稀便；愛滋病伴隨著腸道隱孢子蟲感染時會出現大量稀水便。
柏油狀便	為稀薄、黏稠、漆黑、發亮的黑色糞便，呈現柏油狀，見於各種原因引起的上消化道出血。
鮮血便	鮮血大多附著於糞便表面，或排便後滴落在糞便上，呈現鮮紅色。見於腸道下段出血性疾病，例如痢疾、結腸及直腸癌、痔瘡等。
白陶土狀便	由於膽汁缺乏，使糞膽素相應地減少所導致，見於各種原因所引起的膽管阻塞。
米泔狀便	呈現白色淘米水狀，量多，見於霍亂和副霍亂。
綠色稀便	見於乳兒消化不良時，因為腸蠕動過快，膽綠素由糞便中排出所導致。
細條狀便	糞便常會呈現細條狀或扁條狀，顯示直腸狹窄，大多見於直腸癌。
乳凝塊便	在嬰兒糞便之中會出現，常見於嬰兒消化不良、嬰兒腹瀉。

8-20 糞便檢查（二）

（二）顯微鏡檢查

1. 參考值：參見左頁第一個表。
2. 臨床意義：細胞檢查：(1) 紅血球：當腸道下段有發炎症或出血，例如息肉、細菌性痢疾（紅血球少於白血球）、阿米巴痢疾、潰瘍性結腸炎、Crohn 病、下消化道腫瘤等時會見到紅血球。(2) 白血球：腸道發炎症時白血球增多，其數量多少與發炎症輕重及部位有關。常見於細菌性痢疾、潰瘍性結腸炎。過敏性腸炎、腸道寄生蟲時會見到嗜酸性粒細胞增多。(3) 吞噬細胞：見於細菌性痢疾和潰瘍性結腸炎等。(4) 腸黏膜上皮細胞：見於結腸炎、假膜性腸炎。(5) 腫瘤細胞：見於大腸癌，以直腸部位最爲多見，常爲鱗狀細胞癌或腺癌。
3. 食物殘渣檢查：正常糞便中的食物殘渣系已充分消化的無定形細小顆粒，而未經充分消化的食物殘渣，才會被顯微鏡檢查所發現。(1) 澱粉顆粒：見於腹瀉、慢性胰腺炎、胰腺功能不全。(2) 脂肪顆粒：見於急慢性胰腺炎、胰頭癌、腹瀉、吸收不良症候群等。(3) 其他食物殘渣：腹瀉、腸蠕動亢進可見肌肉纖維、植物細胞及植物纖維增加。
4. 結晶檢查：病理性結晶主要有夏科一萊登（Charcot-Leyden）結晶，常見於阿米巴痢疾、鉤蟲病及過敏性腸炎。
5. 細菌檢查：(1) 腸道菌群：正常情況下革蘭氏陽性球菌和革蘭氏陰性桿菌的比值爲 1：10，大約占糞便乾重的 1/3。嬰幼兒糞便中主要有雙歧桿菌、腸桿菌、腸球菌、少量芽胞菌及葡萄球菌等；成人糞便中主要有雙歧桿菌、大腸埃希菌、厭氧菌及葡萄球菌等。正常菌群的量和菌譜處於相對穩定狀態，保持著細菌與宿主間的生態平衡。腸道致病菌主要透過糞便直接塗片和細菌培養檢測，有助於確診和菌種鑒定。(2) 腸道菌群失調症：主要見於長期使用廣譜抗生素、免疫抑制劑、慢性消耗性疾病及僞膜性腸炎，此時糞便中除球菌與桿菌比值變大外，有時還可見白色假絲酵母菌。
6. 寄生蟲卵或原蟲檢查：包括：(1) 寄生蟲卵：糞便中查到寄生蟲卵是診斷腸道寄生蟲感染最可靠、最直接的依據。常見的寄生蟲卵有蛔蟲卵、鉤蟲卵、鞭蟲卵、蟯蟲卵，還有較少見的有華枝睾吸蟲卵、血吸蟲卵、薑片蟲卵等。(2) 原蟲：主要有阿米巴滋養體和包囊、隱孢子原蟲等。

（三）化學檢查

1. 隱血實驗：隱血是指消化道少量出血，紅血球被消化破壞，糞便外觀並無異常的改變，肉眼和顯微鏡不能症實的出血。常用的化學方法，例如鄰聯甲苯胺法、聯苯胺法等雖然簡單易行，但缺乏特異性。目前使用的免疫學檢測方法，例如膠體金法、免疫斑點法等，靈敏度高特異性好，一般含血紅蛋白爲 0.2mg/L 或 0.03mg/g 糞便就可得到陽性結果，且不受動物血干擾，不用控制飲食。(1) 標本採集方法：若用常用的化學方法作隱血實驗，則在實驗前 3 天，指導病人避免服用鐵劑、鉍劑、肉類、動物血、肝類、大量綠葉蔬菜等。並連續 3 天檢查。用免疫學檢測法可以不用控制飲食。(2) 正常值：正常人呈現陰性反應。(3) 臨床意義：當消化道有出血時糞便隱血實驗常會呈現陽性反應，見於消化性潰瘍、消化道腫瘤、腸結核、鉤蟲病、潰瘍性結腸炎等。
2. 糞膽色素檢查：(1) 參考值：糞膽紅素陰性反應；糞膽素陽性反應。(2) 臨床意義：糞膽素減少或消失見於膽道梗塞，在完全梗塞時呈現陰性反應，不完全梗塞則可能會呈現弱陽性反應。糞膽紅素陽性反應見於嬰幼兒糞便或成人腹瀉。

小博士解說

顯微鏡檢查為：紅血球、白血球、寄生蟲、蟲卵、原蟲；隱血實驗為：陽性反應證實消化道出血（注意嚴格實驗操作，排除干擾）。

正常糞便顯微鏡有形成分檢查

項目	參考值	項目	參考值	項目	參考值
紅血球	無	白血球	無 或 偶而見到	吞噬細胞	無
腸黏膜上皮細胞	無	腫瘤細胞	無	澱粉顆粒	偶見
脂肪顆粒	偶見	肌肉纖維、植物細胞、植物纖維等	少見	磷酸鹽、草酸鈣、碳酸鈣等結晶	少量
細菌	有正常菌群	寄生蟲卵和原蟲	無		

細胞檢查的臨床意義

紅血球	當腸道下段有發炎症或出血，例如息肉、細菌性痢疾（紅血球少於白血球）、阿米巴痢疾、潰瘍性結腸炎、Crohn 病、下消化道腫瘤等時會見到紅血球。
白血球	腸道發炎症時白血球增多，其數量多少與發炎症輕重及部位有關。常見於細菌性痢疾、潰瘍性結腸炎。過敏性腸炎、腸道寄生蟲時會見到嗜酸性粒細胞增多。
吞噬細胞	見於細菌性痢疾和潰瘍性結腸炎等。
腸黏膜上皮細胞	見於結腸炎、假膜性腸炎。
腫瘤細胞	見於大腸癌，以直腸部位最為多見，常為鱗狀細胞癌或腺癌。

化學檢查

隱血實驗	1. 標本採集方法：若用常用的化學方法作隱血實驗，則在實驗前 3 天，指導病人避免服用鐵劑、鉍劑、肉類、動物血、肝類、大量綠葉蔬菜等。並連續 3 天檢查。用免疫學檢測法可以不用控制飲食。 2. 正常值：正常人呈現陰性反應。 3. 臨床意義：當消化道有出血時糞便隱血實驗常會呈現陽性反應，見於消化性潰瘍、消化道腫瘤、腸結核、鉤蟲病、潰瘍性結腸炎等。
糞膽色素檢查	1. 參考值：糞膽紅素陰性反應；糞膽素陽性反應。 2. 臨床意義：糞膽素減少或消失見於膽道梗塞，在完全梗塞時呈現陰性反應，不完全梗塞則可能會呈現弱陽性反應。糞膽紅素陽性見於嬰幼兒糞便或成人腹瀉。

8-21 腦脊液及漿膜腔積液的檢驗（一）

一、腦脊液檢查

腦脊液是存在於腦室及蛛網膜下腔內的一種無色透明液體。大約 70% 的腦脊液是在腦室的脈絡叢透過主動分泌和超過濾的聯合過程所形成的；大約 30% 的腦脊液是由腦室的室管膜和蛛網膜下腔所產生。形成的腦脊液經第三、第四室進入小腦延髓池，然後分布於蛛網膜下腔內。腦脊液的吸收是透過蛛網膜顆粒而返回靜脈。腦脊液具有提供浮力保護腦和脊髓避免受到外力的震盪損傷、調節顱內壓力、供給腦和脊髓營養物質並運走其代謝產物、調節神經系統鹼儲存量、保持正常的 PH 值等功能。

中樞神經系統任何部位發器質性病變時，例行如感染、發炎症、腫瘤、外傷、水腫和阻塞等都會引起腦脊液成分的改變。透過對腦脊液壓力、一般性狀、顯微鏡、化學成分、微生物、免疫學的檢查，會達到對疾病的診斷、治療和預後判斷的目的。

（一）腦脊液的一般性狀檢查

1. 顏色：正常腦脊液是無色透明的液體。在病理的情況下，腦脊液會呈現不同顏色的改變。

   (1) 紅色：常由於各種出血所起的，見於穿刺損傷出血、蛛網膜下腔或腦出血等。留取三管標本時，穿刺損傷出血第一管為血性，以後兩管顏色逐漸變淺，離心後紅血球全部沉至管底，上清液則無色透明。如三管均呈血性，離心後上清液為淡紅色或黃色，為蛛網膜下腔出血。

   (2) 黃色：會因為出血、梗塞、黃疸等所引起。陳舊性蛛網膜下腔或腦室出血，由於紅血球缺乏蛋白質和脂類對膜穩定性的保護，很容易破壞、溶解，在出血 4～8 小時即會出現黃色。在停止出血之後，此種黃色仍會持續 3 周左右。格林 - 巴里症候群、椎管梗塞（例如髓外腫瘤）等，當腦脊液蛋白質量超過 1.5g/L 時，顏色會變黃，其黃色程度與蛋白質含量呈現正比。在化膿性腦膜炎、重症結核性腦膜炎時，因為腦脊液蛋白質含量明顯增加而呈現淡黃色或黃色。重症例如黃疸、核黃疸、新生嬰兒溶血病時脊液也會呈現黃色。

   (3) 白色或灰白色：大多因為白血球增加所導致，常見於化膿性腦膜炎。

   (4) 微綠色：見於綠膿桿菌所引起的腦膜炎等。

   (5) 褐色或黑色：常見於腦膜黑色素瘤。

2. 透明度：正常腦脊液要清晰透明。某些疾病例如病毒性腦炎、神經梅毒等疾病也會呈現透明的外觀。在結核性腦膜炎時，腦脊液呈現毛玻璃狀微混，在化膿性腦膜炎時，腦脊液會明顯地混濁。

3. 凝固：收集腦脊液於試管內，靜置 12～24 小時，正常腦脊液不會形成薄膜、凝塊和沉澱物。在病理的情況下，有下列的改變：結核性腦膜炎的腦脊液靜置 12～24 小時之後，會見到表面有纖維的網膜的形成，取此膜塗片檢查結核桿菌，陽性反應率較高；在蛛網膜下隙梗塞時，腦脊液會呈現黃色膠凍狀。

小博士解說

　凝塊或薄膜（pellicle formatioan and clot）：正常腦脊液 24 小時不凝固，腦膜炎時 Fg 會上升（凝塊或薄膜），急性化膿性腦膜炎，會有 1～2 小時的凝塊，在結核性腦膜炎時，會有 12～24 小時纖細的薄膜。

一般性狀檢查：顏色（彩色）無色透明

紅色	出血所引起，應該鑑別穿刺出血和病理性出血，鑑別：(1) 三管實驗、(2) 離心實驗、(3) 隱血實驗。
黃色	顱內陳舊性出血、脊髓腫瘤或蛛網膜下腔黏連梗塞。
白色或灰白色	化腦性腦膜炎。
褐色或黑色	腦膜黑色素瘤。

透明度（透明度）：清晰透明，WBC > 300×106/ L，混濁

化膿性腦膜炎時，白血球會上升，膿狀乳白混濁。
結核性腦膜炎時，白血球會上升，呈現輕度毛玻璃樣混濁。
蛋白質含量增加混濁。

穿刺出血和病理出血鑑別

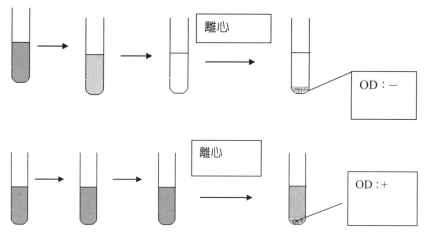

（為編著者群繪製，擁有圖片著作權）

8-22 腦脊液及漿膜腔積液的檢驗（二）

（二）化學檢查及顯微鏡檢查

1.化學檢查

正常腦脊液中由於蛋白質含量很少，不及血漿蛋白含量的 1%。在病理的情況下，腦脊液中的蛋白含量會增加。

(1) 蛋白質化實驗和量化實驗：

① 參考值：質化（正常人大多為陰性反應或弱陽性反應），量化：成人 0.20～0.45g/L

② 臨床的意義

(a) 中樞神經系統發炎症：各種腦膜炎均會導致腦脊液蛋白增高，其中化膿性腦膜炎時蛋白增加最顯著；結核性腦膜炎時蛋白中度增加；病毒性腦炎或腦膜炎時蛋白僅輕度增加。(b) 腦血管病：腦及蛛網膜下腔出血時，由於血液進入腦脊液，蛋白會輕度增加。(c) 內分泌或代謝疾病：糖尿病神經病變、甲狀腺及甲狀旁腺功能減退、尿毒症使血腦屏障通透性增加，蛋白質滲出。(d) 其他：腦部腫瘤、脊髓腫瘤或轉移癌引起的椎管梗塞或蛛網膜下腔黏連等時，腦脊液循環障礙使蛋白漏出增多，腦脊液中蛋白的含量常明顯地增加。某些神經系統退行性病變或脊髓脫髓鞘病等也可使腦脊液中蛋白有所升高。

(2) 葡萄糖檢查

腦脊液中葡萄糖含量大約為血糖的 60%。其含量受血糖濃度、血腦脊液屏障及腦脊液糖分解速率的影響。所以較理想的腦脊液中糖的檢測要在禁食 4 小時後作腰穿檢查。①參考值：成人：2.5～4.5mmol/L ②臨床的意義：化膿性腦膜炎、結核性腦膜炎、腦膜白血病等腦脊液糖含量減少，其中化膿性腦膜炎減少得最為顯著。在病毒性腦炎時，腦脊液中葡萄糖大多為正常。

(3) 氯化物檢查：①參考值：120～130mmol/L ②臨床的意義：化膿性腦膜炎和結核腦膜炎時腦脊液中氯化物明顯減少，以結核性腦膜炎減少最為顯著；大量嘔吐、腹瀉、脫水等會造成血氯的降低，腦脊液中氯化物也會減少。

2.顯微鏡檢驗：

正常腦脊液並無紅血球，僅有少量的白血球，當穿刺損傷引起血性腦脊液時，白血球數目必須經過校正之後才有價值。(1) 參考值：成人 $(0～8)×10^6$/L；兒童 $(0～15)×10^6$/L。(2) 臨床的意義：病變侵犯腦或腦膜組織會導致腦脊液中細胞數量及種類發改變。

(1) 化膿性腦膜炎：腦脊液中的白血球數目會顯著地增加，會達到 $1000×10^6$/L 以上，以中性粒細胞為主。

(2) 結核性腦膜炎：腦脊液中白血球數中度增加，一般不超過 $500×10^6$/L，早期以中性粒細胞為主，幾天後逐漸變為以淋巴細胞為主。腦脊液中可同時發現中性粒細胞、淋巴細胞和漿細胞。

(3) 病毒性腦炎或腦膜炎：腦脊液中白血球數輕度增加，大多 < $100×10^6$/L，以淋巴細胞爲主。

(4) 中樞神經系統腫瘤性疾病：腦膜白血病的腦脊液中細胞數會正常或升高，以淋巴細胞爲主，可以找到白血病細胞。

(5) 腦室和蛛網膜下腔出血：爲均勻血性腦脊液，不僅有大量紅血球，還會見到各種血球，但是仍以中性粒細胞爲主。

中樞神經系統疾病腦脊液檢驗特色參見下表。

中樞神經系統疾病腦脊液的檢驗特色

	壓力 (kPa)	外觀	蛋白質		葡萄糖 (mmol/L)	氯化物 (mmol/L)	細胞數目及分類 (×10^6/L)	細菌
			質化	量化 (g/L)				
正常人	0.69～1.76	無色透明	−	0.2～0.4	2.5～4.5	120～130	（0～8）多為淋巴細胞	無
化膿性腦膜炎	↑↑↑	混濁膿性凝塊	＋　＋ ＋～ ＋　＋ ＋＋	↑↑↑	↓↓↓	↓	顯著增加以中性粒細胞為主	化膿性細菌
結核性腦膜炎	↑↑	微混毛玻璃狀薄性網膜	＋～ ＋　＋ ＋	↑↑	↓↓	↓↓	增加，早期以中性粒細胞為主，幾天後以淋巴細胞為主	抗酸桿菌
病毒性腦膜炎	↑	清或微混	＋～ ＋＋	↑	正常或輕度增高	正常	增加，以淋巴細胞為主	無
流行性 B 型腦炎	↑	清或微混	＋	↑↑	正常或輕度增高	正常	增加同結核性腦膜炎	無
腦腫瘤末破裂	↑↑	透明或黃色	±～ ＋	↑	正常	正常	正常或輕度增加，以淋巴細胞為主	無
腦室及蛛網膜下腔出血	↑	均勻血性	＋～ ＋＋	↑	↑	正常	增加，以紅血球為主	無

8-23 腦脊液及漿膜腔積液的檢驗（三）

二、漿膜腔積液檢查

人體的胸腔、腹腔、心包腔、關節腔等統稱為漿膜腔，正常情況下含有少量液體起潤滑作用。病理情況下腔內液體的量增多形成漿膜腔積液。漿膜腔積液可分為漏出液和滲出液兩種，前者是一種非炎性積液；後者則是炎性積液。檢驗漿膜腔內的液體對尋找病因、鑒別診斷及治療有重要的意義。

漿膜腔積液的檢查包括一般性狀檢查、化學及顯微鏡檢查、細菌學檢查。

（一）一般性狀檢驗

1. 顏色：漏出液大多為淡黃色，滲出液的顏色隨著病因的不同而有所改變，化膿菌在感染時會呈現黃膿狀；結核病急性期、惡性腫瘤、腹膜炎、外傷或內臟損傷會呈現紅色；胸導管或淋巴管阻塞會呈現乳白色。
2. 透明度：漏出液大多透明。滲出液常會混濁，混濁程度因為所含細胞或細菌的多少而有所不同，在化膿菌感染時會有凝塊及絮狀物產生而混濁重；結核菌感染會呈現微混、雲霧狀。
3. 比重：漏出液比重大多在 1.018 以下，滲出液比重因為含有多量的細胞及蛋白大多在 1.018 以上。
4. 凝固性：漏出液含纖維蛋白原很少，一般不易於自凝。滲出液因為含有較多的纖維蛋白原及組織碎片，往往會自行凝結或有凝塊出現。

（二）化學檢驗及顯微鏡檢驗

1. 化學檢驗
   (1) 黏蛋白定性測定：漏出液一般為陰性反應。滲出液大多為陽性反應。
   (2) 蛋白量化測定：漏出液蛋白含量多 < 25g/L，滲出液蛋白含量增多，> 30g/L。是鑒別滲出液和漏出液最可靠的實驗。
   (3) 葡萄糖測定：漏出液之中的糖與血糖含量相類似，滲出液中所含的糖因為被細菌或細胞酶所分解而減少，例如化膿性胸膜炎、化膿性心包炎、結核性胸膜炎、癌性胸膜炎等。

2. 顯微鏡檢驗
   (1) 細胞的數目：一般漏出液中的細胞數較少，常 < 100×10⁶/L；滲出液中的細胞數較多，常 > 500×10⁶/L。但這不是一個絕對的界限，在鑒別滲出液和漏出液時，必須整合多項指標來加以分析。
   (2) 細胞的分類：漏出液中主要為淋巴細胞和間皮細胞；滲出液中則因病因不同而出現不同的細胞成分，常見的類型有：①中性粒細胞為主：見於急性化膿性積液或結核性積液的早期；②淋巴細胞為主：見於結核、梅毒、腫瘤、結締組織病等慢性發炎症所引起的積液；③嗜酸性粒細胞增加為主：見於過敏性疾病、寄生蟲病所致的積液；④紅血球為主：見於惡性腫瘤、結核及穿刺損傷等；⑤腫瘤細胞：見於原發癌及轉移癌，但是篩檢率較低。
   (3) 脫落細胞學檢測：指對漿膜腔中篩檢的腫瘤細胞做進一步選擇性染色及檢驗，用來確定腫瘤細胞的種類，是診斷原發性或繼發性惡性腫瘤的重要依據。
   (4) 寄生蟲學檢驗：乳糜液檢查有無微絲蚴，在阿米巴的積液中可以找到阿米巴滋養體。

顯微鏡檢查：細胞計數

細胞總數計數	改良牛鮑氏計數盤較少：直接計數法 改良牛鮑氏計數盤較多：稀釋計數法，結果再乘以稀釋倍數
白血球計數	冰醋酸破壞紅細胞，其他同上
紅血球計數	紅血球數＝細胞總數－白血球數，而且當穿刺損傷血管導致血性腦脊液或出血性腦血管病時，計數細胞總數已無意義，白血球數必須經過校正
參考值	正常腦脊液內並無紅血球，白血球極少 成人：$(0-8) \times 10^6/L$ 兒童：$(0-10) \times 10^6/L$ 新生嬰兒：$(0-30) \times 10^6/L$ 白血球：$(10-50) \times 10^6/L$ 為輕度增加 白血球：$(50-100) \times 10^6/L$ 為中度增加 白血球：$200 \times 10^6/L$ 以上為顯著增加

白血球的分類

步驟	腦脊液離心→沉渣→塗片→瑞氏染色→油鏡
正常	主要是 M、L
意義	化腦：白血球顯著地增加，以 N 為主 結腦：白細胞中度增加，早期以 N 為主，中晚期以 L 為主 病腦：白血球輕度增加，以 L 為主 隱球菌腦膜炎：以 L 為主，會發現隱球菌 腦寄生蟲病：WBC 值會上升，E 會值上升 急性腦膜白血病：WBC 值會上升，會見到原始及幼稚細胞

病毒性腦炎

圖正中為一大淋巴狀細胞，胞漿內可以看見一個圓形嗜酸性包涵體。

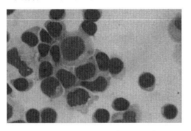

（為編著者群拍攝，擁有照片著作權）

8-24 腦脊液及漿膜腔積液的檢驗（四）

（三）細菌學檢驗

指將漿膜腔積液離心沉澱之後做沉渣塗片，再根據情況選擇不同的染色搜尋致病細菌，在必要時可以做細菌培養及動物接種。在培養出細菌之後作出藥物敏感實驗，以供臨床用藥參考。漿膜腔漏出液與滲出液的鑑別見右表所示。

（四）微生物檢查

1. 顯微鏡檢查：革蘭氏染色，在化膿性腦膜炎時其陽性反應率大約為 60-90%。
2. 細菌的培養：主要用於腦膜炎奈瑟菌、鏈球菌、葡萄球菌、大腸埃希菌、流感嗜血桿菌分離培養；巧克力平板要放入 CO_2 燭缸，有利於腦膜炎奈瑟菌和流感嗜血桿菌、肺炎鏈球菌等的生長。
3. 漿膜腔積液檢查

   根據積液的產生原因和性質不同分為：
   (1) 漏出液（transudate）：非發炎性積液，其原因為：①血漿膠體滲透壓降低②毛細管內流體靜脈壓升高 ③淋巴管阻塞。
   (2) 滲出液（exudate）：發炎性積液 ，其原因為：①感染性化膿菌、分支桿菌、病毒等所感染②非感染性外傷、化學物理刺激、腫瘤、風濕性疾病等。
4. 標本的採集：標本採集的四管為①細菌培養（結核檢查留 10 毫升）②化學分析和免疫學檢查③顯微鏡細胞計數檢查（EDTA-K2 抗凝）④不抗凝觀察凝集現象與每管收集 1～2 毫升，要及時地送檢。
5. 檢查的項目
   (1) 一般性狀檢查
   ① 顏色：漏出液淡黃色，滲出液不定。紅色：血性，黃色膿性：化膿菌感染，乳白色：胸導管淋巴管阻塞。
   ② 透明度：漏出液大多為清晰透明，滲出液大多混濁。
   ③ 比重：漏出液小於 1.018 ，滲出液大多大於 1.018。
   ④ 凝固性：漏出液不容易凝固，滲出液能夠自凝。
   (2) 化學檢測
   ① 黏蛋白定性試驗（Rivalta Test）：原理：酸性糖蛋白 PI3-5，在稀醋酸溶液中產生白色沉澱，漏出液大多為陰性反應，滲出液大多為陽性反應。
   ② 蛋白定量實驗：方法與腦脊液蛋白定量相同，是鑑別漏出液和滲出液最有用的方法之一，漏出液< 25g/L，滲出液多> 30g/L。
   ③ 葡萄糖測定：漏出液接近血糖水準，滲出液往往低於血糖的水準。
   (3) 顯微鏡檢查
   ① 細胞計數：方法與腦脊液檢查相同，漏出液 WBC ＜ 100×106/L，滲出液 WBC ＞ 500 ×106/L。
   ② 細胞分類：離心→沉渣→塗片→瑞氏染色→油鏡分類，漏出液 L 和間皮細

胞為主，滲出液會見到各種細胞增多。
③ 細胞學檢查：例如腫瘤細胞的檢出可以作為原發性或繼發性腫瘤的診斷依
　　據。
(4) 細菌學檢查
　　① 鏡檢：離心→沉渣→塗片→革蘭染色或抗酸染色→找病原菌。
　　② 細菌培養（在必要時）。

漿膜腔漏出液與滲出液的鑒別

鑒別的重點	滲出液	漏出液
原因	發炎症、腫瘤、化學物理刺激有關	非發炎症
外觀	不定，可以為血性、膿性、乳糜性等	淡黃、漿液性
透明度	混濁，會有霧狀、絮狀沉澱	透明或微混
凝固	常會自凝	不自凝
比重	> 1.018	< 1.018
黏蛋白	陽性反應	陰性反應
蛋白量化	> 30/L	< 25g/L
葡萄糖量化	低於血糖水準	與血糖相近
細胞數目	大多 > 500×10^6/L	大多 < 100×10^6/L
細胞分類	視病因的不同可以分為中性粒細胞、嗜酸性粒細胞、淋巴細胞及腫瘤細胞	大多為淋巴細胞、間皮細胞
細菌學檢驗	可以找到病原菌	陰性反應

化膿性腦膜炎慢性期

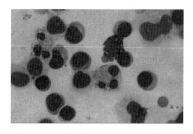

（為編著者群拍攝，擁有照片著作權）

化膿性腦膜炎增殖期

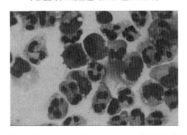

（為編著者群拍攝，擁有照片著作權）

嗜中性粒細胞數量減少，而且核分葉增多，會見到啟動單核細胞出現。圖中央會見到漿細胞和啟動淋巴細胞各一個。

結核性腦膜炎滲出期

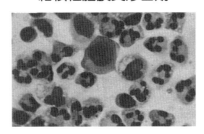

（為編著者群拍攝，擁有照片著作權）

嗜中性粒細胞反應為主，核分葉增多，並見少量單核細胞及淋巴細胞圖正中為一大淋巴狀細胞。

結核性腦膜炎慢性期

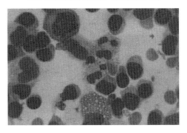

（為編著者群拍攝，擁有照片著作權）

以淋巴細胞反應為主，伴隨著嗜中性粒細胞和單核樣細胞，中下方見一泡沫漿細胞。

結核性腦膜炎修復期

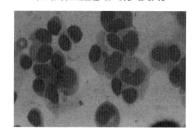

（為編著者群拍攝，擁有照片著作權）

漿膜腔積液檢查

漿膜腔	少量液體	潤滑作用	漿膜腔積液
胸腔	＜ 20 毫升		胸水
腹腔	＜ 50 毫升		腹水
心包腔	10-50 毫升		心包積液

漏出液和滲出液的鑒別診斷

鑑別要點	漏出液	滲出液
原因	非發炎性所導致	發炎症腫瘤化學物理刺激
外觀	淡黃，漿液性	不定，可以為血性膿性乳糜性
透明度	透明或微混	大多混濁
比重	＜ 1.018	＞ 1.018
凝固性	不自凝	能自凝
黏蛋白定性	陰性反應	陽性反應
蛋白定量	＜ 25 克 / L	＞ 30 克 / L
葡萄糖定量	與血糖相近	常低於血糖的水準
細胞計數，	常＜ 100×106 / L	常＞ 500×106 / L
細胞計數	常＜ 100×106/L	常＞ 500×106/L
細胞分類	以 L，間皮細胞為主	根據病因，分別以 N，L 為主
細菌學檢查	陰性反應	可以找到病原菌
積液 / 血清總蛋白	＜ 0.5	＞ 0.5
積液 / 血清 LDH比值	＜ 0.6	＞ 0.6
LDH	＜ 200IU	＞ 200IU1

8-25 腎功能檢查（一）

　　腎臟是排泄水分、代謝產物，以維持體內水、電解質和酸鹼平衡的器官。此外，腎臟還產生一些重要的生理活性物質，例如腎素和紅血球生成素等，對血壓、內分泌和造血等起重要調節作用。由於腎臟具有多方面的功能，且具有強大的儲備力，即使最敏感的檢查方法也不能查出早期和輕微的腎實質損害。因此，腎功能檢查的目的是了解腎臟有否有廣泛性的損害，藉以制定治療和護理方案；定期復查腎臟，觀察其動態變化，對估計預後具有相當程度的意義，但是尚無早期診斷的價值。

一、腎小球濾過功能

（一）內生肌酐清除率

　　肌酐是肌酸的代謝產物。人體血液中肌酐有外源性和內生性兩種，外源性肌酐主要來自肉類食物，內生性肌酐主要來自肌肉的分解。在嚴格控制飲食，外源性肌酐被排除的情況下，血漿肌酐的生成量和尿的排出量較為固定，其含量變化主要受到內生性肌酐的影響，而且肌酐大部分從腎小球濾過，不被腎小管重吸收，腎小管也很少排泌，故腎在單位時間將若干毫升血漿中的內生肌酐全部清除出去，稱為內生肌酐清除率（endogenous creatinine clearance rate, Ccr），相當於腎小球的濾過率。

1. 標本的採集方法
   (1) 在檢驗之前連續 3 天為低蛋白飲食（＜ 40 克／天），避免劇烈的運動。
   (2) 第 4 天早晨 8 時排淨尿液，收集此後 24 小時的尿液，容器內添加甲苯 3～5ml 防腐，將尿量準確記錄在化驗單上，取 10ml 送檢。
   (3) 留尿的當天抽取靜脈血 2～3ml，注入抗凝管，與 24 小時尿液同時送檢。
2. 參考值：成人：80～120ml/ 分鐘
3. 臨床的意義
   (1) 判斷腎小球損害的敏感指標：在成人 Ccr 降低時，血清尿素氮、肌酐測定仍會在正常的範圍之內。因此，Ccr 能夠較早地反映腎小球濾過功能是否有損害。
   (2) 評估腎小球功能的損害程度：根據 Ccr 一般可以將腎功能分為下列 4 期：
       ① 腎衰竭代償期：Ccr80～51ml/ 分鐘；
       ② 腎衰竭失代償期：Ccr 50～20ml/ 分鐘；
       ③ 腎衰竭期：Ccr 19～10ml/ 分鐘；
       ④ 尿毒症期或終末期腎衰竭：Ccr ＜ 10ml/ 分鐘。
   (3) 指導治療：在 Ccr ＜ 40 ml/ 分鐘時，要限制蛋白質的攝取。在 Ccr ＜ 30ml/ 分鐘時，顯示噻嗪類藥物無效。在 Ccr ＜ 10 ml/ 分鐘時，要做血液透析治療。
   (4) 動態觀察腎移植排斥反應：在腎移植術後 Ccr 會逐漸回升，如果回升之後再次下降，顯示可能有急性排異的反應。

（二）血尿素氮和肌酐的測定

血中尿素氮（blood urea nitrogen, BUN）是蛋白質代謝產物，其濃度取決於飲食中蛋白的攝取量、組織蛋白質的分解代謝和肝功能狀態；肌酐（creatinine, Cr）是肌酸的代謝產物，其濃度取決於肉類食物的攝取量和肌肉肌酸的分解量。兩者經由腎小球濾過而隨尿排出，當腎實質受到損害時，腎小球濾過率會降低，導致血中的尿素氮和肌酐不能從尿中排出而顯著地上升，因此，測定兩者在血中的濃度可以作為腎小球濾過功能受損的重要指標，但是並非早期的診斷指標。

腎臟病常用的實驗室檢查

1. 尿液常規檢查。

2. 腎功能檢查：主要包括腎小球的濾過及腎。

3. 腎活檢病理檢查。

腎小球功能檢查（濾過功能）：內生肌酐清除率（Ccr）的測定

1. 外源性肌酐。

2. 內源性肌酐：肌酐的特性。
   Ccr 的概念：腎在單位時間內把多少毫升血漿中的內生肌酐全部清除出去（例如 100ml/min）。
   Ccr 是檢測腎小球濾過功能最常用的實驗。

腎小球濾過功能的參考值與臨床的意義

參考值	成人為 80～120ml/min。
臨床的意義	肌酐清除率是較早反映腎小球濾過功能損害的敏感指標。

評估腎功能損害程度

評估腎功能損害程度，在臨床上根據肌酐清除率可以對腎功能做分期	1. 腎小球功能輕度損害 70-51（毫升／分鐘） 2. 腎小球功能中度損害 50-31 3. 腎小球功能重度損害 < 30：腎衰竭早期為 19-10，尿毒症期 < 10
指導臨床治療	肌酐清除率 < 10 可以作為血液透析治療的指徵

血清肌酐和血尿素測定的原理

血肌酐（Scr）和血尿素氮（BUN）的濃度取決於身體的分解代謝與腎臟的排泄能力。在攝取食物及體內分解代謝比較穩定的情況下，其血濃度取決於腎排泄能力，因此，Scr 和 BUN 濃度在一定程度上可以反映腎小球濾過率功能的損害程度，是常用的腎功能指標。

8-26 腎功能檢查（二）

（二）血尿素氮和肌酐的測定（續）

1. 標本採集的方法：空腹靜脈血 3ml，在注入乾燥試管之後送檢。
2. 參考值：(1)BUN：3.2〜7.1mmol/L(2) 全血肌酐：88.4〜176.8μmol/L(3) 血清或血漿肌酐：男性 53〜106μmol/L，女性 44〜97μmol/L
3. 臨床的意義
   (1) 增高主要見於：①腎小球濾過功能減退的疾病：例如急性腎小球腎炎、慢性腎小球腎炎、嚴重腎盂腎炎、腎動脈硬化症、腎結核、腎腫瘤等。②蛋白質分解過多的疾病：例如消化道出血、大面積燒傷、甲狀腺功能亢進等，③引起顯著少尿、無尿的疾病：例如大量腹水、脫水、心功能不全、休克、尿道梗塞等。
   (2) 可以根據 BUN 和 Cr 對腎功能來做分期：①腎功能代償期：Ccr 開始下降，Cr ＜ 176.8μmol/L，BUN ＜ 9mmol/L。②腎功能失代償期（氮質血症期）：Ccr ＜ 50ml/ 分鐘，Cr ＞ 176.8μmol/L，BUN ＞ 9mmol/L。③尿毒症期：Ccr ＜ 10ml/ 分鐘，Cr ＞ 445μmol/L，BUN ＞ 20mmol/L。

二、腎小管功能

（一）尿濃縮稀釋實驗

　　腎臟可以調節腎遠曲小管和集合管對水的重新吸收，從而完成濃縮和稀釋尿液的功能，實現對水平衡的調節作用。在日常或特定條件下，可以透過觀察尿量和尿比重的變化，來判斷腎濃縮與稀釋的功能的方法，稱為濃縮稀釋實驗（concentration dilution test）。當腎臟病變波及遠端腎小管和集合管時，對水的重吸收改變，腎臟的濃縮稀釋功能下降。

1. 標本採集的方法
   (1) 3 小時比重實驗：正常飲食和活動，在早晨 8 時排尿棄去，此後每隔 3 小時排尿 1 次至次晨 8 時，並分置於 8 個容器中。分別測定尿量和比重。
   (2) 晝夜尿比重實驗：三餐如常進食，但每餐含水量不宜超過 500〜600ml，此外不再進餐、飲水。在早晨 8 時將排尿棄去，上午 10 時、12 時、下午 2、4、6、8 時及次早晨 8 時各留尿 1 次，分別測定尿量和比重。
   (3) 參考值：① 3 小時尿的比重：白天的排尿量要應占全日尿量的 2/3〜3/4，其中必須有一次尿比重大於 1.025，一次小於 1.003。②晝夜尿的比重：24 小時尿總量 1000〜2000ml，晚上 8 時至早晨 8 時夜尿量＜ 750ml，晝尿量與夜尿量之比是 3〜4：1，尿液最高比重要大於 1.020，最高比重與最低比重之差不要小於 0.009。
   (4) 臨床的意義：①多尿、低密度尿、夜尿增多或相對密度固定在 1.010，顯示腎小管濃縮功能下降，見於慢性腎炎、慢性腎盂腎炎、慢性腎衰竭等②少尿伴隨著高密度尿見於血液容量不足，例如休克。

血清肌酐與血尿素測定的參考值

Scr	血清 50～110μmol/L，（男性＞女性）
BUN	成人 2.5～6.5mmol/L

血清肌酐與血尿素測定的臨床意義

腎小球濾過功能損害	非早期腎功能損傷指標，常在腎小球濾過功能嚴重受損時才明顯升高。在慢性腎衰竭尤其是尿毒症時升高程度與病變嚴重性一致
腎功能代償期	Scr ＜ 176.8 μmol/L，BUN ＜ 9mmol/L
腎功能失代償期（氮質血症期）	Scr ＞ 176.8 μmol/L，BUN ＞ 9mmol/L
尿毒症期	Scr ＞ 445 μmol/L，BUN ＞ 20mmol/L

腎小管功能實驗的方法：晝夜尿比重試驗（莫氏實驗）

正常進餐，控制飲水	（每餐 500-600ml）
AM 8：00 AM 10：00 AM 12：00	尿棄去 尿量：1000-2000 ml/d 夜尿＜ 750ml
PM 2：00 PM 4：00 PM 6：00 PM 8：00	晝：夜 3-4：1 比重差：＞ 0.009

尿滲量測定（Uosm）

尿滲量測定（Uosm）	指尿液中溶質的摩爾數（與尿比重不同），反映尿中各種溶質微粒的總數目，而與溶質分子相對重量、微粒體積大小無關，測定尿滲量比來測定尿比重更能真正地反映腎濃縮和稀釋能力。
方法	1. 冰點法：1 Osm 能使 1Kg 純水（H20）冰點下降 1.86 攝氏度，例如：某尿冰點比純水下降 0.553℃，0.553/1.86＝0.297 則該尿滲量為 297mOsm 2. 參考值： 　尿液（Uosm）：600～1000mOsm 　血漿（Posm）：275～305mOsm 　Uosm/Posm：3～4：1
意義	UOsm 下降，UOsm /POsm 下降，意味著腎濃縮功能受損；UOsm /POsm ＝ 1，為等滲尿，腎濃縮稀釋功能幾乎完全喪失，見於慢性腎小球腎炎；UOsm /POsm ＜ 1，為低滲尿，腎濃縮功能喪失，稀釋功能仍在，見於尿崩症。

8-27 肝功能檢查及肝臟疾病常用的檢查（一）

　　肝臟是人體內最大的實質性腺體器官。其功能包括物質代謝功能及分泌、排泄、生物轉化、膽紅素代謝等。了解肝功能狀態的實驗室檢查稱爲肝功能檢驗。

一、蛋白質測定

（一）血清蛋白的測定

　　血清總蛋白（serum total protein, TP）包括清蛋白（albuh，A）和球蛋白（globulin，G），90% 以上的血清總蛋白和全部的清蛋白由肝臟合成，因此血清總蛋白和清蛋白含量是反映肝臟功能的重要指標。

　　標本採集的方法：抽取空腹靜脈血 2ml，注入乾燥試管中送檢，不抗凝。

(1) 參考值：正常成人血清總蛋白：60～80g/L，清蛋白：40～55g/L，球蛋白：20～30g/L，清蛋白與球蛋白的比值（A/G）：1.5～2.5：1。

(2) 臨床的意義：

　　① 血清總蛋白與清蛋白增高：見於血液濃縮，例如休克、嚴重脫水。

　　② 血清總蛋白及白蛋白降低：血清總蛋白＜60g/L，稱爲低蛋白血症，見於：

　　　(a) 蛋白質合成減少：例如肝硬化、肝癌、慢性中度以上持續性肝炎。

　　　(b) 蛋白質攝取不足：例如營養不良。

　　　(c) 蛋白質消耗增加：例如結核、甲狀腺功能亢進、惡性腫瘤。

　　　(d) 蛋白質失漏過多：例如腎病症候群、嚴重燒傷、急性大出血。

(3) 血清總蛋白與球蛋白增高：血清總蛋白＞80g/L 或球蛋白＞35g/L，稱爲高蛋白血症。常見於慢性肝臟疾病，例如慢性肝炎、肝硬化等。

(4) 清蛋白與球蛋白的比值倒置：見於嚴重肝臟損害如慢性中度以上持續性肝炎、肝硬化、原發性肝癌等。

（二）血清蛋白電泳

　　血清中各種蛋白質的品質不同以及所帶有負電荷多少的不同，它們在電場中的泳動速度也不相同，從而分離出 5 種蛋白。

　　標本採集的方法：空腹靜脈血 1ml，注入乾燥試管中送檢。

(1) 參考值：醋酸纖維膜電泳法：清蛋白 0.62～0.71（62%～71%），α_1 球蛋白 0.03～0.04（3%～4%），α_2 球蛋白 0.06～0.10（6%～10%），β 球蛋白 0.07～0.11（7%～11%），γ 球蛋白：0.09～0.18（9%～18%）。

(2) 臨床的意義：①肝臟疾病：急性肝炎及輕症肝炎血清蛋白電泳結果可正常，慢性肝炎、肝硬化、肝癌會出現清蛋白和 β 球蛋白減少，γ 球蛋白升高，在慢性活動性肝炎和肝硬化失代嘗期尤爲顯著。②腎病症候群、糖尿病腎病：由於血脂增高，會導致 α_2 及 β 球蛋白增高，清蛋白及 γ 球蛋白降低。

（三）血氨測定

氨主要來源於腸道，其次是腎臟和肌肉。大部分氨在肝臟被合成尿素，經由腎臟排出體外。當肝臟受損時，合成尿素會減少，血氨會增高。

標本採集的方法：抽取靜脈血 2ml，在 30 分鐘內送檢。

(1) 參考值：波氏直接顯色法（全血）：1000～1500ng/L，離子交換樹脂波氏顯色法（血漿）：240～700ng/L。

(2) 臨床的意義
- 生理性增高：見於劇烈運動、高蛋白飲食後。
- 病理性增高：見於肝性腦病、重症肝炎、尿毒症、休克等。

肝臟的基本功能

1. 肝細胞的正常代謝功能。

2. 肝的生物轉化功能。

3. 肝臟的分泌與排泄功能。

肝臟病常用的實驗室檢查

為了了解肝臟功能狀態設計的實驗室檢查方法，稱為肝功能實驗。

蛋白質代謝功能檢查

肝臟是身體蛋白質代謝的重要器官，血漿中的主要蛋白質都由肝臟所合成（力例如肝細胞是合成清蛋白的唯一場所）。

透過血漿蛋白含量檢測及蛋白組分的分析（蛋白電泳），了解肝細胞有無損傷及其損傷程度。

血清總蛋白和清蛋白、球蛋白及其比值測定

TP=A+G

在臨床上大多使用雙縮脲法來測定總蛋白，使用溴甲酚綠法來測定清蛋白。

參考值範圍：（正常的成人）
血清總蛋白：60～80g/L
清蛋白：35(36)～50g/L
A／G：1.5～2.5：1

血清蛋白測定的臨床意義

肝臟代償能力強大，肝臟病變往往達到一定的程度之後才會出現血清總蛋白和清蛋白的變化，主要用於檢測慢性肝損害，而在急性及局灶性肝損傷時，大多為正常。血清總蛋白降低常與清蛋白減少成正比，總蛋白升高常會同時有球蛋白的升高。

ALB 的減少

營養不良	例如蛋白質攝取不足或消化吸收不良。
肝細胞損害	其影響總蛋白與白蛋白合成，例如慢性中度以上持續性肝炎，肝硬化，肝癌等。
蛋白質消耗增加	見於慢性消耗性疾病，例如腫瘤等。
蛋白質失漏過多	例如腎病綜合症等。
血液稀釋	補液太多等。
血清總蛋白＜ 60 克／ L 或清蛋白＜ 25 克／ L 時則稱為低蛋白血症	

G 增高

G 增高	總蛋白增高主要是球蛋白增高，其中又以 γ 球蛋白增高為主。
慢性肝臟疾病	例如慢性活動性肝炎、肝硬化等。球蛋白增高程度與肝病嚴重性相關。
M 蛋白血症	例如多發性骨髓瘤、巨球蛋白血症。
自身免疫性疾病	例如系統性紅斑狼瘡。
慢性炎症與感染	例如結核病、瘧疾等。
血清總蛋白＞ 80 克／ L 或球蛋白＞ 35 克／ L 時，則稱為高蛋白血症或高球蛋白血症	

A／G 倒置

嚴重肝功能損傷	慢性持續性肝炎、肝硬化、肝癌等。
M 蛋白血症	多發性骨髓瘤、原發性巨球蛋白血症等。

血清蛋白電泳的原理

血清蛋白電泳是利用蛋白質的等電點和分子量大小的不同。在同一 PH 值緩衝液中所帶有的電荷也有所差異，所以在電場中泳動速度和方向不同，使不同的蛋白質分子具有不同的電泳遷移率，從而將血清蛋白分為不同的區帶，然後進一步地對其量化析。

血清蛋白電泳的結果：醋酸纖維素膜電泳法

醋酸纖維素膜電泳法，可以將血清蛋白分為 5 條主要區帶：清蛋白帶（62%-71%）、α1 球蛋白帶、α2 球蛋白帶、β 球蛋白帶、γ 球蛋白帶（9%-18%）。

醋酸纖維素膜電泳法

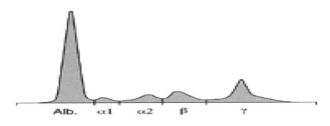

（為編著者群繪製，擁有圖片著作權）

血清蛋白電泳的的臨床意義

肝病型	在慢性肝炎、肝硬化時會有清蛋白減少、γ 球蛋白增加，失代償的肝炎之後肝硬化 γ 增加尤為顯著。在肝硬化晚期電泳圖上出現典型的 β-γ 橋（βγ 難以分開）稱為肝硬化型。
M 蛋白血症	大部分病人在 γ 區帶、β 區帶或之間可以見到一個高 M 蛋白峰。
腎病型	會導致 α2 及 β 球蛋白增高，清蛋白及 γ 球蛋白降低。

血氨測定的原理

在生理情況下，體內氨主要在肝內經鳥氨酸循環合成尿素，再隨著尿液排出體外。在肝功能不全時，鳥氨酸循環障礙，尿素形成減少，氨被移除減少或由於門脈高壓，門─體靜脈短路存在，門靜脈內氨逃脫肝的解毒，直接進入體循環，從而引起血氨的增加。

血氨測定的標本採集與臨床的意義

標本採集	靜脈血 2 毫升，肝素抗凝後立即密閉送檢（可以與血氣分析一樣採集）。
臨床的意義	重症肝病患者，尤其是肝昏迷、肝性腦病會顯著地增加。

8-28 肝功能檢查及肝臟疾病常用的檢查（二）

二、膽紅素代謝實驗

　　大部分膽紅素來自衰老、破壞的紅血球，此膽紅素未經肝臟處理，難溶於水，不能由腎臟排出，稱為遊離膽紅素（unconjugated bilirubin，UCB）或間接膽紅素。間接膽紅素與清蛋白整合運至肝後，與葡萄糖醛酸整合成為可溶於水的膽紅素，能由腎臟排出，稱為整合膽紅素（conjugated bilirubin，CB）或直接膽紅素，隨膽汁排入腸道，在腸道細菌的作用下還原成尿膽原，隨糞便排出體外。部分尿膽原經腸道重吸收入門靜脈，其中大部分被肝細胞攝取再氧化為直接膽紅素排至膽汁中，形成膽紅素的腸肝循環，部分從門靜脈入體循環，經腎自尿中排出。當膽紅素來源、攝取、轉化、排泄出現異常時，血中膽紅素會增高，可出現黃疸。臨床常利用膽紅素代謝實驗來判斷黃疸的類型，尋找黃疸的病因。

（一）血清總膽紅素、血清整合膽紅素和血清非整合膽紅素測定

　　標本採集方法：空腹靜脈血 2ml，標本切勿溶血，及時送檢。

(1) 參考值：血清總膽紅素：1.7～17.1μmol/L；血清整合膽紅素：0～6.8μmol/L；血清非整合膽紅素：1.7～10.2μmol/L。

(2) 臨床的意義

　① 判斷有無黃疸及黃疸的程度：

　　(a) 隱性黃疸：血清總膽紅素 17.1～34.2μmol/L。

　　(b) 輕度黃疸：血清總膽紅素 34.2～170μmol/L。

　　(c) 中度黃疸：血清總膽紅素 170～340μmol/L。

　　(d) 重度黃疸：血清總膽紅素＞340μmol/L。

　② 推斷黃疸的病因：

　　(a) 完全性梗塞性黃疸：總膽紅素可達 340～510μmol/L。

　　(b) 不全性梗塞性黃疸：總膽紅素可達 170～265μmol/L。

　　(c) 肝細胞性黃疸：總膽紅素可達 17～200μmol/L。

　　(d) 溶血性黃疸：總膽紅素很少超過 85μmol/L。

　③ 判斷黃疸的類型：

　　(a) 阻塞性黃疸：血清總膽紅素及整合膽紅素升高。

　　(b) 溶血性黃疸：血清總膽紅素及非整合膽紅素升高。

　　(c) 肝細胞性黃疸：血清總膽紅素、整合膽紅素、非整合膽紅素三者都增高。

（二）尿內膽紅素及尿膽原檢驗

1. 標本採集方法

(1) 留取新鮮晨尿 20～30ml，置於乾燥清潔的容器中送檢。如果做量化檢測則必須留 24 小時尿液。

(2) 尿膽原易在空氣中氧化，棕色容器較為適宜，容器最好加蓋並且立即送檢。

(3) 在做檢查時要注意避免飽餐、饑餓、運動等生理因素影響，避免使用磺胺類、普魯卡因、苯唑青黴素等藥物。

2. 參考值：尿內膽紅素定性：陰性反應；尿膽原定性：陰性反應或弱陽性反應；尿膽原量化：0～6μmol/24 小時尿。

3. 臨床的意義
(1) 尿內膽紅素呈現陽性反應：見於膽石症、胰頭癌、病毒性肝炎等。
(2) 尿膽原的改變
　① 尿膽原增多：見於溶血性貧血、病毒性肝炎、腸梗塞、頑固性便秘等。
　② 尿膽原減少：見於膽石症、胰頭癌等。
(3) 判斷黃疸的類型
　① 阻塞性黃疸：尿膽原含量減低，尿膽紅素強呈現陽性反應。
　② 肝細胞性黃疸：尿中尿膽原會中度增加，尿膽紅素常呈現陽性反應。
　③ 溶血性黃疸：尿中尿膽原明顯地增加，尿膽紅素呈現陰性反應。

血清膽紅素檢查

總膽紅素（STB）＝非結合膽紅素（間接膽紅素）＋結合膽紅素（直接膽紅素）；尿二膽	尿膽紅素、尿膽原
臨床的意義	在黃疸的診斷和鑒別診斷上具有重要的臨床意義。

黃疸的診斷

隱性黃疸	17.1～34.2 μmol/L
輕度黃疸	34.2～171 μmol/L
中度黃疸	171～342 μmol/L
重度黃疸	> 342 μmol/L

黃疸的鑑別診斷

溶血性黃疸	各種原因引起紅細胞破壞過多，使未結合膽紅素明顯增高。（UCB 會上升）
肝細胞性黃疸	肝細胞對未結合膽紅素的攝取、結合、排泄發生障礙，導致血液中未結合膽紅素和結合膽紅素均會升高。（UCB 與 CB 皆會上升）
阻塞性黃疸	各種原因導致排泄功能障礙，膽汁返流使血中結合膽紅素升高。（CB 會上升）

清總膽汁酸的測定（TBA）

TBA 由膽固醇在肝臟合成，隨著膽汁排入腸道，不僅可以反映肝細胞合成攝取排泄功能，還會反映膽道的排泄功能。
臨床的意義： 1. 肝臟疾病：急性肝炎、慢活肝、肝硬化。 2. 膽道阻塞性疾病：膽石症、膽道腫瘤。

8-29 肝功能檢查及肝臟疾病常用的檢查（三）

三、血清酶學檢查

　　肝臟是人體含酶最豐富的器官。當肝臟受損害時，血液中與肝臟有關的酶濃度會發變化，因此透過檢驗血清酶的變化可以了解肝臟病變情況及其程度。

（一）血清轉氨酶的測定

　　轉氨酶是氨基轉移酶的簡稱。血清中的轉氨酶有 20 多種，肝功能檢驗的轉氨酶主要有兩種：丙氨酸氨基轉移酶（alanine aminotransferase, ALT）主要存在於肝細胞漿中，其次是骨骼肌、腎臟、心肌等組織中；天門冬氨酸氨基轉移酶（aspartate aminotransferase, AST）在心肌中含量最高，其次是肝臟、骨骼肌和腎臟組織中。肝細胞稍有損傷，血清中 ALT 和 AST 即增高，是最敏感的肝功能檢測指標。

1. 標本採集的方法：抽取空腹靜脈血 3ml，在採血之前要避免劇烈的運動，避免標本溶血。
2. 參考值：(1)ALT：速率法（37℃）10～40U/L；Karmen 法測定 5～25KarmenU(2) AST：速率法（37℃）10～40U/L；Karmen 法測定 8～28KarmenU(3)ALT/ AST ≤ 1
3. 臨床的意義：(1) 急性病毒性肝炎：ALT 與 AST 均可升高，但以 ALT 升高更為明顯，陽性反應率可以達到 80%～100%，為病毒性肝炎的重要檢測指標。急性重症肝炎，病程初期轉氨酶升高，以 AST 升高更為明顯，若在症狀惡化時，黃疸進行性會加重，轉氨酶反而降低，即「酶膽分離」現象，顯示大量肝細胞壞死，預後較差。急性肝炎恢復期，如轉氨酶不能恢復正常或再上升，顯示肝炎轉為慢性。(2) 慢性病毒性肝炎：轉氨酶輕度上升或正常，若 AST 升高比 ALT 顯著，則顯示慢性肝炎進入活動期。(3) 肝硬化：轉氨酶輕度上升或正常，以 AST ＞ ALT 較為多見。(4) 其他的肝病：肝癌、脂肪肝、藥物性肝炎、酒精性肝病等，轉氨酶會輕度地增高或正常，且 ALT/AST ＜ 1。(5) 膽汁淤積：轉氨酶會輕度增高或正常。(6) 其他的疾病：急性心肌梗塞、肺梗塞、腎梗塞、骨骼肌疾病、休克等轉氨酶會輕度地增高。

（二）血清鹼性磷酸酶測定

　　鹼性磷酸酶（alkaline phoSphatase, ALP）主要分布在肝臟、骨骼、腎、小腸及胎盤中，血清中的 ALP 大部分來源於肝臟和骨骼。膽道疾病時，由於 ALP 生成增加而排泄減少致血清 ALP 升高。因此 ALP 的檢測常作為肝膽疾病和骨骼系統疾病的檢查指標之一。

1. 標本採集方法：抽取空腹靜脈血 3ml，在採血之前要避免劇烈運動，避免標本溶血。
2. 參考值：磷酸對硝基苯酚速率法（30℃）：成人 40～110U/L；兒童＜ 250U/L。
3. 臨床的意義：(1) 肝膽疾病：各種肝內、外膽管梗塞時，膽汁排出不暢、毛細膽管內壓力增高時，ALP 產生增加或排泄障礙，從而導致血液中 ALP 升高，其增高程度與梗塞程度和持續時間成正比且先於黃疸出現。見於胰頭癌、膽道結石、原發性膽汁性肝硬化、肝內膽汁淤積、肝炎等。(2) 鑑別黃疸的類型：①膽汁淤積性黃疸：ALP 和血清膽紅素會明顯地升高，轉氨酶會輕度地增高。②肝細胞性黃疸：血清膽紅素中度增高，轉氨酶活性很高，ALP 正常或稍高。③溶血性黃疸：膽紅素增高，轉氨酶和 ALP 正常。(3) 骨骼疾病：例如佝僂病、骨軟化症、纖維性骨炎、骨折癒合期等，血清 ALP 升高。(4) 生理性增高：見於生長中兒童和妊娠中晚期的婦女。

血清酶學檢查

肝臟是人體含酶最豐富的器官。

肝臟病變會導致血液中與肝臟相關的酶濃度發生變化。反之，血清中的這些酶活性變化能反映肝臟的病理狀態，是診斷肝臟疾病的敏感指標，是肝臟病實驗室檢查中最活躍的一個領域。

轉氨酶測定

1. 丙氨酸氨基轉氨酶（ALT）	L- 丙氨酸＋ α- 酮戊二酸→← ALT L- 谷氨酸＋丙酮酸
2. 天門冬氨酸氨基轉氨酶（AST）	L- 門冬氨酸＋ α- 酮戊二酸→← AST L- 谷氨酸＋草醯乙酸
	ALT：肝＞心＞腦＞腎，AST：心＞肝＞骨骼肌＞腎
在肝細胞中，ALT 主要存在於肝細胞質中，而大約 80% 的 AST 存在於線粒體內。	

轉氨酶測定的臨床意義

肝臟內轉氨酶含量約為血中含量的 100 倍，只要 1% 的肝細胞壞死，便足以使血清中酶活性增加 1 倍。

血清轉氨酶活性是肝細胞損害的敏感指標。

鹼性磷酸酶測定的臨床意義

ALP 是一種膜結合酶，廣泛存在於身體各組織中，肝臟、骨骼、腸上皮、胎盤、腎臟、成骨細胞和白血球中含量豐富。血清中的 ALP 主要來源於肝和骨，血清 ALP 測定主要用於診斷肝膽系統疾病，尤其是對黃疸類型的鑑別更具有參考意義。當肝内、外膽道阻塞使膽汁排泄不暢時，ALP 滯留入血而增高，其增高的幅度與梗塞的程度、持續時間成正比，為膽汁淤積的酶學指標。

鹼性磷酸酶測定

肝膽系統疾病	各種肝內、外膽管阻塞性疾病時，ALP 會明顯升高，且與血清膽紅素升高相平行，波及肝實質細胞的肝膽疾病（例如肝炎、肝硬化），ALP 僅輕度升高。
黃疸的鑑別診斷	ALP 和膽紅素、ALT 同時測定有助於黃疸鑑別診斷： 1. 阻塞性黃疸：ALP 和膽紅素明顯升高，ALT 僅輕度增加。 2. 肝細胞性黃疸：ALP 較正常，膽紅素和 ALT 明顯升高。 3. 轉移性肝癌：ALP 和 ALT 明顯增高，血清膽紅素較正常。
骨骼疾病	例如佝僂病等血清 ALP 升高。
生長中兒童、妊娠中晚期	血清 ALP 生理性增加。

8-30 肝功能檢查及肝臟疾病常用的檢查（四）

（三）血清γ-穀氨醯轉移酶測定

γ-穀氨醯轉移酶（γ-glutamyl transferase, GGT）舊稱 γ-穀氨醯轉肽酶（γ-glutamyl tranSpeptidaSe, γ-GT）主要來自肝細胞和肝內膽管上皮。當肝膽細胞合成亢進或膽汁排出受阻，GGT 會升高。

1. 標本採集的方法：抽取空腹靜脈血 3ml，注入乾燥試管中送檢，不抗凝。
2. 參考值：硝基苯酚速率法（37℃）：＜ 50 U/L。
3. 臨床的意義：(1) 膽道阻塞性疾病：GGT 升高的幅度與梗塞性黃疸的程度成正比，梗塞程度越重，則持續時間越長，GGT 越高。(2) 原發性或繼發性肝癌：肝癌細胞合成 GGT 使血清中的 GGT 顯著升高，且升高的幅度與癌組織大小呈現正相關。因此，對 GGT 的動態觀察，有助於判斷療效和預後。(3) 肝炎及肝硬化：在急性肝炎時，GGT 會中度增高；慢性肝炎、肝硬化在非活動期 GGT 會正常，若出現 GGT 攀升是慢性肝炎、肝硬化病情惡化的指標。(4) 急、慢性酒精性肝炎、藥物性肝炎：GGT 升高的幅度經常超過 AST 和 ALT 升高的幅度。

（四）單胺氧化酶測定

單胺氧化酶（monoahoxidase, MAO）是一種含有銅的酶，大部分存在於肝細胞線粒體內，能促進結締組織形成，其增高程度與肝臟結締組織增生密切相關。因此，測定 MAO 能夠反映肝臟纖維化的程度。

1. 標本採集的方法：抽取空腹靜脈血 3ml，注入乾燥試管中送檢，不抗凝。
2. 參考值：中野法測定：成人 23～49U3. 臨床的意義：(1) 肝臟疾病：急性肝炎 MAO 基本正常；重症肝炎因為肝細胞而廣泛壞死，會導致 MAO 升高；一半以上活動性肝炎病例 MAO 活性增高；大多數的重症肝硬化 MAO 會升高；少數肝癌也會出現 MAO 升高，可能與伴隨著肝硬化有關。(2) 肝外疾病：慢性心力衰竭、糖尿病、甲狀腺功能亢進、系統硬化症等 MAO 亦會升高。

四、病毒性肝炎指標物的檢測

現在已經確定的肝炎病毒有 A 型肝炎病毒（HAV）、B 型肝炎病毒（HBV）、C 型肝炎病毒（HCV）、D 型肝炎病毒（HDV）、E 型肝炎病毒（HEV）、G 型肝炎病毒（HGV）和輸血傳播病毒（TTV）共 7 種。其中 B 型肝炎病毒流行最廣，對人類健康威脅最大，也是目前研究得比較清楚的一種類型。其次是 A 型肝炎病毒。所以重點介紹這兩種病毒性肝炎血清指標物的檢測。血中有無其指標物是診斷肝炎、確定其病變類型、判斷其發展預後的重要指標。

（一）A型肝炎病毒指標物檢測

A 型肝炎病毒屬小 RNA 病毒科，主要在肝細胞內複製，然後透過膽汁從糞便中排出。A 型肝炎病毒主要透過糞口傳播，感染 A 型肝炎病毒後形成一個抗原抗系統統，透過檢測 A 型肝炎病毒抗原（HAVAg）、抗 HAV-IgM 和抗 HAV-IgG 三種血清指標物來協助診斷 A 型肝炎。

1. 標本採集的方法：靜脈血 3 ml。
2. 參考值：呈現陰性反應。
3. 臨床的意義：(1)HAVAg 陽性反應：見於大多數 A 型肝炎病人，是 A 型肝炎病人早期感染的依據，於發病前兩周會從病人的糞便中排出。(2) 抗 HAV-IgM：出現

較早，是 A 型肝炎早期感染的指標，於發病後 1〜2 周內會出現，2 周後最高，3 個月後會逐漸減少，6 個月後轉爲陰性反應，此抗體陽性反應可以診斷爲急性 A 型肝炎。(3) 抗 HAV-IgG：出現較晚，是 A 型肝炎恢復期感染的指標，是一種保護性抗體。此抗體陽性反應表示曾經感染過 HAV 或注射過 A 肝疫苗。

急性病毒性肝炎

急性病毒性肝炎	ALT 與 AST 均顯著升高，但 ALT 升高更明顯，是診斷病毒性肝炎重要檢測手段。在急性肝炎恢復期，若轉氨酶活性不能降至正常或再上升，則顯示急性病毒性肝炎轉爲慢性。
「膽酶分離」的現象	急性重症肝炎時，在病程的初期轉氨酶會升高，以 AST 的升高較爲明顯，若在症狀惡化時，膽紅素會明顯升高，酶活性反而降低，顯示肝細胞嚴重壞死、預後狀況不佳。

慢性病毒性肝炎與非病毒性肝病

慢性病毒性肝炎	轉氨酶輕度上升或正常，若 AST 升高較 ALT 顯著，顯示慢性肝炎進入活動期可能。
非病毒性肝病	酒精性肝病、藥物性肝炎、脂肪肝、肝癌等，轉氨酶輕度升高或正常。

肝硬化、急性心肌梗塞與其他的疾病

肝硬化	轉氨酶活性取決於肝細胞進行性壞死程度，終末期肝硬化轉氨酶活性正常或降低。
急性心肌梗塞	在急性心肌梗塞時 AST 會增高，與心肌壞死範圍和程度有關。
其他的疾病	例如骨骼肌疾病、腎梗塞等轉氨酶會輕度升高。

γ- 穀氨醯轉移酶測定的原理

廣泛分布於人體組織中，腎內最多，其次爲肝和胰，正常人血清 GGT 主要來自肝臟。血清 GGT 升高的機制與 ALP 相似。GGT 測定的臨床意義與 ALP 大體一致。且可以判斷血清中升高的 ALP 來自於肝抑或骨，GGT 在骨病時正常；酒精中毒者 GGT 明顯升高，有助於診斷酒精性肝病。

單胺氧化酶測定

臨床意義	MAO 主要作用是使膠原和彈性硬蛋白結合、促進結締組織成熟，MAO 能反映肝臟纖維化的程度。
肝臟病變	重症肝硬化及肝硬化肝癌患者 MAO 活性增高，急性肝炎時 MA0 大多正常。
肝外疾病	例如甲亢、糖尿病等，MAO 也會升高。

8-31 肝功能檢查及肝臟疾病常用的檢查（五）

（二）B型肝炎病毒指標物檢測

B 型肝炎病毒屬 DNA 病毒科，由包膜和核心兩部分構成，包膜上有 B 型肝炎病毒表面抗原（HBSAg），核心上有 B 型肝炎病毒核心抗原（HBcAg）、B 型肝炎病毒 e 抗原（HBeAg）和環狀雙股 DNA、DNA 聚合酶（DNAP）。B 型肝炎病毒主要透過血液途徑傳播，也會經由性接觸傳播和母嬰傳播。身體感染 B 型肝炎病毒後，產生三對抗原抗系統統，包括 B 型肝炎病毒表面抗原及表面抗體（抗 -HBS）、B 型肝炎病毒核心抗原及核心抗體（抗 -HBc）、B 型肝炎病毒 e 抗原及 e 抗體（抗 -HBe）。其中核心抗原全部存在於肝細胞核中，釋放時其周圍因被 HBSAg 包裹很難直接測定，所以臨床只對指標物中的其他兩對半進行檢驗。

1. 標本採集的方法

由於 B 型肝炎是一種主要透過血液運行播散的傳染病，因此靜脈抽血時除須特別注意無菌操作的各項環節外，還要嚴格執行消毒隔離制度，所用過的注射器及汙染物必須嚴格消毒處理之後方可丟棄，同時還要防止醫源性交叉感染。

(1) B 型肝炎病毒表面抗原：抽取靜脈血 3ml，注入乾燥試管中送檢，不抗凝。

(2) 其他 B 型肝炎抗原或抗體的單項檢驗：原則上同 B 型肝炎病毒表面抗原，但只需抽血 2ml 即可。

(3) 全部 B 型肝炎病毒指標物：原則上與 B 型肝炎病毒表面抗原相同，但是需要抽血 4ml。

2. 參考值：均為陰性反應。

3. 臨床意義

(1) HBSAg 陽性反應：HBV 感染的指標，見於 B 型肝炎潛伏期和急性期，發病後 3 個月不轉為陰性反應，則易發展成慢性 B 型肝炎或肝硬化。還會見於肝癌和慢性 HBV 攜帶者。HBSAg 本身不具有傳染性，但因為常與 HBV 同時存在，臨床上常作為傳染性指標之一。

(2) 抗 -HBS 陽性反應：是一種保護性抗體，對 HBSAg 有一定的中和作用。會因為隱性感染 HBV、急性 B 型肝炎恢復後以及注射 B 型肝炎疫苗後產生，是身體對 HBSAg 產生免疫力的指標，也是 B 型肝炎好轉康復的指標。一般在發病後 3～6 個月才會出現，會持續多年。

(3) HBeAg 陽性反應：是 HBV 複製的指標，是傳染性強的指標，症實 B 型肝炎處於活動期。若持續為 HBeAg 陽性反應，證實肝細胞損害嚴重，易轉變成肝炎、肝硬化或肝癌。若轉為陰性反應，則表示病毒停止複製。

(4) 抗 -HBe 陽性反應：常繼 HBeAg 之後出現在血液中，一般認為是身體 HBV 複製減少的指標，傳染性可能較前減弱，大部分 B 肝病毒被消滅，但並非無傳染性。肝炎急性期出現陽性易進展成慢性 B 型肝炎；慢性活動性肝炎出現陽性者可進展為肝硬化；HBeAg 與抗 -HBe 陽性反應，且 ALT 升高時可進展

為原發性肝癌。

(5) HBcAg 陽性反應：一般情況下在血清中不易檢測到游離態。陽性顯示血清中 HBV 含量較多，複製活躍，傳染性強，預後較差。

(6) 抗 -HBc 陽性反應：是 HBV 對肝細胞損害程度的指標，也會反映 HBV 的複製情況。一般見於慢性肝炎及 HBV 長期攜帶者、HBSAg 及抗 -HBS 陰性的 B 型肝炎。抗 -HBc 可以分為抗 -HBc-IgM 型和抗 -HBc-IgG 型兩類。前者既是 B 型肝炎近期感染指標，也是 HBV 在體內複製的指標，並顯示血液有傳染性；後者顯示 HBV 既往感染的指標。

(7) HBV-DNA 測定：HBV-DNA 陽性反應是診斷急性 B 型肝炎病毒感染的直接依據，證實病毒複製及具有傳染性。

B 型病毒性肝炎指標物 5 項檢驗結果綜合判斷見下。

B 型病毒性肝炎指標物五項檢驗結果綜合判斷

序號	HBSAg	抗 -HBS	HBeAg	抗 -HBe	抗 -HBc	臨床意義
1	−	−	−	−	−	過去和現在均未感染 HBV
2	−	+	−	−	−	病後或接種 B 肝疫苗後獲得免疫
3	−	+	−	+	+	HBV 感染恢復期
4	−	−	−	−	+	曾有 HBV 感染，未產生抗 -HBS
5	−	−	−	+	+	曾有 HBV 感染或急性感染恢復期
6	+	−	−	−	−	急性 HBV 感染早期或 HBV 攜帶者
7	+	−	−	−	+	急性 HBV 感染早期，慢性 HBV 攜帶者
8	+	−	−	+	+	急性 HBV 感染趨向康復，俗稱「小三陽」
9	+	−	+	−	+	急性或慢性 HBV 感染，俗稱「大三陽」
10	+	−	+	+	+	急性或慢性 HBV 感染
11	−	−	−	+	−	急性 HBV 感染趨向康復
12	−	−	+	+	+	急性 HBV 感染中期

8-32 臨床常用免疫學檢查（一）

（一）概論

　　免疫學（immunology）是研究身體自我識別和對抗原性異物排斥反應的一門科學。臨床免疫學檢查常用於感染性疾病、自身免疫性疾病、變態反應性疾病、免疫缺陷病、腫瘤等疾病的診斷與療效監測。

（二）免疫球蛋白（Ig）的檢測

1.Ig 的產生、結構與功能

　　Ig 通常是指一組具有抗體活性或化學結構與抗體相似的球蛋白，由漿細胞所合成和分泌，有特異性識別抗原的功能，但必須與抗原結合形成免疫合成物之後才能夠啟動效應功能。Ig 包括：IgG、A、M、D、E（gamde）。

(1) IgG

① 含量：5.65-17.65g/L，占 75%（含量最多）。

② 特色：具有長期的效果、能通過胎盤，具有抗菌、抗病毒活性。

③ 意義：感染（病毒、細菌）-多克隆，免疫增殖病（MM）－單克隆會上升，免疫缺陷、長期使用免疫抑制劑者會減低。

(2) IgA

① 含量：0.4-3.5g/L，可以存在於各種分泌物中。

② 特色：分泌型（SIgA），局部黏膜抗感染功能；血清型（為單體，免疫作用較弱）。

③ 意義：IgA 型 MM，SLE，類風關等會上升；反複呼吸道感染，非 IgA 免疫增殖病會下降。

(3) IgM

① 含量：0.5-3.0g/L。

② 特色：為五聚體，為分子量最大的 Ig，例如天然凝集素抗 A、抗 B。

③ 意義：早期抗體，出現較早，消失較快。

(4) IgD、IgE

① IgD：含量較低、作用不很明確。

② IgE：含量最少，ELISA 法測定為 0.1-0.9mg/L，與變態反應、寄生蟲病、皮膚過敏有關。

（二）補體（Complement，C）的測定

　　補體是存在血清及組織液中的一組具有酶原活性的糖蛋白，可以溶解細胞，消滅活病原體，清除免疫合成物。

1.總補體活性 CH50 測定（complement hemolysis 50%）

　　溶血素（抗體）會導致敏綿羊紅血球，與補體溶血，溶血程度與補體正相關，為 S 形曲線。

(1) 正常的參考值：50-100kU/L。

(2) 意義：減低常見於各種免疫合成物性疾病。

2.C3 與 C4 的測定

(1) 補體系統有 C1、C2、……C9 及其他的成分所組成。

(2) C3 含量最高，是傳統和旁路途徑啟動的關鍵，其含量 C3 為 0.85-1.70g/L，C4 為 0.44-0.66g/L。

(3) 補體測定的意義：發炎症、腫瘤等會上升，肝炎、腎炎、自身免疫病等會下降。

IgG 的產生、結構與功能

含量	5.65～17.65g/L，占 75%（含量最多）。
特色	具有長期的效果、能通過胎盤，具有抗菌、抗病毒活性。
意義	感染（病毒、細菌）- 多克隆，免疫增殖病（MM）－單克隆會上升，免疫缺陷、長期使用免疫抑制劑者會減低。

IgA 的產生、結構與功能

含量	0.4～3.5g/L，可以存在於各種分泌物中。
特色	分泌型（SIgA），局部黏膜抗感染功能；血清型（為單體，免疫作用較弱）。
意義	IgA 型 MM，SLE，類風關等會上升；反複呼吸道感染，非 IgA 免疫增殖病會下降。

IgM 的產生、結構與功能

含量	0.5～3.0g/L。
特色	為五聚體，分子量最大的 Ig，例如天然凝集素抗 A、抗 B。
意義	早期抗體，出現較早，消失較快。

IgD 與 IgE 的產生、結構與功能

IgD	含量較低、作用不很明確。
IgE	含量最少，ELISA 法測定為 0.1～0.9mg/L，與變態反應、寄生蟲病、皮膚過敏有關。

總補體活性 CH50 測定

總補體活性 CH50 測定	溶血素（抗體）會導致敏綿羊紅血球，與補體溶血，溶血程度與補體正相關，為 S 形曲線。
正常的參考值	50～100kU/L。
意義	減低常見於各種免疫合成物性疾病。

C3 與 C4 的測定

補體系統有 C1、C 2、……C9 及其它的成分所組成。
C3 含量最高，是傳統和旁路途徑啟動的關鍵，其含量 C3 為 0.85-1.70g/L，C4 為 0.44-0.66g/L。
補體測定的意義：發炎症、腫瘤等會上升，肝炎、腎炎、本身免疫病等會下降。

8-33 臨床常用免疫學檢查（二）

（三）病毒性肝炎標誌物檢測

1. A 型肝炎（糞口途徑）
   - (1) IgM 抗體：特異性早期診斷指標，顯示 HAV 現症的感染。
   - (2) IgG 抗體：出現於恢復期而且長期存在，具有流行病學的意義。
2. B 型肝炎
   - (1) 為最常用的檢測項目：B 肝的傳播途徑在國內 HBSAg 陽性反應率為 8%-10%（大約 1.4×108），為透過血液傳播、胎源性傳播、醫源性傳播、性接觸傳播，其為生活上的密切接觸而傳播（共用剃鬍刀、牙刷等）。測定的方法為 ELISA、放射免疫法（RIA）、發光免疫法。
   - (2) B 肝 DNA 量化 PCR 檢測：為病毒複製的指標，正常值為 CR（-）或 < 103 Copies / ml，拉米夫定（賀普丁）、干擾素為治療效果的主要指標。
3. C 肝病毒的標誌物：為 RNA 病毒，透過血液傳播。
   - (1) 抗 HCV-IgM：近期感染的指標。
   - (2) 抗 HCV-IgG：已有感染，不作為感染的早期指標。
   - (3) HCV-RNA：陽性反應顯示 HCV 複製活躍，為直接的指標。

（四）感染的免疫學檢查

1. 抗「O」抗體（ASO）：抗 A 族溶血性鏈球菌（感染）抗體，其臨床意義為 A 族溶血性鏈球菌感染所引起的疾病：在感染性心內膜炎、風濕熱、鏈球菌感染後急性腎小球腎炎時會上升。
2. 肥達反應：是利用傷寒和副傷寒沙門菌菌液為抗原，檢測病人血清中有無相應抗體的一種凝集實驗。傷寒第三周後陽性反應率高達 80%，初期呈現陰性反應，H < 1：160（鞭毛抗原），O < 1：80；甲 < 1：80、乙 < 1：80、丙 < 1：80 為副傷寒。
3. 梅毒螺旋體抗體測定：將 RPR 作為篩選實驗，在必要時要作確診實驗。
4. HIV 抗體測定：在身體感染 HIV 數周至半年後，會出現 HIV 抗體。
   - (1) 篩檢實驗：常用 ELISA 法，在第一次陽性反應時，必須使用，對不同的試劑要作第二次實驗，以免發生假陽性反應。
   - (2) 確診實驗：蛋白印跡實驗（WB）為陽性反應確診。

（五）腫瘤標誌物檢測

腫瘤標誌物（tumor marker）是指在腫瘤發生和增殖過程中，由腫瘤細胞本身所合成、釋放或者是由身體對腫瘤細胞反應而產生的一種物質。腫瘤標誌物用於病人治療流程的動態變化相當重要。

1. 腫瘤標誌物的臨床應用
   - (1) 高危險族群的早期檢測：AFP 肝硬化、PSA 中老年男性。
   - (2) 預後的評估，治療監測，腫瘤復發。

2. 常用的腫瘤標誌物：A胎蛋白（AFP）、癌胚抗原（CEA）、癌抗原15-3（CA15-3）、癌抗原125（CA125）、癌抗原19-9（CA19-9）與前列腺特異特異抗原（PSA）。

A 型肝炎（糞口途徑）

IgM 抗體	特異性早期診斷指標，顯示 HAV 現症感染。
IgG 抗體	出現於恢復期而且長期存在，具有流行病學的意義。

B 型肝炎

為最常用的檢測項目	B肝的傳播途徑在國內 HBSAg 陽性反應率為8%-10%（大約 1.4×108），為透過血液傳播、胎源性傳播、醫源性傳播、性接觸傳播，其為生活上的密切接觸而傳播（共用剃鬚刀、牙刷等）。測定的方法為 ELISA、放射免疫法（RIA）、發光免疫法。
B肝DNA量化PCR檢測	為病毒複製的指標，正常值為 CR（-）或 < 103 Copies / ml，拉米夫定（賀普丁）、干擾素為治療效果的主要指標。

C 肝病毒的標誌物

C肝病毒標誌物	為 RNA 病毒，透過血液傳播。
抗 HCV-IgM	近期感染的指標。
抗 HCV-IgG	已有感染，不作為感染的早期指標。
HCV-RNA	陽性反應顯示 HCV 複製活躍，為直接的指標。

感染的免疫學檢查

抗「O」抗體（ASO）	抗 A 族溶血性鏈球菌（感染）抗體，其臨床意義為 A 族溶血性鏈球菌感染所引起的疾病：在感染性心內膜炎、風濕熱、鏈球菌感染後急性腎小球腎炎時會上升。
肥達反應	是利用傷寒和副傷寒沙門菌菌液為抗原，檢測病人血清中有無相應抗體的一種凝集實驗。傷寒第三周後陽性反應率高達 80%，初期呈現陰性反應，H < 1：160（鞭毛抗原），O < 1：80；甲 < 1：80、乙 < 1：80、丙 < 1：80 為副傷寒。
梅毒螺旋體抗體測定	將 RPR 作為篩選實驗，在必要時要作確診實驗。
HIV 抗體測定	在身體感染 HIV 數周至半年後，會出現 HIV 抗體。

8-34 臨床常用免疫學檢查（三）

（五）腫瘤標誌物檢測（續）

3. AFP（甲胎蛋白）：胎兒早期肝臟合成的糖蛋白，對診斷原發性，肝細胞癌具有重要的臨床意義。

   (1) 參考值：＜ 20μg/L。

   (2) 臨床的意義：特異 - 原發性肝細胞癌會顯著地增高，診斷閾值＞ 300μg/L，在病毒性肝炎、肝硬化、妊娠時亦會增高，但是一般＜ 300μg/L。

4. CEA（癌胚抗原）

   (1) 參考值：＜ 5μg/L。

   (2) 臨床的意義：廣譜腫瘤標誌物，主要在消化道腫瘤患者中會升高（結腸癌、直腸癌、胃癌、胰腺癌等）。對腫瘤診斷、預後、復發判斷具有重要的意義。

5. CA153（癌抗原 15-3）：對乳腺癌具有重要的輔助性診斷功能，但其特異性相當有限。

6. CA125（癌抗原 125）：存在於卵巢腫瘤的上皮細胞內，對診斷卵巢癌具有較大的臨床價值。

7. CA19-9（糖鏈抗原 19-9）：在胰腺癌和其他消化道癌時，患者血清 CA19-9 會明顯地升高，但並無早期的診斷價值；連續檢測對療效、預後及復發診斷具有重要的價值。

8. PSA（前列腺特異抗原）：存在於前列腺的上皮細胞中，80% 是以結合的型式存在（C-PSA），20% 是以游離的型式存在（F-PSA）。

   臨床的意義：在前列腺癌時血清水準會明顯地升高，其敏感性、特異性相當高。

（六）自身的免疫檢測

自身的免疫病（AID）是指免疫系統對自身成分的免疫耐受性減低或破壞，產生自身抗體損傷含有相應自身抗原的組織器官而造成的疾病。

1. RF（Rheumatoid factor）：是變性 IgG 刺激身體產生的一種自身抗體，主要存在於類風濕性關節炎患者的血清和關節液中。

   臨床的意義：在類風濕關節炎時，RF 值會上升，陽性反應率高達 90%；其他自身免疫性疾病的 RF 值亦會上升。

2. 抗核抗體檢測（Antinuclear antibody, ANA）：泛指抗各種細胞核成分的自身抗體，是血清中存在的一類和自身組織細胞的細胞核發生反應的自身抗體的總稱。並無器官和種屬的特異性。

   (1) 臨床的意義：SLE（未經過治療的），陽性反應率高達 80%～100%，亦會見於其他自身免疫性疾病。

   (2) 抗 ds-DNA 抗體：標靶抗原是細胞核中 DNA 的雙螺旋結構。

   臨床的意義：活動期 SLE 的陽性反應率高達 70%～90%SLE 的高特異性實驗，但是敏感性較低。

(3) 抗 Sm 抗體

　　臨床的意義：抗 Sm 抗體爲 SLE 的特異性標誌之一，抗 dsDNA 與抗 Sm 抗體會提高 SLE 的診斷率。

自身免疫的檢測

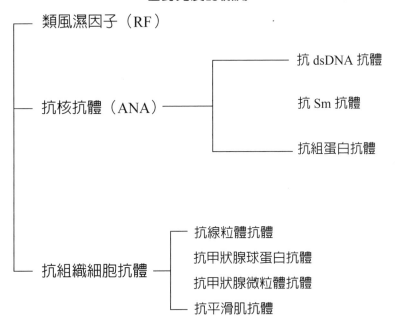

細胞核中 DNA 的雙螺旋結構

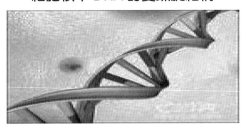

（爲編著者群繪製，擁有圖片著作權）

8-35 臨床常用免疫學檢查（四）

（六）自身的免疫檢測（續）

3. 抗組織細胞抗體檢測
   (1) 抗線粒體抗體 AMA：原發性膽汁性肝硬化。
   (2) 抗甲狀腺球蛋白抗體 TGA：甲亢、橋本甲狀腺炎。
   (3) 抗甲狀腺微粒體抗體 TMA：TGA、TMA 聯合檢測。
   (4) 抗平滑肌抗體 ASMA：自身免疫性肝炎。
4. 自身的免疫病：在正常的情況下，免疫系統對自身的組織和細胞不產生免疫回應，稱為自身免疫耐受。當某種原因使自身免疫耐受性下降時，免疫系統會對自身成分產生免疫回應，稱為自身免疫。當自身免疫反應過分強烈時，會導致相應的自身組織器官損傷或功能障礙，稱為自身免疫病。例如 SLE，類風關等。
5. 變態反應性疾病：變態反應也稱為超敏反應，是異常的免疫回應。例如支氣管哮喘，過敏性鼻炎，過敏性休克，接觸性皮炎。
6. 免疫缺陷病：由於遺傳或其他原因造成的免疫系統先天發育不全或獲得性損傷稱為免疫缺陷。例如 AIDS 獲得性免疫缺陷綜合症。

（七）干擾素治療B肝的三大功能

1. 抗 B 肝病毒，抑制其複製，這是治療慢性 B 肝之根本。
2. 調節病人免疫功能，增強免疫細胞的效應。
3. 阻止肝的纖維化，甚至會逆轉肝纖維化，從而延緩和阻止肝硬化及肝癌的發生。

（八）干擾素治療B型肝炎的適應症有哪些？

首先，急性 B 型肝炎不是干擾素的適應症，因為患了急性 B 型肝炎之後 90～95% 的患者可以痊癒，使用干擾素是無必要的。慢性 B 型肝炎，必須有病毒複製的指標。而且高 ALT 水準（大於正常的 2～3 倍以上）；低 HBV-DNA 水準（10 的 5 次方 copies/ml 左右）。

（九）B肝的傳播途徑

國內 HBSAg 陽性反應率為 8%～10%（大約為 1.4×108），傳播的途徑為透過血液傳播、胎源性傳播、醫源性傳播、性接觸傳播與生活密切接觸傳播（共用剃鬚刀、牙刷等）。

（十）兩對半

1. HbsAg（表面抗原）：在感染 HBV 之後 1～2 月會出現，是 B 型肝炎病毒感染的指標。
2. 抗 -HBs（表面抗體）：為 B 肝病毒的中和抗體，證實患者已經產生了相當程度的免疫力。
3. HbeAg（e 抗原）：其陽性反應是 B 型肝炎的重要指標，是病毒複製，傳染性較強的指標。
4. 抗 -Hbe（e 抗體）：抗 -HBe 的出現意味著免疫力的產生，其傳染性顯著地降低，病情會出現好轉。
5. 抗 -HBc（核心抗體）：陽性反應者代表正在感染或以往感染過 B 肝病毒。
6. HBcAg（核心抗原）存在於肝細胞之內，在血液中檢測不出來。
7. 當肝細胞遭到破壞，HBcAg 釋放出來，被酶水解成 HBeAg，所以 HBeAg 會顯示出肝細胞的損傷。

9 種常見的模式

1	+ - + - +	「大三陽」高度傳染性。
2	+ - - - +	(1) 急性 HBV 感染；(2) 慢性 HBsAg 攜帶者；(3) 傳染性較弱。
3	+ - + +	「小三陽」：(1) 急性 HBV 感染趨向恢復；(2) 慢性 HBsAg 攜帶者；(3) 傳染性弱。
4	- + - - +	以往的感染，仍然有免疫力。HBV 感染，恢復期。
5	- - - + +	B 肝恢復期，傳染性較弱。
6	- - - - +	急性 HBV 感染「窗口期」或以往感染過。
7	- + - - -	疫苗接種之後或 HBV 感染之後會康復。
8	- + - + +	急性 B 肝康復期，開始產生免疫力。
9	- - - - -	過去和現在並未感染 B 肝。

16 種少見的模式

10	+ - - - -	(1) 急性 HBV 感染早期，急性 HBV 感染潛伏期；(2) 慢性 HBV 攜帶者，傳染性較弱。
11	+ - - + -	(1) 慢性 HBsAg 攜帶者易轉為陰性反應；(2) 急性 HBV 感染趨向恢復。
12	+ - + - -	急性 HBV 感染早期或慢性攜帶者，傳染性較強。
13	+ - + + +	(1) 急性 HBV 感染趨向恢復；(2) 慢性攜帶者。
14	+ + - - -	(1) 次臨床型 HBV 感染早期；(2) 不同次型 HBV 二次感染。
15	+ + - - +	(1) 次臨床型 HBV 感染早期；(2) 不同次型 HBV 二次感染。
16	+ + - + -	次臨床型或非典型性感染。
17	+ + - + +	次臨床型或非典型性感染。
18	+ + + - +	次臨床型或非典型性感染早期。HBsAg 免疫複合物，新的不同次型感染。
19	- - + - -	(1) 非典型性急性感染；(2) 見於抗 -HBc 出現之前的感染早期。
20	- - + - +	非典型性急性感染。
21	- - + + +	急性 HBV 感染中期。
22	- + + - +	在 HBV 感染之後已經恢復。
23	- + + - -	非典型性或次臨床型 HBV 感染。
24	- + + - +	非典型性或次臨床型 HBV 感染。
25	- - - + -	急性 HBV 感染趨向恢復。

8-36 病原微生物和醫院感染的檢查（一）

（一）醫院內感染的概念

1. 患者在入院的時刻並不存在感染、也不處於潛伏期，而是在入院之後於醫院內發生的感染。
2. 這類感染也包括患者在醫院內獲得而在出院之後發病的感染。醫院感染已成爲目前醫學領域中極待解決的重要問題。

（二）醫院感染的特色

1. 感染來源和病原體：感染的來源主要來自於住院的患者、醫務人員、探訪人員以及醫院環境、醫療儀器、血液製品的汙染等。最常見病原體是細菌，大多以革蘭陰性反應桿菌爲主。
2. 易於感染的族群：常見於免疫力低落的住院患者。
3. 常見的臨床類型：下呼吸道感染爲最常見醫院感染類型，其他例如尿道感染、手術切口感染、胃腸道感染、血液感染、皮膚和軟性組織感染等亦較爲多見。
4. 病原體：分爲條件致病細菌和機會致病細菌，以革蘭陰性反應細菌較爲多見。
5. 傳播的方式：接觸傳播。

（三）細菌檢驗標本採集與送檢的基本原則

細菌檢驗標本採集與送檢的基本原則包括：

1. 送檢的報告單要註明姓名、性別、年齡、臨床診斷、標本來源及檢驗目的、抗生素使用情況，使實驗室能夠正確地篩選相應的培養基和適宜的培養環境。
2. 儘量在抗生素使用之前採集標本。
3. 在採集標本時，要嚴格地執行無菌操作，以避免雜菌的汙染。
4. 在標本採集之後立即要送到實驗室，床邊接種可以提高病原菌的檢出率。
5. 盛標本容器必須經過滅菌處理，但是不得使用消毒劑。

（四）臨床常見細菌檢驗標本的採集送檢方法

1. 血液與骨髓
   (1) 通常採血部位爲肘靜脈，但是感染灶附近血管採血，可以提高陽性反應率。切忌在靜滴抗菌藥物的靜脈處採集血標本。標本採集的過程要嚴格地執行無菌操作。
   (2) 每次採血量爲 5～10ml，嬰幼兒 0.5～5ml，培養基與血液之比以 10：1 爲宜。以稀釋血液中的抗生素、抗體等殺菌物質。
   (3) 在選擇體溫上升或高溫時，採血可以提高陽性反應率。對已用抗菌藥物而又不能停藥者，要在下次用藥之前採血。
   (4) 每例至少採血兩次，間隔的時間依據病情而定，以利於提高陽性反應率和區別感染菌和皮膚汙染菌。

醫院感染的特色

感染來源和病原體	感染的來源主要來自於住院的患者、醫務人員、探訪人員以及醫院環境、醫療儀器、血液製品的汙染等。最常見病原體是細菌,大多以革蘭陰性反應桿菌為主。
易於感染的族群	常見於免疫力低落的住院患者。
常見的臨床類型	下呼吸道感染為最常見醫院感染類型,其他例如尿道感染、手術切口感染、胃腸道感染、血液感染、皮膚和軟性組織感染等亦較為多見。
病原體	分為條件致病細菌和機會致病細菌,以革蘭陰性反應細菌較為多見。
傳播的方式	接觸傳播。

細菌檢驗標本採集與送檢的基本原則

1. 送檢的報告單要註明姓名、性別、年齡、臨床診斷、標本來源及檢驗目的、抗生素使用情況,使實驗室能夠正確地篩選相應的培養基和適宜的培養環境。

2. 儘量在抗生素使用之前採集標本。

3. 在採集標本時,要嚴格地執行無菌操作,以避免雜菌的汙染。

4. 在標本採集之後立即要送到實驗室,床邊接種可以提高病原菌的檢出率。

5. 盛標本容器必須經過滅菌處理,但是不得使用消毒劑。

血液與骨髓臨床常見細菌檢驗標本的採集送檢方法

通常採血部位為肘靜脈,但是感染灶附近血管採血,可以提高陽性反應率。切忌在靜滴抗菌藥物的靜脈處採集血標本。標本採集的過程要嚴格地執行無菌操作。

每次採血量為 5～10ml,嬰幼兒 0.5～5ml,培養基與血液之比以 10：1 為宜。以稀釋血液中的抗生素、抗體等殺菌物質。

在選擇體溫上升或高溫時,採血可以提高陽性反應率。對已用抗菌藥物而又不能停藥者,要在下次用藥之前採血。

每例至少採血兩次,間隔的時間依據病情而定,以利於提高陽性反應率和區別感染菌和皮膚汙染菌。

8-37 病原微生物和醫院感染的檢查（二）

（四）臨床常見細菌檢驗標本的採集送檢方法（續）

2. 尿液：尿液標本的採集要嚴格地執行無菌操作。由於治療藥物多數透過尿液來排泄，因此，要在用藥前採集尿液，且以晨起第一次尿送檢為宜。在尿液標本採集之後，要立即送檢和處理，耽擱時間不能超過兩小時，否則，要置於 4℃的冰箱來保存，但最好也不要超過 6 小時。

(1) 中段尿的採集：是臨床上最為常用的方法。在採樣之前必須以肥皂水和清水來洗淨尿道口，排出的尿液前段必須丟棄，而將中段或近後段的尿液留於無菌容器中。

(2) 導尿管採集尿液：可以減少汙染，但是易於引起逆行感染，除非必要，必須避免使用此種方法。對留置導尿者，可以使用碘酒來消毒尿道口處的導尿管壁，使用無菌注射器來斜穿管壁抽吸尿液，或在消毒之後解開介面，丟棄導尿管前段的尿液，留無汙染的膀胱內尿液送檢。不可從集尿袋的下端管口留取標本。

(3) 使用膀胱穿刺來採集尿液：在病人恥骨上皮膚消毒之後，以無菌針筒作膀胱穿刺。此方法主要用於尿液厭氧菌培養或中段尿採集困難的嬰幼兒。

3. 痰液：(1) 自然咳痰：在清水反復漱口之後用力咳嗽，從呼吸道深部咳出新鮮痰液於無菌容器內送檢。痰量極少者可以使用 45℃10% 氯化鈉液霧化吸入導痰，一般以清晨第一口痰為宜。(2) 氣管內視鏡下之採集法、氣管穿刺法：可以減少汙染，但是病人會有相當程度的痛苦，不易於接受和推廣。(3) 在痰標本採集之後要及時送檢和處理，最好不超過 1 小時，室溫下延擱數小時，定植於口咽部的非致病細菌呈現過度生長，而肺炎鏈球菌，流感嗜血桿菌等的檢出率則會明顯地下降。

4. 傷口燒傷創面與膿液
(1) 在無菌生理鹽水清洗病灶表面之後，使用無菌拭子取病灶深部的膿液和分泌物，立即送檢，或放置於運送培養基內送檢。
(2) 對未潰破的膿腫直接使用碘酒、酒精消毒皮膚之後，以無菌注射器抽取膿液送檢，也可以在切開排膿時，使用無菌拭子來採樣。

5. 糞便：(1) 挑取有膿血黏液部分的新鮮糞便大約 2～3 克盛於滅菌容器中送檢，也可以使用拭子挑取糞便插入 Cary-Blair 運送培養基中送檢，可以提高病原菌的檢出率。(2) 對不易於獲取糞便者，例如嬰幼兒可以使用直腸拭子採集送檢。

6. 腦脊液等無菌體液
(1) 在嚴格的無菌條件下採集標本。
(2) 盡量採集較多的標本送檢。
(3) 盡快送檢或床旁接種可以提高陽性反應率，特殊標本需要保溫送檢。

（五）臨床細菌學的檢查方法

1. 直接塗片、內視鏡檢查：初步診斷但是陽性反應率較低。例如抗酸染色找結核桿菌。
2. 分離、培養、鑑定：為金字標準，但是較為費時。對有正常菌群存在的感染標本要採用定量培養菌落計數，以區別是汙染菌還是病原菌，例如尿液標本培養對於 G- 桿菌需要 > 10^5cfu/ml 才有意義。

尿液臨床常見細菌檢驗標本的採集送檢方法

中段尿的採集	是臨床上最為常用的方法。在採樣之前必須以肥皂水和清水來洗淨尿道口，排出的尿液前段必須丟棄，而將中段或近後段的尿液留於無菌容器中。
導尿管採集尿液	可以減少汙染，但是易於引起逆行感染，除非必要，必須避免使用此種方法。對留置導尿者，可以使用碘酒來消毒尿道口處的導尿管壁，使用無菌注射器來斜穿管壁抽吸尿液，或在消毒之後解開介面，丟棄導尿管前段的尿液，留無汙染的膀胱內尿液送檢。不可從集尿袋的下端管口留取標本。
使用膀胱穿刺來採集尿液	在病人恥骨上皮膚消毒之後，以無菌針筒作膀胱穿刺。此方法主要用於尿液厭氧菌培養或中段尿採集困難的嬰幼兒。

痰液臨床常見細菌檢驗標本的採集送檢方法

自然咳痰：在清水反復漱口之後用力咳嗽，從呼吸道深部咳出新鮮痰液於無菌容器內送檢。痰量極少者可以使用45℃10%氯化鈉液霧化吸入導痰，一般以清晨第一口痰為宜。

氣管鏡下採集法、氣管穿刺法：可以減少汙染，但是病人會有相當程度的痛苦，不易於接受和推廣。

在痰標本採集之後要及時送檢和處理，最好不超過1小時，室溫下延擱數小時，定植於口咽部的非致病細菌呈現過度生長，而肺炎鏈球菌，流感嗜血桿菌等的檢出率則會明顯地下降。

傷口燒傷創面與膿液臨床常見細菌檢驗標本的採集送檢方法

在無菌生理鹽水清洗病灶表面之後，使用無菌拭子取病灶深部的膿液和分泌物，立即送檢，或放置於運送培養基內送檢。

對未潰破的膿腫直接使用碘酒、酒精消毒皮膚之後，以無菌注射器抽取膿液送檢，也可以在切開排膿時使用無菌拭子來採樣。

臨床細菌學的檢查方法

直接塗片、內視鏡檢查：初步診斷但是陽性反應率較低。例如抗酸染色找結核桿菌。

分離、培養、鑒定：為金字標準，但是較為費時。對有正常菌群存在的感染標本要採用定量培養菌落計數，以區別是汙染菌還是病原菌，例如尿液標本培養對於 G- 桿菌需要 > 10^5cfu/ml 才有意義。

8-38 臨床常用的生化檢查（一）

一、血清鉀、鈉、氯化物的測定

人體體液中的主要電解質是鉀、鈉、氯、鈣、鎂、磷、碳酸鹽等，對維持細胞的正常功能和代謝、水電和酸鹼平衡及細胞內外的滲透壓發揮了重要的功能。

（一）血清鉀測定

鉀離子是細胞內的主要陽離子，只有少量的存在於細胞外液之中，血鉀實際反映了細胞外液中鉀離子的濃度變化。在某些病理的情況下會出現血清鉀的異常。

1.標本採集的方法
  (1) 抽取空腹靜脈血 3ml（在單項測定時為 2ml），注入乾燥試管之中，及時送檢，不抗凝。
  (2) 在測定之前要儘量避免引起電解質非自然因素改變，例如大量飲水，劇烈運動，服用利尿劑等。
    ① 參考值：血清鉀：3.5～5.5mmol/L。

2.血清鉀增高：血清鉀＞ 5.5mmol/L 為高鉀血症。常見於：
  (1) 鉀攝取量過多：食入或注入大量鉀鹽，超過腎臟排鉀能力會導致血清鉀升高，例如輸入大量庫存血、靜脈誤推氯化鉀或靜滴氯化鉀過速等。
  (2) 體內鉀排出減少：急性、慢性腎衰竭腎臟排鉀功能障礙、腎上腺皮質功能減退所導致腎臟排鉀能力的下降、長期使用抗醛固酮類藥物或保鉀利尿劑所導致的鉀瀦留等。
  (3) 細胞內的鉀外移：嚴重燒傷、組織擠壓傷、溶血、胰島素缺乏、代謝性酸中毒、洋地黃中毒等均會導致細胞內鉀外流或重新分布而引起血清鉀增高。

3.血清鉀降低：血清鉀＜ 3.5mmol/L 為低鉀血症。常見於：
  (1) 鉀攝取量不足：長期低鉀飲食或禁食後補鉀不足、酒精中毒、營養不良、吸收障礙等。
  (2) 體內鉀排出過多：頻繁嘔吐、長期腹瀉、胃腸引流或胃腸功能紊亂所導致的胃腸道丟鉀過多；服排鉀利尿劑以及醛固酮增多症所導致的腎臟排鉀增多。
  (3) 細胞外鉀內移：代謝性鹼中毒、胰島素注射過量、心功能不全或腎性水腫等，因為細胞外鉀內流加速及重新分布，或因為細胞外液過度稀釋導致低鉀血症。

（二）血清鈉

人體內的鈉離子 44% 存在於細胞外液，是細胞外的主要陽離子，47% 存在於骨骼中，9% 存在於細胞內。鈉主要來源於食物，在血清中鈉大多以氯化鈉的型式存在，絕大部分經由腎臟或隨著消化液而排出，小部分經由汗腺來排出。正常人的飲食含鈉量足夠，一般不會缺失，只有在病理的狀態下才會出現異常。

1.標本採集的方法：與血清鉀測定相同
  (1) 參考值：血清鈉：135～145 mmol/L。

2.血清鈉增高：血清鈉 > 145mmol/L 為高鈉血症。常見的原因如下
　(1) 水失漏過多：大量出汗、長期嘔吐、腹瀉所導致的脫水、大面積燒傷及糖尿病性多尿等。
　(2) 水攝取不足：長時間無水攝取、進食困難及術後禁食者靜脈輸液量不足等。
　(3) 鈉攝取過多：食入或輸入大量含鈉液體伴隨著腎功能不全時。

血清鉀測定標本採集的方法

抽取空腹靜脈血 3ml（單項測定時應為 2ml），注入乾燥試管中，及時送檢，不抗凝。
在測定之前要儘量避免引起電解質非自然因素改變，例如大量飲水，劇烈運動，服用利尿劑等。

血清鉀增高的臨床意義

鉀攝取量過多	長期低鉀飲食或禁食後補鉀不足、酒精中毒、營養不良、吸收障礙等。
體內鉀排出減少	急性、慢性腎衰竭腎臟排鉀功能障礙、腎上腺皮質功能減退所導致腎臟排鉀能力的下降、長期使用抗醛固酮類藥物或保鉀利尿劑所導致的鉀瀦留等。
細胞內的鉀外移	嚴重燒傷、組織擠壓傷、溶血、胰島素缺乏、代謝性酸中毒、洋地黃中毒等均會導致細胞內鉀外流或重新分布而引起血清鉀增高。

血清鉀降低的臨床意義

鉀攝取量不足	長期低鉀飲食或禁食後補鉀不足、酒精中毒、營養不良、吸收障礙等。
體內鉀排出過多	頻繁嘔吐、長期腹瀉、胃腸引流或胃腸功能紊亂所導致的胃腸道丟鉀過多；服排鉀利尿劑以及醛固酮增多症所導致的腎臟排鉀增多。
細胞外鉀內移	代謝性鹼中毒、胰島素注射過量、心功能不全或腎性水腫等，因為細胞外鉀內流加速及重新分布，或因為細胞外液過度稀釋導致低鉀血症。

血清鈉增高的臨床意義

水失漏過多	大量出汗、長期嘔吐、腹瀉所導致的脫水、大面積燒傷及糖尿病性多尿等。
水攝取不足	長時間無水攝取、進食困難及術後禁食者靜脈輸液量不足等。
鈉攝取過多	食入或輸入大量含鈉液體伴隨著腎功能不全時。

8-39 臨床常用的生化檢查（二）

（二）血清鈉（續）

3.血清鈉降低：血清鈉＜135mmol/L 爲低鈉血症。主要的原因有：

(1) 失漏過多：嚴重嘔吐、腹瀉、胃腸引流、廣泛性的發炎症等，大多是因爲治療時只注意補水但是並未充分補鹽而引起；尿毒症或糖尿病合併代謝性酸中毒、服用大劑量利尿劑、慢性腎上腺皮質功能減退時尿鈉排出過多也會導致低鈉血症；穿刺抽液過多等也是鈉失漏過多的原因之一。

(2) 攝取不足：饑餓、長期低鈉飲食、營養不良及不恰當的輸液。

(3) 細胞外液稀釋：心功能不全、急性或慢性腎功能不全、肝硬化低蛋白血症、長期使用激素治療等所導致的水鈉瀦留；補充過量液體亦會導致稀釋性低鈉。

(4) 消耗過多：大多見於肺結核、腫瘤、肝硬化等慢性疾病。由於細胞內蛋白質分解的消耗，細胞內液之滲透壓會降低，水分從細胞內滲透到細胞之外，導致血鈉減低。

（三）血清氯化物

血清氯離子是血漿中的主要陰離子，氯具有調節身體酸鹼平衡、滲透壓及水電平衡的功能。氯化物主要來源於膳食中的鹽，經由腎臟排出體外。

1.標本採集的方法：與血清鉀測定相同。

2.參考值：血清氯化物：95～105 mmol/L。

3.臨床的意義

(1) 血清氯化物增高：血清氯化物＞105mmol/L 爲高氯血症。見於下列幾種情況：①攝取過多：長期高鹽飲食、靜脈輸入過多的生理鹽水等。②排出減少：急、慢性腎小球腎炎導致的腎功能不全、尿道梗塞、心力衰竭等所導致的腎臟排氯減少。③呼吸性鹼中毒：過度換氣，排出過多的 CO_2，血液 HCO_3^- 減少，血氯代償性增高。

(2) 血清氯化物降低：血清氯化物＜95mmol/L 爲低氯血症。見於下列的情況：①氯排出過多：嚴重嘔吐、腹瀉、胃腸造 或引流等；慢性腎上腺皮質功能減退、腎衰竭時長期大量使用利尿劑、嚴重糖尿病等均會導致氯化物經由尿排出而增加。②氯攝取不足：長期饑餓、營養不良、無鹽飲食等。

二、血清鈣、磷的測定

（一）血清鈣的測定

人體內的鈣 99% 以上存在於骨骼之中，僅有 1% 左右存在於血液中。鈣主要來自於飲食，由小腸上段吸收，其吸收程度受到腸道 PH 值及鈣溶解度的影響，隨著糞、尿而排出體外。鈣代謝主要受到維生素 D 及甲狀旁腺激素的調節。鈣的吸收、調節、排泄發障礙，均會引起血清鈣的異常。

1.標本採集方法：與血清鉀測定相同。

2.參考值：血清鈣：2.25～2.75mmol/L。

3.臨床的意義

(1) 血清鈣增高：血清鈣＞2.75mmol/L 爲高鈣血症。其主要的原因有：

① 溶骨的功能增強：見於原發性或繼發性甲狀旁腺功能亢進、原發性或轉移性骨髓瘤、急性骨萎縮等。
② 腸道吸收鈣增加：見於大量服用維生素 D。
③ 攝取過多：見於大量飲用牛奶、靜脈補鈣過多。
④ 排出減少：見於腎功能減退等。

血清鈉降低的臨床意義

失漏過多	嚴重嘔吐、腹瀉、胃腸引流、廣泛性發炎症等，大多因為治療時只注意補水但是並未充分補鹽而引起；尿毒症或糖尿病合併代謝性酸中毒、服用大劑量利尿劑、慢性腎上腺皮質功能減退時尿鈉排出過多也會導致低鈉血症；穿刺抽液過多等也是鈉失漏過多的原因之一。
攝取不足	饑餓、長期低鈉飲食、營養不良及不恰當的輸液。
細胞外液稀釋	心功能不全、急性或慢性腎功能不全、肝硬化低蛋白血症、長期使用激素治療等所導致的水鈉潴留；補充過量液體亦會導致稀釋性低鈉。
消耗過多	大多見於肺結核、腫瘤、肝硬化等慢性疾病。由於細胞內蛋白質分解的消耗，細胞內液滲透壓會降低，水分從細胞內滲透到細胞之外，導致血鈉減低。

血清氯化物的臨床意義

血清氯化物增高	血清氯化物 > 105mmol/L 為高氯血症。見於下列幾種情況：(1) 攝取過多：長期高鹽飲食、靜脈輸入過多的生理鹽水等。(2) 排出減少：急、慢性腎小球腎炎導致的腎功能不全、尿道梗塞、心力衰竭等所導致的腎臟排氯減少。(3) 呼吸性鹼中毒：過度換氣，排出過多的 CO_2，血液 HCO_3^- 減少，血氯代償性增高。
血清氯化物降低	血清氯化物 < 95mmol/L 為低氯血症。見於下列的情況：(1) 氯排出過多：嚴重嘔吐、腹瀉、胃腸造　或引流等；慢性腎上腺皮質功能減退、腎衰竭時長期大量使用利尿劑、嚴重糖尿病等均會導致氯化物經由尿排出而增加。(2) 氯攝取不足：長期饑餓、營養不良、無鹽飲食等。

血清鈣增高的臨床意義

溶骨的功能增強	見於原發性或繼發性甲狀旁腺功能亢進、原發性或轉移性骨髓瘤、急性骨萎縮等。
腸道吸收鈣增加	見於大量服用維生素 D。
攝取過多	見於大量飲用牛奶、靜脈補鈣過多。
排出減少	見於腎功能減退等。

8-40 臨床常用的生化檢查（三）

（一）血清鈣的測定（續）

  (2) 血清鈣降低：血清鈣 < 2.25mmol/L 稱爲低鈣血症，大多見於嬰幼兒。主要的原因有：

  ① 成骨的功能增強：原發性副甲狀腺功能減退、甲狀腺切除術或甲狀腺癌放射治療等所引起的副甲狀腺損傷。

  ② 維生素 D 缺乏：見於嬰幼兒生長期維生素 D 補充不足、陽光照射不足或消化不良、阻塞性黃疸、妊娠後期等情況導致的體內維生素 D 缺乏。會同時伴隨著血磷降低。

  ③ 攝取不足：長期低鈣飲食、乳糜瀉。

  ④ 其他：慢性腎小球腎炎、腎病、尿毒症導致的遠曲小管性酸中毒；新生兒低血鈣、代謝性鹼中毒離子鈣減少所引起的手足抽搐等。

（二）血清磷

  身體中的磷大約 70%～80% 以不溶性磷酸鈣的型式存在於骨骼中，少部分以無機磷的型式存在於血漿中，構成血液重要的緩衝系統。飲食中磷在小腸吸收，腸道 PH 值的降低有利於磷的吸收。血清磷與鈣的乘積爲一個常數（以 mg/dl 來計算，乘積是 36～40），若血磷降低，則血鈣會相對地升高，反之亦然。兩者的平衡對維持人體正常生理功能發揮了重要的功能。

  1. 標本採集的方法：與血清鉀測定相同。

  2. 參考值：血清磷（成人爲 0.97～1.61mmol/L）。

  3. 臨床的意義

  (1) 血清磷增高：血清磷 > 1.61mmol/L 爲升高：①內分泌疾病：見於原發性或繼發性甲狀旁腺功能減退所致的尿磷排出減少。②排出減少：見於腎功能減退。③見於體內維生素 D 過多。④其他：見於劇烈活動、多發性骨髓瘤、骨折癒合期、尿毒症併發代謝酸中毒及 Addison 病、急性肝壞死、白血病等。

  (2) 血清磷降低：血清磷 < 0.97mmol/L 爲降低：①攝取不足：饑餓、惡病質。②失漏過多：大量嘔吐、腹瀉、血液透析、腎小管酸中毒、使用噻嗪類利尿劑等。③維生素 D 缺乏。④轉入細胞內：靜脈注射胰島素或葡萄糖、鹼中毒、急性心肌梗塞、過度換氣症候群等。⑤其他：B 醇中毒、副甲狀腺功能亢進症、糖尿病酮症酸中毒等。

三、血清總膽固醇的測定

  總膽固醇（total cholesterol, TC）包括遊離膽固醇（free choleSterol, FC）和膽固醇酯（cholesterol esterase, CE）兩部分。血液中的膽固醇僅有不到 20% 是從食物中所攝取的，其餘均由身體自身合成，肝、腸、腎、骨髓及內分泌腺等均是合成的場所。膽固醇主要隨膽汁從糞便排出體外。由於血液與組織內的膽固醇經常不斷地交換，因此血清膽固醇水準基本能夠反應膽固醇的攝取、合成及轉運的情況。

1. 標本採集的方法
　　(1) 素食或低脂飲食 3 天。
　　(2) 抽取空腹靜脈血 2ml，注入乾燥試管中送檢，不抗凝。
2. 參考值：成人為 2.86～5.98mmol/L

血清鈣降低的臨床意義

成骨的功能增強	原發性副甲狀腺功能減退、甲狀腺切除術或甲狀腺癌放射治療等所引起的副甲狀腺損傷。
維生素D缺乏	見於嬰幼兒生長期維生素 D 補充不足、陽光照射不足或消化不良、阻塞性黃疸、妊娠後期等情況導致的體內維生素 D 缺乏。會同時伴隨著血磷降低。
攝取不足	長期低鈣飲食、乳糜瀉。
其他	慢性腎小球腎炎、腎病、尿毒症導致的遠曲小管性酸中毒；新生兒低血鈣、代謝性鹼中毒離子鈣減少所引起的手足抽搐等。

血清磷的臨床意義

血清磷增高： 血清磷 > 1.61mmol/L 為升高	(1) 內分泌疾病：見於原發性或繼發性甲狀旁腺功能減退所致的尿磷排出減少。(2) 排出減少：見於腎功能減退。(3) 見於體內維生素 D 過多。(4) 其他：見於劇烈活動、多發性骨髓瘤、骨折癒合期、尿毒症併發代謝酸中毒及 Addison 病、急性肝壞死、白血病等。
血清磷降低： 血清磷 < 0.97mmol/L 為降低	(1) 攝取不足：饑餓、惡病質。(2) 失漏過多：大量嘔吐、腹瀉、血液透析、腎小管酸中毒、使用噻嗪類利尿劑等。(3) 維生素 D 缺乏。(4) 轉入細胞內：靜脈注射胰島素或葡萄糖、鹼中毒、急性心肌梗塞、過度換氣症候群等。(5) 其他：B 醇中毒、副甲狀腺功能亢進症、糖尿病酮症酸中毒等。

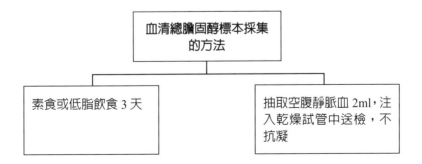

8-41 臨床常用的生化檢查（四）

三、血清總膽固醇的測定（續）

3. 臨床的意義：
    (1) 總膽固醇增高：①心血管疾病：冠狀動脈粥狀硬化性心臟病、動脈硬化等。②內分泌及代謝性疾病：甲狀腺功能減退、糖尿病及酮症酸中毒等。③腎臟疾病：腎病症候群等。④肝膽疾病：肝膽症候群、膽結石、膽總管阻塞、胰頭癌等。⑤使用某些藥物：例如糖皮質激素、阿斯匹靈、口服避孕藥等。⑥其他：長期吸煙、飲酒、高脂飲食、過度肥胖、妊娠期、極度精神緊張等。
    (2) 總膽固醇降低：①嚴重肝病：急性肝壞死、肝硬化等。②嚴重貧血：再生障礙性貧血、溶血性或缺鐵性貧血。③內分泌疾病：甲狀腺功能亢進。④使用某些藥物：例如雌激素、甲狀腺激素、鈣拮抗劑等。⑤其他：長期素食、嚴重營養不良等。

四、血清甘油三脂的測定

甘油三酯（triglyceride，TC）是人體能量儲存的重要型式，又稱為中性脂肪。甘油三酯來自於飲食，但是更多由肝、脂肪組織及小腸的合成。主要存在於前 β 脂蛋白和乳糜微粒中，直接參與膽固醇及膽固醇酯的代謝，與冠狀動脈粥狀硬化性心臟病及血栓形成有密切的關係。

1. 標本採集的方法：(1) 素食或低脂飲食 3 天。(2) 抽取空腹靜脈血 2ml，注入乾燥試管中送檢，不抗凝。
2. 參考值：0.22～1.21mmol/L。
3. 臨床的意義：(1) 甘油三酯增高：見於冠狀動脈粥狀硬化性心臟病、動脈硬化症、原發性高甘油三酯血症、阻塞性黃疸、腎病症候群、重症糖尿病、甲狀腺功能減退、肥胖、貧血、長期饑餓、高脂飲食、妊娠等。(2) 甘油三酯減低：見於嚴重肝病、腎上腺皮質功能不全及甲狀腺功能亢進症。

五、血清脂蛋白的測定

血清脂蛋白是血漿脂質與蛋白質整合的合成物，是脂類在血液中運輸的主要型式。由不同含量的膽固醇、甘油三酯、磷脂等成分與蛋白質整合而成。按其密度、顆粒大小、表面電荷及電泳行為大致分為 4 種：乳糜微粒（chylomidron, CM）、極低密度脂蛋白（very low density lioprotein, VLDL）又稱為前 β- 脂蛋白、低密度脂蛋白（low density lipoprotein, LDL）又稱為 β- 脂蛋白、高密度脂蛋白（high density lipoprotein, HDL）又稱為 α- 脂蛋白。

1. 標本採集的方法：(1) 素食或低脂飲食 3 天。(2) 抽取空腹靜脈血 2ml，注入乾燥試管中送檢，不抗凝。
2. 參考值：乳糜微粒：呈現陰性反應，電泳法：VLDL：0.13～0.25（13% ～ 25%），LDL：0.50～0.60（50%～60%），HDL：0.30～0.40（30%～40%）。
3. 臨床的意義：(1) 高密度脂蛋白：①增高與冠心病呈現負相關，對預防動脈粥狀硬化、冠心病的發生有重要的功能。②降低見於動脈粥狀硬化、急性感染、糖尿

病、慢性腎衰竭以及雄激素、孕酮等藥物的影響。(2) 低密度脂蛋白：①增高與冠心病呈現正相關，用於判斷發冠心病的危險。②降低見於甲狀腺功能亢進、肝硬化、吸收不良以及低脂飲食和運動。

血清總膽固醇的臨床意義

總膽固醇增高	(1) 心血管疾病：冠狀動脈粥狀硬化性心臟病、動脈硬化等。(2) 內分泌及代謝性疾病：甲狀腺功能減退、糖尿病及酮症酸中毒等。(3) 腎臟疾病：腎病症候群等。(4) 肝膽疾病：肝腎症候群、膽結石、膽總管阻塞、胰頭癌等。(5) 使用某些藥物：例如糖皮質激素、阿斯匹靈、口服避孕藥等。(6) 其他：長期吸菸、飲酒、高脂飲食、過度肥胖、妊娠期、極度精神緊張等。
總膽固醇降低	(1) 嚴重肝病：急性肝壞死、肝硬化等。(2) 嚴重貧血：再生障礙性貧血、溶血性或缺鐵性貧血。(3) 內分泌疾病：甲狀腺功能亢進。(4) 使用某些藥物：如雌激素、甲狀腺激素、鈣拮抗劑等。(5) 其他：長期素食、嚴重營養不良等。

血清甘油三脂標本採集的方法

素食或低脂飲食 3 天。
抽取空腹靜脈血 2ml，注入乾燥試管中送檢，不抗凝。2. 參考值：0.22～1.21mmol/L。

血清甘油三脂的臨床意義

甘油三酯增高	見於冠狀動脈粥狀硬化性心臟病、動脈硬化症、原發性高甘油三酯血症、阻塞性黃疸、腎病症候群、重症糖尿病、甲狀腺功能減退、肥胖、貧血、長期饑餓、高脂飲食、妊娠等。
甘油三酯減低	見於嚴重肝病、腎上腺皮質功能不全及甲狀腺功能亢進症。

血清脂蛋白標本採集的方法

素食或低脂飲食 3 天。
抽取空腹靜脈血 2ml，注入乾燥試管中送檢，不抗凝。

血清脂蛋白的臨床意義

高密度脂蛋白	(1) 增高與冠心病呈現負相關，對預防動脈粥狀硬化、冠心病的發生有重要的功能。(2) 降低見於動脈粥狀硬化、急性感染、糖尿病、慢性腎衰竭以及雄激素、孕酮等藥物的影響。
低密度脂蛋白	(1) 增高與冠心病呈現正相關，用於判斷發冠心病的危險。(2) 降低見於甲狀腺功能亢進、肝硬化、吸收不良以及低脂飲食和運動。

8-42 臨床常用的生化檢查（五）

六、血糖測定

血糖指血液中葡萄糖含量，是供給身體能量的主要物質。正常人葡萄糖的分解與合成處於動態平衡狀態，因此血糖基本保持穩定。空腹血糖檢查較爲方便且結果也最可靠，是診斷糖代謝紊亂最常用和最重要的指標。

1. 標本採集的方法：空腹靜脈血 1ml。

2. 參考值：酶法及鄰甲苯胺法（3.9～6.2mmol/L）。

3. 臨床的意義：(1) 空腹血糖增高：血糖濃度＞7.3mmol/L 爲血糖增高。①根據其增高的程度來做分類：(a) 輕度升高：血糖在 7.3～7.8mmol/L；(b) 中度升高：血糖在 8.4～10.1mmol/L；(c) 重度升高：血糖＞10.1mmol/L。②引起血糖增高的常見原因有：(a) 生理性：見於飽食、高糖飲食、劇烈運動、緊張或大量吸煙；(b) 病理性：見於糖尿病、甲狀腺功能亢進、腎上腺皮質功能亢進、腺垂體功能亢進等；其他，例如肝硬化、顱內高壓症、腦出血、中樞神經系統感染、妊娠嘔吐，嚴重脫水等。(2) 空腹血糖降低：血糖濃度＜3.9mmol/L 爲降低。①根據降低的程度來做分類：(a) 輕度降低：血糖在 3.4～3.9mmol/L；(b) 中度降低：血糖在 2.2～2.8mmol/L；(c) 重度降低：血糖＜1.7mmol/L。②引起血糖降低的常見原因有：(a) 生理性：見於劇烈運動後、妊娠期、哺乳期、饑餓狀態等；(b) 病理性：主要見於胰腺疾病，例如胰島功能亢進、胰島細胞瘤、胰腺癌、胰島素及降糖藥使用過量等；生長激素及腎上腺皮質激素缺乏也會引起低血糖，例如呆小症、Addison 病以及甲狀腺功能減退等；其他，例如急性肝炎、肝壞死、肝癌、心力衰竭所導致的肝瘀血、急性酒精中毒和藥物毒物引起的肝臟損害等；胃大部切除術後引起的傾倒症候群也常見於餐後會出現低血糖。

七、葡萄糖耐量實驗

正常人口服或注射一量化的葡萄糖之後，血糖會暫時升高，透過神經體液的回饋調節，使得胰島素的分泌增加，從而促進血糖在肝與組織中合成糖原並加以儲存，在較短的時間內回降至空腹的水準，以保持體內糖代謝的動態平衡，此種現象稱爲人體的耐糖現象。當糖代謝紊亂時，口服或注射葡萄糖後血糖攀升急劇，但遲遲不能恢復到空腹水準或延遲恢復到空腹水準，有時即使血糖升高不很顯著也不能及時回降至原來水準，稱爲糖耐量降低。臨床上常用其作爲衡量體內糖代謝功能是否健全的重要指標，此一指標比血糖測定對診斷糖代謝異常更爲敏感，對隱匿性糖尿病（血糖不高，但是糖耐量下降）具有重要的篩選價值。1. 標本採集的方法：(1) 在受試前 3 天正常飲食，在受試前晚餐後禁食或禁食 10～16 小時。在受試前 8 小時內禁止吸煙、飲酒或咖啡等刺激性飲料；停用胰島素及腎上腺皮質激素類藥並臥床休息，注意避免劇烈運動和精神緊張。(2) 在實驗時大多採用葡萄糖 100g 溶於 200～300ml 溫開水中囑咐一次飲完或進食 100g 饅頭。若有消化道疾病可以改用靜脈注射 50% 葡萄糖 50ml 來替代口服葡萄糖。於攝取葡萄糖前及服糖後 0.5 小時、1 小時、2 小時及 3 小時各抽

取靜脈血 1ml 並搜集尿標本共 5 次。(3) 適用於空腹血糖正常或稍高診斷不明確者。空腹血糖已有明顯增高者（指多次空腹血糖＞7.3mmol/L）不宜作此實驗。2. 參考值：空腹（血糖 3.9～6.1mmol/L），攝取糖之後：血糖要在 0.5～1 小時上升達到高峰，峰值一般在 7.8～9.0mmol/L 之間，2 小時降至空腹水準。在靜脈注射葡萄糖之後：血糖要在 0.5 小時上升達到高峰，峰值大約為 11.2～14.0mmol/L，1.5 小時後降至空腹水準，2 小時恢復注射前的水準。尿糖：每次均為陰性反應。

血糖測定的臨床意義

空腹血糖增高	血糖濃度＞7.3mmol/L 為血糖增高。(1) 根據其增高的程度來做分類：①輕度升高：血糖在 7.3～7.8mmol/L；②中度升高：血糖在 8.4～10.1mmol/L；③重度升高：血糖＞10.1mmol/L。(2) 引起血糖增高的常見原因有：①生理性：見於飽食、高糖飲食、劇烈運動、緊張或大量吸煙；②病理性：見於糖尿病、甲狀腺功能亢進、腎上腺皮質功能亢進、腺垂體功能亢進等；其他，例如肝硬化、顱內高壓症、腦出血、中樞神經系統感染、妊娠嘔吐，嚴重脫水等。
空腹血糖降低	血糖濃度＜3.9mmol/L 為降低。(1) 根據降低的程度來做分類：①輕度降低：血糖在 3.4～3.9mmol/L；②中度降低：血糖在 2.2～2.8mmol/L；③重度降低：血糖＜1.7mmol/L。(2) 引起血糖降低的常見原因有：①生理性：見於劇烈運動後、妊娠期、哺乳期、饑餓狀態等；②病理性：主要見於胰腺疾病，例如胰島功能亢進、胰島細胞瘤、胰腺癌、胰島素及降糖藥使用過量等；生長激素及腎上腺皮質激素缺乏也會引起低血糖，例如呆小症、Addison 病以及甲狀腺功能減退等；其他，例如急性肝炎、肝壞死、肝癌、心力衰竭所導致的肝瘀血、急性酒精中毒和藥物毒物引起的肝臟損害等；胃大部切除術後引起的傾倒症候群也常見於餐後會出現低血糖。

✚ 知識補充站

葡萄糖耐量實驗的臨床意義

1. 隱匿型糖尿病：空腹血糖正常或輕度升高＞6.7mmol/L，口服葡萄糖後血糖急劇升高常超過 10.1mmol/L，且高峰時間提前，2 小時後仍不能恢復正常水準，呈現糖耐量降低。尿糖呈現陽性反應。

2. 診斷糖尿病：有下列的條件者即可以診斷：有糖尿病症狀，空腹血糖大於 7.0 mmol/L；或口服葡萄糖後 2 小時血糖峰大於 11.1 mmol/L；或隨機血糖大於 11.1 mmol/L，有臨床症狀和尿糖呈現陽性反應者。

3. 其他內分泌疾病：糖耐量降低，表現為口服葡萄糖後血糖升高明顯且峰值時間提前，2 小時後仍不能恢復正常水準，尿糖呈現陽性反應。見於甲狀腺功能亢進、腎上腺皮質功能亢進等。糖耐量增高，表現為服糖後血糖上升不顯著，在兩小時之後仍然處於低水準，糖耐量曲線低平。見於甲狀腺功能減退、腎上腺或腺垂體功能減退等。

第九章
功能性健康形態評估

本章學習目標

1. 掌握健康知覺與健康管理的評估重點、評估方法、相關護理診斷。
2. 熟悉健康知覺與健康管理的基礎知識。
3. 掌握營養與代謝的評估重點、評估方法、相關護理診斷。
4. 熟悉營養與代謝的基礎知識。
5. 掌握排泄的評估重點、評估方法、相關護理診斷。
6. 熟悉排泄的基礎知識。
7. 掌握活動與運動的評估重點、評估方法、相關護理診斷。
8. 熟悉活動與運動的基礎知識。
9. 掌握休息與睡眠的評估重點、評估方法、相關護理診斷。
10. 熟悉休息與睡眠的基礎知識。
11. 掌握認知與知覺的評估重點、評估方法、相關護理診斷。
12. 熟悉認知與知覺的基礎知識。
13. 掌握自我概念的評估重點、評估方法、相關護理診斷。
14. 熟悉自我概念的基礎知識。
15. 掌握角色與關係的評估重點、評估方法、相關護理診斷。
16. 熟悉角色與關係的基礎知識。
17. 掌握性與生殖的相關護理診斷。
18. 熟悉性與生殖的評估重點。
19. 了解性與生殖的基礎知識、相關的常見疾病。
20. 學會性與生殖的評估方法。
21. 掌握壓力與因應的相關護理診斷。
22. 熟悉壓力與應對的評估重點。
23. 了解壓力與應對的基礎知識、相關的常見疾病。
24. 學會壓力與因應的評估方法。
25. 掌握價值與信念的相關護理診斷。
26. 熟悉價值與信念的評估重點。
27. 了解價值與信念的基礎知識、相關的常見疾病。
28. 學會價值與信念的評估方法。

9-1 功能性健康形態評估（一）

（一）簡介

功能性健康型態的分類模式

功能性健康型態的分類模式是 Gordon 於 1987 年所提出的，帶有明顯的護理特徵的收集和組織資料的架構，其涉及人類健康和功能的 11 個層面。

（二）健康知覺與健康管理的型態

1.健康知覺與健康管理的型態（Health perception and health management pattern）

個人對自身健康狀況的認識和感受，為了維護自身健康所採取的健康照護行動計畫。

2.相關的概念

(1) 健康知覺：健康知覺為人們對健康的認識：什麼是健康？你覺得自己健康嗎？

(2) 健康維護：健康維護為個人為了維持理想的健康狀態所採取的規則鍛鍊、控制壓力等活動。

(3) 預防疾病

①一級預防：一級預防分為健康促進和健康保護。(a) 健康促進：避免產生和形成那些已知能增加發病危險的因素（人和環境）。(b) 健康保護：針對某個病因明確並具備特異的預防方式之疾病或保護暴露的高危險族群。②二級預防：早期發現、診斷、治療③三級預防：對症治療、康復治療

(4) 健康行為：人們從事的所有保持和促進當前健康的活動。健康行為分為自主行為與依從行為。

(5) 健康知覺與健康管理的影響因素

健康知覺與健康管理的影響因素為健康價值觀、健康諮詢資源、健康觀與健康狀態，為個人對健康的解釋和對自身健康狀況的感受。

(6) 評估的重點：健康及自我健康狀態為何、健康維護和健康促進的影響因素、健康狀況的危險因素、健康管理能力與遵從醫療計畫或健康諮詢的行為。

(7) 評估的方法與內容

①問診：健康知覺、健康知覺與健康管理的影響因素與健康的危險因素（遺傳因素：家族史，生活方式：是否吸菸、酗酒或吸毒，每天的活動量，飲食的情況，性生活的方式與家庭收入的情況，環境：家庭環境和工作環境）與健康維護行為。②觀察與體格檢查：一般的健康狀態、環境、自我檢查技能與健康管理能力（外表、體形與四肢形態、認知情緒和情緒狀態、軀體活動的情況）。

評估的方法與內容包含維護健康所採取的措施、做自我檢查的意識及能力、常規健康檢查和預防接種情況、與是否遵從醫療護理計畫或健康諮詢與實驗室檢查與輔助性檢查（根據檢查結果來評估個人的健康知覺，根據檢的結果來判斷個別的健康管理情況）。

「以病人為導向」的整體評估觀念

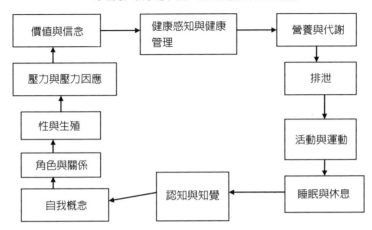

健康知覺與健康管理的形態

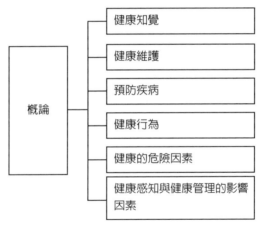

健康的危險因素（health risk factors）

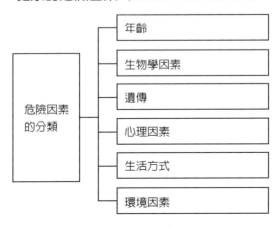

9-2 功能性健康形態評估（二）

（三）相關的護理診斷

1. 健康的護理診斷：執行治療方案相當有效。
2. 有危險的護理診斷：有發展遲滯的危險、有成長比例失調的危險、有摔倒的危險、有受傷的危險、有窒息的危險、有中毒的危險、有外傷的危險、有誤吸的危險與有手術期體位性損傷的危險。
3. 現存的護理診斷：成長發育遲緩、成人發展遲緩、成人身心衰竭、健康維護無效、執行治療方案無效、社區執行治療方案無效、家庭執行治療方案無效、不依從行為與術後康復遲緩。

（四）護理診斷的範例

　　護理診斷分為相關的因素、不依從的行為與診斷的依據。不依從的行為的定義為個人和（或）照顧者的行為與其醫護醫護人員相互認可的健康促進或治療計畫不相符合。保健計畫、個人因素與保健系統存在著不依從的行為，而由於醫療保健網與情境的因素所導致，會使病情沒有好轉。

　　範例

　　患者，女性，68 歲，退休的女工，在喪偶之後一個人居住。在Ⅱ型糖尿病住院 10天血糖穩定之後出院，在出院時醫師囑咐每天控制食物總熱量，嚴格定時進食，嚴格限制動物脂肪。每天要做有氧運動 30 分鐘；每週定期測量體重 1 次；每天按時服用降糖藥、定期監測血糖。在出院之後 1 個月，護士做家庭訪視。患者一個人獨居，離附近的衛生所大約 1.5km。護理身體檢查為：患者身高 154cm，體重70KG，空腹血糖 11.2mmol/L。患者自覺並無特殊的不適感，因為一個人在家，生活沒有規律，有時一天只吃一頓飯，降糖藥只有感覺頭昏，全身乏力等不適時才服用，每天娛樂活動為看電視。桌上的剩菜碗裡面的油較多，而且大多為動物油。護士做飲食宣導囑咐病人要少吃動物油時，患者說生死有命，所以想怎麼吃就怎麼吃。在出院之後從未監測過血糖。

（五）營養與代謝的型態

　　營養與代謝的型態（nutrition-metabolism pattern）：個別食物和液體的攝取與利用，包含營養、體液、組織的完整性與體溫的調節。

（六）營養評估的重點

　　食物與液體攝取的適當性、營養失調與體液失衡的危險因素、營養與體液平衡狀態、營養失調或體液失衡的類型與體溫以及皮膚黏膜的完整性。

（七）營養評估的方法與內容

1. 營養

　　(1) 評估的方法：問診、飲食評估、體格檢查與實驗室檢查。根據平衡飲食的標準來詢問各類食物的攝取情況，包含 24 小時回顧法、食物攝取頻率法、飲食日

記與食物攝取觀察法。(2) 評估的內容：血清清蛋白、轉鐵蛋白、前白蛋白與總淋巴細胞計數。身高、體重、三頭肌皮褶厚度、上臂肌圍；頭髮、眼、唇、舌、牙齦、皮膚、指甲等。

相關的護理診斷

健康的護理診斷	執行治療方案相當有效。
有危險的護理診斷	有發展遲滯的危險、有成長比例失調的危險、有摔倒的危險、有受傷的危險、有窒息的危險、有中毒的危險、有外傷的危險、有誤吸的危險與有手術期體位性損傷的危險。
現存的護理診斷	成長發育遲緩、成人發展遲緩、成人身心衰竭、健康維護無效、執行治療方案無效、社區執行治療方案無效、家庭執行治療方案無效、不依從行為與術後康復遲緩。

營養評估的方法與內容

評估的方法	問診、飲食評估、體格檢查與實驗室檢查。根據平衡飲食的標準來詢問各類食物的攝取情況，包含 24 小時回顧法、食物攝取頻率法、飲食日記與食物攝取觀察法。
評估的內容	血清清蛋白、轉鐵蛋白、前白蛋白與總淋巴細胞計數。身高、體重、三頭肌皮褶厚度、上臂肌圍；頭髮、眼、唇、舌、牙齦、皮膚、指甲等。

✚ 知識補充站

1. **營養與代謝的型態**：個別食物和液體的攝取與利用，包含營養、體液、組織的完整性與體溫的調節。
2. **評估的重點**：食物與液體攝取的適當性、營養失調與體液失衡的危險因素、營養與體液平衡狀態、營養失調或體液失衡的類型與體溫以及皮膚黏膜的完整性。

9-3 功能性健康形態評估（三）

（七）營養評估的方法與內容（續）

2.體液
  (1) 問診：每天的出入水量、有關患有與體液失衡有關的疾病與有關服藥與體液失衡相關的藥物體格檢查。
  (2) 體格檢查：測量體重、生命的體徵、視診（有無頸靜脈怒張、眼球有無凹陷）、聽診（肺部有無濕羅音）與觸診（皮膚有無指壓凹陷）。

3.組織的完整性
  詢問和觀察是否存在皮膚完整性受損的危險因素，檢查皮膚、黏膜有無破損、潰瘍或繼發感染。

4.體溫
  詢問有無導致體溫失調的危險因素與測量體溫。

（八）相關的護理診斷

1.健康的護理診斷：母乳餵養相當有效。

2.有危險的護理診斷：有體溫失調的危險、有體液不足的危險、有感染的危險、有營養失調的危險（高於身體的需求量）、有膠乳過敏反應的危險與有皮膚完整性受損的危險。

3.現存的護理診斷：體溫調節無效、體溫過低、體溫過高、體液不足、體液過多營養失調（低於身體的需求量）、營養失調（高於身體的需求量）、母乳餵養無效、母乳餵養中斷、無效性嬰兒餵養型態、吞咽障礙、防護無效、組織完整性受損、口腔黏膜受損、牙齒受損、皮膚完整性受損與膠乳過敏反應。

4.範例：患者男性，34 歲，在右肺癌執行全右肺切除術之後 1 個月執行化療。患者身高 178cm，體重 56kg，清蛋白 24g/L，在化療之後食慾減退，嘔吐頻繁，每天進食少量稀飯。請給該病人一個主要的護理診斷、並寫出診斷依據、相關因素。

5.營養失調護理診斷的範例
  營養失調：低於身體的需求。
  (1) 主要的依據：體重、攝取明顯不足與上臂肌圍。
  (2) 次要的依據：注意力不集中與頭髮乾枯。
  (3) 病理生理因素：發燒、腸炎、腦性癱。
  (4) 情境的因素：知識缺乏、放射性治療與化療、信仰。
  (5) 成熟的因素：唇裂、過度節食、牙齒鬆動。

6.範例：患者為男性，24 歲，因為進食不潔飲食之後嘔吐、在腹瀉 4 小時之後入院。體格檢查：T38.5℃、P108 次 / 分鐘、Bp95/60mmHg、R28 次 / 分鐘；精神甚差，皮膚發紅、乾燥，皮膚彈性較差，眼窩凹陷；在發病之後共嘔吐 3 次為胃內容物，數量大約為 800ml；腹瀉水狀大便 5 次，數量大約為 2000ml；在發病以來僅進食少量的開水。

體液評估的方法與內容

問診	每天的出入水量、有關患有與體液失衡有關的疾病與有關服藥與體液失衡相關的藥物體格檢查。
體格檢查	測量體重、生命的體徵、視診（有無頸靜脈怒張、眼球有無凹陷）、聽診（肺部有無濕羅音）與觸診（皮膚有無指壓凹陷）。

相關的護理診斷

健康的護理診斷	母乳餵養相當有效。
有危險的護理診斷	有體溫失調的危險、有體液不足的危險、有感染的危險、有營養失調的危險（高於身體的需求量）、有膠乳過敏反應的危險與有皮膚完整性受損的危險。
現存的護理診斷	體溫調節無效、體溫過低、體溫過高、體液不足、體液過多營養失調（低於身體的需求量）、營養失調（高於身體的需求量）、母乳餵養無效、母乳餵養中斷、無效性嬰兒餵養型態、吞嚥障礙、防護無效、組織完整性受損、口腔黏膜受損、牙齒受損、皮膚完整性受損與膠乳過敏反應。

營養失調（低於身體的需求）護理診斷的範例

主要的依據	體重、攝取明顯不足與上臂肌圍。
次要的依據	注意力不集中與頭髮乾枯。
病理生理因素	發燒、腸炎、腦性癱。
情境的因素	知識缺乏、放射性治療與化療、信仰。
成熟的因素	唇裂、過度節食、牙齒鬆動。

9-4 功能性健康形態評估（四）

（九）體液不足護理診斷的範例

1. 主要的依據：皮膚黏膜乾燥、經由口攝取液體不足與水的攝取與排除呈現負平衡。
2. 次要的依據：尿量減少或過多，皮膚的彈性較差。
3. 病理生理因素：排尿過多、水分喪失。
4. 情境的因素：環境、精神因素、運動。
5. 成熟的因素：嬰兒、老年人增加。

（十）排泄的型態

排泄型態（elimination pattern）主要涉及個別的排便與排尿功能。包括個人自覺的排泄功能狀態、排泄時間、排泄方式、排泄量和品質的改變和異常、瀉藥及排泄輔助器具的使用情況、各種的引流裝置。

1. 排便
   - (1) 排便異常：便秘、腹瀉與排便失禁。
   - (2) 排便異常的危險因素：飲食不適度、缺少運動、腹肌及盆底肌張力不足、生活無規律或規律改變、精神緊張、環境改變、身體活動功能減退與藥物的副作用。
2. 排尿
   - (1) 排尿異常：頻尿、尿急、尿痛、排尿困難、尿潴留與尿失禁（壓力性尿失禁：當腹壓驟然升高時少量的尿液會不自主地流出。急迫性尿失禁：尿意緊急，來不及如廁即有尿液不自主流出，常會伴隨著有頻尿和夜尿症。完全性尿失禁：膀胱的神經功能障礙或受損，使得膀胱括約肌失去功能，在無尿意的情況下尿液不自主流出。）
   - (2) 排尿異常的危險因素：液體的攝取不合理、精神緊張、盆底肌和尿道括約肌張力下降、不良的衛生習慣、認知功能障礙、身體活動的功能減退與藥物的副作用。
3. 評估的重點
   排泄的型態，包括排便排尿的頻率、數量和習慣，排泄異常的類型及其嚴重程度，引起排泄異常的危險因素與個人排泄的自理行為和知識水準。
4. 排尿評估的方法與內容
   問診－排便的型態
   - (1) 日常的排便型態：日常排便的次數、數量、顏色、性狀、近來有無改變。
   - (2) 排便型態改變及其嚴重程度。
   - (3) 排便異常的危險因素：有無導致排泄異常的疾病、有無影響排便的不良生活方式、有無影響排便的情景因素、有無因為身體活動能力下降或認知障礙導致的如廁能力減退與有無服用對胃腸道功能具有影響的藥物。
   - (4) 自理的行為：日常飲食的情況、活動與運動的情況與瀉藥和止瀉藥的使用情況。

體液不足護理診斷的範例

主要的依據	皮膚黏膜乾燥、經由口攝取液體不足與水的攝取與排除呈現負平衡。
次要的依據	尿量減少或過多，皮膚的彈性較差。
病理生理因素	排尿過多、水分喪失。
情境的因素	環境、精神因素、運動。
成熟的因素	嬰兒、老年人增加。

排便

排便異常	便秘、腹瀉與排便失禁。
排便異常的危險因素	飲食不適度、缺少運動、腹肌及盆底肌張力不足、生活無規律或規律改變、精神緊張、環境改變、身體活動功能減退與藥物的副作用。

排尿

排尿異常	頻尿、尿急、尿痛、排尿困難、尿瀦留與尿失禁（壓力性尿失禁：當腹壓驟然升高時少量的尿液會不自主地流出。急迫性尿失禁：尿意緊急，來不及如廁即有尿液不自主流出，常會伴隨著有頻尿和夜尿症。完全性尿失禁：膀胱的神經功能障礙或受損，使得膀胱括約肌失去功能，在無尿意的情況下尿液不自主流出。）
排尿異常的危險因素	液體的攝取不合理、精神緊張、盆底肌和尿道括約肌張力下降、不良的衛生習慣、認知功能障礙、身體活動的功能減退與藥物的副作用。

排尿評估的方法與內容

日常的排便型態	日常排便的次數、數量、顏色、性狀、近來有無改變。
排便異常的危險因素	有無導致排泄異常的疾病、有無影響排便的不良生活方式、有無影響排便的情景因素、有無因為身體活動能力下降或認知障礙導致的如廁能力減退與有無服用對胃腸道功能具有影響的藥物。
自理的行為	日常飲食的情況、活動與運動的情況與瀉藥和止瀉藥的使用情況。

9-5 功能性健康形態評估（五）

（十）排泄的型態（續）

5.相關護理診斷

有危險的護理診斷、有急迫性尿失禁的危險與有便秘的危險。

現存的護理診斷：便秘、知覺性便秘、腹瀉、排便失禁、排尿障礙、壓力性尿失禁、反射性尿失禁、急迫性尿失禁、功能性尿失禁、完全性尿失禁與尿瀦留。

6.範例

患者男性，65 歲，在執行前列腺摘除手術之後第 5 天，患者術後一直未解大便、左下腹部會按及一 3×5 公分長條形腫塊。患者術後第 2 天開始進食稀飯，第 4 天開始進普通食物，進食米飯，魚肉，雞肉。每天喝水大約 500ml。術後一直臥床休息，未下床活動。請給該病人一個主要的護理診斷、並寫出診斷依據、相關因素。

7.便秘之護理診斷範例

(1) 主要的依據：排便次數減少、每週少於 3 次與糞便量較少且相當乾硬。

(2) 次要的依據：排便困難、腹脹與腹部觸及糞塊。

(3) 病理生理因素：脊髓損傷、肥胖、肛裂。

(4) 情境的因素：妊娠、排便不規律。

(5) 治療的因素：藥物、麻醉、輕瀉劑。

（十一）活動與運動的型態

1. 活動與運動的型態（Activity-exercise pattern）：個人日常生活活動、休閒娛樂以及訓練的方式及與之相關的活動能力、活動耐力與日常生活自理能力。

2. 概論：活動與運動的生理學基礎爲運動系統、神經系統、心血管系統與呼吸系統。

    (1) 活動耐力（activity tolerance）：人體對活動與運動的生理和心理耐受力。

    (2) 日常生活的活動（ADLs）：個人爲了維持基本生活所需要的各項生活自理能力，主要取決於活動耐力和身體的功能。

    (3) 評估的重點：個人的活動與運動方式、身體的生理功能能否滿足日常生活活動的需求、個人的活動耐力與影響活動耐力的因素。

3. 評估的方法與內容：問診、體格檢查、量表測定與實驗室輔助性檢查。

    (1) 問診：活動與運動的型式、日常生活的活動能力（整合量表）、活動的耐力（活動之後有無疲乏、心悸、氣急、頭昏等症狀）與影響活動耐力的因素。

    (2) 體格檢查：體格檢查包含外表、全身的狀態、生命的體徵、胸部及周圍血管、骨骼肌系統與神經系統，可以利用體位、步態、面容與表情、皮膚的黏膜、指甲的顏色特徵來做體格檢查。

    (3) 實驗室檢查：血球的計數、血紅蛋白、紅血球容積比、血脂、血清酶與血氣分析。

    (4) 輔助性檢查：心血管檢查與肺功能檢查。

4. 常用的護理診斷

    (1) 健康的護理診斷：有增強調節嬰兒行爲的趨勢。

(2) 有危險的護理診斷：有活動無耐力的危險、有廢用綜合症的危險與有外圍神
　　經血管功能障礙的危險。

便秘之護理診斷範例

主要的依據	排便次數減少、每週少於 3 次與糞便量較少且乾硬。
次要的依據	排便困難、腹脹與腹部觸及糞塊。
病理生理因素	脊髓損傷、肥胖、肛裂。
情境的因素	妊娠、排便不規律。
治療的因素	藥物、麻醉、輕瀉劑。

活動與運動的型態

活動耐力（activity tolerance）	人體對活動與運動的生理和心理耐受力。
日常生活的活動（ADLs）	個人為了維持基本生活所需要的各項生活自理能力，主要取決於活動耐力和身體的功能。
評估的重點	個人的活動與運動方式、身體的生理功能能否滿足日常生活活動的需求、個人的活動耐力與影響活動耐力的因素。

活動與運動型態評估的方法與內容

問診	活動與運動的型式、日常生活的活動能力（整合量表）、活動的耐力（活動之後有無疲乏、心悸、氣急、頭昏等症狀）與影響活動耐力的因素。
體格檢查	體格檢查包含外表、全身的狀態、生命的體徵、胸部及周圍血管、骨骼肌系統與神經系統，可以利用體位、步態、面容與表情、皮膚的黏膜、指甲的顏色特徵來做體格檢查。
實驗室檢查	血球的計數、血紅蛋白、紅血球容積比、血脂、血清酶與血氣分析。
輔助性檢查	心血管檢查與肺功能檢查。

常用的護理診斷

健康的護理診斷	有增強調節嬰兒行為的趨勢。
有危險的護理診斷	有活動無耐力的危險、有廢用綜合症的危險與有外圍神經血管功能障礙的危險。

9-6 功能性健康形態評估（六）

（十一）活動與運動的型態

5. 現存的護理診斷：活動毫無耐力、疲乏、顱內適應能力低落、心排出量減少、缺乏娛樂的活動、處於漫遊的狀態、持家能力障礙、嬰兒行為紊亂、軀體活動障礙、行走障礙、藉助於輪椅活動障礙、轉移能力障礙、床上活動障礙、功能障礙性撤離呼吸機反應、自主呼吸受損、清理呼吸道無效、低效率性呼吸型態、氣體交換受損、進食自理缺陷、沐浴／衛生自理缺陷、穿著／修飾自理缺陷、如廁自理缺陷與組織灌注無效（具體的說明類型）。

6. 範例：患者為男性，70 歲，因為咳嗽、咳黃色膿痰而且不易咳出兩天之後就診，體溫 36.5℃，咳嗽無力，胸部聽診會聞及濕性羅音，X 光胸片顯示右肺有絮狀陰影，以往有慢支病史 10 餘年。請給該病人一個主要的護理診斷、並寫出診斷的依據、相關的因素。

7. 護理診斷範例（清理呼吸道無效）：(1) 主要的依據：咳嗽無效與呼吸困難 (2) 次要的依據：在呼吸音較小時，呼吸速率、節律和深度異常 (3) 環境的因素：抽煙 (4) 氣管的狀態：氣管痙攣與分泌物過多 (5) 生理的因素：COPD、哮喘與肌肉無力

（十二）睡眠與休息的型態

睡眠與休息型態（sleep-rest pattern）為個人睡眠、休息、放鬆的模式。包括：個人對 24 小時中睡眠與休息的品質和數量的知覺、睡眠與休息是否充分、白天精力是否充沛、促進睡眠的方式、催眠藥的使用情況。

1. 概論：(1) 睡眠的需求量：成人 6～8 小時／天。(2) 判斷睡眠是否充足的標準：個人在覺醒狀態時是否能保持良好的精神狀態。(3) 睡眠異常：①失眠：睡眠始發或維持發生障礙、入睡困難、頻繁醒轉與早醒。②白天過度嗜睡。(4) 睡眠異常的危險因素：軀體不適、不良情緒、時間倒錯、不利的睡眠條件、睡前習慣改變、攝取咖啡因、酒精和尼古丁、肥胖與藥物的不良反應。

2. 評估的重點：個人對睡眠與休息的時間和品質的知覺、睡眠－休息型態紊亂的症狀、體徵、睡眠－休息型態紊亂的類型與睡眠－休息型態紊亂的原因。

3. 評估方法與內容：問診、觀察、量表評量（St.Mary 醫院所使用睡眠問卷睡眠日誌）與輔助性檢查（睡眠腦電圖、多導睡眠圖）。

   (1) 評估方法（問診）：日常的睡眠型態、有無失眠及其特色、有無白日過度嗜睡及其原因、睡前的習慣、有無與睡眠休息型態異常有關的咖啡或烈酒攝取史、吸煙史和服藥史與有無影響睡眠與休息的疾患。

   (2) 評估方法與內容（觀察）：白天睡眠不足的表現、睡眠的環境、睡眠的型態、觀察被評估者睡眠時的軀體移動情況、觀察並記錄無干擾睡眠時間與睡眠的行為。

4. 相關的護理診斷：睡眠型態紊亂與睡眠剝奪。

睡眠與休息的型態概論

睡眠的需求量	成人 6～8 小時／天。
判斷睡眠是否充足的標準	個人在覺醒狀態時是否能保持良好的精神狀態。
睡眠異常	1. 失眠：睡眠始發或維持發生障礙、入睡困難、頻繁醒轉與早醒。 2. 白天過度嗜睡。
睡眠異常的危險因素	軀體不適、不良情緒、時間倒錯、不利的睡眠條件、睡前習慣改變、攝取咖啡因、酒精和尼古丁、肥胖與藥物的不良反應。

睡眠與休息型態的評估方法與內容

評估方法（問診）	日常的睡眠型態、有無失眠及其特色、有無白日過度嗜睡及其原因、睡前的習慣、有無與睡眠休息型態異常有關的咖啡或烈酒攝取史、吸煙史和服藥史與有無影響睡眠與休息的疾患。
評估方法與內容（觀察）	白天睡眠不足的表現、睡眠的環境、睡眠的型態、觀察被評估者睡眠時的軀體移動情況、觀察並記錄無干擾睡眠時間與睡眠的行為。

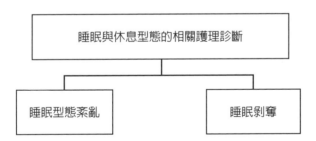

＋ **知識補充站**

範例

　患者男性，58 歲，執行右腎修補術後轉入 ICU 病房。次日晨在護士接班時觀察病人眼瞼下垂、黑眼圈；病人自述昨晚很晚才入睡，睡得不安穩，睡著之後經常醒來。請寫出該病人一個現存的主要的護理診斷、並寫出診斷的依據、相關的因素。

9-7 功能性健康形態評估（七）

（十二）認知與知覺型態

認知與知覺型態（cognition-perception pattern）為個人的神經系統對外界各種感官刺激的感受能力以及大腦對接受的各種刺激的反應和判斷能力。

1.知覺功能：視覺、聽覺、味覺、嗅覺、觸覺和痛覺。2.認知功能：思維能力（抽象思考功能、洞察力與判斷力）、語言能力、定位能力與意識狀態。認知為人們根據聽覺、視覺等知覺到的刺激與資訊推測和判斷客觀事務的心理過程，是在過去的經驗及對有關線索做分析的基礎上形成的對資訊的了解、分類、歸納以及計算。影響認知功能的因素為教育水準、生活經歷、教育背景、年齡、疾病、藥物與其他。3.評估的重點：(1) 視覺、聽覺、味覺和嗅覺等知覺功能狀態 (2) 思考能力、語言能力、定位能力以及意識狀態 (3) 由於知覺與認知功能改變而面臨的危險 (4) 對知覺與認知功能改變的反應。4.評估方法與內容：問診、觀察、體格檢查與量表評量。5.知覺功能評估：視覺、聽覺、味覺、嗅覺與痛覺。6.認知功能評估：思考能力、語言能力（詢問、復述、自發性語言、命名、閱讀、書寫）、語言異常（失語、拼音困難）、定位能力（時間定位能力、地點定位能力、空間定位能力）與意識狀態。7.思考能力：抽象思考能力（記憶力、注意力、概念力、理解力、推理力）、洞察力與判斷力。8.相關的護理診斷：有危險的護理診斷與有自主性反射失調的危險。9.現存的護理診斷：急性疼痛、慢性疼痛、噁心、急性意識障礙、慢性意識障礙、抉擇衝突（要具體地說明）、自主性反射失調、認識環境障礙綜合症、知識缺乏（要具體地說明）、感覺紊亂（要具體地說明）、思考過程紊亂、記憶受損、單側性忽略與語言溝通障礙。10.範例：患者為男性，45 歲，因為飽餐之後上腹部刀割狀疼痛 2 小時扶送住院。護理身體檢查：T37.5℃、P98 次 / 分、Bp100/65mmHg、R26 次 / 分鐘；痛苦面容，強迫體位，腹肌緊張，全腹壓痛、反跳痛，以上腹部相當明顯。在住院後予以禁食、胃腸減壓，改善術前準備，準備手術治療。請寫出該病人一個現存的主要的護理診斷、並寫出診斷依據、相關因素。11.綜合性個案：患者，女性，54 歲，因為在三天前無意中發現左乳腫塊，大約鴿蛋狀大小，無紅腫疼痛，無乳頭溢液，無胸悶、胸痛，呼吸困難等不適，在當地醫院檢查超音波顯示：「左側乳腺癌，左側腋下淋巴結腫大，右側乳腺低回聲團塊，纖維腺瘤？」為求進一步治療，門診擬「左乳腫塊 Ca？」收住。在入院時神智清醒，精神稍為緊張，測量 T36.8℃，P80 次 / 分鐘，R20 次 / 分鐘，Bp140/74mmHg。檢查身體顯示：自動體位，雙乳房對稱，左乳外上象限會摸及一腫塊 3×3cm 大小，質地中等，邊界不清，活動，局部皮膚無凹陷，乳頭無凹陷、無溢液、無溢血，左腋下淋巴結未及腫大，右乳呈陰性反應（-）。12.輔助性檢查：血液常規檢查、出凝血功能、肝腎功能、小便大便常規檢查均為正常。超音波檢查、CT 檢查、X 光檢查。13.以往史：患者以往身體健康，否認高血壓、糖尿病、肝炎、肺結核。

知覺功能與認知功能

知覺功能	視覺、聽覺、味覺、嗅覺、觸覺和痛覺。
認知功能	思維能力（抽象思考功能、洞察力與判斷力）、語言能力、定位能力與意識狀態。認知為人們根據聽覺、視覺等知覺到的刺激與資訊推測和判斷客觀事務的心理過程，是在過去的經驗及對有關線索做分析的基礎上形成的對資訊的了解、分類、歸納以及計算。影響認知功能的因素為教育水準、生活經歷、教育背景、年齡、疾病、藥物與其他。

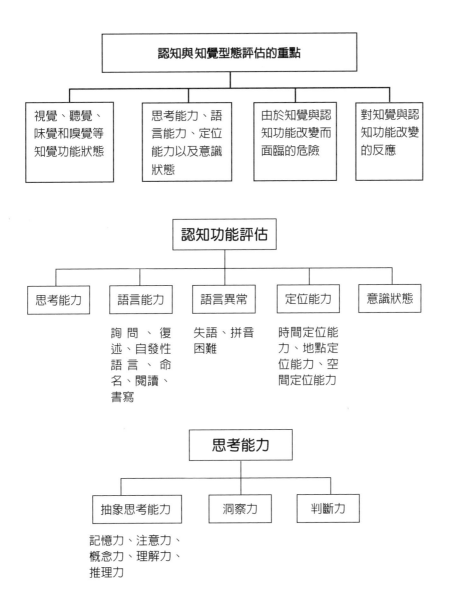

第十章
護理診斷

本章學習目標

1. 掌握護理診斷的定義、護理診斷的架構、陳述方式、合作性問題的定義和陳述方式。
2. 熟悉護理診斷與醫療診斷的區別。
3. 了解護理診斷的發展、護理診斷的分類法
4. 了解護理診斷的過程。
5. 了解護理診斷的思考方法和推理過程。
6. 了解護理診斷的評判性思考方法。

10-1 護理診斷（一）

一、護理診斷的發展

McManuS. Virginia Fry 等人在 1950 年代率先提出護理診斷一名詞。到了 1960 年代，在各種護理刊物中已不斷地出現對護理診斷這一概念的研討。1973 年，美國護士協會（ANA）正式將護理診斷納入護理程序之中，並授權在護理實務中使用。爲了統一護理診斷分類系統，1973 年在美國召開了全國護理診斷分類會議，並成立了全國護理診斷分類小組（以後改名爲北美護理協會）。從此次會議開始，北美護理協會一直致力於護理診斷的確定、修訂和分類工作，對護理診斷的發展發揮了重要的功能。目前護理診斷的定義是 1990 年由北美護理診斷協會提出並透過的定義。

二、護理診斷的定義與組成

（一）定義

護理診斷（nursing diagnoses）：是關於個人、家庭或社區現存或潛在的健康問題或生命過程的反應的一種臨床判斷。護理診斷與醫療診斷不同，醫療診斷是醫生使用的名詞，用於確定一個具體的疾病或病理狀態，而護理診斷是護士使用的名詞，用於判斷個人或族群對健康狀態或健康問題的綜合性反應；醫療診斷著重於對病人的疾病本質作出判斷，護理診斷著重於對病人健康問題或疾病的反應作出判斷；每一位病人醫療診斷的數目較少，而且在疾病的發展過程中相對地穩定，護理診斷的數目較多，而且在疾病的發展過程中隨時發生變化。按照護理診斷的名稱，將護理診斷分爲下列三類：

1. 現存的護理診斷：是對個人、家庭或社區現存健康狀況或生命過程的人類反應的描述，即對護理對象正在經歷的健康問題的臨床判斷。例如「低效率型呼吸形態」、「恐懼」等。
2. 高危險的護理診斷：以前稱爲潛在的護理診斷，是對一些易於感染的個人、家庭或社區健康狀況或生命過程可能出現的人類反應的描述。例如「有皮膚完整性受損的危險」、「有受傷的危險」等。
3. 健康的護理診斷：是對個人、家庭或社區具有加強更高健康水準潛能的描述，即對護理對象邁向更高的健康水準發展所做的臨床判斷。例如「母乳餵養有效」、「潛在的社區因應的加強」等。

（二）護理診斷的架構

護理診斷由名稱、定義、診斷依據和相關因素 4 部分所組成。

1. 名稱：是對護理對象健康狀態的一般性描述，一般使用改變、減少、缺陷、缺乏、不足、增加、過多、紊亂、功能障礙、受傷、損傷、無效或低效率等特定的用語來陳述，例如：「家庭功能的改變」。
2. 定義：是對護理診斷名稱的一種清楚、精確的描述，並以此與其他護理診斷相鑒

別。例如「急迫性尿失禁」是指在急迫排尿的強烈感之後，立即會出現不自主排尿的狀態；「功能性尿失禁」是指個人經受的一種不自主、不可預測的排尿狀態。

護理診斷

現存的護理診斷	是對個人、家庭或社區現存健康狀況或生命過程的人類反應的描述，即對護理對象正在經歷的健康問題的臨床判斷。例如「低效率型呼吸形態」、「恐懼」等。
高危險的護理診斷	以前稱為潛在的護理診斷，是對一些易於感染的個人、家庭或社區健康狀況或生命過程可能出現的人類反應的描述。例如「有皮膚完整性受損的危險」、「有受傷的危險」等。
健康的護理診斷	是對個人、家庭或社區具有加強更高健康水準潛能的描述，即對護理對象向更高的健康水準發展所做的臨床判斷。例如「母乳餵養有效」、「潛在的社區因應的加強」等。

名稱	是對護理對象健康狀態的一般性描述，一般使用改變、減少、缺陷、缺乏、不足、增加、過多、紊亂、功能障礙、受傷、損傷、無效或低效率等特定的用語來陳述，例如：「家庭功能的改變」。
定義	是對護理診斷名稱的一種清楚、精確的描述，並以此與其他護理診斷相鑒別。例如「急迫性尿失禁」是指在急迫排尿的強烈感之後，立即會出現不自主排尿的狀態；「功能性尿失禁」是指個人經受的一種不自主、不可預測的排尿狀態。
診斷的依據	是作出該護理診斷時的臨床判斷標準，即護理對象被診斷時必須存在的相應的症狀、體徵和有關的病史，從中可以顯示出病人的狀態與某一護理診斷相符合。診斷依據按照其重要性分為主要依據和次要依據兩類。主要依據是判斷一個診斷時的主要準則，當一個診斷成立時這些依據總會出現。次要依據是支持該診斷成立的依據，不一定存在。
相關的因素	是指影響健康狀況或引起健康問題的原因、促成因素或危險因素。可來自下列幾個層面：(1) 病理生理層面：例如「疼痛、水鈉瀦留」；(2) 治療層面：例如「藥物的副作用」；(3) 環境、情境等層面：例如「環境陌生、角色紊亂」；(4) 生長發育層面：指與年齡相關的各個層面，例如「認知、生理、情感的發展狀況」。

10-2 **護理診斷（二）**

（二）護理診斷的架構（續）

3. 診斷的依據：是作出該護理診斷時的臨床判斷標準，即護理對象被診斷時必須存在的相應的症狀、體徵和有關的病史，從中可以顯示出病人的狀態與某一護理診斷相符合。診斷依據按照其重要性分為主要依據和次要依據兩類。主要依據是判斷一個診斷時的主要準則，當一個診斷成立時這些依據總會出現。次要依據是支持該診斷成立的依據，不一定存在。例如：體溫過高的主要診斷依據是體溫超過正常的範圍，次要依據是皮膚泛紅、灼熱、呼吸增快、心率增快等。

4. 相關的因素：是指影響健康狀況或引起健康問題的原因、促成因素或危險因素。可以來自於下列幾個層面：(1) 病理生理層面：例如「疼痛、水鈉瀦留」；(2) 治療層面：例如「藥物的副作用」；(3) 環境、情境等層面：例如「環境陌生、角色紊亂」；(4) 生長發育層面：意指與年齡相關的各個層面，例如「認知、生理、情感的發展狀況」。

三、護理診斷的分類

1973 年在第一次全美護理診斷分類會議上確定了護理診斷按字母順序排列的分類方法。實際上這不是將護理診斷分類，而是將護理診斷的條目按英文字母順序排列起來。在以後的若干年中，護理診斷有了重大的發展，以人的 9 個反應形態排列的護理診斷分類法及 11 種功能性健康形態排列的護理診斷分類法相繼被提出。

在 1986 年北美護理協會會議上，「人的 9 個反應形態」的護理診斷分類法作為護理診斷分類系統的概念架構得到了與會者的一致認同，並被命名為護理診斷分類 I。這 9 個形態為第一層級的護理診斷，在每一個形態之下又有若干個護理診斷。9 個人類反應的形態為：1. 交換：相互給予和接受。2. 溝通：思想、情感及資訊的傳遞。3. 關連：建立互動的關係，包括人際關係、家庭關係、社會關係等。4. 移動：活動。5. 知覺：接受資訊。6. 知識：資訊的意義（對資訊的了解）。7. 感覺：對資訊的主觀認知。8. 價值：相關的價值賦予。9. 選擇：可行方法的選擇。

在 1987 年，莫喬里·戈登（Morjory Gordon）提出按照人類功能性健康形態排列的護理診斷分類法，此種方法易於了解，較為實用。其具體的內容如下：1. 健康知覺與健康管理形態：個人對健康水準的認定及維持健康的行為和能力水準。2. 營養與代謝形態：是指身體營養和代謝的狀態，包括營養、體液平衡調節、組織的完整性和體溫調節 4 個層面。3. 排泄的形態：是指排便和排尿的功能和型式。4. 活動與運動的形態：個人所做的日常活動和進行這些活動時的能力、耐力及身體的反應。5. 睡眠和休息的形態：個人睡眠、休息和放鬆的型式。6. 認知與知覺形態：感覺器官的功能和認知功能。7. 自我知覺與自我概念形態：主要是指個人對自我的態度，包括其身份、身體形象和對自身的認知和評估。8. 角色和關係形態：是指個人在生活中的角色及與他人關係。9. 性與生殖形態：包括性別的認同、性角色、性功能和生育功能。10. 壓力與因應的形態：是指個人對壓力的知覺及其處理方式。11. 價值與信念形態：個人的價值觀和信仰。

9 個人類反應的形態

1. 交換	相互給予和接受。
2. 溝通	思想、情感及資訊的傳遞。
3. 關連	建立互動的關係，包括人際關係、家庭關係、社會關係等。
4. 移動	活動。
5. 知覺	接受資訊。
6. 知識	資訊的意義（對資訊的了解）。
7. 感覺	對資訊的主觀認知。
8. 價值	相關的價值賦予。
9. 選擇	可行方法的選擇。

馬喬里‧戈登（Morjory Gordon）所提出的按照人類功能性健康形態排列的護理診斷分類法

健康知覺與健康管理形態	個人對健康水準的認定及維持健康的行為和能力水準。
營養與代謝形態	是指身體營養和代謝的狀態，包括營養、體液平衡調節、組織的完整性和體溫調節 4 個層面。
排泄的形態	是指排便和排尿的功能和型式。
活動與運動的形態	個人所做的日常活動和進行這些活動時的能力、耐力及身體的反應。
睡眠和休息的形態	個人睡眠、休息和放鬆的型式。
認知與知覺形態	感覺器官的功能和認知功能。
自我知覺與自我概念形態	主要是指個人對自我的態度，包括其身份、身體形象和對自身的認知和評估。
角色和關係形態	是指個人在生活中的角色及與他人關係。
性與生殖形態	包括性別的認同、性角色、性功能和生育功能。
壓力與因應的形態	是指個人對壓力的知覺及其處理方式。
價值與信念形態	個人的價值觀和信仰。

10-3 **護理診斷（三）**

四、合作性問題

合作性問題是需要護士運用醫師的囑咐和護理措施共同處理以減少其發生的問題，即需要護士監測以及時發生現其發生變化的某些疾病的併發生症。並非所有的併發症都是合作性問題，如果能夠透過護理措施干預和處理的，屬於護理診斷，護士不能預防或獨立處理的併發症，則屬於合作性問題。例如：「有皮膚完整性受損的危險」「清理呼吸道無效」屬於護理診斷，「潛在的併發症：膿胸」則屬於合作性問題。合作性問題一旦確立，就預示著病人可能發或正在發生某種併發症，此時護士要將監測病情作為護理的重點，以及時地發現病情變化，並與醫生共同處理。

合作性問題以固定的方式來做陳述，即均以「潛在的併發症」開始，其後為其潛在併發症的名稱。例如「潛在的併發症：心力衰竭」。在書寫合作性問題時，要注意按照固定的方式來書寫，不要漏掉「潛在的併發症」修飾語，以免與醫療診斷相互混淆。

五、護理診斷的確立

護理診斷的過程即將經過評估所擷取的資料做分析、歸納、判斷，最後找出病人現存或潛在健康問題的流程。此種流程一般需要經過資料的歸納及整理、資料分析和最後得出護理診斷 3 個步驟。

1. 資料的歸納及整理：(1) 確認資料：為了確保收集的資料是真實準確的、具有很強的可靠性，在完成資料收集之後需要對資料做核實確認。在收集主觀資料時，常會有病人自認為是正常或異常的健康情況，但是在醫學上並非如此的情形，或病人根據自己的需求誇大或隱瞞病情，因此在整理資料時對有疑問之處一定要核實，使病人的認知與醫學上的概念相互一致。(2) 歸納整理：對經過健康史的採集、身體評估、實驗室和特殊檢查中所獲得的資料做綜合的歸納，將相關的資料組合在一起，對資料做分組，以顯示某些護理診斷的可行性。按照馬斯洛的需求層級理論，將資料分為生理需求、安全需求、愛與歸屬的需求、尊重與被尊重的需求及自我實現的需求 5 個層面，以便從人的生理、心理、社會等各個層面去找出健康問題。按照戈登的功能性健康形態的概念架構，將收集到的資料劃分到 11 種功能性健康形態的各個形態中，從而確定各形態是否正常，或是處於功能異常的危險中，例如發現異常，從各個形態下所屬的護理診斷中選擇相應的護理診斷即可。

2. 分析資料：分析資料的流程是對資料的解釋和推理流程。護士可以根據所學的基礎醫學知識、護理知識、人文知識等，對獲得的資料做解釋和推理，並與正常的健康狀況相互比較，以發現異常之處。在發現異常之後，要進一步分析引起異常的相關因素。在分析資料時還要注意是否存在導致健康狀況改變的危險因素，以使護理診斷和護理措施更富於整體性。

3. 確認正確的護理診斷：護理診斷是建立在一組診斷依據或標準的基礎上的。護士

要將分析資料時所發現的異常情況與護理診斷依據加以比較，以判斷這些資料與待擬的一個或幾個護理診斷指標之間的適配關係，從而提出診斷假設。在作出明確的護理診斷之前，還要再次回顧所收集的資料，考量資料是否完整，有無遺漏的項目，有無其他護理診斷的可能性，最後再確認正確的護理診斷。

護理診斷確立的 3 個步驟

1. 資料的歸納及整理	(1) 確認資料：為了確保收集的資料是真實準確的、具有很強的可靠性，在完成資料收集之後需要對資料做核實確認。在收集主觀資料時，常會有病人自認為是正常或異常的健康情況，但是在醫學上並非如此的情形，或病人根據自己的需求誇大或隱瞞病情，因此在整理資料時對有疑問之處一定要核實，使病人的認知與醫學上的概念相互一致。 (2) 歸納整理：對經過健康史的採集、身體評估、實驗室和特殊檢查中所獲得的資料做綜合的歸納，將相關的資料組合在一起，對資料做分組，以顯示某些護理診斷的可行性。按照馬斯洛的需求層級理論，將資料分為生理需求、安全需求、愛與歸屬的需求、尊重與被尊重的需求及自我實現的需求 5 個層面，以便從人的生理、心理、社會等各個層面去找出健康問題。按照戈登的功能性健康形態的概念架構，將收集到的資料劃分到 11 種功能性健康形態的各個形態中，從而確定各形態是否正常，或是處於功能異常的危險中。
2. 分析資料	分析資料的流程是對資料的解釋和推理流程。護士可以根據所學的基礎醫學知識、護理知識、人文知識等，對獲得的資料做解釋和推理，並與正常的健康狀況相互比較，以發現異常之處。在發現異常之後，要進一步分析引起異常的相關因素。在分析資料時還要注意是否存在導致健康狀況改變的危險因素，以使護理診斷和護理措施更富於整體性。
3. 確認正確的護理診斷	護理診斷是建立在一組診斷依據或標準的基礎上的。護士要將分析資料時所發現的異常情況與護理診斷依據加以比較，以判斷這些資料與待擬定的一個或幾個護理診斷指標之間的適配關係，從而提出診斷假設。在作出明確的護理診斷之前，還要再次回顧所收集的資料，考量資料是否完整，有無遺漏的項目，有無其他護理診斷的可能性，最後再確認正確的護理診斷。

第十一章
護理病歷的書寫

本章學習目標
1. 掌握書寫健康評估記錄的基本要求。
2. 熟悉各種健康評估記錄的格式與內容。
3. 了解書寫健康評估記錄的目的和意義。

11-1 護理病歷的書寫（一）

運用護理程序護理病人，要有系統的、完整的、能反映護理整體流程的記錄，這些記錄是對病人作健康評估收集的資料加以分析、歸納和整理之後所形成的，即所謂的護理病歷。包括有關病人的健康史資料、護理診斷、護理目標、護理計畫、效果評估、護理病程記錄、階段小結和健康教育計畫等。寫護理病歷的目的在於對病人的健康狀況進行動態觀察比較，爲臨床護理人員護理病人提供重要的依據，同時也可以爲護理教學、研發提供基礎資料，並便於他人參閱。護理病歷具有法律效力，它將成爲醫療糾紛及訴訟的重要依據之一。因此護理人員學習護理病歷的正確書寫具有重要的意義。

（一）護理病歷書寫的基本要求

1. 護理病歷必須客觀而整體性地反映病人的健康狀況、所採取的護理措施及效果等，不能存在任何主觀偏見。從病人及其家屬處取得的主觀資料要使用引號來加以標明，絕對不能以主觀臆斷代替眞實而客觀的評估。病歷中各個項目要詳細塡寫，不可遺漏。
2. 用詞準確，避免用難以確定的名詞，例如「尙可」、「稍差」、「尙佳」等。
3. 要使用標準化的醫學辭彙、術語以及縮寫。
4. 突顯出重點、主次分明、符合邏輯。
5. 字跡要清晰規整，語言流暢，不得隨意修改或黏貼。
6. 各種記錄要註明日期和時間，並簽名或蓋章，以示負責。
7. 要按照標準化的格式和要求及時書寫。

（二）護理病歷的記錄

目前國內的護理病歷的書寫格式尙無統一的標準，但是書寫的內容基本一致，主要包括住院評估表（護理病歷首頁）、護理計畫單、護理（病程）記錄、健康教育諮詢等。

1. 住院評估表

住院評估表是對病人住院之後首次做的系統健康評估的記錄，主要內容包括病人的一般情況、簡要病史、心理狀態、護理體檢及相關的輔助性檢查結果、醫療診斷等，一般要求病人住院之後 24 小時之內完成。住院評估表的格式設計以下列幾種理論架構爲指導架構：人的生理 - 心理 - 社會模式、戈登的功能性健康形態、奧瑞姆的自理模式、馬斯洛的人類基本需要層次論、人類健康反應類型等，目前使用較多的是前兩種。書寫的方式有塡寫式、表格式及混合式 3 種，其中以混合式最爲常用。此種事先印製好的表格，有利於護理人員系統地收集和記錄病人的住院資料，避免遺漏，並可有效地減少書寫時間（表一及表二）。

表一　住院評估表 1（一般資料及健康史）

科別＿＿＿＿＿＿　病房室＿＿＿＿＿＿　床號＿＿＿＿＿＿　住院號碼＿＿＿＿＿＿

姓名＿＿＿　性別＿＿＿　年齡＿＿＿　婚姻＿＿＿　國籍＿＿＿　職業＿＿＿ 籍貫（出生地）＿＿＿＿＿＿　　　現在住址（工作單位）＿＿＿＿＿＿ 教育程度＿＿＿＿　醫療費用支付的方式＿＿＿＿　住院日期＿＿＿＿ 住院方式＿＿＿＿　住院醫療診斷＿＿＿＿　　記錄日期＿＿＿＿ 病史敘述者＿＿＿　可靠程度＿＿＿＿＿＿　主管醫生＿＿＿＿ 主管護士＿＿＿＿	

主訴	

現病史	

以往史	以往的健康狀況：良好□　一般□　較差□ 曾患疾病和傳染病史：無□　有□（描述：＿＿＿＿＿＿＿＿） 外傷史：無□　有□（描述：＿＿＿＿）　手術史：無□　有□（描述：＿＿＿＿） 過敏史：無□　有□（過敏原：＿＿＿＿　臨床表現：＿＿＿＿）

健康管理	自覺健康狀況：良好□　普通□　較差□ 遺傳病史：無□　有□（描述：＿＿＿＿） 吸煙：無□　有□（＿＿＿年，每天＿＿＿支。戒煙：未□　已□＿＿＿年） 嗜酒：無□　有□（＿＿＿年，每天＿＿＿ml。戒酒：未□　已□＿＿＿年） 其他：無□　有□（描述：＿＿＿＿＿＿）

營養與代謝	飲食：普通食物□（＿＿＿餐／天）　軟食□（＿＿＿餐／日）　半流質□（＿＿＿餐／天）　流質□（＿＿＿餐／天）　禁食□（描述：＿＿＿）　忌食□（描述：＿＿＿＿＿）　治療飲食□（描述：＿＿＿＿）　鼻飼□　量＿＿＿ml　胃管更換日期＿＿＿　飲水：正常□　亢進□　減退□ 食慾：正常□　亢進□　減退□　不想飲食□　噁心□　近半年體重變化：無□　有□（增加＿＿＿kg 減少＿＿＿kg） 咀嚼困難：無□　有□（描述：＿＿＿）吞嚥困難：無□　有□（描述：＿＿＿）

排泄	排便：正常□　便秘□　腹瀉□（＿＿＿次／天）失禁□（＿＿＿次／日） 造＿：無□　有□（描述：＿＿＿＿＿能否自理能□　否□） 使用瀉藥：無□　有□（藥物名稱：＿＿＿，用法：＿＿＿） 排尿：正常□　增多□（＿＿＿次／天）減少□（＿＿＿次／天）　顏色（描述：＿＿＿） 排尿異常：無□　有□（描述：＿＿＿＿＿）

活動與運動	生活自理能力（1～3 級），自理 ＝1 級，協助 ＝2 級，完全依賴 ＝3 級

進食	□	□	□
個人衛生	□	□	□
行走	□	□	□

	如廁	□	□	□
	上下床	□	□	□
	活動耐力：正常□　易疲勞□　步態：正常□　異常□（描述：＿＿＿＿＿）			
	體位：自主體位□　被動體位□　其他□（描述：＿＿＿＿＿）			
	癱瘓：無□　有□（描述：＿＿＿＿）　肌力：＿＿＿＿級			
睡眠	睡眠習慣：＿＿＿＿h/d 正常□　入睡困難□　多夢□　早醒□　失眠□			
	輔助性睡眠：無□　有□（描述：＿＿＿＿＿）午睡無□　有□			
認知與感知	面部表情：平靜□　痛苦□　憂鬱□　其他（描述：＿＿＿＿）			
	意識：清醒□　嗜睡□　煩躁□　淺度昏迷□　昏迷□　其他□（描述：＿＿＿）			
	思維：正常□　混亂□　注意力分散□　記憶力下降□　其他□（描述：＿＿＿）			
	語言溝通：正常□　失語□　語言困難□　其他□（描述：＿＿＿＿）			
	疼痛：無□　有□（急性□　慢性□）			
	視力：正常□　近視□　遠視□　失明□（左□　右□）			
	聽力：正常□　減退□（左□　右□）失聰□（左□　右□）			
	眩暈：無□　有□（原因＿＿＿＿）對自我的看法：肯定□　否定□（描述：＿＿＿＿）			
	心理的反應：正常□　思念□　緊張□　恐懼□　憂慮□　開朗□			
	對疾病的認識：能了解□　不了解□　不能正視□　隱瞞□			
	家屬對疾病的認識：知道□　不知道□　一知半解□			
角色與關係	社會的交往：正常□　較少□　迴避□　家庭的情況：美滿□　普通□　欠佳□			
	夫妻關係：和睦□　欠佳□　分居□　離異□　喪偶□			
	子女：無□　有□（子＿＿個　女＿＿個）　關係：和睦□　欠佳□			
	就業的情況：勝任□　勉強勝任□　不能勝任□			
	角色的適應：良好□　不良□（描述：＿＿＿）			
	家庭經濟情況：收入充足□　勉強夠用□　不夠用□			
性與生殖	月經：正常□　失調□　經量（正常□　普通□　多□）週期＿＿＿＿天			
	孕次：（描述：＿＿＿＿）產次（描述：＿＿＿＿）			
	性生活：正常□　障礙□（原因：描述：＿＿＿＿）			
壓力與應對	對疾病和住院的反應：適應□　不適應□　有依賴性□			
	適應能力：能夠獨立地解決問題□　需要幫助□　依賴他人來解決□			
	照顧者：勝任□　不勝任□　勉強勝任□			
	家庭的應對方式：忽視□　能夠滿足□　過於關心□			
宗教	信仰：無□　有□（描述：＿＿＿＿＿）			

表二　住院評估表 2（身體評估及其他）

科別＿＿＿＿＿　病房室＿＿＿＿＿　床號＿＿＿＿＿　住院號碼＿＿＿＿＿

一般狀況	身高＿＿＿cm　體重＿＿＿kg　面容：正常□　不正常□（描述：＿＿＿） 營養：良好□　中等□　不良□　消瘦□　肥胖□　惡病質□
生命體徵	體溫：＿＿＿℃　脈搏：＿＿＿次／分鐘 呼吸：＿＿＿次／分鐘　血壓：＿＿＿mmHg
皮膚黏膜及淋巴結	色澤：正常□　泛紅□　蒼白□　黃染□　發紺□ 溫度：正常□　高□　低□，濕度：正常□　乾燥□　潮濕□ 彈性：正常□　減退□，壓瘡：無□　有□（描述：＿＿＿） 完整性：完整□　皮疹□，皮下出血（描述：＿＿＿），破潰□（描述：＿＿＿） 水腫：無□　有□（描述：＿＿＿），瘙癢：無□　有□（描述：＿＿＿） 淋巴結：正常□　腫大□（描述：＿＿＿）
頭部	眼瞼：正常□　水腫□，結膜：正常□　水腫□　出血點□　其他（描述：＿＿＿） 鞏膜：正常□　黃染　□其他（描述：＿＿＿） 瞳孔：正常□　異常（描述：＿＿＿），對光的反射：正常□　遲鈍□　消失□ 眼球運動：正常□異常（描述：＿＿＿），口腔黏膜：正常□　異常（描述：＿＿＿）
頸部	頸項僵直：無□　有□，頸靜脈：正常□　充盈□　怒張□ 氣管：居中□　偏移□（描述：＿＿＿），肝頸靜脈回流症：陰性□　陽性□
胸部	呼吸頻率：＿＿＿次／分鐘，呼吸的節律：規則□　不規則□（描述：＿＿＿） 吸氧：無□　有□（描述：＿＿＿），呼吸音：正常□　異常□（描述：＿＿＿） 呼吸困難：無□　有□，囉音：無□　有□（描述：＿＿＿） 咳嗽：無□　有□　咳痰：無□　有□（易咳出□　不易咳出□　吸痰□） 心率：＿＿＿次／分鐘，心律：齊□　不齊□（描述：＿＿＿） 心臟雜音：無□　有□（描述：＿＿＿）
腹部	外形：正常□　膨隆□（腹圍＿＿＿cm）凹陷□， 腸型：無□　有□（描述：＿＿＿） 腹肌緊張：無□　有□（描述：＿＿＿） 肝腫大：無□　有□（描述：＿＿＿） 壓痛：無□　有□（描述：＿＿＿），反跳痛：無□　有□（描述：＿＿＿） 移動性濁音：陰性□　陽性□，腸鳴音：正常□　減弱□　消失□　亢進□
肛門生殖器	肛門：正常□　異常□（描述：＿＿＿）未查□ 生殖器：正常□異常□（描述：＿＿＿）未查□
脊柱四肢	脊柱：形態：正常□　畸形□（描述：＿＿＿），活動：正常□　受限□ 四肢：形態：正常□　畸形□（描述：＿＿＿），活動：正常□　受限□
神經系統	肌張力：正常□　減弱□　增強□，肢體癱瘓：無□　有□（描述：＿＿＿） 病理反射：陰性□　陽性□（描述：＿＿＿）
其他	實驗室檢查結果：描述：＿＿＿＿＿＿＿＿＿＿＿＿＿＿ 儀器等檢查結果：描述：＿＿＿＿＿＿＿＿＿＿＿＿＿＿

11-2 護理病歷的書寫（二）

（二）護理計畫單

護理計畫單（右表三）是護士為病人在住院期間所制定的護理計畫及其執行護理效果的系統記錄，亦即指護理診斷、護理目標、護理措施、護理評估的書面記錄。透過護理計畫單可以了解病人住院之初、住院期間和出院時確立的護理診斷、護理措施是否恰當有效，以重新尋找護理的問題，確定新的護理診斷，採取進一步的護理措施。其中護理診斷是病人存在的和潛在的健康問題；護理目標是制定計畫的指南和評估的依據；護理措施是針對護理診斷所制定的具體護理方案；護理評估則是在執行護理流程中和護理後病人的感覺及客觀檢查結果的記錄。

護理計畫書寫尚無完全統一的規範，大致有：個人化的護理計畫、標準化的護理計畫、電腦制定的護理計畫3大類。個體化的護理計畫是根據某病人的具體情況將護理診斷、目標、措施在一個表格中列出，以供護理人員參照執行；標準化的護理計畫是事先由全病房的護士制定出本病房病人常見病、多發病的護理計畫，以供護士在護理具體的個人時，以此為標準，對不同的個人作出判斷，根據判斷來篩選合適的護理目標和措施，不必每位病人寫一份護理計畫；電腦制定的護理計畫是根據護理計畫的書寫要求製成電腦書寫護理計畫軟體，護士將收集到的病人資料輸入電腦，電腦就能制定出符合該病人具體情況的護理計畫。

（三）護理診斷項目表

護理診斷項目表由標準化護理計畫演變而來，它避免了重複書寫大量常規護理措施的問題，使護士有更多的時間和精力直接護理病人。護理診斷項目表包括序號、時間、護理診斷／問題、效果評估、停止日期、簽名6項（表四）。效果評估分4級，分別用 R、I、U、W 表示，R 代表護理診斷得到解決，I 代表進步，U 代表不變，W 代表惡化。

（四）護理病程的記錄

護理病程記錄是對病人在整個住院期間病情動態（病情的進展和恢復）及護理流程的整體性記錄，包括病人最初住院的情況、住院流程中病情的變化、護理流程及病人對醫療和護理的反應等。護理病程記錄包括首次護理記錄、一般護理記錄、轉科記錄、階段結語、出院記錄。

1. 首次的護理記錄：即病人住院後的第一次護理記錄，是對病人住院時的狀況及擬採取的護理措施的簡要描述，相當於住院評估表及護理計畫的簡要型式。內容包括：病人的姓名、性別、年齡、主要住院原因（包括主訴及醫療診斷）、目前的主要症狀體徵及相關的輔助性檢查結果、診治方案、主要護理診斷、護理措施。在書寫時要求突顯重點、簡明扼要。要求負責護士必須在當天下班之前完成。

表三　護理計畫單

科別＿＿＿＿＿　病房＿＿＿＿＿　姓名＿＿＿＿＿　床號＿＿＿＿＿　醫療診斷＿＿＿＿＿

日期	護理診斷／問題	護理目標	護理措施	簽名	停止日期	評估	簽名

表四　護理診斷項目表

科別＿＿＿＿＿　病房＿＿＿＿＿　姓名＿＿＿＿＿　床號＿＿＿＿＿　醫療診斷＿＿＿＿＿

序號	時間	護理診斷／問題	效果評估（時間）	停止日期	簽名

11-3 護理病歷的書寫（三）

（四）護理病程的記錄（續）

2. 一般的護理記錄：是病人在住院期間病情動態及護理流程的記錄，內容包括病人的症狀和體徵、輔助檢查結果、主要護理診斷、護理計畫、執行的治療和護理措施及其效果評估等。記錄的內容要真實、整體化、重點突顯，前後連貫。記錄的次數取決於病人的狀況，一般要求三級護理病人每週至少記錄 1 次，二級護理病人每週至少記錄 2 次，一級護理病人每天至少記錄 1 次，特殊情況時隨時記錄。目前多數醫院以護理記錄單的型式記錄病人住院期間病情變化、護理措施及效果等。不同病種的病人，若所要評估的重點不相同，則表格的設計及記錄方式也不相同。大多採用 P.I.O 的型式記錄，故又稱為 P.I.O 記錄單，P 為問題（problem），意指護理診斷或合作性問題；I 為措施（intervention），意指所執行的護理措施；O 為結果（outcome），意指執行護理措施之後病人的反應，即對護理措施效果的評估（表五）。

3. 轉出的記錄：病人住院期間出現其他情況需要轉入其他科室或醫院時，護士需要寫轉出記錄。其內容包括主要病情、護理診斷、護理措施及其效果、目前身心狀況、轉出理由以及提請擬轉入科室護士應注意的事項，護士簽名。由接收科護士寫轉入記錄，轉入記錄與首次護理記錄基本一致。

4. 階段結語：是病人住院一段時間之後護士按照護理程序對病人做護理的一般性的記錄。其中包括病人住院時的狀態，護理措施的執行情況，護理效果的滿意程度，護理的目標是否達到，護理的問題是否得到解決，有無護理的併發症，以往的護理經驗和所存在的問題，下一個階段預擬執行的護理計畫等。一般住院時間超過 1 個月的病人，要有階段性的結論。

5. 出院記錄：是護士在病人出院前完成的對病人住院期間各種情況的一般性歸納及出院之後的諮詢。包括病人的住院時間及原因，出院時間，住院天數，住院期間的主要病情變化、診斷治療及護理經過，出院時的情況，仍存在的護理診斷／合作性問題及出院諮詢。

（五）健康教育計畫

健康教育計畫是為病人及其親屬所制定的具體的健康教育方案，是護理計畫的重要部分。它不僅能增進病人（親屬）對自己（病人）的健康狀況、有關的治療、護理及康復措施等知識的了解，而且能促進其與醫護人員有效地合作，是病人恢復健康的重要部位。其內容主要包括疾病的特色、誘因、藥物或手術治療的作用、注意事項、行為和生活方式、出院之後的康復諮詢等。

國內很多醫院根據各科病人診治、護理特色的不同，針對各科常見的病症、多發病分別設計出本科病人健康教育計畫。此計畫分住院、住院（手術室的病人包括手術前、後）、出院教育幾個階段，以簡單通俗的語言成文，內容齊全，突顯出重點，型式統一，格式標準化，便於護士掌握使用，並減少護士的書寫時間，也是評估工作品質和教育效果的客觀依據（表六、表七）。

表五　一般護理記錄單（P.I.O 記錄單）

科別＿＿＿＿＿　病房＿＿＿＿＿　姓名＿＿＿＿＿　床號＿＿＿＿＿　醫療診斷＿＿＿＿＿

日期　時間　P.I.O 記錄（P：問題，I：措施，O：結果）　簽名

表六　內科病人健康教育計畫單

病房＿＿＿＿＿　姓名＿＿＿＿＿　床號＿＿＿＿＿　醫療診斷＿＿＿＿＿

項目	教育內容	日期	效果	簽名
住院的宣導	介紹專業護士、主管醫師、護士長		AB	
	病區的環境、緊急救助的方式		AB	
	病房管理要求（作息、陪伴、探視等制度）		AB	
疾病知識教育	本病症的主要原因及誘發因素		AB	
	本病症的主要表現及特色		AB	
	本病症的發展經過及預防措施		AB	
	本病症主要的治療方法		AB	
	休息與活動的安排		AB	
	功能訓練		AB	
	飲食的注意事項		AB	
	心理諮詢		AB	
用藥的諮詢	介紹藥物的名稱及用法		AB	
	說明服藥時的注意事項		AB	
	藥物治療的功能及可能出現的副作用		AB	
	靜脈用藥目的及注意重點		AB	
	使用特殊藥物時的注意重點		AB	
檢查指導	本病症常規檢查的項目及注意重點		AB	
	本病症特殊的檢查項目及注意重點		AB	
出院的諮詢	適度安排作息時間		AB	
	飲食諮詢		AB	
	功能性訓練諮詢		AB	
	預防本病的復發及防病知識教育		AB	
	促進康復的知識教育		AB	
	訪視的時間及注意事項		AB	

註：A 表示完全掌握，B 表示部分掌握。

表七 外科病人健康教育計畫單

病房＿＿＿＿＿　姓名＿＿＿＿＿　床號＿＿＿＿＿　醫療診斷＿＿＿＿＿

項目	教育內容	日期	效果	簽名
住院的宣導	介紹專業護士、主管醫師、護士長		AB	
	病區的環境、緊急救助的方式		AB	
	病房管理要求（作息、陪伴、探視等制度）		AB	
術前指導	本病的主要原因及誘發因素		AB	
	本病主要的治療方法		AB	
	各項術前準備的配合方法		AB	
	術前特殊檢查的目的、注意事項		AB	
	教會床上排尿、排便的方法		AB	
	示範咳嗽、咳痰的訓練方法		AB	
	心理指導		AB	
	其他		AB	
術後指導	術後正確臥位的意義及要求		AB	
	進食的時間及注意事項		AB	
	術後常見症狀的原因及處理方法		AB	
	床上活動的目的、時間、注意點		AB	
	下床活動的目的、時間、注意點		AB	
	傷口的管理方法		AB	
	使用導管的目的及注意事項		AB	
	特殊功能訓練的目的及方法		AB	
	特殊治療的目的、方法、注意事項		AB	
出院指導	合理安排作息時間		AB	
	飲食指導		AB	
	功能訓練與指導		AB	
	預防本病的復發及防病知識教育		AB	
	促進康復的知識教育		AB	
	訪視的時間及注意事項		AB	

註：A 表示完全掌握，B 表示部分掌握。

國家圖書館出版品預行編目資料

圖解身體檢查與評估／方宜珊，黃國石著.
－－初版.－－臺北市：五南圖書出版股份
有限公司，2023.07
面；　公分
ISBN 978-626-366-159-2（平裝）

1.CST: 健康檢查　2.CST: 檢驗醫學

412.51　　　　　　　　　　112008458

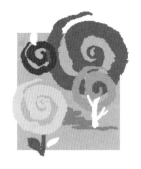

5KA5

圖解身體檢查與評估

作　　者 ― 方宜珊、黃國石

發 行 人 ― 楊榮川

總 經 理 ― 楊士清

總 編 輯 ― 楊秀麗

副總編輯 ― 王俐文

責任編輯 ― 金明芬

封面設計 ― 陳亭瑋

出 版 者 ― 五南圖書出版股份有限公司

地　　址：106臺北市大安區和平東路二段339號4樓

電　　話：(02)2705-5066　傳　　真：(02)2706-6100

網　　址：https://www.wunan.com.tw

電子郵件：wunan@wunan.com.tw

劃撥帳號：01068953

戶　　名：五南圖書出版股份有限公司

法律顧問　林勝安律師

出版日期　2023年7月初版一刷

定　　價　新臺幣750元

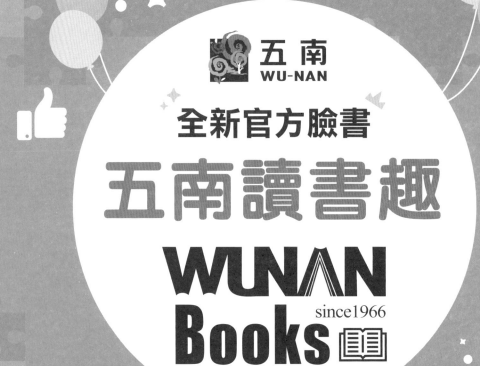
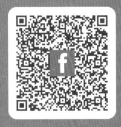

經典永恆・名著常在

五十週年的獻禮 —— 經典名著文庫

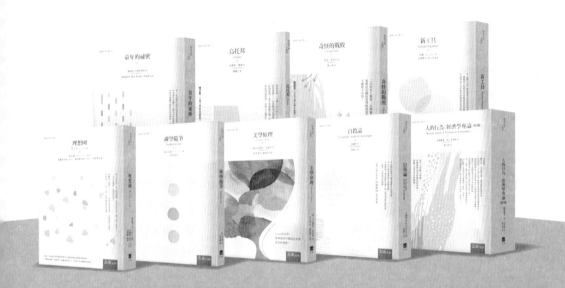

五南，五十年了，半個世紀，人生旅程的一大半，走過來了。

思索著，邁向百年的未來歷程，能為知識界、文化學術界作些什麼？

在速食文化的生態下，有什麼值得讓人雋永品味的？

歷代經典・當今名著，經過時間的洗禮，千錘百鍊，流傳至今，光芒耀人；

不僅使我們能領悟前人的智慧，同時也增深加廣我們思考的深度與視野。

我們決心投入巨資，有計畫的系統梳選，成立「經典名著文庫」，

希望收入古今中外思想性的、充滿睿智與獨見的經典、名著。

這是一項理想性的、永續性的巨大出版工程。

不在意讀者的眾寡，只考慮它的學術價值，力求完整展現先哲思想的軌跡；

為知識界開啟一片智慧之窗，營造一座百花綻放的世界文明公園，

任君遨遊、取菁吸蜜、嘉惠學子！